Public Health in China

中国公共卫生

理论卷

主　　编　王　宇　杨功焕
理论卷主编　曾　光　黄建始　张胜年

中国协和医科大学出版社

图书在版编目（CIP）数据

中国公共卫生·理论卷／曾光，黄建始，张胜年主编. —北京：中国协和医科大学出版社，2009.9
ISBN 978-7-81136-232-9

Ⅰ. 中…　Ⅱ. ①曾…②黄…③张…　Ⅲ. 公共卫生-研究-中国　Ⅳ. R1

中国版本图书馆 CIP 数据核字（2009）第 124756 号

中国公共卫生·理论卷

主　　编：王　宇　杨功焕
理论卷主编：曾　光　黄建始　张胜年
责 任 编 辑：陈永生　左　谦　段江娟

出 版 发 行：中国协和医科大学出版社
　　　　　　（北京东单三条九号　邮编100730　电话65260378）
网　　　址：www. pumcp. com
经　　　销：新华书店总店北京发行所
印　　　刷：北京佳艺恒彩印刷有限公司

开　　本：889×1194　1/16 开
印　　张：25.75
字　　数：660 千字
版　　次：2013 年 5 月第 1 版　　2013 年 5 月第 1 次印刷
印　　数：1—3000
定　　价：85.00 元

ISBN 978-7-81136-232-9/R·232

序

　　20 世纪，世界许多国家公共卫生状况空前改善。最近 30 多年来，全世界卫生事业取得显著成就，婴儿死亡率大幅度下降，营养不良获得普遍改善，医药卫生技术创新也势头迅猛。但是，经济发达国家和发展中国家在卫生投入和健康状况方面的差距依然如故。发展中国家每年有近 1100 万儿童死于可预防的传染性疾病。以疟疾这种可预防的疾病为例，每 30 秒就会夺去一名世界贫困地区儿童的生命。每年有超过 50 万妇女死于妊娠和分娩。结核病是可以治愈的疾病，但每年依然有 170 万人死于结核病。大多数低收入国家的艾滋病毒/艾滋（HIV/AIDS）疫情依然没有得到控制，全球大约已有 6000 万人感染艾滋病毒，2500 万人死于义滋病相关疾病，而在中国估计目前存活艾滋病毒感染者和病人约有 78 万。

　　与此同时，慢性非传染性疾病，无论是发病数和死亡数都占总发病和死亡数的绝对多数，其中有 6 种重要慢性病（脑卒中、冠心病、糖尿病、肺癌、肝癌和乳腺癌）占总死亡的 35%，其标化死亡率呈上升趋势，这意味着危险因素在慢性病上升中起了关键作用。目前与慢性病相关的危险因素——烟草使用、酗酒、高盐高脂饮食以及静坐生活方式，要么处于高流行水平，要么呈进行性上升趋势。这些危险因素的流行趋势表明，在未来 20～30 年慢性病的发病和死亡率还会持续上升，其带来的疾病负担、劳动力的损失以及巨大的医疗费用，都将给社会、家庭和个人造成严重的影响。

　　儿童、青少年和劳动力人口中，伤害是第一位死因。大气和室内空气污染、不安全的饮用水和食品、工作环境，以及电离辐射等有害因素的流行水平增加，缺乏监管和控制，给健康带来了严重的危害。总之，在社会经济发展的进程中，新的健康问题不断增加。

　　过去 50 年，中国人群的健康状况得到了很大改善，在短短的几十年，人群期望寿命上升，婴儿死亡率、5 岁以下儿童死亡率和孕产妇死亡率呈明显下降趋势，营养不良疾病、主要的传染病，特别是疫苗可预防的传染病、肠道传染病，以及地方病，均呈明显下降趋势。但是各地发展不平衡，在贫困、偏远地区，这些应该得到良好控制的疾病和健康问题依然还很严重。传染病中，经性传播的传染病，HIV 感染仍呈上升趋势。

　　中国地域广阔，发展不平衡，许多应该得到有效控制的疾病和健康问题在偏远地区还未能有效控制，而偏远地区这些没有控制的传染病随着人口流动进入城市，使得这些问题更加严重。

　　中国人群中疾病谱发生了非常显著的变化，新出现的健康问题等，对公共卫生提出了新的要求需要利用新的理论、技术和方法应对这些新的挑战。然而我国目前尚没有较全面介绍公共卫生理论、方法，特别是总结中国公共卫生实践的书籍。为填补空白，2005 年中国疾病预防控制中心和中国协和医科大学出版社共同策划编写《中国公共卫生》一书，2006 年编写工作正式启动。

　　该书作为中国公共卫生领域的一部专著，由中国疾病预防控制中心牵头，联合全国公共卫生院校、临床、科研单位及社会学界专家共同编写。全书共分三卷，分别为公共卫生的理论卷、方法卷和实践卷。理论卷，阐述伴随公共卫生中新问题出现而产生的理论进展；方法卷，重点介绍公共卫生中常用的方法及技术；实践卷，主要反映过去半个多世纪中国公共卫生的实践，总结中国公共卫生实践的成功经验，同时反映随着快速的城市化、工业化，疾病模式快速转变，新的健康问题，中国公共卫生所面临的挑战和应对。实践卷是本书的特色，也是定名为《中国公共卫生》的依据。

　　本书作为学术专著，鼓励作者有独到、创新的观点。本书的读者对象定位于希望了解中国公共卫生实践，或致力于公共卫生事业的专家、学者，以及在公共卫生领域的工作人员和决策者；可作为疾病预防控制系统及公共卫生领域专业人员、决策者的工具书、参考书，也可作为其他行业了解公共卫生现状及相关知识的指导书。

　　参编专家们认同编著这样一部书的必要性和艰巨性，需要团结各领域的专家学者，共同努力、集中时间、全身心投入，完成这部高水平学术著作的编写；希望本书成为一部具有开拓性、科学性、客观性、权威性和全面性的高水平著作。但是在过去3年多的时间里，编写团队中的公共卫生专家们又经历了我国公共卫生中的诸多大事件，在投入公共卫生活动的同时仍在努力完成本书的撰写和编辑。当本书编撰成稿即将出版时，我们仍感到距理想状态相差甚大。我们怀着忐忑不安的心情将本书呈现给读者，希望能对广大读者有所裨益。对于书中存在的不足，望读者不吝指正，以便再版时更正。

前　言

　　"公共卫生"（public health）是一个家喻户晓的普通词汇。由"公共卫生"这个词派生了一系列词组，例如"公共卫生事业"、"公共卫生工作"、"公共卫生机构"、"公共卫生教育"、"公共卫生学院"、"公共卫生专业"、"公共卫生医师"、"公共卫生硕士"、"公共卫生研究"、"公共卫生意识"、"公共卫生伦理"、"公共卫生法律"、"公共卫生协会"、"公共卫生志愿者"、"公共卫生经费"等等，甚至还有"公共卫生学科"的提法。公共卫生如此重要，特别是每当传染病流行，或是出现重大自然灾害时，"公共卫生"就会频繁地出现在政府文件、领导讲话、报刊报道和新闻联播中。老百姓对"公共卫生"也不陌生，在公共场合都司空见惯了"请注意公共卫生"的提示。

　　似乎公共卫生意识人人都有，似乎从上到下都了解公共卫生，似乎公共卫生的概念早已约定俗成。其实不然，"public health"这一词汇已经有上千年的历史，在历史的长河中时隐时现，偶尔波光粼粼，更多的是苍白一片。欧洲14世纪的文艺复兴和17世纪的启蒙运动使人的尊严受到了尊重，人类对健康的需求因此而增加。而18世纪中叶开始的工业革命，为公共卫生的发展奠定了科学的基础。可以说，公共卫生从胚胎期就具有了社会科学和自然科学的双重"基因"。19世纪以后，有越来越多的国家将预防控制传染病、减少孕产妇和儿童死亡、搞好环境卫生作为政府的责任，组建了公共卫生机构，有了公共卫生产品，兴起了公共卫生事业。第二次世界大战结束以后，全球经济日新月异地发展，人类对健康和环境的关注成为社会发展最热门的话题。现代公共卫生的理念逐渐成熟，目前正在冲破生物医学模式的框框，开始进入生物-心理-社会医学模式的发展期。我们亲眼目睹了公共卫生大潮在澎湃，也亲身感受到了公共卫生事业正在迎着挑战一步步走向辉煌。

　　中国五千年的文明史，也是中华民族与传染病、自然灾害和社会灾难的抗争史。直到1949年以后，中国有了历史上第一次公共卫生的春天。改革开放后又迎来了中国千年一遇的发展机会，中国经济进入了高速发展的历史时期，自然环境、人口特征、生活方式、行为习惯和健康理念都发生了深刻的变化，中国公共卫生面临着一个又一个新的挑战。1985年艾滋病传入中国；1988年上海发生甲型肝炎暴发流行；1994和1995年河南等省的某些农村因采集血浆引起HIV传播；1996年和1998年发生特大洪涝灾害；2003年SARS暴发流行；2005年四川等地猪链球菌病暴发流行；2007年多家医院因鞘内注射药物引起群发性下肢瘫痪事件；2008年早春南方地区的冰冻雪灾；2008年5月12日四川汶川大地震；2008年9月震惊中外的三聚氰胺污染奶粉事件……每一次事件的发生，都在考验中国政府和中国人民，都在促进公共卫生问题的透明化和科学应对；每一次在勇敢地迈过这些事件后，就会迎来中国公共卫生一次又一次的发展机遇。

以下问题也许更令人担忧：严重的环境污染和生态破坏对民众健康的长远威胁；心脑血管病、癌症、糖尿病和精神疾病等所造成的疾病负担越来越大；艾滋病和性病对中华民族健康的威胁及造成的社会问题；伤害、自杀和暴力的危害在上升；烟草和吸毒行为还在社会泛滥；对精神疾病问题、职业卫生问题长期重视不够，以及需要认真应对的妇女、儿童、老年、残疾等弱势群体的健康问题。我们还必须重视经济发展不平衡和城市化带来的公共卫生问题、农村的公共卫生问题、流动人口的公共卫生问题，以及现实存在的不利于群体的公共政策问题等。只有在发展和谐社会的大目标下逐一解决这些问题，才能推动中国公共卫生的不断发展。

大千世界，见怪又不怪的事本来就多，公共卫生也不例外。例如，从事公共卫生的可能就有人没搞懂什么是公共卫生；长期以来公共卫生学院只讲授预防医学，而不是真正意义的公共卫生。既然如此，政治家、新闻媒体和老百姓等非专业人士对公共卫生的理解出现偏差就不足为怪了。

为了改变这一切，中国需要有一部催人奋进的公共卫生专著！由于爱之深，情之切，我们热情地参与了《中国公共卫生》的编写工作，义无反顾地承担了《中国公共卫生·理论卷》繁重的撰写任务。

按照全书的宗旨，《中国公共卫生》一书中，"公共卫生"与"中国"是贯穿全书的两个主题词，其相应的英文译名为《Public Health in China》，不应该误解为"Chinese Public Health"。围绕这两个主题词，本卷首先要写出与时代同步、与国际接轨的公共卫生理念，以及人类从事公共卫生的普遍原则，告诉读者公共卫生是什么，以及为什么我们需要公共卫生。我们研读了多部国外权威的公共卫生著作，确认各著作对公共卫生的定义虽然不同，但基本理念和提倡的观点都比较相近，都是当代先进的、有代表性的公共卫生专著，值得我们认真学习。已出版的几部书名同为"公共卫生"的专著主编们，有的是公共卫生教授，有的是社会学家，有的是国际组织官员，他们都以促进人类健康事业为己任，甘愿呕心沥血，勇于承担起公共卫生专著的编写工作。同在公共卫生的旗帜下，不同专业和不同职业背景的人，都在思考，都在著书立说，八仙过海，各显其能，体现了公共卫生鲜活的特色。当然，由于主编们和作者们的专业、兴趣与观察问题的角度不同，不同专著的侧重点和内容、结构也不尽相同，因此各有其闪光点，可谓众人拾柴火焰高。但愿求同存异与兼容并蓄能成为公共卫生的永恒！通过细品国外专著，不但为撰写者汲取各家之所长提供了源泉，也使我们学习了他们的勇气。

另一方面，本卷针对中国公共卫生所面临的挑战和机遇，研讨在中国特定的社会体制和改革开放条件下出现公共卫生问题的大背景，以及应对公共卫生问题的相应对策、法律和伦理。公共卫生是维护群体健康的社会共识和行动，自从历史上有了国家捍卫国民群体健康的具体行为之后，才有了真正意义的公共卫生。国情不同，公共卫生问题不同，打开公共卫生之门的钥匙就必然不同。我们要探索的是中国公共卫生问题的产生原因和影响因素，以及适合中国国情的公共卫生策略和政策。例如，我们特别关心重大公共卫生事件引起的社会危机，以及如何在化解危机时抓住可能的发展机遇，促进公共卫生事业与和谐社会的发展。为此，我们很希望借鉴国外应对重大公共卫生事件的经验。美中不足的是，一旦具体到国情，或者具体到重大事件，我们很难从上述国外著作中获得灵感。原因有二：其一，这些主编和作者几乎都是西方学者，好像他们那里的公共卫生大餐已经不需要加佐料了，没有我们反复品尝的酸甜苦辣；其二，这些作者大多以学者的身份著书立说，从书中很难看出他们如何亲身经历了重大公共卫生事件，因此我们从中学习到的理性的多、感性的少。

近年来有关健康的理念有了重要突破，WHO 前总干事中岛宏先生在世界卫生大会上指出："WHO 的健康目标就是人类追求的最终目标"，而为人类健康护航的公共卫生的重要性也必然相应提升。在 2003 年全国卫生工作会议上，吴仪副总理兼卫生部部长对公共卫生给出一个非常好的定义："公共卫生就是组织社会共同努力，改善环境卫生条件，预防控制传染病和其他疾病流行，培养良好卫生习惯和文明生活方式，提供医疗服务，达到预防疾病、促进人民身体健康的目的。"这个定义代表了中国政府和中国公共卫生界对公共卫生的最新认识，对我国公共卫生事业的发展有重要指导意义。

实践出真知，公共卫生的发展要遵守循证科学的原则。近年来，中国公共卫生工作者参与了对各种重大公共卫生事件的调查和应对，公共卫生部门在技术层面与临床医学、基础医学的专家们建立了密切的工作关系。2003 年发生 SARS 危机时，政治家由公共卫生舞台的后台走到了前台，在亲自指挥公共卫生的行动中，切身体会到了公共卫生工作的重要性，认真听取了公共卫生专家的意见，了解到了长期积累的各种问题，促使政府更好地承担公共卫生的领导责任，促成了老百姓、新闻媒体共同参与的轰轰烈烈的局面。

中国公共卫生还有一个进步，就是近年来社会学者们经常就重大公共卫生问题发出声音，令人耳目一新，他们也对公共卫生承担了重要的社会责任。在本卷的许多章节中，人口学、法学、伦理学、经济学、新闻学的各路社会活动家们都积极参与了编写。非政府组织和公共卫生志愿者在中国也从无到有，日趋活跃。例如，在 2008 年汶川大地震后的救灾防病救援中，到处都可以看到他们的身影。此外，还有与公共卫生事业为伍的企业家，以及国内外肯为公共卫生慷慨解囊的机构。上述角色都已经成为中国公共卫生舞台上不可或缺的"演员"，一个都不能少。目前，中国公共卫生舞台的规则还有待规范，角色之间的配合也欠火候，表演起来可能很累，难免哪位要被指点一番。可喜的是，大戏已经唱起来了，中国公共卫生已经今非昔比了。我们从中享受了很多，体会了很多，也收获了很多。科学循证的实践已经证明，SARS 事件以后，中国公共卫生正在向正确的方向发展。

本卷提出了"公共卫生零级预防"的概念，把传统强调的对疾病的预防扩大到对公共卫生事件的预防，并把对疾病预防的关口提早到对致病因子的预防，力主有政治家和多部门参与的政策性预防。我们相信，提倡建立以政府为主导的大公共卫生体系，创建有利于公共卫生健康发展的政策环境，是事半功倍做好中国公共卫生的关键。

由公共卫生还可以派生一个重要的词组——"公共卫生人"，即所有以公共卫生为事业的人，应该以从事公共卫生职业为荣，以捍卫人民的健康事业为己任；有高尚的道德准则，有团队协作精神，有科学探索的勇气，有实事求是的工作作风；乐于深入现场，勤于思索，善打硬仗，百折不挠。中国的和平崛起与可持续发展，必然包括公共卫生事业的大发展。为了完成伟大的历史使命，中国需要有一大批"公共卫生人"来挑重担，需要培养一大批年轻的"公共卫生人"来接班，而且还要代代相传。

我们知难而进，曾18次开会认真地对相关内容进行切磋，本着实事求是和百家争鸣的原则，以团队的合力兢兢业业完成全卷的写作和审稿。衷心感谢参与本卷撰写的所有作者和所有参与讨论及审定的人为本书付出的劳动。

我们尽力了，但由于水平有限，本书必然有错误和不成熟之处，诚恳欢迎批评、指正。

曾　光

2013 年 3 月

目　录

第一章 ┃ 公共卫生基本概念

回溯漫漫的历史长河，人类在与传染病和其他疾病的斗争中，逐渐积累了丰富的实践经验，特别随着生命科学的启蒙与发展，人类逐渐掌握了预防疾病的手段，懂得了保护群体生存的环境，以及如何规范自身的健康行为。由此产生了"public health"一词，中文译名为"公共卫生"，或"公共健康"。显然，两词的意义相近，但不尽相同。中国学者从一开始即取其"公共卫生"的含义，国外著作中的主流含义也大致如此，但有时讲的更像是"公共健康"。国内外学者还不断对公共卫生的宗旨与任务百家争鸣，由此不断推动了公共卫生概念的完善与更新。

中国公共卫生的实践和经验，对世界公共卫生的发展做出了重要贡献。2003年中国全社会共同面对SARS危机时的同舟共济、齐心协力。从政治家、医学家、新闻工作者到普通工人、农民、学生，全国上下都接受了一次生动的公共卫生扫盲教育，中国公共卫生获得了一次绝佳的发展机遇。在付出了生命和社会震荡的代价之后，我们认识到一个国家应对公共卫生突发事件的综合实力，不但取决于国家的社会和经济发展水平，也取决于国家对公共卫生的重视程度和价值取向。也正是对这场危机的深思，促进了一些中国学者对公共卫生基本概念的探索。可以说，与我国极其丰富的公共卫生实践相比，过去中国对公共卫生基本概念的研究远远不够，能够准确讲清楚"公共卫生"是什么的人也不多，即便是我国公共卫生学院讲授的也只是"预防医学"，并不是真正涵义上的"公共卫生"。

中国正面对新、老公共卫生问题的严峻挑战。形势和责任都要求在中国准确地理解和传播公共卫生的基本概念。如同全球地理定位系统可以准确地指引人们驾车的方向，掌握了公共卫生的基本概念就有了衡量公共卫生实践的尺子，有助于正确地解读中国公共卫生的昨天，科学地把握中国公共卫生的今天，更好地规划中国公共卫生的明天。

第一节　公共卫生的定义与宗旨

什么是公共卫生？也就是说，公共卫生的定义[①]是什么？其中蕴含的宗旨和核心理念是什么？这是全书最基本也是最核心的问题。现代公共卫生出现在人类文明发展史上的时间很短，至今不到200年。然而，文献检索发现关于公共卫生的各种定义至少有18个（见本章

---

① 定义是描述或规范一个概念所反映对象的本质属性，揭示概念的内涵，回答是什么；宗旨是主要的旨趣、使命，主要目的，回答为什么存在（《辞海》编辑委员会，1980；Wikipedia，2009）。

附录）。从这些定义可以看出，尽管有的公共卫生定义相对狭义①（如定义5），然而大多数定义比较宽泛。我们推崇广义的公共卫生定义。从广义的公共卫生定义中，通过比较其概念和蕴含的宗旨，我们选择了3个具有代表性的定义予以介绍，并在此基础上提出本书的公共卫生定义。

一、温思络的定义

美国公共卫生领袖人物、耶鲁大学公共卫生教授温思络（Charles-Edward A. Winslow）早在1920年就描述了什么是公共卫生和公共卫生应该怎么做。这个定义比较完整、深刻，是世界公共卫生界引用得最多的一个公共卫生定义。该定义经受住了时间的考验，一直沿用至今。温思络将公共卫生定义为：**"公共卫生是通过有组织的社区努力来预防疾病、延长寿命、促进健康和提高效益的科学与艺术。这些努力包括：改善环境卫生，控制传染病，教育人们注意个人卫生，组织医护人员提供疾病早期诊断和预防性治疗的服务，以及建立社会机制来保证每个人都达到足以维护健康的生活标准。以这样的形式来组织这些效益的目的，是使每个公民都能实现其与生俱有的健康和长寿权利"**。②

温思络的定义内涵非常丰富，包括了公共卫生的早期目标（控制传染病和环境卫生），以及当前越来越重要的健康教育、基本医疗服务等工作，明确指出社会环境与健康的密切关系。"科学和艺术"、"有组织的社区努力"、"建立社会机制"和"与生俱有的健康和长寿权利"四个关键词，以画龙点睛的手笔点出了公共卫生的本质，解决问题的途径和使命。

关键词之一："科学与艺术"，明确了公共卫生的本质既是"科学"又是"艺术"。根据《现代汉语词典》，科学被解释为反映自然、社会、思维等的客观规律的分科的知识体系（中国社会科学院语言研究所词典编辑室，1978年），包括自然科学和社会科学的两大体系。而艺术则是人的知识、情感、理想、意念综合心理活动的有机产物，是人们现实生活和精神世界的形象表现。科学借助人类的理性反映客观世界的规律性，科学是可以验证的。艺术借助人类的灵感来构思和展现世界的美好，是否得到欣赏取决于每个人自己的体验。科学更多的是"发现"，而艺术更多的是"创造"（维基百科，2008）。因为公共卫生的服务对象是人群，要在人群中预防疾病、延长寿命及促进健康和效益，离不开对客观世界中群体健康和疾病规律的发现（科学），也离不开主观世界的创造和表达（艺术），更离不开被服务对象的理解与感受。总之，从事公共卫生事业既需要广博的自然科学和社会科学的知识，又需要有人文学科的基础；既需要抽象思维的理性智慧，又需要形象思维的创造能力。

---

① 大多数人对公共卫生持有比较狭义的定义是基于以下原因：A. 受现代公共卫生先驱查德威特和其他19世纪卫生改良运动家卫生工程观点的影响，认为公共卫生问题就是环境卫生问题；B. 将抽象的广义公共卫生概念具体落实到战略战术层面很困难；C. 19世纪末病菌学说在预防和控制传染病方面的巨大成功干扰了人们对广义公共卫生定义的接受；D. 因为目前关于公共卫生的明确定义并没有达成共识，所以得不到大家有力的支持，利益团体和其他危机发生时，政府往往最容易牺牲公共卫生去满足其他需求。"公共卫生在很大程度上是其成功的牺牲品。因为没有任何依据来证实疾病被预防或流行被控制后的收益，所以正常状态下公共卫生被媒体和政府所忽视。他们认为不会出什么事。公共卫生一直被忽视，在发生重大灾难后，他们意识到应该加强公共卫生。但当疾病从记忆中消退时，公共卫生又重新从其脑海中消失。"（Beaglehole R & Bonita R. 2004；龚向光，2003）。

② 温思络定义的英文原文见《美国公共卫生杂志》1957年第二期："Public Health is the science and the art of preventing disease, prolonging life and promoting physical and mental health and efficiency through organized community efforts for the sanitation of the environment, the control of community infections, the education of the individual in principles of personal hygiene, the organization of medical and nursing service for the early diagnosis and preventive treatment of disease, and the development of the social machinery which will ensure to every individual in the community a standard of living adequate for the maintenance of health; organizing these benefits in such fashion as to enable every citizen to realize his birthright of health and longevity."（Hiscock，1957）。

关键词之二："有组织的社区努力"，明确了公共卫生解决问题的途径。公共卫生要综合治理影响群体健康的问题，涉及面广，个体不可能也没有能力单独完成。因此，公共卫生需要整个社区参与，有组织有计划地去解决问题。只有人人参与，才能人人健康，才能使整个群体都能生存和发展。

关键词之三："建立社会机制"，要保证每个人都达到足以维护健康的生活标准，必须通过建立社会机制予以保证，否则只能是昙花一现的行为或良好的愿望而已，没有可持续性。

关键词之四："与生俱有的健康和长寿权利"，明确了公共卫生的使命。人类社会的工业化、城市化和全球化进程就像双刃剑，一方面是地球人的福音，另一方面也在威胁和损害群体"与生俱有的健康和长寿权利"。现代公共卫生就是为了保护所有人"与生俱有的健康和长寿权利"而存在的。

毫无疑问，温思络定义是公共卫生历史上的一面丰碑，至今仍然具有很强的现实指导意义。

二、美国医学研究所的定义

1988 年，美国医学研究所（Institute of Medicine，IOM）在其里程碑式的美国公共卫生研究报告《公共卫生的未来》中明确、精炼地提出了公共卫生的定义[①]：**"公共卫生就是我们作为一个社会为保障人人健康的各种条件所采取的集体行动。"**

2003 年美国医学研究所在另一份公共卫生研究报告《21 世纪公共卫生的未来》中再次强调了以上定义。这个定义就是一句话，然而它包涵的内容既丰富又深刻。试解读如下：

首先，公共卫生是社会的"集体行动"，而不是个人行为。人的健康受基因和多种复杂环境（包括社会和自然环境）条件的影响，这些条件大部分不是仅仅影响个人或部分人的健康，而是影响整个人群的健康。人群中只要有不健康的个体就会威胁整个群体的健康。因此，人类必须采取集体行动，通过有组织的社区努力，保障人人健康。只有这样，才能实现每个人与生俱有的健康和长寿权利。

第二，"人人健康"体现了人类实现健康大同的美好愿望。在这里，"人人"是指每一个人，不论平民百姓，还是达官贵人，都有健康生活的平等权利。改善每个人的健康条件和健康状况，是我们每个人的切身利益，是公共卫生的核心价值。

第三，"人人健康"需要有"各种条件"的"保障"。这里"各种条件"，不但指每个人周围的"自然生态条件"，如空气的清洁度、饮水和食品的安全性、免受病原微生物和其他自然与人为的有害物质威胁的程度等，也包括与群体健康有关的"社会条件"，如法律、政策导向、政府对健康的投资、学校和企业以及整个社会对健康的认识和重视程度等。强调"保障人人健康的各种条件"，就明确了公共卫生与社会、经济、政治、文化、环境以及医疗服务不可分割的关系。例如，社会是否和谐，人们如何相互关爱，国家对健康事业投入的多少，是否建立了有效保护人民健康权利的法律和公共卫生政策，就医条件是否得到满足，等等。总之，公共卫生应该是保障每个人远离疾病、伤害和残疾的铜墙铁壁。坚持不懈地促进和保障每个人在身心健康全面发展方面的各种利益，也是社会的根本利益所在。

---

① 美国医学研究所在 1988 年研究报告《公共卫生的未来》和 2003 年研究报告《21 世纪公共卫生的未来》中提出："The definition of public health used throughout this report is "what we as a society do collectively to assure the conditions in which people can be healthy"（IOM，1988；IOM，2003）。

可以说，高度精炼、简明易记是该定义的特点。1988 年《公共卫生的未来》报告进一步详细阐明了该定义的内涵和外延，认为这个公共卫生定义包括了三个部分：①公共卫生的宗旨，即公共卫生的共同目标是什么？该报告明确提出，"公共卫生的宗旨是通过保障人人健康的各种条件来满足社会的利益"；②公共卫生的本质，即公共卫生解决什么问题？该报告明确提出，"公共卫生的本质是以流行病学为其科学核心，联合多学科通过有组织的社区努力来解决预防疾病和促进健康的问题"；③公共卫生的结构框架，即公共卫生与政府公共卫生机构的日常工作有什么不同？该报告明确指出，"公共卫生的结构框架包括政府公共卫生机构、私立机构、自愿者组织和个人进行的所有公共卫生活动"（IOM，1988）。

三、公共卫生的中国定义

2003 年 7 月 28 日，作为当时中国公共卫生界的官方代表，时任中国副总理兼卫生部部长的吴仪，在全国卫生工作会议上首次提出了公共卫生的中国定义。产生 2003 年中国定义的背景是中国刚刚取得了抗击 SARS 战役的阶段性胜利。在这样的背景下，全国公共卫生专业人员和各级政府官员认真回顾了 1949 年中华人民共和国成立以来中国公共卫生正反两方面的宝贵历史经验，对现代公共卫生的内涵和外延有了更加深刻的认识，总结出一个既与国际先进理念相符，又便于指导我国公共卫生实践的公共卫生定义。

2003 年我国公共卫生的定义："**公共卫生就是组织社会共同努力，改善环境卫生条件，预防控制传染病和其他疾病流行，培养良好卫生习惯和文明生活方式，提供医疗服务，达到预防疾病，促进人民身体健康的目的。**"

该定义之后还有一段具体解释："公共卫生建设需要国家、社会、团体和民众的广泛参与，共同努力。其中，政府要代表国家积极参与制定相关法律、法规和政策，对社会、民众和医疗卫生机构执行公共卫生法律法规实施监督检查，维护公共卫生秩序，促进公共卫生事业发展；组织社会各界和广大民众共同应对突发公共卫生事件和传染病流行；教育民众养成良好卫生习惯和健康文明的生活方式；培养高素质的公共卫生管理和技术人才，为促进人民健康服务。"

这是中国人第一次提出的比较系统、全面的公共卫生定义。该定义兼有历史性、现实性和前瞻性，反映了我国公共卫生界对现代公共卫生的共识。该定义首先明确地提出了公共卫生就是要组织整个社会全体成员来预防疾病、促进健康，也就是说公共卫生建设是一项社会系统工程。对该定义的解释明确指出公共卫生建设的参与者包括国家、社会、团体和民众，并首次明确提出了政府要代表国家对公共卫生负责的概念，界定了政府的五大责任。可以说，这是迄今为止所有公共卫生定义中强调政府责任最明确、最具体的一个。应该说，公共卫生的基本工作内容在该定义中得到了充分的描述，其内涵与 1920 年温思络的定义颇为一致并有所发展，应该说，该定义基本适合中国国情，有重要的指导作用。

与其他公共卫生定义一样，受当时的历史条件和认识水平所限，该定义也有可以改善的空间。例如，如果能够明确地将公共卫生定义为公共事业，则可以起到提纲挈领的效果。另外，该定义泛泛提出公共卫生要"提供医疗服务"，似乎超出了公共卫生的范畴。公共卫生应该提供基本的医疗卫生服务，但不可能提供所有的医疗服务。

四、本书公共卫生的定义与宗旨

以上三个公共卫生的定义各有千秋，都很精彩。此外，附录中还列出了其他学者提出的公共卫生定义。从这些公共卫生定义中，可以看到相似的核心理念，也看到了随着人类公共卫生事业的不断进步，其定义也在趋于完善。在学习借鉴的基础上，结合中国公共卫生的实践，本书提出的公共卫生定义和宗旨如下：

公共卫生定义①：公共卫生是以保障和促进公众健康为宗旨的公共事业。通过国家和社会共同努力，预防和控制疾病与伤残，改善与健康相关的自然和社会环境，提供预防保健与必要的医疗服务，培养公众健康素养，创建人人享有健康的社会。

公共卫生宗旨：保障和促进公众健康。

这一定义不但沿袭了各家公共卫生定义共有的核心理念，也包含了如下新意：

第一，明确指出公共卫生是一项公共事业，属于国家和全体国民所有，做好公共卫生工作需要国家和社会的共同努力。因为公共卫生是公共事业，所以无论是从宪法中的规定，理论上的阐述，还是从实际操作的角度来看，各级政府都负有保障和促进公众健康不可推卸的责任。政府不但领导着公共卫生专业队伍，决定着公共卫生对策的制定和国家资源的分配和使用；也影响着社会对健康价值和公共卫生伦理的取向，以及国家对公共卫生法规的制定。由于公共资源是有限的，公共卫生仅仅是政府许多重点工作之一。而且，任何政府都没有能力对国民健康承担无限的责任，只能从做最关键的事开始，循序渐进。另外，许多影响公众健康的因素来自卫生系统以外的社会各阶层各行业，也取决于社会发展以及各方面的法律和政策，例如就业和收入等都会影响到公众的健康。因此，政府既要主导公共卫生，更要组织动员全社会参与公共卫生。全体国民都是公共卫生事业的主人公，公共卫生事业的兴衰直接关系着国民的健康水平，全体民众和社会各界对公共卫生都有义不容辞的责任。

既然公共卫生是一项公共事业，就必然具有公共事业的各种特点。中国发展公共卫生的经验和教训说明，如果在操作中有意或无意地全部或部分忽视了公共卫生的公共属性，那么公共卫生事业就会相应地失去其固有的价值。

第二，本书定义明确提出公共卫生是以"保障和促进国民健康为宗旨"。公共卫生强调保障每个公民的健康权利，使社会中的每一个人，无论其年龄、性别、民族或种族、教育水平、职业、贫富、出生地或身体状况如何，都有获得与生俱有的健康和长寿的权利。在这里，我们选择保障和促进健康，而不是通常人们说的"预防疾病"，这两者在含义上是有区别的。首先，"保障和促进健康"的内涵更丰富，更贴近今天公众的健康需求。保障健康包括了"预防疾病、伤害和残疾"②，而过去"预防疾病"的提法忽略了现代社会威胁公众健康的三大因素中的两个："损伤和残疾"。另外，"保障和促进健康"传递的是"主动"的含义，隐含的是更高的目标，主动地去追求健康，要求公共卫生积极主动地去创建人人享有健康的社会。目前，尚占主流的生物医学模式没有能力真正阐明传染病和非传染病发生及传播机制，因此有效预防疾病发生的手段并不多。尤其对于新发传染病出现的预防，基本上是束手无策。从这个意义上来看，单纯生物学"预防"实际上是消极的，隐含的是较低的目标，

---

① 在这里，我们出于抛砖引玉的目的，试将本书的公共卫生定义翻译成英文如下："Public health is a public's undertaking to protect and promote public's health as its mission. Through the state and the society efforts, public health works for a health-for-all society by preventing and controlling diseases、injuries, and disabilities, improving health related natural and social environments, providing the basic medical and public health services, and promoting health quality of people"，以供商讨，以求完善。

② 疾病是由临床、病理学和流行病学标准界定的，能够系统地予以研究的一个概念，主要指在生理上和/或心理上偏离了正常功能的状态。伤害是指由于外力作用于躯体而产生的损害，外力损害可以是物理性的如交通事故引起的撞击损害、烫伤、化学性或放射性损害，也可以是情绪性损害，如恶语伤人。残疾是指一个人执行机体正常功能的能力下降，通常是由躯体或精神功能、结构或器官缺陷所导致的（Last，2007）。

许多疾病目前是预防不了的。而且，仅预防了疾病并不一定能带来真正的群体健康，因为除了疾病之外，还有自然的和人为的伤害，如恐怖主义带来的伤害和残疾。

第三，本定义明确提出实现宗旨的具体途径是国家和社会共同努力，通过完成四项基本的公共卫生任务来实现创建人人健康社会的理想。这四项基本公共卫生任务是：①预防和控制疾病与伤残，在这里，疾病包括急性传染性疾病、慢性非传染性疾病、先天遗传性疾病等；伤残包括伤害和残疾；②改善与健康相关的自然和社会环境；③提供预防保健与必要的医疗服务；④培养公众健康素养。最终理想是创建一个人人享有健康的社会。

第四，本定义中"创建人人享有健康的社会"具有深远的伦理学、法学和社会学的意义。世界卫生组织提出的"人人享有健康"（heath for all）的崇高目标，反映了人类追求健康的共同意愿，强调的是人人都有获得健康的权利，倡导的是健康的公平性和对弱势群体的关怀。毫无疑问，提高国民的健康水平是社会发展的重要目标。国家要在和平与发展的大道路上持久地前进，离不开公共卫生的保驾护航。建设人人享有健康的社会，是保证实现公共卫生宗旨的伦理学、法学与社会学基石。

第二节　公共卫生的任务

公共卫生的定义和宗旨确定之后，需要进一步明确公共卫生的任务是什么？完成任务需要哪些支撑条件？工作模式如何？这些构成了公共卫生的核心内容，本节将对此展开论述。

一、国内外对公共卫生任务的研究

迄今为止，国内外对公共卫生任务进行了广泛的探讨，虽然都在论述公共卫生的任务，但不同学者使用的词汇不尽相同。文献中讨论较多的有"公共卫生任务"、"公共卫生基本服务"、"公共卫生核心功能"、"基本公共卫生功能"和"现代公共卫生体系应该履行的基本职能"等词组。尽管名称不同，但基本内涵一致，实质上就是公共卫生体系围绕公共卫生的宗旨应该执行的具体任务。

1988年，美国医学研究所（IOM）在深入调查研究的基础上，发表了题为"公共卫生的未来"的报告。该报告指出，将公共卫生服务等同于公共卫生功能不能充分发挥公共卫生在社会上应该发挥的独特作用。因此，公共卫生要完成"通过保障人人健康的各种条件来满足社会的利益"的使命（宗旨）。各级政府公共卫生机构应该具备以下三项核心功能：评价（assessment）、政策研究制定（policy development）和保障（assurance）。

由三项公共卫生任务延伸出的10项公共卫生基本服务是：①监测社区卫生状况，确定社区内重大公共卫生问题；②诊断和调查社区公共卫生问题和公共卫生危险因素；③将公共卫生问题公布于众并教育社区居民，使其具备认识社区公共卫生问题的能力；④动员和建立社区联盟来认识和解决社区公共卫生问题；⑤制定政策和计划支持个人和社区的卫生工作；⑥执行卫生法规，保障健康和安全；⑦为社区居民联系需要的个人医疗保健服务，在缺乏需要的服务时，通过各种方式确保基本的医疗保健服务；⑧确保公共卫生和医护队伍的质量和能力；⑨评价针对个人和群体的卫生服务的效果、享有率和质量；⑩开展公共卫生研究，探索解决重大公共卫生问题的新思路和新方法。

上海学者刘宝等（2006 年）结合中国国情分析比较了世界卫生组织、美国、泛美卫生组织、世界卫生组织西太区和世界银行提出的基本公共卫生功能框架，提出我国 10 项基本公共卫生功能：①健康状况监督与评价；②流行病学监测；③健康促进；④社会参与；⑤公共卫生立法和战略规划；⑥确保公共卫生法律、法规和规划的执行；⑦卫生服务效果、可及性和质量的评估；⑧公共卫生研究与开发；⑨跨部门协作；⑩公共卫生人力资源发展和能力建设。

同年，北京学者吕筠等（2006 年）结合我国现状，分析美国、英国、世界卫生组织、澳大利亚和世界卫生组织西太区等国家和国际组织提出的公共卫生基本职能框架，提出 10 项现代公共卫生体系应该履行的基本职能：①监测人群健康相关状况；②疾病或健康危害事件的预防和控制；③发展健康的公共政策和规划；④执行公共政策、法律、行政法规、部门规章和卫生标准；⑤开展健康教育和健康促进活动；⑥动员社会参与，多部门合作；⑦保证卫生服务的可及性和可用性；⑧保证卫生服务的质量和安全性；⑨公共卫生体系基础结构建设；⑩研究、发展和实施革新性的公共卫生措施。

二、公共卫生宗旨与任务的框架图

美国医学研究所提出了按"核心功能"和"基本服务"分层的逻辑框架，比其他各家具有优越性。然而，该研究仍然没有考虑到实现"核心功能"和"基本服务"的公共卫生基础是什么。

在参考以上文献的基础上，结合中国公共卫生的实践，笔者在此提出包括三个层次的实现公共卫生宗旨与任务的框架示意图（图 1-1）。"宗旨"处于框架的第一个层次，"任务"处于框架的第二个层次，"支撑基础"和"工作模式"平行处于框架的第三个层次。

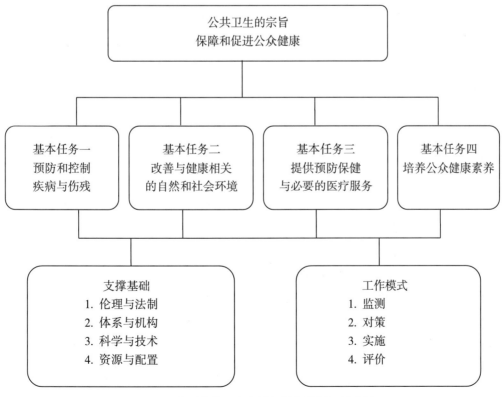

图 1-1　实现公共卫生宗旨与任务的框架示意图

第一层，公共卫生的宗旨，是保障和促进国民健康，放在框架的最上层，突出了现代公共卫生在人类生存和发展中的必要性和重要性。

第二层，是实现宗旨的四项基本任务：①预防控制疾病和伤残；②改善与健康相关的自然和社会环境；③提供医疗保健与必要的医疗服务；④培养公众健康素养。这4项任务囊括了公共卫生要做的全部事情。

第三层，是公共卫生的支撑基础和工作模式。公共卫生的支撑基础，包括伦理与法制、体系与机构、科学与技术、资源与配置4项内容。公共卫生的工作模式，包括监测、对策、实施和评价特定的4步工作模式。上述关系按逻辑性有序排列，形成一个有机的整体。

三、公共卫生的基本任务

公共卫生宗旨的实现有赖于公共卫生4项基本任务的执行和完成。国民对公共卫生价值的实际感受和体会，主要通过公共卫生任务对国民的影响而获得。

（一）预防和控制疾病与伤残

预防和控制疾病与伤残是公共卫生最传统、最受重视的基本任务。公共卫生最重要和最紧迫的任务，就是对威胁群体健康的疾病和伤残做出反应，保护群体的健康，维护社会的稳定。人类早期因群居而产生的环境卫生问题及由此而出现的传染病问题严重地威胁到人类的生存。因此，早期公共卫生的出现就是为了应对传染病对人类健康和生存的威胁。之后，随着人类文明的进展、工业化、城市化和全球化的进程，伤害和残疾已经构成了对人类健康的严重威胁，新发传染病、生物恐怖事件等突发公共卫生事件也在不断出现。在人类现代化的进程中，能否成功地预防和控制疾病与伤残等对群体健康的直接威胁，事关群体能否健康地生存与发展。此点至关重要，是公共卫生的第一要务。因为疾病和伤残等公共卫生问题尤其是突发公共卫生事件，既严重影响群体的健康又十分紧迫，必须及时抓住预防和控制的窗口机遇，同时需要调动各方面的资源。所以，要成功地解决威胁群体健康的公共卫生问题，必须在政府的主导下动员和组织全社会的力量来共同应对。

预防和控制疾病与伤残的任务的执行和完成在面对以下不同的公共卫生挑战中得到很好的体现。

1. 应对突发公共卫生事件

突发公共卫生事件（《突发公共卫生事件应急条例》，2003）专指突然发生，造成或者可能造成社会公众健康严重损害的各种小概率、高危害事件，对社会公众健康的严重损害主要表现为群体性疾病和伤残的发生与蔓延。因此，要预防和控制疾病与伤残首先必须应对突发公共卫生事件。应对突发公共卫生事件，包括对可能发生的突发公共卫生事件做好准备，制定科学的预防对策、应急预案并予以落实，对有明确病因或危险因素的疾病实施健康保护措施，如免疫接种。对已经和正在发生的疾病流行或危害人群健康的其他突发事件，如新发或卷土重来的传染病、食物中毒、化学中毒、药物不良事件、核辐射泄漏、医源性事件、群体伤害、群体性心因性事件、突发的食品污染和其他污染等事件、各种灾害所引起的公共卫生问题、生物恐怖事件等进行动态监测，开展流行病学调查，采取预防和控制措施。这些突发公共卫生事件产生的原因千差万别，也许直接受害的人数有限，但对社会的影响和对经济的破坏性极大，并会随着现代化的交通工具传遍全世界。如果应对不力，有可能迅速导致社会危机，甚至发生强烈的国际连锁反应。因此，能否预防和应对突发公共卫生事件，是衡量一个国家和地区是否具备公共安全核心能力的重要指标，也是衡量其公共卫生进步程度的重要标志。

2. **应对长期存在的公共卫生问题**

要预防及控制疾病和伤残还必须应对长期存在的公共卫生问题。这些问题包括持续存在的大气污染、水污染、环境污染所带来的各种公共卫生问题，城市化带来的公共卫生问题，影响妇女、儿童和老年健康的公共卫生问题，艾滋病、性病、病毒性肝炎、肺结核等传染病问题，出生缺陷和遗传病问题，地方病和寄生虫病问题，职业中毒和职业伤害问题，与毒品和烟草泛滥相关的公共卫生问题，营养缺乏和营养过剩行为造成的健康问题，精神卫生问题，口腔卫生问题，与公共卫生相关的医疗保健问题等。由于这些问题广泛存在，与每个人的健康息息相关，决定着每个家庭的幸福，在不同的国家既有普遍性又有特殊性，其发生原因与广泛的自然生物因素、社会因素、个人行为有关。因此，能否预防和应对长期存在的公共卫生问题，不但反映了一个国家和地区经济及社会发展程度，也反映了社会发展的基本理念价值取向，同时也是一个国家社会文明和精神文明的集中体现。

（二）改善与健康相关的自然和社会环境

改善与健康相关的自然和社会环境是公共卫生的基本任务之一，是对政府的公共卫生价值取向，以及政策制定和协调能力的考验，既需要长远规划，又需要主动出击，通过不断采取科学的治本措施，改善与健康相关的自然和社会环境，实现在群体水平上提高公众的健康，从更深的层次和更广义的角度促进人类健康的可持续发展。

在人类文明的演进过程中，除了应对直接威胁人类生存和健康的公共卫生问题之外，人类在维护健康、控制疾病的过程中逐渐认识到，健康的环境是保障和促进群体健康的基础。自然和社会环境中原有的和新出现的各种健康危险因素[①]，时时刻刻在威胁人们的健康。要保障和促进公众健康，最经济、最有效的途径就是不断地改善与健康相关的自然和社会环境，减少自然和社会环境中威胁群体健康的各种健康危险因素。如同人类不断地追求更高的经济目标一样，人类也在不断地追求更适合人类生存的健康环境。人类早期的公共卫生实践就包括了规范食品安全、供水安全和环境卫生。

随着人类对健康和疾病关系认识的逐步深化，人类认识到环境对健康的影响非常大。提前改善健康环境条件预防公共卫生问题的出现，比公共卫生问题出现之后才开始应对效果更好。改善健康环境也就成了应对公共卫生问题的有机组成部分。而具体需要改善的环境条件因素也随着人类的进化而不断增加，从食品安全、饮用水安全、垃圾处理、房屋建设、公共道德标准，到对妇幼老弱孤儿等弱势人群的照顾，对市场商品质量的监控，结婚和生育的管理，牲畜污物的处理，人口流动和妓女问题，尸体的处理，火灾和损伤的预防，不明原因死亡等法医事件的调查，生命统计资料的收集、分析和保存，医疗质量的监管，健康知识的传播，以及医学和公共卫生伦理学问题等。总之，公共卫生改善健康环境条件的任务已经从早期单一的只关注自然环境条件到今天通过全面改善自然环境和社会环境条件来保障和促进国民健康。

---

① 健康危险因素指的是任何对健康有害的因素。最早出现在1950年代美国 Framingham Study 的研究报告里，指的是包括行为、生活方式和习惯如饮食、锻炼、吸烟、饮酒、生物学特征、遗传特性、健康相关的条件、环境有害物的暴露等可预见的增加疾病危险的几率的因素。有时也叫疾病的决定因素（Last，2007）。

（三）提供预防保健与必要的医疗服务

"public health"主译为"公共卫生"，也可译做"公共健康"，国外的定义两者都涉及。必要的医疗服务与公共健康密切相关，政府应有较大投入。2003年7月吴仪在全国卫生工作会议提出的公共卫生定义已经指出："……，培养良好卫生习惯和文明生活方式，提供医疗服务，达到预防疾病，……"我们认为考虑了"公共健康"很好，只是不加限定的医疗服务，可能超出了公共卫生范畴，因此我们提出：提供预防保健与必要的医疗服务。"这是指各级政府代表国家将纳税人上缴的钱用于提供预防保健与必要的医疗服务，以保障人人享有健康的基本需求。各级政府需要根据国家和地方的经济和社会发展水平，对服务内容做出与时俱进的明确规定，保障不断提高公众的健康水平。

提供预防保健与必要的医疗服务，包括"常规的预防保健服务"、"对特殊人群和弱势群体提供的预防保健服务"和"必要的医疗服务"三方面。

1. 常规的预防保健服务

常规的预防保健服务覆盖所有的公众，如开展传染病防治、计划免疫、食品安全、营养卫生、环境卫生、儿少卫生、职业卫生、计划生育、生殖健康、食盐加碘等；开发和制作适宜的健康传播材料，通过大众传媒播放，向民众通报公共卫生信息；在社区设计和实施针对慢性病和伤残的健康教育活动，提供健康咨询，如宣传戒烟等；支持个体的健康行动，传授保健活动技巧；组织爱国卫生运动，在农村改水改厕、改变环境卫生，在城市改进社区和公共场所的卫生等。

2. 对特殊人群和弱势群体提供的预防保健服务

此类服务面对的是有特殊公共卫生需求的特殊人群和弱势群体。例如，针对静脉吸毒人群的美沙酮替代疗法；针对开放性肺结核病人实施DOT（direct observe therapy，DOT）疗法；对HIV感染者实施的"四免一关怀"[①]政策；对老年人实施流感疫苗免费接种；对受氟中毒、砷中毒严重威胁的地区实施危险因素根治，等等。如果忽视了这类群体的健康需求，就不可能建成人人健康的社会。

3. 必要的医疗服务

必要的医疗服务包括，由政府使用纳税收入，用以维护公众基本健康的医疗服务体系，如针对常见病、多发病的医疗服务，但不能包罗万象。

（1）以早期发现疾病为目的的医疗服务，如全民健康体检，婚前体检，孕产期妇女体检，筛查儿童龋齿，筛查成人高血压、宫颈癌、胃癌，特殊职业人群筛查职业病，特别区域居民筛查地方病等。

（2）提供紧急医疗服务，即在公众因病、意外伤害、遭受重大灾害等生命和健康受到威胁，而没有能力承担医疗服务费用时，特别对低收入和有实际困难的人群，使他们能够获得政府和社会提供的医疗服务和救援。

（3）对特殊人群提供的医疗服务，如免费诊断和治疗SARS、结核病、艾滋病等传染病。

必要的医疗服务内容，可以随着社会的进步不断增加新的服务内容，减少公众直接支付

---

① 四免一关怀：2003年，中国政府提出"四免一关怀"政策。四免：国家实施艾滋病自愿免费血液初筛检测；对农民和城镇经济困难人群中的艾滋病患者实行免费抗病毒治疗；对艾滋病患者遗孤实行免费就学；对孕妇实施免费艾滋病咨询、筛查和抗病毒药物治疗；一关怀：将生活困难的艾滋病患者及其家庭纳入政府救助范围（刘远芬，2008）。

使用基本医疗卫生服务的费用，进一步向弱势群体倾斜，以促进社会的和谐发展，从整体上降低了公众的健康经济风险，还能直接扩大消费需求促进经济增长。各级政府应建立有效的监管评价机制，确保服务质量和服务效果。

（四）培养公众健康素养

健康素养又称健康教养[①]。中华人民共和国卫生部 2008 年发布了《健康 66 条——中国公民健康素养读本》，其中"健康素养是指人的这样一种能力：它使一个人能够获取和理解基本的健康信息和服务，并运用这些信息和服务做出正确的判断和决定，以维持并促进自己的健康。现代的健康概念，不仅仅局限于无疾病或不衰弱，而是指身体、心理与社会适应的完好状态。健康素养自然也就包涵着这三个方面的内容"（陈竺，2008）。

我们赞同上述关于"健康素养"的界定，并对如何培养公众的健康素养提出如下补充：提高国民的健康素养，需要营造健康的环境和条件，促使国民学会关心自己、家人和他人的健康；提高自身阅读、写作、倾听、理解和应用健康知识的技能，学会自我管理健康；学习更多的健康科学知识，更深刻地理解预防为主的理念；更好地把握自己的健康行为，更认真地关注如何创造和维护自己周围的健康环境；更合理地对健康进行投资；更主动地参与社区公共卫生活动等。这是一项非常重要而艰巨的任务。开展爱国卫生运动，普及健康促进活动，提倡自我健康管理，其综合作用将有助于提高国民的健康素养。公共卫生的决策者、公共卫生专业机构、社会各界以及新闻媒体，都可以各尽所能，为提高国民健康素养作贡献。健康素养不但包括一般意义的健康行为，还应该包括健康意识与观念、公共卫生伦理、对弱势群体健康的关怀、对公共卫生运动参与，以及对健康投资的方式等方面。因此，健康素养包括了广义的健康行为。

其中，公众了解合理的健康投资非常重要。许多疾病前期和早期的预防与治疗，无论是从健康效果还是从健康资源消耗上都远优于疾病晚期的治疗。再如，惟利是图导致的不科学的宣传，使公众对所谓"致癌物"草木皆兵；伪科学打着健康旗号的错误信息和所谓的"保健品"泛滥成灾；违反医学常识的滥用"打吊针"现象屡见不鲜等，都浪费了不应该消耗的宝贵健康资源，威胁到公众的健康。这些威胁公众健康的现象，除了需要政府规范和引导之外，公众也需要提高识别能力。

国民的健康意识和行为最能体现一个国家真实的公共卫生水平。全面提高国民健康素养，是实现公共卫生宗旨的必要条件，也是公共卫生最基本的功能。要通过社会动员，传播公共卫生和健康知识，培养国民的健康行为，倡导国民关心并管理好自己的健康，提倡相互关怀健康，鼓励国民关注并参与社会的公共卫生活动。现代公共卫生认为，通过智力和理性人类可以设计甚至保证社会不断进步。也就是说，通过有组织的社区努力，可以保障并不断促进群体健康。

培养全体国民的健康素养离不开全民参与，全民参与离不开社会动员。社会动员是"一项人民群众广泛参与，依靠自己的力量实现特定的社会发展目标的群众性运动，是一个寻求

[①] 学术界比较认同的关于健康素养或健康教养的定义，来源于美国医学研究所 2004 年关于健康素养的研究报告《健康素养：结束迷惑的处方》。该报告采用由美国国家图书馆提出并被美国政府《健康美国人 2010》报告所使用的关于健康素（教）养的定义：个体获取、处理和理解基本健康信息和卫生服务需求去做出适合健康决策的能力。The degree to which individuals have the capacity to obtain, process, and understand basic health information and services needed to make appropriate health decisions（Ratzan and Parker, 2000）。健康素养或健康教养取决于个人和社会两方面的因素。个人健康素养受个人教育、文化和语言影响（IOM, 2004）。

社会改革与发展的过程。它以人民群众的需求为基础，以社区参与为原则，以自我完善为手段"（中国疾病预防控制中心健康教育所，2007）。中国是在公共卫生领域最早应用社会动员应对公共卫生事件的国家。1910年伍连德在东三省任防疫总指挥时，就通过社会动员使得疫区人人参与防鼠疫斗争。1950年代的爱国卫生运动，就是成功应用社会动员解决公共卫生问题的典范（黄树则，林士笑，1986）。

随着对健康问题认识的深入，人们认识到群体健康问题的解决不仅仅是卫生部门的事，还涉及和平的环境、住房，教育、食品、收入，适宜生态环境、可持续的资源，社会公正和平等方面面面。只有改变与健康有关的环境和人类本身与健康相关的行为，才能保护和促进群体的健康。因此，在基本控制了烈性传染病之后，健康促进就成为培养国民健康素养的重点。1986年首届国际健康促进大会通过的《渥太华宣言》明确指出，健康促进是促进人们控制和改善自身健康的过程（WHO et al，1986）。从20世纪80年代开始，健康促进已经成为公共卫生的一个显著特点。公共卫生的控烟运动和健康城市活动都是健康促进的典型例子。上海市作为中国第一个开展健康城市建设的特大型城市，在上海市健康促进委员会的具体指导下，坚持政府主导，动员社会广泛参与，完善公共卫生体系和建设健康城市互相推进，提高了市民的健康素养，营造了健康的环境，保护了上海市民健康的利益（上海市爱国卫生运动委员会，2005）。

总之，培养国民健康素养需要全社会转变观念，将健康视为个人全面发展的基础；同时还要注重细节，从我做起，养成人人讲健康的社会风气，培养公众阅读、书写、理解和应用健康科学知识的能力，培育保障人人健康的文化。

综上所述，公共卫生的四项基本任务围绕保障和促进公众健康这个公共卫生的根本宗旨，有机地结合在一起，协同作战，交叉重叠，相辅相成，缺一不可。

四、公共卫生的支撑基础

公共卫生的四个支撑基础是伦理与法制、体系与机构、科学与技术、资源与配置。四部分有机结合，构成了支撑公共卫生基本任务的系统平台，提供了执行和完成公共卫生基本任务的根本保障。

（一）伦理与法制

伦理与法制是执行和完成公共卫生基本任务不可或缺的支撑基础。没有公共卫生伦理学原则的规范，公共卫生行动有可能偏离保障和促进公众健康的方向。没有法制的保驾护航，许多公共卫生行为将寸步难行。

1. 公共卫生伦理（翟晓梅，邱仁宗，2009）

公共卫生的宗旨是保障和促进公众的健康。要保证公众整体上得益于公共卫生，公共卫生在执行和完成基本任务时发生的行为，如在人群中促进健康、预防疾病和伤残等必须遵循一定的社会道德行为规范。这些规范构成了公共卫生的伦理基础。公共卫生伦理不仅考虑人群中个人利益的得失，而且在公共卫生中必须赋予公共利益重要的伦理地位。在一定条件下个体的利益应该服从于群体的利益。

在一个公正和文明的社会中，健康是公民的一项基本权利。公共卫生政策在保障和促进国民健康权利方面的作用很重要。基本的人权，除健康权外，还有未获得知情同意有权参加医学试验的权利、隐私权、不被任意剥夺行动自由的权利、不被歧视的权利、从科学中受益的权利等。不过需要注意的是，在实现公共卫生宗旨、执行公共卫生基本任务过程中侵犯个人的权利是否公正？是否可以得到伦理学辩护？根据著名的锡拉库扎（意大利）原则，发生以下情况，违反上述权利可以被认为是正当的，是可以得到伦理学辩护的：有紧迫的社会需求；公共卫生目标合理地服务于公众的利益；对人权的限制在最低限度，而且没有其他可供选择的方法使对人权的限制更少；采取的措施与公共健康问题的严重性是相称的；采取的措施是法律所允许的。

公共卫生伦理是公共卫生机构和工作人员行动的规范，包括有关促进健康、预防疾病和伤害的政策、措施和办法等，这些行动规范体现了公共卫生伦理学的原则。

公共卫生伦理学的基本原则包括：

（1）效用原则（utility）　效用原则是指公共卫生在采取干预措施时目标人群的受益必须超过可能给目标人群带来的伤害。效用指的是受益部分超过伤害部分。

（2）公正原则（justice）　公共卫生在大多数情况下是各级政府代表国家采取的措施，服务对象是全体国民。因此，在考虑应该采取何种措施时，公正具有非常重要的价值。公共卫生的公正包括公共卫生资源的分配公正，受益和负担在人群之间分配的公正，公共卫生政策优先排序的公正和确保公众参与，也包括受影响各方参与的公正。其中，程序公正十分重要。程序公正要求政策、规划、措施透明，因为部分公共卫生干预措施很可能会限制部分个体的自主性和自由。通过增加决策的透明度和吸引公众的参与，既是对公众的尊重，也是使公众能够自觉配合公共卫生措施的有效措施。

（3）尊重原则（respect）　公共卫生的干预措施，有些是带有家长主义性质的。所谓家长主义，就是公共卫生机构为了当事人本身的利益对当事人的自主性进行干预。例如，驾驶员必须系安全带对于保证驾驶员的安全来说就是一项家长主义的公共卫生措施。然而，不是所有的公共卫生措施都带有家长主义的性质。有些公共卫生措施是为了保护其他人而不是当事人的利益而限制当事人的自主性，如禁止在公共场所吸烟是为了保护不吸烟的人在公共场所免受被动吸烟的损害。

在上述两种情况下，公共卫生干预措施都带有强制性。即使如此，尊重目标人群或者受影响个人的自主性仍然非常重要。通过这种尊重，有可能将这些本来带强限制性的措施变成受影响个体或群体的自觉行动。要尊重，首先必须信息透明，让受公共卫生措施影响的个体或群体知道情况，了解采取这些公共卫生措施的必要性和可能性，以及执行这些公共卫生措施的程序。尊重的另一方面是保密和保护隐私。要采取一切措施满足保密和保护隐私的要求，如果涉及敏感信息，要尽可能采取编码、匿名化或匿名的办法等。

（4）互助原则（solidarity）　公共卫生就是公众的卫生。因此，互助对公共卫生十分重要。当严重威胁群体健康的传染病流行时，须根据流行病学的原则将疑似患者、接触者隔离限制一段时间。这是控制传染病的需要，是为了全社会的利益。被隔离者也是为了全社会的利益而暂时牺牲个人的自主和自由。这样做也有利于被隔离者的健康。在严重威胁群体健康的传染病流行期间，每个人都有可能成为患病者和传病者，只有大家互助团结才能战胜疾病。

公共卫生伦理学的上述基本原则，体现在公共卫生采取行动时必须遵循以下规范：使目标人群受益；避免、预防和消除对目标人群的伤害；受益最大化；分配公正；尊重自主的选择和自主行动；保护隐私和保密；遵守诺言和承担义务；信息透明和告知真相；建立和维持信任。

2. 公共卫生法制

公共卫生法制在这里主要指与公共卫生相关的国家法律和政府法规。与公共卫生相关的国家法律和政府法规都是强制性的公共卫生规则，隶属不同层面，相互配合。两者都是人类经验和教训的结晶。国家公共卫生法律是最高和最严厉的规则，政府法规可以是对法律的补充，也可以独立发挥作用。在一定条件下，政府法规可以为制定国家法律奠定基础。发挥两者最大的合力，是实现公共卫生宗旨的法制保障。

公共卫生法律对公共卫生行为和公共卫生管理行为都具有严格的约束性。我国目前采用的是通过人民代表大会立法，通过卫生行政部门及其所属卫生监督部门执法，遇到重大问题由司法机关仲裁的体制，来发挥公共卫生警察的作用。全国人大执掌立法大权，在启动立法过程中一方面要充分发挥政府行政部门和公共专业卫生机构的作用，另一方面要广泛地听取公共卫生专家、法学家、社会学家和民众代表的意见，做到为国、为民立法和执法，避免存在法律不能覆盖的角落。因此，法律不但要约束民众和社会团体，也要约束政府。

一部好的公共卫生法律，划定了公共卫生行为的红线，任何人、任何机构都不允许越过雷池一步。一方面要充分认识到，中国是一个法治社会的国家，已经制定了一些公共卫生法律，在应对重大公共卫生事件和促进公共卫生事业的发展过程中发挥了重要作用；另一方面也要看到，我国启动公共卫生问题立法的时间很短，立法的数目有限，法律文本也不够完善，大量公共卫生规则是依靠政府部门的法规发挥作用的。

（二）体系与机构

体系与机构是执行和完成公共卫生基本任务的可持续性保证。没有一个健全的公共卫生体系和一批运转良好的公共卫生机构，要执行和完成公共卫生基本任务是不可能的。

1. 建立国家为主导的大公共卫生团队

在国家主导下，组建有卫生、农业、工业、商业、教育、交通、财政、科技、公安、宣传、外事、人口与计划生育、部队等部门和非政府组织参加的大公共卫生团队。建立动员社会参与，多部门合作的机制，包括通过社区组织和社区建设，提高社区解决健康问题的能力；开发伙伴关系和建立社区健康联盟，共享资源、责任、风险和收益，创造健康和安全的支持性环境，促进人群健康；组织合作伙伴承担部门公共卫生基本职能，并对其进行监督和管理。

2. 加强公共卫生机构建设，健全公共卫生体系管理和运行机制

公共卫生机构是实现公共卫生宗旨的专业机构，主要是各级政府卫生行政部门领导下的疾病预防和控制、卫生监督和基本公共卫生服务机构等。公共卫生机构具体从事公共卫生监测、公共卫生问题应对服务、开发公众公共卫生潜能的常规工作。公共卫生机构是公益性事业单位，国家有责任加强公共卫生的机构建设，从政策、经费、关注度等方面予以倾斜。特别要发挥政府的平衡、调节功能，重视农村公共卫生、基层公共卫生的建设，扶持中、西部地区的公共卫生建设，更好地为人民群众服务。

对公共卫生机构而言，要开展多种形式、有效的教育培训，如现场流行病学专业人员培训，提高人的素质和能力，建立和完善执业资格、岗位准入、内部考核和分流机制；通过有效的维持和管理，保证人力资源队伍的稳定、高素质和高效率。建设公共卫生实验室，增加检测项目，提高实验室检测能力，发展公共卫生信息系统，建设公共卫生信息平台，为全社

会服务。

3. 重视医院公共卫生功能的建设

医疗服务直接关系着公众健康，医院的公共卫生功能是公共卫生体系建设的一个重要组成部分。医疗服务的质量和可及性是医院公共卫生功能的核心内容。医院的其他公共卫生功能包括：承担传染病疫情和其他群体性突发公共卫生事件的报告工作，负责对医院感染和抗生素耐药性监测、预防和控制，开展如母乳喂养、肿瘤和糖尿病的群防群治等工作。一旦发生传染病暴发流行或其他严重威胁群体健康的突发公共卫生事件，临床医师往往是现场公共卫生调查队伍的重要组成部分，与公共卫生专家并肩工作。在重大灾害发生后，医疗机构同样发挥着公共卫生救援的功能。因此，政府在规划和支持公共卫生基本建设时，要充分考虑到医院公共卫生功能的建设。

（三）科学与技术

公共卫生的一个重要特点就是应用科学与技术实现保障和促进公众健康。没有科学与技术的支撑，公共卫生就不是现代意义上的公共卫生。不断地研究并采用先进的科学与技术是公共卫生事业成功的重要保障之一。公共卫生的发展一直伴随着科学的发展，如显微镜的发明、微生物的发现、抗生素的应用、疫苗的研制、新法接生的推广、糖尿病和癌症筛查技术的普及、抗鸡尾酒疗法等先进科学与技术的应用等，都大大推动了公共卫生的发展。

先进的科学与技术必须与先进的理念相结合，才能发挥出更大的作用。例如，单纯依靠接种天花疫苗只能减少天花的发生和传播，不能彻底消灭天花。20世纪70年代，在世界卫生组织的领导下，政府主导、社会动员，采取"全球监测指导下的现场环型应急接种牛痘疫苗"的科学策略，人类消灭了天花。再如，静脉注射海洛因毒品可经血传播艾滋病。然而，要戒断海洛因毒瘾十分困难。采用口服美沙酮（另一种对人毒性相对低的毒品）替换海洛因的戒断成瘾疗法，则可以有效地从一个方面切断艾滋病的传播。从传统的角度看，美沙酮也是一种毒品。如果没有先进的理念，没有解放思想，没有科学与技术的支撑，用美沙酮替换海洛因的戒断成瘾疗法是不可能应用的。

（四）资源与配置

公共卫生资源是公共卫生事业赖以生存和发展的生命线，没有足够的公共卫生资源就不可能很好地执行和完成公共卫生的基本任务。有了公共卫生资源，如果配置不合理也有可能偏离公共卫生的公益性方向。为了确保公共卫生成为真正的公益性事业，各级政府有义务有责任代表国家充分保证公共卫生资源的筹集和合理的配置。各级政府要为必需的公共卫生产品埋单，无论这些产品来自公共卫生机构、还是来源于医院。同时，也应该鼓励所有关心中国公共卫生事业发展的机构和个人向公共卫生事业提供各种有价值的公共卫生资源。2003年开始在中国蓬勃兴起的健康管理产业，从企业的角度为公众提供健康管理服务，有可能为公共卫生筹资开辟一条新的途径。

目前，具有重大健康投资价值的公共卫生服务和基本医疗服务，在我国卫生资源的投入和配置上并没有真正受到重视。有证据表明，我们还没有学会科学地管理我国的卫生资源，卫生资源投入和配置的公平性与合理性的目标并没有真正实现。比如，我们都承认预防比医疗更为重要，事实上政府投入很大财力的新型农村合作医疗，因为在制度设计时主要报销重大疾病，客观上造成鼓励农民在疾病的前期和早期不防不治，一直要拖到疾病的晚期才去看。2003 年第三次国家卫生服务调查发现，卫生资源投入总量不断增加，但配置不合理，效率低下的现象没有得到根本改变。要公平合理地进行卫生资源的投入和配置，我们必须学会科学地管理卫生资源，从整个社会、政府/非政府组织到每个社会团体，都必须从注重疾病诊治转化到重视对生命全过程的健康监测、疾病控制和预防，并付诸行动。国家整体的卫生资源管理需要一个权威的能够统一协调的组织管理机构，我国政府目前仅涉及疾病控制的部委局就有 13 个之多，而健康的问题远远超出了疾病控制的范围。面对健康需求和挑战，如果还需要那么多的部门，还继续各自为政，浪费极大。政府应该转变观念，认真研究如何将人口负担转化为健康和发展资源的课题，把我国的健康资源摆到比水、电、煤这些有限的资源更高的地位来管理，加大公共卫生和基本医疗服务的投入，以农村为重点，逐步缩小城乡卫生服务的差距，保证我国城乡居民都能够公平地享受到合理的基本公共卫生和医疗卫生服务。只有这样，公众的健康素质才能真正提高（王克安，2006；黄建始，2007；卫生部统计信息中心，2004）。

五、公共卫生的工作模式

公共卫生之所以能区别于其他社会公共事业，除了其科学基础之外，还在于公共卫生有特定的四步工作模式，即监测、对策、实施和评价。这四步工作模式以监测开始，发现和确认公共卫生问题，在足够信息的基础上进行科学循证决策，在四项公共卫生支撑基础平台上通过具体实施来执行和完成公共卫生基本任务。在监测体系内进行评价；在评价的基础上开展新的监测、对策，实施周而复始、循环上升、持续地保障公众的健康，不断地促进公众的健康。

（一）监测

从信息时代的角度来看，要实现公共卫生的宗旨，执行和完成公共卫生的基本任务，需要有准确、可靠、动态的公共卫生信息。收集和分析健康和疾病相关资料是现代公共卫生工作模式的核心。通过公共卫生监测，收集、整理、分析产生的与群体健康和疾病有关的各种公共卫生信息，对于动员社区、组织起来、预防疾病、促进健康至关重要。没有公共卫生信息，现代公共卫生寸步难行。

监测在这里指的是公共卫生监测，即通过长期、连续、系统地收集与群体健康相关的资料，经过分类、归纳、分析和解释，转化成有助于公共卫生活动计划及决策、实施和评价的信息，并将该信息及时传播到所有应该知道的人和组织中去，帮助采取合理必要的公共卫生行动（Last，2007；Thacker & Berkelman，1998）。

公共卫生监测收集的资料范围很广，包括人口学资料，疾病发生和/或死亡资料，行为危险因素，干预措施及其效果记录；专题调查报告，如流行病学现场调查报告、实验室报告、医院病例报告、新闻媒体健康相关事件报道，药物不良反应报告等。公共卫生监测可以帮助我们动态地了解所关注的公共卫生问题及其影响因素的变化，及时地做出风险评估，还可以客观地评价应对措施的效果，因此，是公共卫生最基本的手段之一。在制定任何公共卫生法律、政策乃至策略时，公共卫生监测都可以提供最重要的背景资料，涉及必要性和可行性等最基本的具体决策问题。公共卫生监测还是提供公共卫生服务的主要信息来源。在现代化社会中，面对工业化、城市化和全球化进程带来的对群体健康的新威胁，公共卫生监测能够帮助我们准确地设立公共卫生的优先领域，使我们能够有针对性地采取科学的公共卫生应对措施。因此，为了确保人人享有健康的环境，及时满足群体生存和发展的利益，就必须全面地了解和掌握群体中不断出现的新的和原有的健康威胁的动态，从群体水平上找问题，作决策，保健康。公共卫生必须依靠监测先行。

公共卫生监测的开展情况，也是展现一个国家公共卫生整体水平的窗口。新中国成立后，我国从传染病疫情报告开始，逐步扩大到死因监测、开展综合性监测点监测、慢性病监测、环境监测、职业病监测、行为监测、症状监测、媒体公共卫生信息监测等。从按月邮寄报表发展到建立计算机网络的传染病疫情直报网，成为我国公共卫生建设中发展最快和最富有成果的领域之一。

（二）对策

公共卫生对策，包括公共卫生政策和公共卫生策略两方面。

1. 公共卫生政策

公共卫生政策特指在符合公共卫生法律的前提下，由政府制定的有约束力的公共卫生政策。政府通过制定公共卫生政策发挥对公共卫生的主导作用。中国是社会主义国家，政府的公共卫生政策不但要照顾到全体服务对象，也要考虑到公共卫生伦理问题，照顾到公共卫生的脆弱群体。通过制定和实施对公共卫生产品全部埋单的公共卫生基本政策可以使全民受益。例如，支持公共卫生机构发展的政策，全体儿童实施计划免疫的政策，提供条件并要求孕妇医院分娩的政策，对传染病和公共卫生事件开展常规监测的政策等。公共卫生政策还包括专门照顾弱势群体的政策，如对艾滋病病人"四免一关怀"的政策，对地震灾区居民免费就诊的政策，北京等地方政府实施对老年人免费接种流感疫苗的政策，等等。政府应对重大公共卫生问题的政策，首先要明确政府和有关部门例如教育、农业、工业、公安、交通、商业、人口与计划生育、宣传、党团、财政、体育等部门的职责，共同参与，规范行为，并动员全民参与公共卫生问题的应对。政府的公共卫生政策还经常需要通过政府制定的公共卫生规划来体现。《渥太华宪章》的第一条就明确指出："制定健康的公共政策是对人类健康与社会发展的投资。"

2. 公共卫生策略

公共卫生策略是有效实施公共卫生宗旨的指导原则，在法律和政策框架之外，不一定有强制性，但具有重要的指导意义。例如，在防治 SARS 期间，在"科学防治"的口号下，不同的学者提出了两种截然不同的 SARS 防治策略。一种策略是强调"高科技防治"的策略，把政府的精力和资源一度集中于"SARS 疫苗的研制"和"抗病毒药物的开发"，理由是疫苗和抗病毒药代表了人类最新的科学技术；另一种策略是强调实施"隔离传染源，切断传播途径，保护易感人群"的科学群防群治策略，理由是"隔离传染源，切断传播途径，保护易感人群"是人类实践反复证明了的科学的、有效的对策，百试百灵，立竿见影，在中国实施有优势。在防控 SARS 战役初期采纳和实施的是第一种策略：高科技防治。国家投入了大量的公共卫生资源，但没能有效地控制 SARS 危机。在高科技防治策略不能及时奏效的紧急关头，国家领导人当机立断，及时地采取了第二种策略：隔离传染源，切断传播途径，保护易感人群。事实证明，这个科学群防群治策略的采纳和实施是当时我国防控 SARS 战役从危机走向胜利的转折点。现在 SARS 危机已经完全平息五年多了，高科技防治策略依赖的核心武器 SARS 疫苗和抗 SARS 病毒药仍然没有研制出来。公共卫生实践告诉我们，采取哪种公共卫生策略在很大程度上是能否成功执行和完成公共卫生基本任务的关键。

　　长期实施的行之有效的公共卫生策略也有可能转化为政府的公共卫生政策。例如，"预防为主"是最基本的公共卫生策略，被纳入了中国卫生工作方针，上升到政府的公共卫生政策层面。公共卫生策略与公共卫生政策还有其他联系，如在制定《突发公共卫生应急条例》时，政府可以通过两种策略来影响公共卫生。第一种策略是通过制定与社会和环境有关的政策来影响公共卫生，如抗击 SARS 期间，SARS 患者如果是农民，治病由政府付钱，这个政策的执行有利于群防群治策略的实施；再如国家药物管理局为 SARS 治疗药物的审批开通快速通道的政策，也是有利于群防群治策略实施的。这是两个典型的通过政策来影响公共卫生策略的例子。第二种策略是直接为公众提供公共卫生服务。国家疾病预防控制中心进行的艾滋病流行病学调查，提供艾滋病热线电话服务，以及提供艾滋病研究经费就是这方面的例子。

　　（三）实施

　　实施是指执行公共卫生对策时必须采取的相应各种具体措施。一旦确定了公共卫生对策，如何执行相应的措施就成为公共卫生对策成败的关键。公共卫生对策的实施能力，取决于伦理和法规的基础、政府的组织动员能力、公共卫生机构和人员的专业素质、社会舆论的配合，以及公众的理解和参与程度。以 2003 年北京应对 SARS 危机为例，一旦确定了"隔离传染源，切断传播途径，保护易感人群"的群防群治策略，就需要采取"建立属地化管理的防治指挥部"、"隔离和收治 SARS 病人"、"医学隔离观察密切接触者"、"依法关闭严重感染的医院"、"建立 SARS 专科医院"、"建立安全的社区和校园"、"加强航空、铁路、交通的卫生检疫"等多项具体措施来保证群防群治策略的贯彻执行。再以 HIV/AIDS 防治为例，在确定了"四免一关怀"的政策之后，各级政府要通过制定实施计划和财政安排，组织动员卫生、民政等部门送医疗和关怀到家庭，管理建立爱心之家，开展反对社会歧视的宣传等具体措施来落实"四免一关怀"的政策。总之，实施与公共卫生对策相对应的措施往往是一项系统的社会工程，是对公共卫生系统能力的考验。

　　（四）评价

　　评价在这里指的是对公共卫生过程和结果的评价。公共卫生监测信息被最广泛地用于效果评价。有了系统、全面、动态的公共卫生监测信息，可以有根据地进行比较，客观地评估公共卫生行动的过程和效果。

　　公共卫生必须遵循科学循证的原则，评价一切行动是否符合公共卫生宗旨；执行公共卫生任务是否到位。例如，公共卫生问题的应对是否成功？公共卫生法律和政策是否完善？公共卫生策略是否科学？国家提供的公共卫生服务是否满意？能否满足公众健康的基本需求？弱势群体是否获得了保障？所有这些都离不开效果评价。效果评价还可以用来评价采取的其他公共卫生基本手段是否得当？监测系统是否敏感？行动是否符合社会公正？其成本-效益之比如何？

　　可以说，效果评价是公共卫生的基本手段，是公共卫生监测的具体应用。例如，通过评价发现，医疗资源分配不公平，服务质量下降，情况令人担忧。医疗卫生领域的高科技投资对人群总体健康的回报率已经开始走下坡路了。新药、新手术和其他新技术的投入成本越来越大，而对人类总体健康长寿的贡献却越来越小。研究（Mcalearney，2003）表明，人群中最不健康的 1% 人口和患慢性病的 19% 病人共用了 70% 的医疗卫生费用，而最健康的 70% 人口只用了10%的医疗费用。这一研究结果说明，在生命晚期才投资健康的效率极低。这为更好地应对公共卫生问题及合理地使用医疗卫生资源指明了投资预防和健康管理的方向。

第三节 公共卫生的特点、价值与相关学科

公共卫生是一项特殊的国家公共事业，具有鲜明的特点，对国家、社会和人民具有十分重要的价值。对这些特点和价值客观地加以归纳和总结，有助于更深入地理解公共卫生的本质，有助于更准确地把握公共卫生事业的方向，有助于更正确地做出公共卫生的决策。此外，也有助于更充分地了解公共卫生的科学和人文基础，对公共卫生有更全面、深刻的领会。

一、公共卫生的特点

保障和促进公众的健康，不仅是公共卫生的宗旨，也是现代国家的一项最重要功能，因此公共卫生具有国家公共事业的特点，即国家主导的公共性；公共卫生是很特殊的公共事业，与每个人的健康息息相关，社会关注性极高，对政治有相当高的敏感性；现代公共卫生诞生于近代科学革命的浪潮中，对科学有高度的依赖性；公共卫生问题涉及面广，公共卫生服务惠及人人，公共卫生事业需要人人参与，造成了公共卫生对公众参与的需求性。这四性合在一起就构成了公共卫生的主要特点。

（一）公共事业相关的属性

公共卫生属于国家的公共事业，同时具备公有、公用和公益的性质。

1. 公有

公共卫生采用公共生产和公共供应方式提供服务，不可能像教育那样既可以国家办也可以民办。例如，疾病预防和控制机构只能属于国家，不属于任何个人。要完全依靠国家财政拨款维持公共卫生事业的运转，其提供的各项公共卫生服务都采用由政府埋单并由政府向全民提供。任何个人和团体都可以在公共卫生事业中发挥作用，也可以提供捐款、奉献义务服务等，但都不能侵犯公共卫生的公有性。

2. 公用

公共卫生产品为全民服务。在正常的情况下，一些人对公共卫生产品的使用并不应该影响其他人对此产品的同时使用。同时，一个人对公共卫生产品的消费并不减少其他人对这种产品消费的机会，即存在所谓的"非排他性"或"非竞争性"。例如，一些儿童接种了麻疹疫苗，不会影响其他儿童接种的权利，也不减少其他儿童接种的机会。再如，消除空气中的污染使所有人能够生活在新鲜的空气中，要让某些人不能享受到新鲜空气的好处是不可能的。

3. 公益

公共卫生的公益性特点表现在公共卫生只以公众获取群体健康为目的，通过加强公共卫生体系的建设，增加公共卫生产品的供给，改善公共卫生服务质量，由此为社会公众带来更多的健康和福利。如果以赢利为目的，就偏离了公共卫生的宗旨，就不可能组织整个社会来

共同努力，就不可能保证人人参与和人人享有。一旦背离了公益性原则，公共卫生就会出现发展方向的问题，往往在造成少数人致富的同时损害了弱势群体的利益，公共卫生就会变得徒有其名，公共卫生就会成为"非公共的卫生"或"部分人的卫生"。

（二）对政治的敏感性

一方面，公共卫生的核心价值是公众健康和社会公正，这应该是公共卫生决策的主要出发点；另一方面，公共卫生与经济利益、社会安定和政府形象有千丝万缕的联系，成为决策时必须考虑的因素。这两方面交织在一起，决定了政治对公共卫生的高度敏感性。政治的综合考量决定了最终采取的公共卫生行动。这就是说，公共卫生并非仅靠科学就行，还取决于政治对健康价值的判断，以及对伦理道德的选择。因此，政治家应该充分了解如何正确决策来保障人民的基本权利和健康。处理公共卫生事件时，要以人民健康为重，以国家利益为重，尊重公众的健康权和知情权，及时、科学、准确地发布公共卫生信息，公开、透明地面对公共卫生事件，不得以任何"敏感"和"保密"为借口，掩盖事实、误导舆论。这样做才是避免和减少政治风险的最佳途径。

由于许多重要的社会因素影响社会利益和社会负担的分配，根据社会公正的原则，公共卫生应该为社会上所有的人提供潜在的生物医学和行为科学的利益，保护和促进所有人的健康。当疾病的负担在人群中分布不均匀时更应如此。显然，许多现代公共卫生问题对某些人群的影响不成比例地大于其他人群。因此，当需要采取集体行动来解决这些问题时，受疾病影响少的人群要承担较多的社会负担，获取较少的社会利益。当必须采取的集体行动不能落实时，重要的公共政策问题就不能解决。最终只会使社会负担加大，影响整个人群。因此，公正绝不等于平均。公共卫生关心的是解决群体健康问题，在考虑到大多数人基本需求的情况下，应该多向弱势群体倾斜，向问题成堆而资源匮乏的地区倾斜。因此，为了体现公共卫生的公正性，必须一视同仁地优先解决最突出的公共卫生问题。在决定公共卫生优先重点时，必须保持高度的政治敏感性。

公共卫生对政治的敏感性还体现在公共卫生事件的国际性。因为健康和疾病问题没有边界，虽然由于自然环境、社会风俗、经济发展水平、卫生政策的不同，各国面临的公共卫生挑战也不同，但是在应对新发和卷土重来的传染病、食品安全问题、大气和水体污染、生物恐怖、核泄漏等公共卫生事件时往往涉及国际影响。一个国家突发的公共卫生事件，可能会对其他国家造成严重影响。例如，艾滋病的起源可以回溯到 20 世纪 50 年代的非洲，由此传播到了全球各地，成为全球最严重的公共卫生和政治问题之一；近几十年来欧美国家发生的疯牛病，对其他国家长期构成威胁；1986 年前苏联核电站事故，放射物质飘落到了整个欧洲；2003 年在中国广东发生的 SARS，也曾传播到三十余个国家和地区。因此，解决公共卫生问题比解决其他问题都更需要国际合作。发达国家帮助发展中国家解决公共卫生问题，也是发达国家自身利益的需要。所有联合国的成员国都要遵守世界卫生组织关于通报公共卫生事件的规定。任何世界卫生组织的成员国都要遵守世界卫生组织的规定。

（三）对科学的依赖性

对科学的依赖性使公共卫生有别于一般的社会活动。公共卫生对科学的依赖性，体现在解决公共卫生问题需要应用不同的学科知识、技术和方法。公共卫生专业人员，包括来自医学、管理学、护理学、流行病学、社会学、心理学、人类学、营养学、统计学、卫生工程学、法学、政治学、新闻传播学、老年病学和其他许多专业的人员。以流行病学作为其科学核心，公共卫生连接预防医学、基础医学、临床医学和社会科学等多学科来协同作战，应对公共卫生面临的各种挑战。以艾滋病的预防和控制实践为例，公共卫生正是依靠流行病学阐明了艾滋病的基本特性，发现了艾滋病的传播规律；正是依靠基础医学学科，特别是病毒学和免疫学，确定了传染病原体，搞清楚了发病机制和病理变化，开发出筛选血液病毒感染的方法，找到了抑制病毒的药物；正是依靠临床流行病学和生物统计学，设计临床试验来检验新药和疫苗的效果；正是依靠行为科学和健康教育，试图说服人们避免各种传播病毒的危险行为。

（四）对公众参与的需求性

公共卫生有极强的社会性，公共卫生问题可发生在社会的各个角落，一旦发生又为全社会所关注。公共卫生不但为公众服务，也需要公众参与。公共卫生就是组织社会，共同努力，预防疾病，促进健康；无时不在，无处不有，人人参与，人人享有。可以说，没有公众的参与，要实现公共卫生的宗旨是不可能的。公众不但要关心与自己有关的公共卫生问题，还要关心整个社会的公共卫生问题，要积极参与预防和应对身边与健康有关的问题，参与的过程往往会使参与者受益。这一特点也可能有别于其他公共事业。

公共卫生的公众参与需求性决定了公共卫生必须坚持公开透明的原则。公开透明对任何公共卫生活动都具有普遍意义。在关键时刻，如在发生严重的公共卫生事件并有可能导致危机时，更需要将发生事件的时间、地点、严重程度以及采取的对策及时通报给所有应该知道的人。首先要向公众公开，特别需要及时向受到具体和潜在健康威胁的公众公开，要连续不断地、实事求是地告知公众事件的动态进展以及与公众的利害关系，并提示应对的方法。健康是每个人的基本权利，每个人都有权力知道自己所在的城市和社区发生了什么可能影响或威胁到健康的事情。人民是国家的基础，国家所动用的一切公共卫生资源都来自公众的纳税，在重大公共卫生事件的应对中必须向公众负责。要相信群众，依靠群众。只有群众动员起来，共同参与，有效地保护了自己和家人，威胁公众健康的公共卫生事件才能真正控制。反之，如果把其他利益，例如地方的经济利益摆在公众的健康之上，有意隐瞒应该公开、透明的公共卫生事件，那么就会导致小道消息满天飞，错失应对时机，甚至会造成社会混乱，带来国家和人民利益的更大损害。在 SARS 事件之后，中国建立了公共卫生信息的发布制度，获得了人民的赞许和国际社会的好评。

公共卫生公众参与的需求性还体现在公共卫生没有人群限制，公共卫生需要所有人参与。人的一生在不同的年龄段面临不同的公共卫生问题，不同性别、种族、教育程度、职业、地域的人都有各自的公共卫生问题；公共卫生没有时间的终点，任何时候都需要公共卫生。"上管天，下管地，中间管空气"这句在公共卫生业内流传的话，充分说明了公共卫生问题的多样性、公共卫生职责的广泛性和处理公共卫生问题的复杂性。这些特点是其他公共事业例如教育、公安、交通等所不具备的。

二、公共卫生的价值

现代公共卫生不到 200 年的历史已经充分证明了公共卫生的价值，其价值包括"生命价值"、"社会价值"、"经济价值"三方面。

（一）公共卫生的生命和健康价值

世间一切事物中人的生命和健康是最宝贵的。在人类的历史中，曾反复地遭遇烈性传染病流行的劫难，天花、鼠疫、流感、麻疹、霍乱、疟疾、肺结核都曾经是人类的主要杀手。此外，孕妇死于难产和产褥热，新生儿死于破伤风，穷人死于营养不良者更是数不胜数。以中国为例，全国解放前由于上述公共卫生问题的同时严重存在，加上战乱、天气灾害等，中国人的平均寿命在 1949 年新中国成立前仅为 35 岁。新中国成立后，社会的进步带动了公共卫生事业的蓬勃发展，2001 年中国人的平均期望寿命上升到 71.8 岁，高于世界平均期望寿命（65 岁）和中等收入国家的平均期望寿命（69 岁）。同时，中国的婴儿死亡率也从新中国成立前的 200‰左右下降到目前的 32‰，低于世界平均水平（44.0‰），接近于中等收入国家水平（30‰）（王绍光，2003）。上述例子充分证实了公共卫生的生命价值。在现代社会中，人们之所以对突发公共卫生事件忧虑和恐惧，主要就是担心生命和健康的价值会受到危害。因此，重视公共卫生就是重视人的生命和健康。

（二）公共卫生的社会价值

公共卫生关系到社会稳定。如果只注重经济发展，忽视公共卫生问题，就有可能发生社会危机。2003 年发生在我国的 SARS 危机是一面镜子，一下子映射出了那么多被长期忽视的公共卫生问题和隐患。可贵的是，在化解 SARS 危机的过程中，我国政府能够认真反思，及时采取有效的果断措施。我们胜利了，这是一次以人为本的理念和实践的胜利。在埋头经济建设的时候，这次我们有机会抬起头来看到了社会发展的不平衡。好像一个走长路的人，突然发现自己一条腿长另一条腿短。只有坚持以人为本，才能使两条腿的长度达到平衡，社会才能稳妥地前进。此外，开展公共卫生关爱、救援弱势卫生群体，可以净化人的灵魂，促进社会和谐。在 2008 年四川汶川地震灾区，笔者亲眼看到了中国历史上最壮观、最感人的公共卫生大救援。救援者不仅来自政府发动的组织，也来自民间自发的组织，他们都是大爱和公共卫生精神的传播者。公共卫生具有不可忽视的社会价值。

（三）公共卫生的经济价值

SARS 危机还为我们提供了公共卫生的经济学价值的范例。据北京大学学者的初步分析，2003 年 SARS 流行对经济的负面影响总额为 2 100 亿元人民币，造成的损失包括治疗的成本，政府、社会和个人预防的成本，疫情导致的经济活动量下降而造成的经济损失，疫情不稳定性造成交易成本上升，人民生活质量下降的成本，纠正偏离正常政治、经济、社会、学习及生活轨道的成本，以及国家形象受损的成本。公共卫生服务还能带来具体的经济效益。我国从 1978 年开始实施儿童计划免疫，20 多年来减少麻疹等 6 种传染病的发病 3 亿多人次，减少死亡 400 多万人，节省住院费用 400 多亿元（梁晓峰，2003）。

综上所述，公共卫生的价值充分地从生命、经济学、社会学方面得到体现。公共卫生为每个公民实现其与生俱有的健康和长寿权利提供了必要的条件，为社会稳步前进提供了强大的保障。公共卫生服务有看得见、摸得着的经济效益。没有公共卫生就不可能实现小康社会，对公共卫生的价值再怎么评估也不过分。

三、公共卫生相关学科

确切地讲，公共卫生是保卫人类群体健康的社会活动，是一项伟大的事业，而不是一门学科或一个学科群。但是，这项伟大的事业与科学有千丝万缕的联系。公共卫生需要科学和技术提供强大的支撑。广义而言，医学科学和社会科学是公共卫生的两大支柱。在医学科学和社会科学的大范围内，各自涵盖了众多的分支学科。在公共卫生的各项活动中，可以看到医学科学和社会科学在公共卫生中的应用有以下特点：①经常可以看到这些学科的联合应用和相互交融，有新的交叉学科产生，甚至可以跨越自然科学和社会科学的界限；②经常应用这些学科的最新知识和成果，优先去解决自身的健康问题；③现代科学技术的应用是在现代信息化社会背景下的应用，更离不开社会体制和观念的更新，仅仅靠科学技术不可能解决复杂的公共卫生问题。

（一）医学科学

医学科学是自然科学的组成部分。自然科学的很多学科，例如生物学、化学、物理学、数学等，不但在医学中有广泛的应用，而且早已与医学结合后成为医学的分支学科。医学科学与公共卫生的关系源远流长，一切与医学有关的学科都与公共卫生有着这样或那样的联系。医学科学包括临床医学、基础医学和预防医学三大部分。

1. 临床医学

临床医学对公共卫生的影响最直接：降低婴儿死亡率、孕产妇死亡率和提高期望寿命首先依靠临床医学；重大公共卫生事件的应对离不开临床医学；彻底治愈了一例传染病病人，就是消灭了一个传染源；疾病的早期发现、早期报告和早期治疗几乎完全要依靠临床医师；患者最相信临床医师的公共卫生宣传；目前我国开展精神卫生和老年病学的主力军是临床医师。还有，医疗服务的质量和可及性其本身就是重要的公共卫生问题；医疗过程有可能产生医源性感染；滥用抗生素已经产生了严重的病原微生物耐药性问题，都说明了临床医学对公共卫生的重要性，中医和西医都对公共卫生的发展做出了贡献。

2. 基础医学

包括医用微生物学、免疫学、遗传学、生物化学、医学物理学、组织胚胎学、生理学、病理学、分子生物学、药理学、医学影像学、医学检验学，以及近年新兴的基因组学和蛋白质组学等，都对公共卫生的发展起到了巨大的推动作用。例如，青霉素的发现、X线的应用、麻疹疫苗的研制、青蒿素的发明、PCR方法在病毒诊断中的应用、抗肿瘤疫苗的研制等，都具有重要的公共卫生贡献。19世纪和20世纪初，传染病是公共卫生的主要敌人，病菌学说的兴起给公共卫生提供了在人群中预防和控制传染病的强大武器。微生物学、免疫学帮助公共卫生掌握了病原微生物引起的主要烈性传染病的致病原因。这些信息和技术使公共卫生在人类与传染病斗争的历史上首次掌握了主动权，加上现代药物学的进展，人类成功地控制了严重威胁公众健康的主要传染病。20世纪后期发展起来的分子生物学及由此衍生的基因组学和蛋白质组学，对深入了解和控制疾病发挥着越来越重要的作用，对公共卫生的贡献也将越来越大。

3. 预防医学

预防医学中首推流行病学。"有人称流行病学为医学之母，因其昂首在医学科学众领域的最高视野处，综观人类疾病与健康长河的滚滚大潮，呼唤着医学其他学科的发展。有人称流行病学家为医学侦探，因他们凭广博的知识、丰富的信息和严谨的思维方法，侦破了数不胜数的人类杀手奇案"（曾光，1994）。这一段描述恰当地道出了流行病学的优势，以及流行病学专家在应对公共卫生事件中的作用。

流行病学关注人群，通过现场收集疾病资料，发现规律，寻找可能的致病因素。到目前为止，流行病学一直是为公共卫生提供研究群体疾病规律的最简单和最直接方法的核心学科。流行病学对于公共卫生的重要性，不仅在于发现导致疾病暴发的因素，为控制疾病提供线索，而且能据此为预防该病的再次暴发提供科学、可靠的证据。因此，流行病学专业人员在地方公共卫生机构中扮演的是"医学侦探"的角色，为公共卫生预防与控制急性传染病和慢性非传染性疾病提供科学、准确的信息。

人类的生老病死离不开环境中的食品营养、空气和水，学校环境、生产劳动条件和各种辐射对人类的健康也有不可忽视的影响。研究环境因素的来源、作用原理、对人类健康的危害以及控制对策的环境卫生学，在现代公共卫生的早期就随着卫生改良运动为改善群体健康立下了汗马功劳。食品是人类赖以生存的基本要素，对维护和促进群体健康至关重要。研究食品与健康关系的食品卫生学，以及研究学校、劳动条件、辐射与健康的学校卫生学，劳动卫生学和放射卫生学也就很自然地成为了公共卫生的重要支撑学科。在过去的一个世纪里，公共卫生所取得的伟大成就中有很多可归因于环境卫生的改善。其他重要的预防医学学科有：卫生统计学、社会医学、职业卫生、妇幼卫生、放射卫生、精神卫生、国际卫生、地方病学、消毒学、人类工效学，等等。

（二）社会科学

社会科学是以社会现象为研究对象的科学，包括政治学、经济学、军事学、法学、教育学、文艺学、史学、语言学、民族学、宗教学和社会学等（《辞海》编辑委员会，1980）。社会科学从社会整体出发，通过社会关系和社会行为研究社会的结构、功能、发生、发展规律的综合性学科。管理学、经济学、信息学、行为学、侦探学、公共关系学等都属于社会科学的范畴。因为公共卫生关注的是群体，施展才能的舞台是整个社会，所以公共卫生和社会科学有千丝万缕的关系。社会科学应用于公共卫生领域有两种不同的情况。第一种情况是已经演绎出专为公共卫生服务的分支学科，如卫生事业管理学、卫生法学、医学伦理学、卫生经济学等；第二种情况是一些虽然还没有演绎出专为公共卫生服务的分支学科，但已经对公共卫生的理念和行为产生了重要影响的学科，如信息学、行为学、新闻学、传播学、侦探学、公共关系学等。可喜的是，已经有越来越多的社会科学家关心公共卫生事业，参与公共卫生问题的讨论，这是公共卫生事业兴旺发达的标志。

综上所述，借助于医学科学（临床医学、预防医学、基础医学）和社会科学，人类基本征服了曾经肆虐一时的各种传染病。然而，随着生产方式和生活方式的改变，现代社会中越来越多的人死于生活方式导致的疾病。不同人群的健康水平存在明显差异，与社会因素及个人行为密切相关。社会科学的研究及其应用最有可能在不远的将来帮助公共卫生获得突破性的进展。

直到20世纪初期，公共卫生和临床医学都在为控制严重威胁人类健康的传染病而奋斗。相对来说，当时的临床医学因为缺乏诊断和治疗手段而对大多数传染病力不从心，而公共卫生则从环境入手，组织多学科通过卫生改良运动取得了惊人的成就。不过，随着抗生素的发现，临床医学获得了治疗传染病的令人惊奇的能力，其影响力迅速增长。人们的关注点开始转移到诊断和治疗疾病，而不关注预防疾病和促进健康，公共卫生开始变得默默无闻。然而，由于医疗保健费用疯狂增长无法遏制，而且医疗资源的不公平分配和服务质量的下降令人担忧，公共卫生开始关注医疗服务体系的效果、效率和公平，卫生服务研究进入公共卫生领域。有组织地整合临床医学、预防医学、管理学和现代信息学，健康管理①应运而生，为公共卫生事业的发展带来了保障和促进全人群健康的新曙光。

第四节　公共卫生的发展与公共卫生人

随着社会进步和经济发展，人类在不断地应对新的公共卫生挑战，公共卫生工作的重点在不断地进行调整，提供的公共卫生服务在不断地丰富，公共卫生也因此持续地向前发展。1950 年以来的几十年中，我国公共卫生的主要问题是传染病流行、很高的孕产妇死亡率和婴幼儿死亡率，传染病学、流行病学和妇幼卫生专业人员是公共卫生队伍的核心力量。1980 年以后，在传染病和妇幼卫生问题得到初步解决的同时，慢性非传染性疾病的重要性上升，对慢性非传染性疾病的防治需求大大增加。由于当时对公共卫生重要性的认识不足，以及受经济发展的制约，国家在进行公共卫生投资时并没有考虑到同时应对传染病和慢性非传染性疾病的双重挑战。2003 年 SARS 危机后，国家重视了对公共卫生问题的关注。由于经济的快速发展，国家在应对重大传染病和突发公共卫生事件大量投资的同时也大大加强了对慢性非传染性疾病的防治力度。可以说，面临不断出现的群体健康问题的挑战是公共卫生的常态。公共卫生在社会主流价值观念的指导下，由国家主导，动员全社会的资源，应用科学和技术来解决新老公共卫生问题，确保人人享有健康的环境，满足群体生存和发展的整体需要。

公共卫生的发展取决于主流社会对公共卫生问题的容忍程度。四十多年前，英国实业家维寇（Geoffrey Vickers）在担任英国医学研究委员会主席期间，从疾病和科学与社会价值观之间互动关系的角度描述了公共卫生的与时俱进。他认为，政治、经济和社会发展史上的里程碑都是在某些状况从"当然存在"转变为"不可容忍"的时候发生的。因此，公共卫生在不断地面对新的挑战，科学和社会价值观之间存在着微妙的动态关系。在不同时空条件下社会对各种健康问题做出的反应，取决于这些问题是否超越当时社会的容忍程度。一旦健康问题从社会"可容忍状态"转变为"不能接受的"状态时，社会就会采取集体行动，做出公共卫生反应。禽流感在亚洲流行已存在多年，但直到 2004 年以后全球才做出了不寻常的公共卫生反应。其原因在于，2003 年的 SARS 危机使全世界都看到公共卫生在社会和经济发展中举足轻重的地位，认识到预防重大传染病必须从早做起、从源头做起。社会价值观的转变已经使对重大传染病的忽视成为一种社会不能接受的态度。禽流感可能导致人流感大暴发的科学判断和社会价值观的转变是全球防控禽流感公共卫生行动的重要原因（黄建始，2005）。

公共卫生的发展可以有重要的发展契机，如果处理得当，发生对人类社会危害严重的公

---

①　健康管理，是对个体或群体的健康进行全面监测、分析、评估、提供健康咨询和指导，以及对健康危险因素进行干预的全过程。健康管理的宗旨，是调动个体和群体及整个社会的积极性，有效地利用有限的资源达到最大的健康效果。健康管理的具体做法，就是为个体和群体（包括政府）提供有针对性的科学健康信息并创造条件采取行动来改善健康（陈君石，黄建始，2007）。

共卫生事件之后，有可能成为促进公共卫生发展的转折点。例如，2003 年发生在中国的 SARS 危机，在对人民健康造成严重危害并发展为社会危机的同时，也使政治家、社会舆论和全国人民在应对过程中上了一堂生动的公共卫生课。反思之后，使危机变机遇，不但将教训转化为推动中国公共卫生发展的强大动力，而且促进了中国和谐社会的发展。

总之，公共卫生在其发展过程中，根据不断增长的预防疾病、保障和促进健康的需求，积极地获取医学科学和社会科学各学科的支撑。早期以流行病学为其科学基础，不断扩展，形成了今天的有组织的以多学科科学支撑为特点的人类健康保障和健康促进事业：流行病学和生物统计学、环境卫生学，行为科学和健康教育学（包括社会动员）、卫生管理和卫生服务研究、妇幼卫生、食品卫生学、营养学、国际卫生、公共卫生实验室实践（包括微生物学和免疫学）、学校卫生学、放射卫生学、毒理学、卫生政策研究、公共卫生法学、公共卫生伦理学、公共卫生信息学和健康管理学。

结束本章前，我们特地在此提出一个新词汇——"公共卫生人"。公共卫生人泛指以公共卫生为职业的人群，包括公共卫生专家和广大公共卫生工作者。

公共卫生是一项崇高的事业。与临床医师一样，"公共卫生人"也是救死扶伤的"白衣天使"。如果有所差别的话，在于公共卫生人从事的是群体性的救援、维护和促进健康的工作。与教师一样，"公共卫生人"也在为群体服务，如果有所差别的话，那就是我们有时要冒着生命的危险去平息传染病疫情或其他威胁群体健康的公共卫生事件。在 SARS 期间牺牲的欧巴尼先生就是我们的代表。在四川汶川地震现场，笔者亲眼所见当地的教师和"公共卫生人"同样都是灾民，教师们可以停课，被安置到安全的地方休养生息，而公共卫生人依然在现场夜以继日地工作，没有一位公共卫生人可以脱离工作岗位一分一秒！我们公共卫生人以此为荣，并为此自豪！

"公共卫生人"从事的是公益性事业，应该时时处处为国家着想，心里要装着老百姓，权为民所用、利为民所谋、情为民所系。

"公共卫生人"要以公共卫生事业的成功为目标，要勇于、善于向政治家进言，做好政府的参谋，不达目的不罢休。还要学会与新闻媒体沟通，传播公共卫生的知识和理念。

"公共卫生人"不但要有广博的知识，还要有解决实际问题的本领。要勤于现场调查，精于观察分析，善于捕捉灵感，在实战中炼就过硬的本领。

2001 年创建的中国现场流行病学培训项目提出了"敬业、团队、探索、求实"四种精神，师生共勉。这四种精神的含义是：热爱公共卫生事业；在公共卫生大团队中自觉协作互助；认真严肃地探索科学问题，产出精品；尊重事实，讲真话，不盲从。我们认为，这四种精神应该是中国"公共卫生人"的共同精神。有了一大批公共卫生人，中国公共卫生将会面貌一新。

（曾　光　黄建始）

参 考 文 献

1. 曾光. 中国公共卫生与健康的新思维. 北京：人民卫生出版社，2006，1

2. Beaglehole R & Bonita R. Public Health at the Crossroads：Achievements and Prospects. 2 nd ed. Cambridge University Press，2004

3. 辞海编辑委员会. 辞海. 上海：上海辞书出版社，1980：989

4. 辞源修订组，商务印书馆编辑部. 辞源（1-4 合订本）. 北京：商务印书馆，1988

5. 陈君石，黄建始. 健康管理概论. 见：健康管理师. 北京：中国协和医科大学出版社，2007：11-32

6. 陈竺. 序. 见：健康 66 条——中国公民健康素养读本. 北京：人民卫生出版社，2008：3-4

7. 龚向光. 从公共卫生内涵看我国公共卫生走向. 卫生经济研究，2003，(9)：6-9

8. Hiscock, Irav V. Teacher, Charles-Edward Amory Winslow—A Memorial Am J Public Health, 1957, 47 (2)：165-166

9. 黄建始. 什么是公共卫生？中国健康教育，2005，21 (1)：18-20

10. 黄建始. 学会科学管理国民健康. 瞭望，2007 年 1 月

11. 黄树则，林士笑. 当代中国的卫生事业. 北京：中国社会科学出版社，1986

12. Institute of Medicine. The future of public health. Washington, DC：National Academy Press, 1988：1

13. Institute of Medicine. The future of public health in the 21st century. Washington, DC：National Academy Press, 2003

14. Institute of Medicine. Health literacy. Washington, DC：National Academy Press, 2004

15. Last JM. A dictionary of public health. New York：Oxford University Press, 2007

16. 梁晓峰. 中国计划免疫的发展和实现无脊髓灰质炎. 纪念卫生防疫体系建立 50 年暨公共卫生建设研讨会论文集，中华预防医学会，2003

17. 吕筠，李立明. 我国疾控和监督体系职能与现代公共卫生体系职能内涵的比较. 中国公共卫生管理，2006，22 (5)：365-368

18. 刘宝，姚经建，陈文，等. 基本公共卫生功能界定的国际比较. 中国卫生资源，2006，5 (9)：233-235

19. 刘远芬. 中国抗艾将扩大干预覆盖面 宣传需要加大. 搜狐健康，http://health. sohu. com/20071207/n253867703. shtml，2008 年 9 月 15 日访问

20. Mcalearney AS. Population Health Management. Chicago：Health Administration Press, 2003

21. 上海市爱国卫生运动委员会. 上海市建设健康城市三年行动计划工作总结. 城市管理世纪论坛 2006 年会议暨中国健康城区建设新思路研讨会资料汇编. 上海城市管理学院/上海市爱卫会办公室，2005

22. 宋瑞霖主编. 传染性非典型肺炎防治管理办法问答. 突发公共卫生事件应急条例. 北京：中国法制出版社，2003：117-134

23. Thacker SB, Berkelman RL. Public health surveillance in the United States. Epidemiologic Reviews, 1998, 10：146-90

24. 吴仪. 加强公共卫生建设 开创我国卫生工作新局面. 2003 年 7 月 28 日在全国卫生工作会议上的讲话，健康报，2003 年 8 月 20 日

25. 王绍光. 中国公共卫生的危机与转机第 7 辑. 北京：中信出版社，2003：52-88

26. 卫生部统计信息中心. 中国卫生服务调查研究：第三次国家卫生服务调查分析报告. 北京：中国协和医科大学出版社，2004：181-187

27. WHO, et al. Ottawa charter for health promotion, 1986, Available at http://www. who. int/hpr/NPH/docs/ottawa_charter_ hp. pdf, Accessed on September 16, 2008

28. 维基百科. 艺术. http://zh. wikipedia. org/w/index. php?title = % E8% 89% BA% E6% 9C% AF&variant = zh-cn，2008 年 9 月 15 日访问

29. 中国疾病预防控制中心健康教育所. 社会动员的理论和实践. 北京：北京大学医学出版社，2007：4

30. 曾光. 现代流行病学. 北京：北京医科大学中国协和医科大学联合出版社，1994：3-4

附录　"公共卫生"的部分定义一览表

序号	提出定义者	简 明 定 义	定义资料来源	时间（年）
1	Charles Winslow	公共卫生是通过有组织的社区努力来预防疾病、延长寿命、促进健康和提高效益的科学和艺术。这些努力包括：改善环境卫生，控制传染病，教育人们注意个人卫生，组织医护人员提供疾病早期诊断和预防性治疗的服务，以及建立社会机制来保证每个人都达到足以维护健康的生活标准。以这样的形式来组织这些效益的目的是使每个公民都能实现其与生俱有的健康和长寿权利	Winslow CEA. The untilled field of public health. Mod Med, 1920, 2：183-191	1920
2	Ceoffery Vickers	公共卫生历史的书写是对不断地重新定义不能接受的现实的记录	Vickers G. What sets the goals of public health? Lancet, 1958, 1：599-604	1958
3	Sheps CG	旨在维护和改善所有人健康的科学、实践技能和价值（或信仰）观的组合	Last JM. PublicHealth and Human Ecology, 2nd ed., McGraw-Hill Company, Inc, New York, 1987：6	1976
4	Last JM	保护、促进和恢复人民健康的由社会组织的努力之一	Last JM. A dictionary of epidemiology, Oxford University Press, 1983：84	1983
5	黄树则，林士笑	环境卫生、食品卫生、劳动卫生、学校卫生、放射卫生成为保障和促进人类健康的主要措施，统称为公共卫生	黄树则，林士笑主编. 当代中国的卫生事业. 北京：中国社会科学出版社, 1986：92	1986
6	Archeson	通过有组织的社会努力来预防疾病、促进健康和延长寿命的科学和艺术	Beaglehole R & Bonita R. Public Health at the Crossroads：Achievements and Prospects. 2nd ed, Cambridge University Press, 2004：174	1987
7	Institute of Medicine, IOM	公共卫生就是我们作为一个社会为保障人人健康的各种条件所采取的集体行动	Institute of Medicine. The future of public health, Washington, DC：National Academy Press, 1988：1	1988
8	Tulchinsky TH & Varavikova EA	新公共卫生是预防和促进个体和社会健康状况的综合途径。它基于对卫生、环境、健康促进，以个人和社区为导向的预防服务各方面的平衡，并与范围广大的治疗、康复和长期护理服务进行协调	Tulchinsky TH & Varavikova EA. The new public health. Academic press, San Diego, 2000：109	2000
9	Forsetlund L, Bjorndal A	通过医学信息的组织、分析，进行与健康相关的社会决策	Forsetlund L, Bjorndal A. The potential for research-based information in public health：identifying unrecognized information needs, BMC Public Health, 2001, 1：1	2001

续 表

序号	提出定义者	简 明 定 义	定义资料来源	时间（年）
10	Detels R and Breslow L	动员并使地方、州、国家、国际资源参与来保障人人健康的环境的过程。公共卫生包含了社会行动和科学知识	Detels R and Breslow L. Current scope and concerns in public health. in：Detels R, McEwen J, Beaglehole R, et al. Oxford textbook of public health. 4th ed, Oxford University Press, 2002：3	2002
11	吴仪	组织社会共同努力，改善环境卫生条件，预防控制传染病和其他疾病流行，培养良好卫生习惯和文明生活方式，提供医疗服务，达到预防疾病，促进人民身体健康的目的	吴仪. 2003 年 7 月 28 日在全国卫生工作会议上的讲话. 健康报，2003 年 8 月 20 日	2003
12	Hell RF，TDH，Pattison S	利用从人口科学得来的理论、经验和证据来促进人群健康，用最好的方式来满足社区（公众）隐含的和明确的需要	Hell RF, TDH, Pattison S. Putting the public back into public health. Part 1 A：redefinition of Public Health. J of the Royal Institute of Public Health, 2003, 117：62-65	2003
13	Beaglehole R & Bonita R	为达到可持续的全人群的健康改善目标而进行的集体行动	Beaglehole R & Bonita R. Public Health at the Crossroads：Achievements and Prospects. 2nd ed, Cambridge University Press, 2004：174	2004
14	Last JM	一种旨在促进、保护和改善，以及需要的时候，恢复个人、特殊群体和整个人群健康的有组织的社会活动。公共卫生是科学、技能和价值的整合，通过集体的社会活动来发挥作用，涉及项目、服务和机构，目的是保护和促进所有人的健康	Last JM. Public health. A dictionary of public health. Oxford University Press, 2007：306	2007
15	Turnock BJ	公共卫生是与社会运动相似的公共事业，寻求扩展现有知识的效益，以最大地影响群体的健康状况。它是一个确认和应对因本来可以预防的和可以避免的负面的健康和生活质量所造成的不能接受的现实的集体努力	Turnock BJ. Essentials of Public Health. Jones and Bartlett Publishers, Sudbury, Massachusetts, 2007：7	2007
16	Association of Schools of Public Health（US）	通过教育，健康生活的促进和对疾病及伤害预防的研究来保护和改善社区健康的科学	http://www. whatispublichealth. org/what/index. html，2008 年 8 月 18 日访问	2008
17	维基百科	通过组织社区资源，为公众提供疾病预防和促进健康的一门管理学，它使用预防医学、健康促进、环境卫生、社会科学等技术和手段	http://zh. wikipedia. org/w/index. php?title = % E9% A6% 96% E9% A1% B5&variant = zh-cn，2008 年 8 月 18 日访问	2008
18	维基百科（英文）	管理对社区健康威胁的学科和实践。该领域特别关注疾病与健康的社会背景，集中力量在如何通过社会范围内的措施，如免疫接种和饮用水加碘或通过政策如乘驾车须系安全带和禁烟的法律来改善健康	http://en. wikipedia. org/wiki/Public_ health，2008 年 8 月 18 日访问	2008 年

第二章 ｜ 公共卫生简史

　　一部公共卫生的历史就是一部人类作为群体对健康和疾病体验和认识的历史；就是一部人类遭受战争和自然灾难后不断探索、扩展科学知识来保护自己的历史；就是一部社会、经济、政治体系如何创造健康的或不健康的生活环境的历史，就是一部人类社会为健康的维护和促进或疾病的产生和传播提供条件的历史；就是一部人类个体和群体为了生存和发展而不断地寻求有效措施来改善健康和预防疾病的历史（Fee，1993；Tulchinsky & Varavikova，2000）。**早期的公共卫生概念和实践产生于人类对农业革命**①**副作用的应急反应**②**，现代公共卫生的理论和实践产生于人类对科学革命**③**和工业革命**④**副作用的应对反应**⑤**，发展于人类现代化**⑥**的过程中。今天，公共卫生已经成为现代化国家最重要的功能之一。**

第一节　公共卫生的起源

一、公共卫生起源于人类对健康的认识和需求

　　人类早期对健康的认识是从疾病开始的。当时人类认为没有疾病⑦就是健康。那么什么

---

　　① 农业革命：在距今 10 000 年前到距今 2 000 年前这段时间因人口增长的压力全世界大部分人类从采集和狩猎转变为农业。这个转变是猿人成为真正的人类之后取得的第一个重大成就，史称"农业革命"。农业革命大大地提高了生产力，每一平方千米土地种植作物能养活的人口比采集食物能养活的人口要多得多。农业革命反过来导致了更大规模的人口增加，产生了定居和群居的生活方式，导致了村庄和随后城市的出现（斯塔夫里阿诺斯，2005）。

　　② 应急：是被动地对已发生的突发公共卫生事件产生的一系列无计划但有针对性的或盲目的活动（黄建始，2006）。

　　③ 科学革命：发生在从哥白尼发表《天体运行论》（1543 年）到牛顿发表《自然科学的数学原理》（1687 年）之间的一个半世纪里以天文学和物理学研究成果为标志的重要科学进展，史称"科学革命"。由科学革命引发的各种变化影响了整个世界（斯塔夫里阿诺斯，2005）。

　　④ 工业革命：发生于 18 世纪后期以蒸汽机发明为标志的出于各种实际目的而一直持续到现在的巨大变化，史称"工业革命"。工业革命通过在世界范围内有效地利用人力资源和自然资源，极大地提高了生产力，带来了人口的进一步增长和世界各地前所未有的城市化浪潮（斯塔夫里阿诺斯，2005）。

　　⑤ 应对反应：是主动地针对已发生和可能发生的突发公共卫生事件采取的一系列科学理性的、有计划的、有针对性的积极活动（黄建始，2006）。

　　⑥ 现代化：是人类逐步提高其对外部环境的控制能力，并利用它提高人均产出的过程（斯塔夫里阿诺斯，2005）。

　　⑦ 英文中有三个单词都可以翻译成疾病。A. Disease：从字面上看，指的是舒适的反面，泛指所有偏离正常健康的状态。从学术上看，疾病是一个由临床、病理学和流行病学标准界定的，能够系统地予以研究的一个概念，主要指在生理上和/或心理上偏离了正常功能的状态。在生物医学模式下，disease 所指的是生物学意义上的疾病，可以通过病理学的特征来诊断。B. Illness：指一个人经历疾病的主观感觉。研究 illness 主要是直接对所经历的痛苦现象进行分析。一个人可以有严重的 disease 但没有 illness，如高血压；也可以有严重的 illness 但没有 disease，如忧郁症。C. Sickness：主要是指社会对一个人患病时社会功能障碍的承认，常用的是"病人角色"（Sick role）。病人角色是医学社会学用于描述病人行为的专业词汇，具有病人角色的人通常有以下特点：失去独立自主性、依赖性，一系列的情绪表现如生气、消极、经常哭泣等。病人角色可以使病人免去一些正常人应该承担的责任和获取一些优待，如休病假，得到一些紧缺物质等。简言之，disease 指生理或心理功能障碍，illness 指个人感到不适的状况，sickness 则指当个人患病时所出现的某种社会功能障碍的状况（Last，2007；Emson，1987；施侣元，2001）。

是疾病呢？从最早的医学模式来看，疾病其实是一个语言学上的词汇，用来称呼有人类以来就存在的，可能发生在社会任何成员身上的一类特有的、影响到人类生存和发展的现象。通常，人类用特定的模式来解释各种自然现象。模式，就是用于解释自然现象，消除困惑的信仰系统（Engel，1977）。最早的医学模式就是解释疾病现象的信仰系统。在人类的历史长河中，用于解释健康和疾病的模式经过多次变迁，反映了人类认识自然的螺旋式上升的演进过程。

公元前 10 000 年的史前文化（Brannon，2007）认为，疾病这种现象是由体外邪魔侵入人体产生的。把邪魔从体内驱除出去，就可以治疗疾病，恢复健康。考古学中发现古人类头盖骨上的小洞就是当时巫医使用颅骨环钻术（trephination）（Taylor，2006）为病人驱除邪魔的证据。

公元前 1 800 年的巴比伦和亚述时期，人类健康被认为是上帝的恩赐，疾病是来自上帝的惩罚。这种健康观念在希伯来人中一直延续到公元前 1 000 年（Brannon，2007）。公元前 1 500—1 200 年，人们对健康的认识可以从对古希腊神话中女神 Hygieia 和医神 Aesculapius 的崇拜中窥见一斑。Hygieia 通常被认为是掌管健康的女神，代表了人类最早对健康的认识。她确信健康是人们与生俱有的权利（Wolinsky，1999）。英文 Hcalth 一词来自古英语，主要含义为健壮的（Hale）、壮实的（hearty）、精力充沛的（Sound in wind and limb）（Last，2007）。公元前 1 046～771 年，我国文献《周易·乾象》中出现了最早的"健"："天行健，君子以自强不息"，意为刚强、有力；"康"则出自《诗经·唐风·蟋蟀》："无已大康，职思其居"，意为安乐、安宁（辞源修订组，1988）。

二、人类早期对健康的需求与人类的生存和发展密切相关

在认识到健康是每个人与生俱有的权利的同时，人类也认识到健康对人类生存和发展的重要性。在人类的早期，要生存下来，不但需要每个人具备健康的体格，还需要有相互合作的血亲关系来保证小孩能在漫长的依赖期成长起来。在旧石器时代的几百万年中，因血亲关系而形成的小规模群居生活方式一直占据人类社会的主导地位。由于当时人口数量少，靠采集和捕猎为生的旧石器时代人类的食物相对丰富，来源相对可靠，加上游牧生活避免了不卫生的居住环境，当时的人类相对比较健康（斯塔夫里阿诺斯，2005）。

当人口增长的压力促使人类在距今 10 000—2 000 年前这段时间里，从食物的采集者变成食物的生产者后，这一史书上称为"农业革命"的变化带来最明显的影响是新石器时代的定居生活和群居规模的不断扩大。新石器时代的村庄取代了旧石器时代的流浪群体，成为人类最基本的经济文化单位。定居和大规模群居带来了各种各样影响健康的问题，如人、畜粪便和垃圾的大量堆积，经蚊子、苍蝇、老鼠等传播的传染病和食物源性及水源性疾病在人群中的流行等（斯塔夫里阿诺斯，2005）。面对这些健康问题，尽管在不同时期、不同社会、不同人群中关注的重点有所不同，但这些问题在绝大部分情况下是互相联系、很难分别单独处理的。比如，要成功地控制人群中的传染病流行，就离不开改善居住环境，加强食物和饮用水的安全，以及对病人的治疗（Rosen，1993）。

在漫长的历史进程中，人类逐渐认识到处理群体的健康问题不是简单地等于单个健康问题处理的总和。要保护群体健康，必须通盘考虑，综合解决诸如预防和控制传染病，控制和改善与生活有关的自然环境（如垃圾和废物处理等），保障食物和饮用水的安全和数量，治

疗和照料老弱病残等与群体健康有关的一系列问题。因为综合治理这些影响群体健康的问题涉及面广，个体不可能单枪匹马去完成，所以需要整个社区参与，有组织有计划地去解决。只有人人参与，才能人人健康，才能使整个群体生存和发展。这些事实促使人类产生了对公共卫生最早的朴素认识和具体行动。可以说，是农业革命带来了定居和大规模群居，带来了城市化和阶级分化，也带来了许多负面的健康问题。**人类为了继续生存和发展，就必须通过有组织的努力来解决因大规模群居带来的负面健康问题，公共卫生的概念和实践也就在这个过程中产生了**（Rosen，1993；斯塔夫里阿诺斯，2005）。

正像人类社会及其生活方式在过去 200 年发生的变化要比此前 5 000 年发生的变化还要大一样，公共卫生概念和实践在过去 200 年的发展速度和规模要比此前 5 000 年的发展速度还要快，发展规模还要大。**如果说早期朴素的公共卫生概念和实践是人类对农业革命副作用应急反应的产物；那么，现代公共卫生的理论和实践则是人类应对科学革命和工业革命副作用的产物，是人类现代化过程中必不可少的一个部分**（Fee，1993；斯塔夫里阿诺斯，2005）。可以说，公共卫生概念的演进和公共卫生的发展是和人类文明①的演进同步并且密不可分的。因此，从人类文明发展史的角度来审视公共卫生，可以帮助我们更好地理解本卷第一章讨论的公共卫生的定义和宗旨、基本任务、公共卫生的特点、价值和相关学科，以及公共卫生的发展。基于这样的认识，我们在本章中人为地将现代公共卫生②的出现与否作为一个分界线，把公共卫生史划分为"现代公共卫生前期"和"现代公共卫生期"。

第二节　现代公共卫生前期（公元 1830 年以前）

早期的公共卫生概念和实践是古代文明的产物。农业革命带来的新农业生产技术和新社会制度相互作用，促使人类社会从简单的新石器时代以村庄为特征的部落文化转化为以城市为特征的古代文明（始于公元前 3 500 年左右）。人类最初的文明具有四个特征：①人类生产食品出现剩余；②开始出现乡镇和城市及政府；③劳动分工；④形成记录时间的系统和发明书写（Miller & Eckel et al，2000）。**这四个文明的特征都与有组织的公共卫生行为的出现密切相关。**食品剩余，要求人类解决水和食品的质量和数量安全问题；乡镇和城市的出现，要求政府解决城市规划中的供水和污水处理及其他环境卫生问题，以及个人卫生和由于群居所带来的传染病流行的控制问题；劳动分工，要求解决职业病问题；而记录时间的系统形成和书写的发明，则对人类公共卫生理论与实践的记录和积累起到了巨大的推动作用。

一、人类早期的公共卫生实践和理论萌芽（公元 500 年以前）

人类早期的公共卫生实践是从饮食、供水、个人卫生、社区居住和环境卫生及传染病的

---

①　文明是人类社会发展的一个阶段。人类文明社会的历史不足 6 000 年。进入文明社会之前人类有 400 万年的历史。文明社会有别于新石器时代部落文化的特点是城市成为社会的中心，由制度确立国家政治权力，纳贡或交税，有口传的和文字的历史、传统、宗教信仰、法律、共同的价值观和习惯，社会有分工和等级，巨大的建筑以及各种专门的艺术和科学。最早的文明是美索不达米亚文明（在今天的伊拉克境内）。人类文明的过程改变了自然形成的生态系统。因此，文明和疾病之间存在复杂的关系。高级文明可以减少或控制大多数的传染性疾病，但同时面临其他公共卫生问题的挑战如营养失衡、交通事故引起的伤害等（Last，2007，斯塔夫里阿诺斯，2005）。

②　现代公共卫生的主要特征是：公有、公用和公益的公共事业属性；对政治的敏感性；对科学的依赖性；对公众参与的需求性。

预防开始的。历史告诉我们，对于人类健康和疾病预防来说，清洁的环境、安全的食品和饮用水、人类因为生活和生产而带来的污水和废物的处理及对传染病流行的应急最重要，是比复杂的关于疾病病因和疾病传播的医学科学知识更基本、更值得关注的问题（Rosen，1993）。据文献记载，古中国、埃及、希伯来、印度等古代文明的社区宗教/信仰系统中都有关于卫生的礼仪要求，并有具体的措施来保障城市饮水安全和有效地进行污水处理（Tulchinsky & Varavikova，2000）。从甲骨文和出土文物中已经发现，在夏商时期（公元前21世纪到公元前11世纪）人类已经养成洗脸、洗手、洗脚等个人卫生习惯。中国的早期文献有不少与环境卫生有关的记载，如水源保护、清洁处理和尸柩处置等。考古资料发现，远在原始社会人类就知道通过建设畜圈保护环境卫生。到夏商时期，人类已经知道凿井而饮并在住宅附近挖掘排除积水的水沟。《左传》中已经有关于挖除井中积垢淤泥，维护水源安全的记载。《周礼》、《礼仪》、《诗经》中记载了许多管理环境卫生的具体方法，如通过抹墙、堵洞除虫和灭鼠，等等。关于传染病，《周礼》中就记载了流行性疾病和季节的关系。商代已有麻风病的记载（江晦鸣，1984；《中医学》编辑委员会，1997）。

在西方，公元前15世纪的希腊医生已经注意到疟疾与潮湿洼地有关。古希腊十分强调健康的生活习惯，如个人卫生、营养、强身和社区环境卫生。古希腊城市已经有专门的官员负责城市的供水和排水系统。同时，希腊还在新殖民地设置医生提供基本的医疗卫生服务。铅中毒作为一个职业卫生问题也在古希腊希波克拉底派的文献中首次出现。在罗马征服了地中海世界，罗马文化取代了希腊文化之后，作为一个强大的军事大国，罗马在继承希腊医学的基础上从工程和管理方面进一步发展了公共卫生。罗马帝国设计和建立的城市供水和排水系统是古代文明的典范，当时的罗马城已经有精心设计的设有大理石座位的公共厕所。罗马的公共澡堂使公民保持个人卫生成为可能。罗马豪华的公共澡堂除了提供热水浴、温水浴和冷水浴之外，还设有锻炼身体的设备、休息室、花园和图书馆。约1900年前罗马供水局长Frontinus写的《罗马供水系统》一书，不但完整地描述了罗马公共供水系统，还首次全面地记录了公共供水这个公共卫生管理领域的重要工作。据历史记载，罗马还有效地提供了污物处理、职业卫生等公共卫生服务，并通过雇佣医生和建立公共医院为公民提供基本医疗服务。古希腊和罗马时期（公元前2000至公元500年）的医学文献中，已有流行性腮腺炎、白喉等传染病的记载。（Tulchinsky & Varavikova，斯塔夫里阿诺斯，2005；2000；Rosen，1993）。

几乎与罗马文化同时，中华文化在秦汉时代（公元前221年至公元220年）已有下水道、"都厕"（即公共厕所）、洒水车等城市公共卫生设施。对于传染病流行的预防，最早见于《史记·赵世家》：周"惠王二十二年（公元前655年），大疫"。预防手段主要是设隔离。《汉书·平帝纪》就有利用空官邸收治病人（类似隔离医院）的记载。20世纪70年代长沙马王堆汉墓出土的《五十二病方》就有疟疾和狂犬病的记载。然而，中国古代的封建君主关心的只是宫廷内的健康，从来就漠视百姓的生死，与希腊和罗马社会重视公民健康形成明显对比。由于没有政府的有效组织，虽然民间掌握了一定的预防和应急知识，但中国几千年来在传染病的预防和应对方面一直处于被动地位，在1910年伍连德博士在东北成功控制鼠疫之前，中国一直缺失政府主导的、有效的公共卫生防预体系（江晦鸣，1984；《中医学》编辑委员会，1997；邓铁涛，2006）。

人类早期的公共卫生概念和理论也是在具体的饮食安全、环境卫生和传染病应急等公共卫生的实践中开始萌芽。早期的中国文献中已经出现了预防的思想，如《周易》中提出：

"君子以思患而豫防之。"（在此豫通预）；《淮南子》中提出："良医者，常治无病之病，故无病。"（《中医学》编辑委员会，1997）。基本成书于战国时期（公元前475年至公元前221年）的《黄帝内经》，在其《素问·四季调神大论》中明确提出"治未病"的理念："圣人不治已病治未病，不治已乱治未乱，此之谓也。夫病已成而后药之，乱已成而后治之，譬犹渴而穿井，斗而铸兵，不亦晚乎？"（邓铁涛，2006）

在古希腊医学中，维护健康一直是比治疗更重要的任务。因此，医生都非常关注和促进个人和群体的卫生。医学之父希波克拉底的名著《空气、水和地方》提出：不健康状态或疾病是人与环境不平衡的结果。希波克拉底认为，环境——包括气候、土壤、水、生活方式及营养，是导致古希腊人健康或生病的主要原因。作为基本的流行病学教科书，该书用了2 000多年，一直是西方社会理解疾病流行的理论和实用指导经典。古希腊不断扩张的历史，在选择适于居住的殖民地活动中积累了大量关于气候、土壤、水、安全饮食和健康关系的知识，《空气、水和地方》一书就是为选择新殖民地而写的。上文描述的罗马豪华澡堂就相当于现代一个规模宏大的健身俱乐部，体现的就是"健全的脑袋生长于健康的身体之上"这一整体健康的理念（斯塔夫里阿诺斯，2005；Rosen，1993）。

二、中世纪的公共卫生实践（公元500—1500年）

中世纪欧洲城市的公共卫生服务已见雏形。当时对饮用水源的保护措施已经很具体，如取水的河流上游禁止抛弃动物尸体，也不准洗脏衣服；对传染病人进行检疫隔离；对穷人提供基本医疗服务和社会救济帮助；开始食品卫生监督，设立公共卫生机构和公立医院等。尽管当时并没有具体的公共卫生科学知识，但是中世纪的城市已经具备能力建立合理的公共卫生体系来应对基本的公众健康问题。然而，大部分农村人口的营养、教育、住房和环境卫生条件都很差，传染病流行造成很高的婴儿、儿童和成人死亡率。75%的孩子在5岁前死于疾病。产妇死亡率也很高。麻风、疟疾、麻疹和天花都是地方常见的流行性疾病。公元1096—1270年的十字军远征加快了麻风在欧洲的传播，在13、14世纪达到高峰。当时，将麻风病人隔离于麻风病院已经很普遍。14世纪仅法国就有麻风病院两千多家。在欧洲历史上，中世纪最具毁灭性的瘟疫是1348—1361年的黑死病（鼠疫），有估计因黑死病死亡的人数在2 400万~5 000万之间，几乎占当时欧洲人口的1/3。在英国，黑死病的直接后果是导致了社会的普遍瘫痪。黑死病流行的后果之一是人类认识到了公共卫生的重要性，以政府主导的现代公共卫生萌芽开始出现。欧洲威尼斯为此于1485年建立了国境卫生检疫制度，来自鼠疫流行区的船只在进港之前必须在港口外检疫观察40天。在俄国，有文献记载11世纪僧侣医院已经开始为病人和濒死的人提供慈善和缓解痛苦的护理服务（Tulchinsky & Varavikova，2000；Rosen，1993）。

在中东，阿拉伯医学在波斯湾地区及稍后在巴格达和开罗地区进入全盛时期，其代表人物阿维森纳继承了希腊和罗马医学，发展了解剖学、生理学和描述性临床医学。在环境卫生方面，开罗在9世纪就有水管供水的记载（Tulchinsky & Varavikova，2000；Rosen，1993）。

中世纪中国的公共卫生停滞不前。西方经历了1 000年的中世纪相当于中国从南北朝到唐、宋、元、明等多个朝代经历的时期。由于战争和频繁的改朝换代，更重要的是由于中国的封建皇帝从来不重视人民健康，这1 000年期间，中国公共卫生服务基本停滞不前。

在这漫长岁月中值得一提的与公共卫生相关的进展有：唐代（公元618—907年）长安的城市卫生设施已经很先进，有排除生活污水和雨水的地下水道，有公共厕所，还有管理厕所卫生的官员。唐宋代均有清洁水源、消毒井水的具体记载。宋朝以前历朝虽有医疗卫生机构，但主要是为宫廷服务。在宋代，由于皇帝的重视，政府对民间传染病的防治比较重视，如预防散药、夏季定时义诊、专项医药救济经费、赈灾防疫等。隔离防疫的伦理问题也受到南宋大儒朱熹的关注。他反对放弃传染病人，也不赞成谎称疫病不会传染。同时，宋朝设有综合性慈善机构"居养院"收养"鳏寡孤独贫乏不能自存者"和专门的医疗慈善机构"安济房"，以及专门掩埋无人安葬尸体的"漏泽园"。在环境卫生方面，南朝已有重视城市街道清扫的记载。北宋京城已用洒水车减少灰尘；南宋已经出现专门清理粪便的行业，专人清除垃圾并发明了具体的垃圾处理法。在个人卫生方面，唐代开始有刷牙和注意饮食卫生的记载；宋代已有商业性的浴室出现。在劳动卫生方面，公元7—8世纪已有如何检测有毒工作场所的方法；明代已有用竹筒排除矿井有毒气体的记载。由于种种原因，宋代出现的以政府主导的现代公共卫生萌芽，像宋代商业革命后出现的原始资本主义萌芽一样，昙花一现之后就消失了（江晦鸣，1984；《中医学》编辑委员会，1997；邓铁涛，2006；黄仁宇2006）。

三、现代公共卫生诞生前夜（公元1500—1830年）

14世纪的黑死病造成欧洲人口剧减。鼠疫使农民和贵族同样死亡，导致农业劳动力严重缺乏和土地所有权的大量更换。可以说，鼠疫在摧毁中世纪封建制度和引发新的农业技术革新方面起到重要的作用。圈占和开发荒地及改进耕作方法大大提高了粮食产量，促进了人口的增长。人口的增长和农业的发展相应地促进了商业和城市的繁荣。商业和城市的繁荣推动了商品经济的发展，资本主义萌芽开始出现。在追逐商贸效果的利益驱动下，欧洲兴起航海热，引发了欧洲的海外扩张和人类历史上首次大规模的国际贸易，极大地促进了社会和经济发展。欧洲在近代几百年内从贫穷落后中崛起，成为全球最发达的地区（斯塔夫里阿诺斯，2005）。

以重商主义和专制主义强国的西方国家从一开始就认识到公共卫生是从事海外扩张活动不可或缺的国家保障行为。通过国际商业贸易建立的强大国家需要大量健康的国民。世界范围的贸易造成疾病的国际化，帮助健康的征战者更容易征服缺乏免疫力的当地人。文艺复兴[①]、宗教改革[②]、技术发展、资本主义企业的建立、国家建设和海外扩张，加快了欧洲的现代化进程，引发了欧洲的科学革命、工业革命和政治革命[③]，使欧洲在全球现代化进程中从此一直处于领先地位，也为现代公共卫生在全球现代化进程中顺利诞生准备了条件和积累了需求（斯塔夫里阿诺斯，2005；Rosen，1993）。

伴随着文艺复兴，工匠与学者结合，劳动与思想结合，导致科学空前繁荣，为建立在科

---

① 文艺复兴：起源于意大利，指从公元1350—1600年间以古典文化再生为标志的从中世纪转向现代文明的过渡时期，史称"文艺复兴"。在此期间，人文主义成为西欧思想界的主流。对人本身和人所能取得成就的重视，推动了随后西欧的海外扩张和国际贸易（斯塔夫里阿诺斯，2005）。

② 宗教改革：是16世纪起源于德国的打破西方基督教统一世界的重要运动，史称"宗教改革"。宗教改革造成西欧基督教世界的解体，权力由教会向政府转移，促进了现代民族国家在西欧出现和西欧现代化的进程。（斯塔夫里阿诺斯，2005）。

③ 政治革命：是以17世纪英国以追求宗教信仰自由和人身及财产安全的中产阶级革命为开端，以随后美国独立革命和法国的资产阶级革命为发展，在19世纪影响整个欧洲、20世纪席卷全球的社会运动，史称"欧洲政治革命"。欧洲政治革命的主要成分是自由主义、民族主义和社会主义（斯塔夫里阿诺斯，2005）。

学基础上的现代公共卫生的出现准备了条件。伴随着发达的工业和贸易，中产阶级大量出现。由于新兴中产阶级的财富主要来源于商业贸易而并非土地，他们特别关注数据。由于关注数据，人们开始对传染病（如百日咳、猩红热等）进行科学定量观察。科学定量观察提供了传染病预防和控制的科学证据，科学观察还发现了新传染病与社会环境之间的关系，如立克次体病与经济萧条、贫穷和营养不良密切相关。海外扩张要求长期航海，海员饮食中缺乏新鲜蔬菜和水果，使维生素 C 缺乏症（坏血病）成为海员的职业病。领土扩张要求军队征战，伴随军队征战的贸易和旅游将新传染病带到没有免疫抵抗力的人群，造成疾病跨洲流行，如欧洲军队将天花带到美洲造成无免疫力的土著印第安人大量病死；梅毒登陆意大利后很快就传遍欧洲大陆。**这些在现代化进程中出现的全球性贸易、工业和军事活动产生了新的公共卫生需求，这些新的需求催生了现代公共卫生事业**（斯塔夫里阿诺斯，2005；Rosen，1993）。

（一）保护和促进公民的健康和福利成为现代国家的一项最重要的功能

因为大量健康的国民资源对以工业和国际贸易为特征的现代国家的崛起非常重要。1601年《不列颠伊丽莎白贫穷法》（简称《贫穷法》）明确规定地方自治政府对穷人的健康和社会福利负责任，在理论上每个公民都应对住处所在街道的清洁负责任（Tulchinsky & Varavik-ova，2000）。基于政治、经济、社会和伦理考虑后形成的这项重要公共政策，为现代公共卫生的诞生铺平了一条阳光大道。公共卫生正式成为国家的一项重要功能，标志着现代公共卫生出现已经为时不远了（Rosen，1993）。

（二）欧洲启蒙运动（1750—1830 年）的两个关键概念（对理性的信任和人类会不断进步）为现代公共卫生的诞生奠定了理论基础

起源于法国的启蒙运动挑战传统和权威，认为通过智力和理性，人类可以设计甚至保证社会不断进步。社会机构改革和社会条件改善的宗旨就是为国民提供教育和自由的机构，因为教育和自由的机构可以促进人的全面发展。从这个角度来看，可以说公共卫生的目的就是将以上启蒙理想转变为具体实践。如果说法国人是思想家，英国人则是行动者。法国哲学家只关注人类理性的力量和社会进展的可能性，而现实的英国人则更多地考虑如何将上述理念变成法律和社会政策。发源于法国的理论和付诸于英国的实践相结合，解释了为什么现代公共卫生会在欧洲工业革命的大环境下诞生（斯塔夫里阿诺斯，2005；Rosen，1993）。

（三）发生于 16、17 世纪的近代科学革命深深影响了现代公共卫生的产生和发展

生命统计、实验室研究、临床对照试验和免疫接种等新方法的出现和应用，为现代公共卫生的诞生做好了科学准备：

（1）起家于国际贸易的欧洲新兴中产阶级关注科学定量观察，早在 14 世纪意大利的一些城市就开始收集生命统计数据。国家为了动态了解人口和劳动生产力，开始系统采用统计学方法计算出生率、死亡率和人均期望寿命。统计学开始从数学家的好奇心中走出来，成为建立国家人口账本的重要工具。

（2）自 1538 年起，英国部分地方自治政府开始发布《人口死亡报告》周报和年报。1629 年开始，英国全国《人口死亡报告》包括了死亡原因表。

（3）1662 年，约翰·格兰特（John Graunt）在英国发表了"基于人口死亡报告的自然

和政治观察"的论文。在论文中，他采用归纳推理的方法解释死亡统计数字，发现了一些社会和生命现象的规律，如死亡率和生活条件的统计学关系。格兰特的论文奠定了使用卫生统计资料进行卫生服务规划的基础，确立了人口学、生命统计和分析方法的科学性，提供了用年龄、性别和区域死亡率来评价群体健康状况的基本方法。

（4）1722 年，俄国彼得大帝出于军事目的在俄国建立了男孩出生登记系统。人口生命统计数据的收集提供了现代公共卫生需求具有说服力的证据，也为现代公共卫生事业的发展奠定了科学基础。

（5）1667 年，列文虎克发明了显微镜，提供了研究微生物的科学手段，为现代微生物学的诞生和"病菌学说"的出现铺平了道路。

（6）1747 年，英国皇家海军军医詹姆斯·林登进行了世界上首次流行病学临床对照试验，用 6 种不同的食谱治疗 12 个患坏血病的海员。进食橙子和柠檬的两个海员在 6 天内恢复健康，其余海员病情无改善。10 年后林登发表了题为《论坏血病：关于该病性质、病因和治愈的探索》的研究论文。该研究结果的应用，使海船在海上的时间延长了 1 倍，打破了拿破仑对欧洲海洋的控制。

（7）1755 年罗蒙诺索夫（M. V. Lomonosov）在俄国进行了出生统计、婴儿死亡率、医疗服务质量、酗酒和职工健康的研究。

（8）1798 年英国乡村医生琴纳《关于牛痘的原因及其结果的研究》论文的发表，标志牛痘接种法正式诞生（Tulchinsky & Varavikova，2000；Rosen，1993；Hennekens & Buring，1987）。

可以说，公元 1500—1830 年在西方是一个巨变的年代。虽然中世纪的主要技术发明大多出自中国，但西欧的不发达较之中国的发达反而是一种优势。穷则思变，西欧拿来中国的技术发明，用于海外扩张，促进科技迅猛发展，引发工业革命，迅速走向现代化。现代化带来的威胁群体健康的新问题促使人们应对传染病流行，规范环境，保护健康，由此孕育出了现代公共卫生。

反观中国，这一时期正处于明朝末期和清朝早中期。遗憾的是，明清帝国的主流是收敛、内向和停滞。中国自西汉以来的抑商政策在宋代略有松动，到明清朝反而变本加厉地收敛。同时，统治集团出于控制的目的竭力反对海外扩张。虽然"郑和下西洋"证明了中国在当时世界航海业中的领先地位，但很快就被皇帝下诏禁止了（斯塔夫里阿诺斯，2005；黄仁宇，2006）。"如果从明朝中叶算起，到鸦片战争，有三百多年的闭关自守。如果从康熙算起，也有近二百年的闭关自守，把中国搞得贫穷落后，愚昧无知。"（邓小平，1984）。

贫穷愚昧漠视国民健康的国家是不可能孕育出现代公共卫生的。由于大环境处于停滞状态，这一时期中国的公共卫生没有出现任何实质性的进展。由于政府基本上没有考虑过必须保护国民健康，国民只有通过自我养生提升个体体质、预防疾病。因此，明清期间中医养生学有了长足进步，养生知识涵盖了现代公共卫生饮食平衡和环境卫生的概念。面对大量的传染病流行，政府做的主要还是被动的医药救济、赈灾防疫和疫后收埋尸体。因此，有组织的民间力量开始在救疫中发生作用。这时期政府的医疗卫生系统还是主要为宫廷官员服务。值得一提的是政府在预防和控制天花方面做的工作。因为清朝统治者来自无天花的中国北方，入主中原后马上受到天花的威胁。为了保护皇亲贵族的健康，清政府在 1681 年充分肯定了人痘接种技术并列入政府计划予以推广，很快传到其他国家。1742 年清政府正式颁布的医学百科全书《医宗金鉴》中也详细地记载了人痘接种技术。牛痘术诞生不久，也很快传入中国，并由英国医生皮尔逊和中国人邱熺大力推广到全国（《中医学》编辑委员会，1997；邓铁涛，2006）。

第三节 现代公共卫生时期（1830年至今）

人类是地球上唯一能够改变环境来适应自己生存和发展的种族。欧洲三大革命（科学革命、工业革命、政治革命）带来生产力史无前例的提高，经济十分繁荣，同时也带来了威胁人类健康的新环境。面对新环境和新挑战，人类在学习和提高自己对外部环境控制能力的现代化过程中孕育出了现代公共卫生。**现代公共卫生起源于英国，就是因为英国是第一个实现现代工业化的国家，最早面临工业革命带来的威胁人类健康的新环境。**

英国为工业化新环境付出的不健康和早死的代价是巨大的。工人们超负荷工作，一天工作时间有时长达16小时。从1831—1844年，英国主要工业化城市死亡率上升惊人。伯明翰市每千人口的死亡人数从14.6人上升到27.2人，利物浦市从21人上升到34.8人。英国对新环境带来的健康和社会问题的第一个直接反应是，1834年通过的《贫穷法修订法案》（简称《新贫穷法》）。**《新贫穷法》取代了1601年的《贫穷法》，由中央政府设立专门机构对穷人的健康和社会福利负责任，提高了城市和社区应对环境和供水卫生问题的能力，标志着有组织的、政府主导的现代公共卫生时期的到来**（Tulchinsky & Varavikova，2000；Rosen，1993；斯塔夫里阿诺斯2005）。

一、西方现代公共卫生（1830—2008年）

现代公共卫生的出现与西欧的商业革命和工业革命密不可分。西欧海外扩张和国际贸易带来了丰厚的利润，欧洲出现了惊人的经济发展，史称"商业革命"。商业革命为欧洲工业提供了巨大的不断扩大的市场和大量的资本。市场要求工业改善其组织和技术；市场要求制度变革；市场催生了一个不依赖现有需要而且能够创造新的需要的机械化工厂体系。新的工业体系需要大量工人集中到大工厂，因为蒸汽机和其他大型新机器不能搬到原有分散各处的家庭式工业小作坊里去。而且1714—1820年的英国圈地运动使大量农民失去安家立业的土地，为工厂提供了大量廉价的劳动力，为城市提供了充裕的粮食。

大量的劳动力从农村来到城市，资本家为了利润，新建的住房一定要靠近工厂，以免把时间浪费在路上。为了在有限的空间里建尽可能多的住房，工厂附近供工人居住的简易房窄小拥挤，通风不良，灯光昏暗，没有污水和垃圾处理设施。超负荷工作、营养不良的工人高密度地（有时可以高达一张床睡5人）生活在卫生条件极差的环境中。将垃圾、粪便和工业废水直接倒入河流是当时最常见的污物废水处理方法。到1830年，英国大工业城市已经没有安全的饮用水源，因为河流已经污染到连鱼都不能生存了。工业化城市出现的这些负面健康问题其实原来在农村就存在。由于农村人口居住分散，田野广阔，随地丢弃垃圾和粪便和饮用不安全水源不会对人群构成有规模的健康威胁。当带着这些不卫生生活习惯的人群集中到城市，聚集在空间局促、住房狭小的环境里，传染病一旦出现，大规模暴发的灾难就不可避免了（2000，Rosen；1993；斯塔夫里阿诺，2005Cartwright & Biddiss，2004）。

面对工业革命的阴暗面，1795 年英国第一个工业城市曼彻斯自发成立了卫生委员会，以对付传染病流行等问题。然而，由于缺乏权威性，委员会无法解决因工业化带来的污水和垃圾处理、拥挤的贫民窟、户外厕所、低劣掺假的食品和药品、工厂或其他社会和环境的污染问题。1832 年英国国会任命由埃德温·查德威克（Edwin Chadwick）负责的皇家委员会，调查 1601 年《贫穷法》的执行情况。委员会的调查报告如实反映了上述恶劣的状况，认为疾病是贫穷和高成本扶贫的原因之一。基于调查报告结果制定的《新贫穷法》旨在减少贫穷率，解放劳动力市场，同年被国会通过。新法揭开了英国社会改革的序幕，提供了解决工业化带来的健康问题的平台。查德威克被任命为《贫穷法》实施委员会主席。

1842 年，查德威克发表了现代公共卫生起源史上最重要的文件：《大不列颠劳动人口卫生状况的调查报告》。该报告提出了采取全面行动的框架，成为正在兴起的英国卫生改良运动（sanitary movement）的蓝图。**该报告最大的影响是推动英国国会通过了人类历史上第一个现代公共卫生法：《1848 年公共卫生法》**。该法明确规定政府必须设立国家和地方卫生委员会（Board of Health），为英国的卫生改良运动奠定了改善城市卫生和市民健康状况，控制结核病、伤寒和霍乱等传染病的基础。当时的英国社会和卫生改良运动的内容，包括反对消费烈性酒，降低婴儿死亡率，进行监狱和精神病院改革，教育贫穷母亲如何照料孩子，建立妇幼保健院、公立医院和药房。

如果说收集生命统计资料、出版区域卫生状况调查报告、定量分析健康问题为卫生改良运动提供了强大的理论武器，大众健康教育和家庭护理文章的大量出现为卫生改良运动提供了理性的民众支持基础，那么当时最具有争议性也是最激烈的一项公共卫生措施全民接种天花疫苗，则显示了卫生改良运动中公共卫生科学的力量。英国卫生改良运动最有意义的成果，是查德威克等人基于公共卫生法提出的城市卫生委员会的概念。城市卫生委员会的出现，首次确定了政府在公共服务领域监察和规范社区卫生状况的组织结构和职责，开启了政府主导现代公共卫生的先河（Tulchinsky & Varavikova, 2000; Rosen, 1993）。

1850 年，伦敦流行病学协会成立，标志着现代流行病学的诞生。伦敦流行病学协会成立初期对现代公共卫生的一个最大贡献，就是通过对天花流行状况的调查和积极的游说促使英国国会通过 1853 年疫苗接种法，开创了英国也是人类历史上以公共卫生名义强制全民接种疫苗的先例（Tulchinsky & Varavikova, 2000）。

伦敦流行病学协会成立的背景是当时烈性水源性传染病霍乱在伦敦的流行。19 世纪以前，霍乱仅局限于印度。可以说，霍乱的世界性大流行主要是航海业发达和国际贸易繁荣的副产品。19 世纪中期霍乱在欧洲工业化城市肆虐，基本上可以归因于欧洲的工业革命带来了经济发展但没有带来健康保障。在 1825—1854 年期间，航海业的发达将霍乱带到了欧洲和北美洲。没有公共卫生的保驾护航，霍乱成为欧洲工业化城市的夺命恶魔。1829 年，莫斯科暴发霍乱，死亡 3.3 万人。1832 年，巴黎暴发霍乱，6 个月内病死 1.8 万人，相当于当时巴黎人口的 2%。1831—1833 年，霍乱在英国流行，2 万人死于非命。1848—1849 年，霍乱再次肆虐英国，夺去了 5 万人的生命（Tulchinsky & Varavikova, 2000; Rosen, 1993）。

时势造英雄。在这样的背景下，现代公共卫生史上一个重要的人物，现代流行病学之父约翰·斯诺（John Snow, 1813—1858）出现了。**如果没有控制伦敦霍乱流行的紧迫需要，斯诺也许只是伦敦一个成功的社区医生和麻醉医生，不会名垂现代公共卫生史**。与当时大部分医学界和卫生改良运动的代表人物不同，斯诺出生于英国约克郡一个普通劳动人民家庭，14

岁跟班做外科学徒，后来经过系统的医学教育训练，在 31 岁时获得医学博士学位①。除了认真开诊所行医之外，斯诺还热衷于探索研究临床实践中遇到的问题。1839 年他在《柳叶刀》杂志上发表了第一篇论文，一生共发表论文近 50 篇，内容涉及铅中毒、猩红热、天花等。对乙醚和氯仿在临床上的应用研究使他成为伦敦最有名的麻醉医生，一年要施行数百次麻醉手术，并成为英国维多利亚女王无痛分娩的麻醉医生。如果没有 1848—1849 年的霍乱大流行，斯诺的临床研究将局限于个体疾病和疼痛控制的水平，伦敦霍乱暴发给斯诺带来了新的、在群体水平上的智力挑战。

当时包括查德威克、法尔②（William Farr）在内的卫生改良运动和医学主流的代表人物及政府官员都相信"瘴气学说"③，认为霍乱是由"瘴气"经呼吸道传染的。然而，斯诺研究乙醚、氯仿的经验和对 1848 年霍乱暴发的分析发现，"瘴气学说"不能解释为什么救治病人的医生与病人长时间接触没有得病的现象，也不能解释为什么霍乱可以从一个社区传到另一个较远的社区，而两个暴发社区中间的社区却没有霍乱暴发的现象。1849 年，在掌握大量第一手资料的基础上，斯诺发表了《论霍乱的传播和传播途径》论文，提出霍乱的传染不是呼吸源性而是水源性的。然而，他的论文并没有引起主流社会注意。

斯诺没有放弃，在做麻醉医生的同时继续关注和研究霍乱。5 年后，1854 年 8 月 28 日，在离斯诺诊所不到 10 条街的金广场附近的宽街暴发霍乱。5 天内 127 人死于霍乱，1 周内 3/4 的居民因恐惧逃离社区，3 周后死亡人数达到 500 人。42 岁的医学博士斯诺认为，在这么短的时间出现这么大量的病死提示有一个集中的污染水源。从第一天开始，他就每天到现场进行调查。然而，他在自己的实验室分析了附近几个井取的水样后发现宽街井水比附近所有的井水都清澈无味，也没有发现任何浑浊物，而且离暴发区最近的宽街井水一直是社区最可靠的干净水源。要怀疑宽街井水是污染源必须有充分的证据，否则没有人相信。

斯诺从分析已有的死亡资料开始收集证据。在分析政府提供的宽街附近霍乱死亡名单并和病人及其死者家属交谈后，斯诺了解到绝大多数病人和病死者都在发病前喝了宽街井水。斯诺还发现了 3 个奇怪的现象：①在宽街井附近一个有 535 名员工的圣詹姆工厂员工的霍乱病死率远远低于宽街附近居民的霍乱病死率；②在宽街狮子酿酒厂没有人死于霍乱；③在宽街附近欧力兄弟工厂的员工却有很高的霍乱病死率。

为什么会出现这三个怪现象？带着问题斯诺再次来到现场。调查结果证实宽街井水确实是霍乱暴发的源头：①圣詹姆工厂有自己的安全水源，没有人喝宽街井水；②狮子酿酒厂的工人可以免费喝啤酒，因此，也没有人喝宽街井水；③欧力兄弟工厂安装了两条连接宽街井的水管，专门满足工人日常饮水的需要。调查中，斯诺还了解到欧力兄弟的母亲和表弟住在离宽街数英里之外的伦敦郊区，最近也死于霍乱。进一步询问发现，因为欧力兄弟的母亲喜欢宽街井水的口味，孝顺的兄弟每周定期将宽街井水送到母亲的家里。

---

① 在当时的英国，想行医的人有三条路可走：A. 跟药剂师学徒后获得药剂师执照，再接受一些训练后可以自己开业，看常见病，甚至可以做小手术或牙科小手术；B. 经过医学院的训练，成为英国皇家外科学院的成员，可以开业做外科和社区医生；C. 最高级的医生必须接受大学训练，获得医学博士学位，只有获得医学博士学位的医生才能到私立医院工作。斯诺 14 岁跟一位外科医生学徒，23 岁进医学院学习，25 岁时获药剂师和外科医生执照，随之在离金广场步行不到 5 分钟的地方开了一个诊所。1843 年斯诺获伦敦大学医学士学位，一年后通过医学博士学位考试，31 岁获医学博士学位（Johnson，2006）。

② 法尔（William Farr，1807—1883），在英国出生和死亡注册局（the Registrar General）任医学统计官，建立了一套常规的死亡人数和死因汇编系统。他编制的《出生和死亡注册局年度报告》，确立了应用生命统计资料评价公共卫生问题的方法（Rosen，1993；Hennekens & Buring，1987）。

③ 瘴气学说认为疾病是由居住地腐败物质产生的传染性瘴气引起的。预防传染病的方法是清洁处理城市居住区的垃圾、污水和动物尸体。瘴气学说是 19 世纪欧洲卫生改良运动的理论基础（Rosen，1993，Johnson，2006）。

有了以上证据，9月7日晚上斯诺来到社区管理委员会召开的紧急会议上并要求发言。尽管社区委员会成员对斯诺的宽街井水病源说持怀疑态度，但是因为斯诺收集的证据很有说服力，加上社区委员会也没有其他高招，所以社区委员会投票同意斯诺的建议：关闭宽街井。

1854年9月8日上午，卸掉宽街井水泵把手，关闭宽街井。在数天时间里，已经开始下降的霍乱病死率迅速下降，最后一个霍乱病人死于9月19日。后来的调查发现，霍乱的传染源来自宽街40号8月28日发病的5个月女婴。宽街40号住房离宽街井只有几步路远。当病婴母亲将清洗病婴呕吐物和腹泻粪便的污水倒进门前的污水粪便处理池时，霍乱弧菌随着溢出的污水通过井边的裂纹污染了宽街井水。有意思的是，宽街霍乱暴发从宽街40号开始也在宽街40号结束：5个月大的女婴8月28日发病，5天后死亡。死婴的父亲，一位年轻的警察，在宽街井水泵把手卸掉的当天9月8日发病，11天后病死。因此，斯诺在宽街霍乱暴发后采取卸掉井泵把手的干预措施，不但有效地控制了已经发生的宽街霍乱暴发，还成功地预防了宽街很可能发生的第二次霍乱暴发。

卸掉宽街井水泵把手本身并不是什么大事，然而由此在多年后引发的一系列变化使是成为现代公共卫生史上一个伟大转折点。首先，它标志着伦敦最恶劣的霍乱暴发的终结。这是人类历史上首次一个公众服务机构（地方政府）在科学理论指导下做出的有可靠证据支持的对霍乱暴发的干预决策。更重要的是，决策证据来自于科学系统调查发现疾病的实际分布规律，并与根据疾病病因理论所做出的预测相符合。这是人类历史上首次疾病干预的决策证据主要来源于当地组织和个人收集的生命统计资料和现场调查资料；这是人类首次根据理性而不是根据迷信面对疾病和控制疾病的典范。在发现霍乱弧菌是霍乱的病原菌前30年，斯诺也许是全面应用流行病学三元素（发病人数、分布规律和致病因素）开展现场调查的第一人，开创了流行病学历史上理论联系实际通过现场调查分析和干预有效防控传染病的先例。他开创的流行病学调查方法一直沿用至今。

在结束了宽街霍乱暴发调查之后，斯诺继续他一直进行的霍乱研究，完成了另外一个经典的霍乱流行病学调查。使用政府收集的资料，他计算了伦敦两个供水公司服务区域内客户7周时间里的霍乱病死率（表2-1）。从表中可以看出，S&V供水公司服务区客户的霍乱病死率几乎是L供水公司服务区客户霍乱病死率的9倍。进一步调查发现：S&V供水公司的取水点在泰晤士河的垃圾和粪便污染区，而L供水公司的取水点则在相对比较干净的泰晤士河段。这个研究结果提供了非常有说服力的流行病学证据，支持斯诺的霍乱暴发来自污染水源的假说，同时也成为流行病学实际疾病暴发时有病例和对照的自然试验的经典案例（Tulchinsky & Varavikov，2000；Rosen，1993；Johnson，2006；Hennekens & Buring，1987）。

表2-1 伦敦各区7周内霍乱病死数和病死率（1854年）

供水公司服务区	户数	病死于霍乱数	霍乱病死率/万户
S&V公司服务区	40 046	1 263	315
L公司服务区	26 107	98	37
伦敦其他地区	256 423	1 422	59

来源：Snow：On the mode of transmission of cholera. In：Snow on Cholera：A Reprint of Two Papers. New York：The Commonwealth Fund，1936.

　　具有讽刺意义的是，几乎与斯诺单枪匹马提出并证明霍乱是水源性烈性传染病的同时，伦敦公共卫生权威机构在查德威克领导下采取的第一个由政府组织的公共卫生行动，却是在客观上建立一个向全体伦敦市民传播霍乱的系统。由于相信"瘴气学说"的查德威克认为所有臭气都意味着疾病（霍乱），而社区和家庭的臭气多来源于住房边的污水粪便处理池。于是，卫生改良运动的一个具体行动就是取消每户住房边的污水粪便处理池，所有垃圾和粪便都通过一个系统排到泰晤士河里去。在公共卫生和政府的名义下，伦敦每户居民的污水粪便处理池没有了，伦敦泰晤士河却从一个干净的河流变成了一个庞大的污水粪便处理池。因为泰晤士河是伦敦许多市民的主要用水来源，所以，尽管臭气减少了，但霍乱在伦敦的一次又一次暴发还是在所难免。查德威克并不是历史上第一个被错误理论误导做出南辕北辙傻事的人。在1665—1666年鼠疫大流行期间，当时主流社会认为狗和猫是鼠疫大流行的原因。因此，伦敦市长命令捕杀全市的家狗、家猫和野狗、野猫。可以想象，当政府主导大面积地捕杀了老鼠的天敌猫之后，老鼠能不剧增？鼠疫的流行能不更加厉害吗？（Johnson，2006）。历史的经验值得注意。**只有科学、理性的采取有组织的公共卫生行为，才能达到保护、保障和促进全民健康的目的。没有来自理性的科学根据，有组织的社会努力本身也会对公众健康构成威胁。**

　　与英国相似，美国现代公共卫生史也是始于地方政府对工业化带来的高死亡率和传染病流行的反应。借鉴英国卫生改良运动的经验，雷苗尔·沙特克（Lemuel Shattuck）倡导政府建立生命统计系统，调查和记录当地的卫生环境状况。1845年沙特克发布的《波士顿普查报告》，开创了美国人口和卫生统计工作的先例。该报告发现，波士顿的人口死亡率，尤其是母婴死亡率极高；猩红热、白喉、结核和伤寒大量流行；低收入市民的居住条件极差。最重要的是，该报告发现人们根本没有意识到社区有责任处理公共卫生问题。受该报告影响，马萨诸塞（Massachusetts）州政府进行了全州卫生环境状况调查，于1850年发表了著名的美国早期公共卫生文件《马萨诸塞州卫生委员会报告》（简称《沙特克报告》）。该报告记录了美国马萨诸塞州存在的公共卫生问题和未来的公共卫生需要，成为美国现代公共卫生系统发展的蓝图。《沙特克报告》倡导建立州、市卫生局，组织公共资源开展卫生监督、传染病控制、食品卫生和生命统计工作，以及为婴儿和儿童提供卫生服务。

　　根据宪法，美国联邦政府没有卫生方面的权力和职责。然而，疾病和环境威胁没有边界，美国需要全国性的协调机构。因此，1872年美国公共卫生协会成立。作为一个全国性的民间公共卫生专业教育和游说团体，美国公共卫生协会经常成功地促进联邦、州和地方政府采取必要的公共卫生行动。1878年国会通过《国家检疫法》，赋予海军医院服务署署长执行港口检疫的权力。1879年，国会立法成立国家卫生委员会。尽管该委员会4年后取消，但它证明了全国性的公共卫生行动需要联邦政府机构的参与。1902年，联邦海军医院服务署改名为联邦公共卫生和海军医院服务署。1912年，联邦公共卫生和海军医院服务署改名为联邦公共卫生署。从1850年到1949年，美国的卫生改良运动促使地方和州政府以卫生局的形式建立了基于科学的全国性公共卫生上层建筑（Tulchinsky & Varavikova，2000；Rosen，1993；Johnson，2006；U. S. Department of Health and Human Services，2008；Turnock，2007）。

　　同一时期，鲁多夫·魏尔啸（Rudolph Virchow，现代细胞病理学奠基人和医学社会哲学家）等人也在德国积极倡导和实践卫生改革及社会改革，为现代公共卫生做出了重要的理论和实践贡献。魏尔啸等人认为，公共卫生的宗旨有三：①促进健康的精神和躯体发展；②预防所有对健康的危险；③控制疾病。公共卫生必须从整个社会的角度考虑可能影响健康的自然和社会条件，如土壤、工业、食品、住房等。公民有权要求政府帮助其摆脱贫穷和疾病。对于可能威胁公众健康的传染病和精神病，政府有权利和责任干涉个人的自由。

公共卫生工作可以通过提供足够数量的医疗服务、公共卫生机构和训练有素的医生来完成。在计划公共卫生项目时必须遵循以下三原则：①国民健康是社会必须直接关注的要事。社会有责任保护和保证其成员的健康；②社会和经济条件对健康和疾病有重要的影响。这些影响必须通过科学调查的方法确定。公共卫生的一个主要功能，就是研究不同社会阶层人群的生活条件，并决定这些条件对他们健康的影响。只有在此研究基础上，才有可能采取合适的公共卫生干预行动；③必须从社会和医学两个方面促进健康和预防控制疾病。在上述理念指导下，通过魏尔啸等人的努力，柏林建立了很好的供水和污水处理系统，使德国最大的城市柏林成为一个健康的城市（Tulchinsky & Varavikova，2000；Rosen，1993，Beaglehole R & Bonita R，2004）。

到 19 世纪末，卫生改良运动已经传遍欧洲并初见成效。在有组织地开展污水和垃圾处理、安全供水和清洁环境的地方，传染病流行明显减少。几乎与此同时，细菌学和免疫学的重大突破以及在公共卫生领域的应用为现代公共卫生的发展提供了强大的武器。在这一史称为"细菌学革命的时代"，有两位科学家的贡献不能不提：路易斯·巴斯德（Louis Pasteur）和罗勃特·科霍（Robert Koch）。法国化学教授巴斯德在 19 世纪下半叶发明的巴氏消毒法和狂犬病疫苗，为现代公共卫生的发展做出了巨大的贡献。德国乡村医生罗勃特·科赫（Robert Koch）开发了细菌学的基本技术，如细菌培养和细菌染色。在研究炭疽病的过程中，科赫证明了通过传播特定的微生物可以引起特定的疾病。1882 年，他成功地培养出结核杆菌[①]。1883 年科赫在亨勒（Jacob Henle）工作的基础上，提出了著名的科赫-亨勒假设[②]（Koch-Henle postulates）。科赫的工作为确认细菌学的科学性以及确认病原微生物和疾病的因果关系打下了坚实的基础。因为他在埃及首次分离出霍乱杆菌的成就，1905 年科赫获得诺贝尔医学和生理学奖（Tulchinsky & Varavikova，2000；Rosen，1993，Laake，Benestad & Olsen，2007）。

1892 年，美国纽约市卫生局在一次霍乱暴发后决定在卫生局内设立细菌和消毒科，科内设有小型公共卫生诊断实验室。在这个实验室里，巴斯德、科赫和其他科学家的发现被系统地应用到保护和改善社区健康的实践中去。很快，美国许多州和地方的卫生局都以纽约卫生局为榜样成立了公共卫生实验室。**公共卫生实验室的设立，为政府在公共卫生领域应用微生物学知识控制传染病提供了强大的武器**（Rosen，1993）。

19 世纪末巴斯德和科赫等科学家的工作，使人们认识到许多传染病的病因是病原微生物如霍乱弧菌、伤寒杆菌、鼠疫杆菌等。在一系列科学研究证据的支持下，"病菌学说"（Germ theory）逐渐取代了 2 000 年来一直占主流地位的"瘴气学说"。在 19 世纪的最后 10 年和 20 世纪的最初 10 年，科学家发现了隐形带菌者及动物和虫媒传播传染病的途径。第二次世界大战以来，细菌学、免疫学和现代药物学的最新进展应用到有组织的公共卫生领域，使人类首次主动控制了许多人类一直只能被动无奈受害的传染病，如鼠疫、霍乱、伤寒、黄

---

① 19 世纪下半叶欧洲结核病流行，每 7 个人中就有一个人患结核病，工人阶层中更多。当时医生对结核病束手无策，认为结核病是由于"慢性营养障碍"所致，是"遗传疾病"。科赫是第一个提出肺结核是一种传染病并通过细菌染色在显微镜下找到结核菌，证明结核病是病菌引起的传染病的科学家（卡尔格-德克尔，2004）。

② 科霍-亨勒假设：A. 所有生病的动物（包括人）身上都有该病原微生物，所有健康的动物身上都没有该病原微生物；B. 从生病的动物身上可以分离出该病原微生物并在培养基中培养出来；C. 在培养基中培养出来该病原微生物引入健康的动物身体里可以导致健康的动物生病；D. 从实验致病的动物身上可以分离出该病原微生物（Laake，Benestad & Olsen，2007）。

热病、白喉、百日咳、破伤风、痢疾、肺结核、麻疹、风疹等。1908 年埃里奇（Paul Ehrlich）发现治疗梅毒的有效药物洒尔佛散（Salvarsan），1930 年代发现磺胺类药物。1940 年代，弗莱明（Alexander Fleming）发现青霉素，瓦克斯曼（Selman Waksman）发现链霉素。这些发现和随后大量各种抗生素的发现，为传染病的治疗提供了威力强大的武器。随着科学预防、抗生素，加上营养改善和整体生活水平的提高，导致欧洲和美国传染病发病率和死亡率大幅度下降，人的平均期望寿命显著增长（Tulchinsky & Varavikova，2000；Hamlin C，2002；Rosen，1993）。

如果说 19 世纪末和 20 世纪初中期是公共卫生科学预防和控制传染病的黄金时期，那么 1970 年代开始到 21 世纪初则是现代公共卫生科学预防和控制非传染病的重要时期。始于 1940 年代以弗兰明汉心脏研究[①]为代表的对心血管疾病的研究及始于 1950 年代以杜尔和希尔的吸烟与肺癌关系研究[②]为标志的对癌症的研究，为现代公共卫生对非传染病采用预防和干预危险因素[③]的新途径提供了大量可靠的科学根据（Tulchinsky & Varavikova，2000；Hamlin C，2002；Rosen，1993）。

20 世纪 70 年代，健康领域的科学家已经提出了生物－心理－社会医学模式（Engle，1977）。35 年前，加拿大政府发布了拉龙德（Lalonde）报告，指出国民健康并不仅仅是由医疗服务所决定的。决定健康的主要因素有四个：生物学的、环境的、生活方式和习惯的及医疗卫生系统的因素（Lalonde，1974）。拉龙德报告从某种意义上来说开创了公共卫生领域的新纪元。三十多年来公共卫生领域大量的研究一次又一次地证明，环境（包括自然环境和社会环境）和生活方式及习惯（即个人行为）对健康的影响远远大于"看病"（医疗服务）对健康的影响。研究发现，美国人在过去近 100 年时间里平均寿命增加了 30 年。这增加的 30 年，其中

---

① 弗兰明汉心脏研究（Framingham Heart Study）：是美国卫生和人类服务部公共卫生服务署在美国马萨诸塞州波士顿市郊区弗兰明汉社区开展的一系列关于心脏病的流行病学队列研究。该研究由公共卫生署副署长芒厅（Joseph Mountin）推动，1948 年开始，一直持续至今。道柏医生（Thomas R. Dawber）是弗兰明汉心脏研究的首任主任。1948 年前，流行病学主要研究传染病的防控，开展弗兰明汉心脏研究是因为二次世界大战后心脏病已经成为美国人的第一死因。该研究首次选择研究非传染病，首次研究生活方式和疾病的关系，首次在研究对象中包括女性。该研究至今已经持续了几代人。1948 年的第一代研究队列包括 5 209 名 30 ~ 60 岁的健康居民。每 2 ~ 4 年对研究对象进行一次系统和全面的体检和面试，并请研究对象自填问卷，收集吸烟、饮酒、运动和营养等生活方式资料。之后对研究对象是否出现心血管事件进行观察，不进行任何干预。1971 年的第二代研究队列包括 5 124 名第一代研究对象的子女及配偶。弗兰明汉心脏研究可以分为三个阶段。第一阶段是研究的前 30 年，是传统的流行病学队列研究，通过收集资料和观察分析发现有高胆固醇、高血压、吸烟的研究对象更容易发生心脏病。第二阶段开始于 1970 年代，新技术应用到研究中去测量和动态追踪监测心脏功能。第三阶段始于 1980 年代后期，分子和基因水平的研究开始引进，发现了与临床危险因素和心脏病有关的基因。今天我们知道的心脏病和脑卒中的危险因素绝大部分来自弗兰明汉心脏研究。该研究的意义在于为现代公共卫生提供了预防的科学证据，从根本上改变了人们对非传染病的观念。1948 年前，人们认为得非传染病是运气不好。弗兰明汉心脏研究确认了心脏病危险因素，医生可以在早期发现和治疗这些危险因素来防止心脏病发生，人们也可以自己主动培养健康的生活方式减少危险因素把握自己的健康。弗兰明汉心脏研究开发的心脏病危险因素评价表，现在已经在预防医学和健康管理实践中广泛应用（U.S. Department of Health and Human Services，2008）。

② 杜尔和希尔的吸烟和肺癌关系研究：尽管早在 1915 年就有文献显示烟草中有致癌因素，但杜尔和希尔通过一系列的流行病学病例对照研究和队列研究证明了吸烟与肺癌之间存在病因学关系。在 1948—1952 年之间，杜尔和希尔组织面试了英国三十多家医院的近 5 000 名病人，包括 1 465 名肺癌病人和两组配对的对照组其他病人。面试问题包括职业史、住家冬天取暖方式、呼吸系统疾病史、吸烟史等。这个病例对照研究显示吸烟与肺癌之间的关系是确切存在的。接着，他们进行了英国医生死亡率队列研究。从 1951 年开始对 4 万名英国医生进行了长达 40 多年的追踪观察。每 5 年随访 1 次，通过明信片收集研究对象吸烟习惯的资料，并告知将来会查阅研究对象的死亡证明以验证吸烟导致肺癌的假设。第一个 5 年随访的结果公布后，不少医生开始戒烟。这一现象本身为杜尔和希尔提供了一个自然的实验对照研究，可以发现戒烟和继续吸烟和肺癌的不同关系（Last，1987；Doll & Hill，1952，1956；Doll R Peto R，Wheatley K，et al，1994）。

③ 危险因素的概念最早见于 1950 年代弗兰明汉心脏研究报告中，指的是一些增加疾病危险可预测的因素，如饮食、运动、吸烟、饮酒等行为和生活方式因素，生物学特征和遗传因素，其他与健康相关的因素，以及环境暴露等因素。危险因素可以分为两类：A. 直接与疾病的后果有关，如不系安全带在两车相撞时增加受伤的危险；B. 间接与疾病的后果有关，如破坏大气臭氧层的物质，可以增加对阳光紫外线暴露程度而间接增加皮肤癌的危险（Last，2007）。

公共卫生和预防贡献了 25 年，医疗服务只贡献了 5 年（Bunker，Frazier，Mosteller，1994）。19 年前，伊文斯和斯多达特（Evans & Stoddart，1990）提出决定健康的多因素模式（图 2-1）。

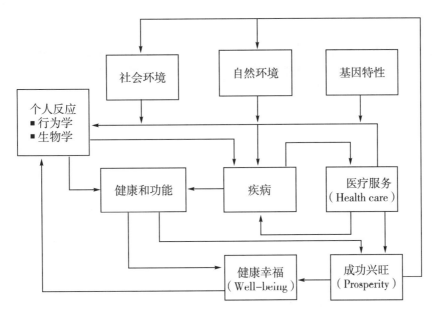

图 2-1 决定健康的多因素模式

资料来源：Erans，R. G. & Stoddart，G. L（1990）. Producing Health，Consuming Heath Care. Social Science And Medicine 31，1347-1363.

该模式的一个目的就是要改变人们落后的健康观念。大量的科学证据证明健康与多种因素之间存在着非常复杂的关系，而当时西方的卫生（健康）政策只关注提供医疗服务。该模式指出，社会环境、自然环境和基因特性都会对决定个人健康的生物学和行为学因素产生影响。该模式提供的重要科学信息是：个人行为并不是简单的个人选择，而是多种因素在组织的各个不同层面相互作用发挥影响的结果。

因此，投资健康而不是疾病，用健康促进和健康管理来应对 21 世纪公共卫生挑战才是正道。美国等发达国家对健康科学新进展反应迅速，很快就开始在健康方面投资。结果是 1950—1996 年美国心血管病死亡率下降了 60%。研究认为，下降的原因很可能是由于预防和早发现、早治疗及早护理导致了群体健康危险因素如吸烟、高血压、高血胆固醇等的明显下降（U. S. CDC，1999）。

现代公共卫生除了在传染病和非传染病的预防控制上取得了史无前例的成功之外，还在妇幼卫生和公共营养方面获得了很大的成绩。在 19 世纪末 20 世纪初欧洲和美国开始出现儿童福利运动，起因于生育率下降和因健康原因不适合当兵的青年男性数量增加。要建立海外殖民地、占领市场、保证资源、扩大影响，必须增加健康的人口。最初的行动是法国设立的牛奶站，为工业化城市贫民窟的母婴提供清洁牛奶，后来牛奶站发展为母婴保健室。1893 年法国某地的妇幼卫生项目为每个孕妇和新生儿提供定期预防性医疗服务，鼓励母乳喂养至少 1 年，同时为母婴提供清洁牛奶。项目非常成功，1893—1903 年 10 年间该地的婴儿死亡率是零。随着强调儿童生长发育的儿科作为一个临床专科的出现，儿童卫生的概念迅速传遍欧洲和美国。起源于 19 世纪中期英国的有组织的家访护士，旨在为病、穷家庭提供预防性护理保健服务。随着儿童卫生运动的深入，在 19 世纪末家访护士逐渐发展为公共卫生护士。1898 年美国洛杉矶卫生局率先雇佣公共卫生护士，开展对病、穷家庭的家访预防保健服务。

1908 年纽约卫生局设立儿童卫生科，这是世界上首个卫生局内设立的儿童卫生科，为美国和世界其他国家的公共卫生部门开了先例，可以说是现代公共卫生在儿童卫生方面的一个重要里程碑。在前苏联，1918 年的全国卫生计划就明确地把妇幼卫生和传染病控制放在同等重要的地位（Tulchinsky & Varavikova，2000；Rosen，1993）。

　　正如传染病控制以及随后妇幼卫生在 18—19 世纪期间成为现代公共卫生关注的问题，公共卫生营养问题也由于先驱者詹姆斯·林登（见前文）的工作而被纳入公共卫生的日程。1882 年，日本海军公共卫生署署长通过在海军的饮食中加入肉类和蔬菜减少了海军官兵脚气病的发病率。在美国，1906 年美国食品工业卫生条件极其糟糕的状况被媒体曝光并写进轰动一时的小说《丛林》里，同年，国会通过了《清洁食品和药品法》，确立了联邦政府在食品卫生和标签标准方面的权威。1911 年，维生素 D 的化学性质被发现。1914 年，美国公共卫生服务部的歌得伯格（Joseph Goldberger）确立了糙皮病的病因与饮食有关。1931—1937 年期间，科学家发现饮用水加氟可以预防龋齿。1932 年，科学家从柠檬汁中分离出维生素 C。在发展中国家，合理营养已经成为现代公共卫生打破营养不良—传染病流行恶性循环的有力措施；在发达国家，合理营养是对付因过度营养导致的非传染性疾病（心血管疾病、糖尿病和部分癌症）的重要手段（Tulchinsky & Varavikova，2000；Hamlin C，2002；Rosen，1993）。

　　海外扩张和国际贸易是西欧发生工业革命的前提，在工业革命浪潮中诞生的现代公共卫生自然不能没有国际卫生。现代公共卫生早期在西欧主要是通过卫生改良运动和免疫接种控制国内的传染病，效果明显。然而，随着海外扩张的需要，对传染病防控的研究需求也增加了。英国医生曼松（Patrick Manson，1844—1922）在中国台湾、香港和澳门行医 24 年，因为缺乏热带传染病防治知识，无奈地看到许多英国人在这些地区死于热带传染病。曼松回国后担任了政府殖民办公室的医学顾问，于 1899 年发起创建了伦敦热带医学学院，专攻热带传染病。伦敦热带医学学院后改名为伦敦卫生和热带医学学院，现为世界上最有影响力的公共卫生学院之一（Wikipedia，2008）。

　　各地对传染病防控的研究和实践发现，传染病的传播并不受国界限制。1851 年，首次在巴黎举行了国际卫生会议。1892 年，首份国际卫生公约在威尼斯第七届国际卫生会议上签署。在国境检疫协调的需求下，世界上最早的跨国卫生组织泛美卫生局（Pan American Sanitary Bureau）成立于 1902 年。5 年后（1907 年），关于成立全球范围的国际公共卫生办公室的国际条约在罗马签署，该办公室的主要功能是收集和传播关于鼠疫、天花、霍乱、伤寒、黄热病等急性传染病的流行病学信息。1923 年，国际联盟卫生组织（The Health Organization of the League of Nations）成立，该组织最重要的功能是提供流行病学情报服务（Epidemiological Intelligence Service）。1929 年，国际联盟卫生组织曾派专家帮助中国建立中央卫生实验处和海港检疫站（Rosen，1993；金宝善，2007）。

　　1946 年，开始筹建世界卫生组织（WHO）[①]。1948 年，达到法定数的 26 个国家都批准了 WHO 宪章，该宪章于 1948 年 4 月 7 日正式生效，表明 WHO 正式成为国际性的公共卫生组织。在宪章中，WHO 将健康定义为"一种完整的躯体、精神以及社会的美好状态，而不是仅仅没有疾病或身体虚弱。"WHO 认为"健康是每个人最基本的权利之一"。1951 年，

---

　　① 成立世界卫生组织的提议来自 1945 年在美国旧金山召开的创建联合国的国际组织会议。会议期间，来自挪威的 Karl Evang 医生和来自中国的施思明医生，来自巴西的 Geraldo de Paula 在一块吃午餐时产生了成立世界卫生组织的设想。之后，中国和巴西政府希望在联合国体系内创立国际卫生组织的联合声明在会议中无异议通过。1946 年在纽约召开的国际卫生会议正式同意创立世界卫生组织。1948 年 4 月 7 日是世界卫生组织的诞生日。世界卫生组织的总部设在瑞士日内瓦（邱亚文，2008）。

WHO 会员国采纳了国际卫生条例（International **Sanitary**[①] Regulations），该条例于 1969 年被重新命名，用"Health"取代"Sanitary"（International **Health** Regulations）。2005 年，该条例再次修改并通过生效，为《国际卫生条例（2005）》。

WHO 在公共卫生方面有六项核心功能：①在关键的健康问题上发挥领导作用；当联合行动需要时，作为伙伴参与；②提出研究计划，促进有价值知识的产生、转化和传播；③设立规范和标准，推行和监测执行情况；④系统地阐明以伦理学和循证为基础的各种政策选择可能；⑤提供技术支持，催化变革，建立可持续性的机构能力；⑥监测健康现状，评价健康趋势（Tulchinsky & Varavikova，2000；Rosen，1993，WHO，2008）。

在 WHO 成立以来的六十多年里，健康问题的全球化趋势越来越明显。面对全球健康问题，1975 年时任 WHO 总干事马勒博士提出"人人享有健康"的概念，并正式写进 1978 年WHO 和联合国儿童基金会召开的首届国际初级（基本）医疗保健大会发布的"阿拉木图宣言"中（Rivero，2003）。从 1950 年开始，每年 WHO 都会在世界卫生日（4 月 7 日）选定一个特定的公共卫生主题（1950—2008 年 WHO 世界卫生日主题见附录Ⅰ），以唤起国际社会对这一特定公共卫生问题的关注。从 1995 年开始，WHO 每年组织专家编写 WHO 年度报告，对全球卫生状况作出评估，提出应对策略（WHO，2008）。1995—2008 年 WHO 年度报告的题目如下：1995：弥补裂痕；1996：抵御疾病，促进发展；1997：征服疾病，造福人类；1998：21 世纪的生命：所有人的远景；1999：发挥作用；2000：卫生系统：改进业绩；2001：精神卫生：新的理解，新的希望；2002：减少风险，延长健康寿命；2003：塑造未来；2004：改变历史；2005：重视每一位母亲和孩子；2006：通力合作，增进健康；2007：构建安全未来；2008：初级（基本）卫生保健：过去重要，现在更重要（以上报告的简要介绍请参看本章附录Ⅱ：世界卫生组织年度报告一览表）。

尽管在 WHO 的领导下，人类首次在历史上通过公共卫生的国际合作于 1977 年成功地消灭了严重威胁人类健康的传染病天花[②]，但传染病仍然是公共卫生的主要威胁。由于先进交通工具的出现，传染病从地理学角度比历史任何时期传播的速度都要快。世界上任何一个地方一旦发生疾病暴发或流行，仅仅几小时就可传遍全世界。不仅传播速度快，而且自 1970 年代开始，新发传染病即以每年新增一种或多种的速度被发现。1980 年代出现的艾滋病，在20 多年的时间形成了至今仍未成功遏制的全球性流行。严重急性呼吸道综合征（severe acute

---

① 英文中的"sanitation"，"hygiene"和"health"在中文通常都被译为"卫生"。其实，三者的基本含义是不一样的。Sanitation 指的是**一整套的公共卫生政策和行动**。这些政策和行动旨在提供安全饮用水，健康地处理人和动物的及家居和工业的废物，以尽可能地减少经粪-口传播疾病的危险和其他危险。其他危险是可能导致糟糕的社区卫生的危险及缺乏整套公共卫生政策和行动的危险。体现这些公共卫生政策和行动的基本特色有：直接为每户家庭提高安全水的卫生工程管道系统，污水处理系统，厨房和其他居家垃圾及工业垃圾的收集，卫生监督，食品安全，教育居民如何安全处理垃圾包括有毒垃圾等，这些其实也是有组织的公共卫生服务的基本特征。Hygiene 指的是**持续保持良好健康的原则和实践**。这些原则和实践涉及决定个体和群体行为的价值。古希腊认为这些原则和实践包括承诺通过运动、平衡饮食和规律地休息和睡眠来保持躯体健康。早期中国和印度文明的发展也部分归因于对这些原则和实践的理解与运用。据《辞海》，卫生"一般指为增进人体健康，预防疾病，改善和创造合乎生理要求的生产环境、生活条件所采取的个人和社会措施，包括以除害灭病，讲卫生为中心的爱国卫生运动。Health 如果被译成"卫生"指的就是辞海里所说的"个人和社会措施"。最近 Health 更多地被译为"健康"，指的是"一种完整的躯体、精神以及社会的美好状态，而不仅仅是没有疾病或身体虚弱"（Last，2007；WHO，2008；辞海，1990）。

② 全球消灭天花：1948 年 WHO 首次提出全球消灭天花的目标。经过 10 年的努力，在欧美 28 个国家消灭了天花。1966 年，WHO 提出强化消灭天花计划。1977 年 10 月 31 日非洲索马里发现最后一例天花，之后没有新的病例。1980 年 5 月 8 日 WHO 宣布全球已经消灭天花。消灭天花的策略和措施是：A. 提供足够的高效耐热疫苗；B. 改进接种技术，提高接种率；C. 根据现场反馈调整策略；D.加强监测与控制。全球消灭天花使人们认识到人类疾病的消灭是可以做到的。消灭天花的总投资是 3.1 亿美元，相当于美国两个月花在冠心病搭桥手术的费用。美国 1960 年一年为 7.2% 人口接种的费用是 1.5 亿美元。可见消灭天花费用不多，收益极大（吴系科，1996）。

respiratory syndrome，SARS）2003 年突然出现，在地球上肆虐 233 天，遭 SARS 侵害的国家和地区达 32 个。

除传染病之外，非传染病也正在对人类的健康形成越来越大的威胁。与不健康生活方式有关的非传染性慢性疾病如心血管疾病和癌症，正在从发达国家向发展中国家蔓延。WHO估计，20 世纪有 1 亿烟民死于烟草相关的疾病。如果保持现在的吸烟率，21 世纪将有 10 亿人死于烟草相关的疾病。

2007 年度世界卫生报告指出，全球公共卫生安全目前面临史无前例的严重威胁。除了传染病的威胁之外，有毒化学物质的意外事件，核放射意外事件以及环境灾难也不断出现，威胁全球公共卫生安全。21 世纪出现了三种新的公共卫生威胁——2001 年发生在美国的以炭疽邮件为形式的生物恐怖主义，2003 年全球性的严重急性呼吸道综合征，以及 2006 年科特迪瓦出现的大规模有毒化学废物的倾倒（WHO，2007；黄建始，2003；Brandt，2008）。

进入 21 世纪，没有任何一个国家能够单独预防、发现和应对所有的公共卫生威胁。面对全球公共卫生安全威胁，必须采取的首要步骤是提高各国的核心发现和应对能力，开展全球性的风险评估和有效的国际合作，以降低上述公共卫生安全风险。WHO 提出，"鉴于当今对这种威胁的普遍脆弱性，要提高安全性就需要全球团结一致。国际公共卫生安全是一种集体的愿望，也是一种共同的责任"（WHO，2007）。

综上所述，西欧因人口压力导致的海外扩张，建立殖民地的活动启动了人类社会的工业化、城市化和全球化进程。这个现在还在不断加速的进程带来了疾病的全球化，带来了人类从未经历过的对群体健康的大规模严重威胁。在发展的过程中，如何保护和改善群体健康的社会需求催生了现代公共卫生。从 1830 年至 2009 年的近 180 年期间，现代公共卫生在工业化的进程中诞生，在卫生改良和社会改革的浪潮中成长，在细菌学革命和随后的免疫学和现代药物学迅猛发展的时代里走向成熟。近半个世纪以来，随着传染病的下降和非传染病的上升，人口的老龄化趋势，以及城市化和工业化导致的环境污染及气候急剧变化，给公共卫生带来了新的挑战。公共卫生与时俱进，坚持公有、公用和公益性，保持对政治的敏感性，监测先行，预防为主，国家主导，充分发挥社会动员和健康促进的作用，强调科学性和公众参与；以不断地保护、改善和促进个体和群体的健康为宗旨，一直为人类的文明和现代化进程忠诚地保驾护航，已经成为现代文明不可缺少的重要组成部分。1999 年美国疾病预防控制中心总结了 20 世纪美国公共卫生的十大成就[①]，从一个侧面反映了现代公共卫生诞生之后近

---

① 20 世纪美国公共卫生的十大成就：1900—1999 年期间，美国人民的平均期望寿命延长了 30 多年，其中 25 年主要归因于现代公共卫生的贡献：A. 通过免疫接种消灭了天花和脊髓灰质炎，控制了麻疹、风疹、破伤风、白喉等多种传染病；B. 通过工程学的努力改善了机动车安全和公路安全，以及通过改变个人行为的努力如普及用安全带和儿童安全椅及减少酒后开车等，显著减少了机动车交通死亡率；C. 更安全的工作场所：矽肺和严重工伤明显减少。自 1980 年以来，致命的工伤减少了约 40%；D. 控制了主要传染病。通过干净水和改善卫生条件显著减少 20 世纪初导致主要死因的伤寒、霍乱等水源性传染病；抗生素疗法的出现帮助现代公共卫生成功地控制了结核病和性传播病；E. 冠心病和中风下降：1972 年以来冠心病的死亡率下降了 51%。主要归因于对危险因素的控制如戒烟、控制高血压、早发现和更好的治疗；F. 食品更安全、更健康：减少食品的微生物污染和增加食品的营养成分，使得今天的食品更安全、更健康。确认基本的微量营养素和开展食品添加营养素的措施几乎消灭了美国主要的营养不良疾病如佝偻病和糙皮病；G. 母婴更健康：改善的卫生条件和营养、抗生素、医疗保健、产科和围生期医学技术的进展使得今天的母婴更健康。1900 年以来美国的婴儿死亡率下降了 90%，孕妇死亡率下降了 99%；H. 计划生育改变了妇女的经济地位和社会功能：计划生育带给妇女的健康利益体现在小型家庭和延长了生两个孩子之间的间隔时间；增加了孕前咨询和筛检的机会；减少了婴儿、儿童和孕妇的死亡；屏障式避孕工具减少了怀孕和艾滋病及其他性病传播的机会；I. 饮用水加氟：美国从 1945 年开始在饮用水中加氟，到 1999 年已覆盖 1.44 亿人。该措施安全、便宜，有效地预防了儿童和成人的龋齿。饮用水加氟在美国预防了 40%~70% 的儿童龋齿和 40%~60% 的成人掉牙；J. 确认烟草使用是威胁健康的有害物，因此开展的戒烟运动已经改变了社会观念，有效地减少了新吸烟者，增加了戒烟者和减少了二手烟的损害。自 1964 年美国公共卫生署吸烟的健康危害报告之后，成人吸烟率显著下降，预防了数百万因吸烟导致的死亡（U. S. CDC，1999）。

100 年对现代文明的贡献。

二、近代中国公共卫生（1919—1949）

尽管自 1840 年鸦片战争后清政府施行新政，于 1905 年就在巡警部内设立了卫生科，尽管外国人 1898 年就在上海租界设立了卫生处管理租界内的公共卫生事务，现代公共卫生在中国的出现和发展还是应该从 1910 年伍连德（Wu Lien-The，1879—1960）在东北预防和控制鼠疫开始算起。因为是伍连德在突如其来的东三省大鼠疫面前，代表中国政府领导了一场由中国人主导的国际防控鼠疫行动；因为是伍连德第一次在中国全面应用现代公共卫生的理论和方法解决中国的公共卫生问题，在 4 个月的时间内成功地扑灭了数百年不遇的大瘟疫；因为是伍连德让中国的主流社会第一次看到了公共卫生的威力，也为中国的现代医学和现代公共卫生事业打下了扎实的社会、政治和文化基础；因为是伍连德使中国的现代公共卫生一开始出现在国际公共卫生的大舞台上，就坚定地依靠现代医学科学，就和国家的安全及国家的主权联系在一起，充分地显示了现代公共卫生在国家事务中的重要地位（王哲，2007；金宝善，2007；Wu Lien-teh，1959）。

1910 年，东北发生鼠疫流行。鼠疫流行在当时不但威胁到东北人民的生命和健康，还严重地威胁到我国的国家安全和国家主权。当时，俄国以哈尔滨为中心，日本以沈阳为中心，已经分别控制了东北的东清铁路和南满铁路。两国对我国东北主权图谋已久，苦于没有机会。疫情发生后，两国马上以防疫为名，未经中国同意擅自沿铁路线派兵驻扎，实行戒严和隔离。俄、日两国借防疫之名，行夺我东三省主权之实，司马昭之心，路人皆知。为了维护主权，清政府决定派海军总医官、留美博士谢天宝前往东北指挥预防和控制鼠疫工作。然而，该总医官以疫情不清、生命有危险，需先付巨额安家费为借口婉言拒绝接受命令。无奈之下，清政府请出 31 岁的无名军队教官伍连德。

伍连德，广东台山人，1879 年生于马来西亚一个华裔小金铺老板的家庭。24 岁获剑桥大学医学博士学位。曾在英国利物浦研究疟疾，在德国和法国研究细菌学。应袁世凯邀请，伍连德于 1908 年 29 岁时回国，任天津陆军军医学堂副校长。1910 年底，在国家主权可能丧失、国民生命受到严重威胁的紧急关头，伍连德选择的是国家有难匹夫有责，毅然应招，接受任命，以政府瘟疫调查员的身份立刻前赴鼠疫重灾区。12 月 24 日晚，伍连德只身带 1 名助手，携 1 台显微镜和一些研究细菌的实验室器具，抵达重灾区哈尔滨。次日，见过当地官员后马上前往傅家甸疫区查访。第三天（1910 年 12 月 27 日），在病因不清的情况下，伍连德冒着被传染丧命和违反政府规定的双重危险，毅然对刚死去的一位女病人进行了中国医生在现代历史上的第一例人体解剖。之后，伍连德将消毒站的一间空房改成临时微生物学实验室，在显微镜下发现了鼠疫杆菌，3 天后又成功地培养出了鼠疫杆菌。

伍连德下车伊始，马上深入疫区，在 1 周之内用现代公共卫生的科学方法找到瘟疫的真凶，资料完整，证据确凿，病因查明。他根据对当地流行病学资料的分析、病人的临床症状和从病人身上分离出的鼠疫杆菌，推断哈尔滨的鼠疫先是旱獭传给人，目前是人传人，因此这是一种新型的鼠疫，即肺鼠疫。肺鼠疫通过呼吸传播，没有家鼠这个中间环节。伍连德关于哈尔滨鼠疫的新理论，对控制当时的疫情意义非常重大。哈尔滨当时气候寒冷，没有大量老鼠活动，而疫情越来越严重，每天都要死几十人。采用传统的以灭鼠为主的措施显然无法控制疫情。按照伍连德的新理论，新型鼠疫是通过呼吸传染的，防疫重点应该是阻断人与人之间的传播，隔离和保护是主要措施。

　　然而，当时医学界认为鼠疫都是老鼠经跳蚤叮咬传给人的。日本医生认为必须从老鼠身上分离出鼠疫杆菌才能证明鼠疫流行。伍连德的观点也没有被俄国医院所接受。后来，经伍连德请求清政府派去的法国鼠疫专家迈斯尼根据过去防治腺鼠疫的经验，也坚决反对防疫重点是隔离，认为控制重点应该是灭鼠。两种观点相持不下。

　　最后，政府免去迈斯尼职务。但真正让在哈尔滨的俄、日及其他国家的医学专家接受伍连德观点的是生命的代价。迈斯尼在俄国人医院里未戴口罩工作，感染上鼠疫，不幸以身殉职。迈斯尼的死亡震动了灾区。这时，各地调来参加防疫的医生陆续赶到，俄国方面也开始积极配合。同时，东北三省很快建立了各级防疫组织。伍连德被任命为东三省防疫总指挥。作为总指挥，他做的第一件事就是要求医护人员和民众戴上他设计的"伍氏口罩"。这个看似简单实际非常有效的措施，挽救了多少人的生命！伍连德的成功防疫措施，再次证明了"凡是重要的都是简单的"这一朴素的道理。其他防疫措施，包括全面隔离鼠疫流行中心傅家甸，每天挨家挨户搜寻病人和疑似病人，设立隔离站，培训警察协助医护人员，严格消毒等。在伍连德的指挥下，东三省的防疫工作采取了严格的疫情报告制度和查验隔离制度，各地也在政府的倡导下普及了现代防疫观念。中国近代公共卫生事业就在这场防控鼠疫的斗争中起步了。

　　在这场防控鼠疫的斗争中，伍连德除了采用以上现代防疫手段之外，还根据实际防疫需要，挑战传统习惯，创造性地解决了寒冬条件下大量因鼠疫病死的尸体的处理难题。当时哈尔滨的疫情，严重时每天死数十人，最高一天死亡183人。因为天寒地冻挖不了深坑，病死尸体不能深埋。然而，由于鼠疫可能通过接触或呼吸传播，三四千具尸体在露天坟场有可能成为最大的传染源。伍连德冲破传统的国人"入土为安"的习惯，提出焚烧尸体的建议，得到当地官绅和中央政府的批准后，于1911年1月在哈尔滨焚尸，一共烧了3天。病尸火化之后，鼠疫疫情开始好转。3月1日，哈尔滨鼠疫零死亡。3月底，东三省鼠疫全部消灭。伍连德领导的东三省防控鼠疫工作是人类历史上第一次成功控制大规模传染病暴发的典范，显示了现代医学和公共卫生的威力，也为现代医学和公共卫生在中国的发展打下了坚实的基础。可以说现代医学科学的价值被中国政府和国民所认识并接受，始于伍连德在1910年控制鼠疫的战斗中淋漓尽致地显示了现代医学科学在现代公共卫生事业中的威力。

　　在东三省鼠疫成功控制之后，于1911年4月3日到4月28日清政府外务部和东三省防疫事务所在沈阳召开了有中、美、英、俄、法、日、澳大利亚等11个国家参加的奉天万国鼠疫研究会。会议选举伍连德任主席，回顾了东三省的防疫经过，探讨了新型肺鼠疫的特点，讨论了鼠疫疫苗的作用，以及对今后防疫的建议等。这是中国近代公共卫生诞生之际召开的首次国际学术研讨会，不但具有重要的学术价值，更重要的是打破了中国近300年来的闭关自守传统，为中国公共卫生和国际公共卫生的接轨开了先河。这次会议的一个直接成果是我国防疫机构的建立。根据会议的建议，政府在哈尔滨成立了东北防疫处，在哈尔滨、满洲里等8地建立了防疫医院及检疫所（王哲，2007；邓铁涛，2006；Wu Lien-teh，1959）。

　　1919年，政府又利用1917年山西等地鼠疫流行的防疫余款成立了中央防疫处。这是我国最早自办的生物制品制造机构，陆续制造了霍乱菌苗、白喉抗毒素等多种用于传染病控制的生物制品。1934年，政府在兰州设立西北防疫处。

　　清政府被推翻后，民国政府在内务部里设立了卫生司，负责传染病和地方病的预防和控制，海港和铁路的检疫，西医医师和药师的管理，药品的管理，以及卫生机构和医院的管理。值得一提的是，当时的卫生司已经设有直辖的卫生实验所，负责药品的标准化；设立卫生展览馆，负责普及卫生知识。国民党政府于1927年在内政部里设卫生司，1928年改为卫生部，公布卫生行政系统大纲，地方开始设立卫生行政机构。1929年卫生部与陶行知在南京创办了晓庄乡村卫生实验区。我国的海港国境检验从1873年起一直由外国人管理，1930年收回，由伍连德任海港检疫处首任处长。1931年，卫生部撤销，改在内政部设立卫生署，在南京附近举办了晓庄乡村卫生试验所和汤山卫生实验区。1933年在山东邹平，上海吴淞、高桥、江湾；1935年在江苏淮阴、盐城、徐州、无锡等地开展了乡村卫生实验区工作。1934年各地开始县设卫生院，区设卫生所，每村设置卫生员。在健康教育方面，自1930年代中期开始，学者就呼吁建立统一的领导体制，在中央建立健康教育委员会，负责推进、设计、指导、考核全国健康教育普及实施的责任，并建议各市、县也设立健康教育委员会。对文化落后的穷省、市、县，在人才、经费和材料上应予实质补助。1929—1949年间，我国省、市级健康教育行政机构发展迅速，全国有19个省、6个市成立了健康（或卫生）教育委员会。江苏、福建、广西、安徽、浙江等省还成立了市、县级健康（或卫生）教育委员会。1936年底，江苏省已有51个市、县成立了卫生教育委员会，初步形成了从中央到地方的健康教育体系。由教育部、卫生部、社会部颁发的《各省市、各县市卫生教育委员会组织规程及工作大纲》，明确卫生教育委员会为独立的行政机构。省市卫生教育委员会由教育厅局长为主任委员、卫生处局长为副主任委员，社会处局长为当然委员。县市卫生教育委员会以县市长或教育局长为主任委员，教育科长、卫生科长为副主任委员。同时，还明确了卫生教育委员会的职责和工作内容。1935年，江苏省陈主席、周教育厅长和胡定安博士创办了"中国卫生教育社"，并指定中国健康教育的研究由中国卫生教育社负责。1931年，国立中央大学教育学院设卫生教育科，由卫生署与中央大学共同举办，目的是培养健康教育师资和卫生行政人员，学制4年，1935年首届学员毕业。据统计，20世纪三四十年代国立中央大学和国立江苏医学院曾举办卫生教育科6期，毕业生共91人。此外，还派遣陈志潜、朱章庚、周尚、邵象伊、徐苏恩、戴天右、贾伟廉等赴美国、欧洲、日本等进修健康教育学，分别获得硕士、博士学位后回国。在当时非常困难的条件下，他们为开创和推动我国公共卫生事业做出了不懈努力，成为我国公共卫生事业的先驱者。1934年教育部组织中小学卫生教育设计委员会，编定中小学卫生教育方案。教育部还通令全国中小学实施卫生教育并公布高中卫生课程标准，全面促进学校健康教育，同时还全面推进民众健康教育（金宝善，2007；黄敬亨，邢育健，2009）。

应该指出的是，1949年以前国民党政府在中国开展的公共卫生工作主要是由中央实验处组织和推行的。中央卫生设施试验处创立于1932年，处长由公共卫生署长亲自兼任。1933年改称中央实验处，下设防疫检验、寄生虫学、化学药物、妇婴卫生、卫生教育、卫生工程及环境卫生、生命统计、社会医事、工业卫生9个部门，负责调查防治各地重要传染病，制定生命统计制度，开展妇幼卫生、卫生教育和学校卫生工作。中央实验处的组织机构和工作方式，主要是依照当时南斯拉夫柴格拉勃公共卫生研究院的体制，因为中央实验处是由国际联盟卫生部请该研究院院长鲍歉熙来我国帮助规划建立的。中央实验处和中央医院的创立，则与北京协和医学院的公共卫生学教授兰安生（John Grant）密切相关（金宝善，2007）。

兰安生教授出生于浙江宁波一个加拿大籍教会医生家庭，熟悉中国能讲中国话。他认为，中国应该特别重视公共卫生教育，在全社会发展公共卫生事业才是解决中国广大人口医疗卫生问题的最有效办法。而且，公共卫生必须依靠政府的力量和民众的配合。1925年，在他的力推下，北京协和医学院与当地政府合作，在北京成立了中国第一个公共卫生事务所：京师警察厅试办公共卫生事务所（1928 年南京政府中央卫生署成立后易名为"北平市卫生局第一卫生事务所"，以下简称"北京一所"），划出北京东城一片社区作为卫生示范区，最初人口为 5 万，后增加到 10 万。行政上，卫生事务所由政府管理；业务上，由北京协和医学院公共卫生系规划和管理，并提供绝大部分经费。北京一所的服务对象是整个示范区的 10 万居民，旨在解决 10 万居民从生到死不同人生阶段可能出现的各种疾病和其他健康问题。北京一所为此建立了由地段保健、北京一所医疗门诊和协和医院等共同组成的三级医疗卫生保健网，开展地段保健、普通门诊、学校卫生、工厂卫生、传染病管理和生命统计工作。对示范区内的垃圾、粪便和污水处理及饮水和食品卫生，北京一所有详细的监督办法。对传染病监测，示范区内规定报告的是区内流行严重的 9 种传染病，如鼠疫、天花、伤寒等。1925—1952 年，北京一所作为北京协和医学院的公共卫生教学现场持续了 26 年，并为全国各地培养了一批公共卫生人才。北京一所的模式和经验也在北京、上海和南京等地得到推广，为中国近代公共卫生事业起步和发展做出了不可磨灭的贡献，也为世界公共卫生事业提供了最早的政府和学术机构合作，有组织地开展社区卫生的成功例子。

1926 年，平民教育家晏阳初选择河北省定县作为实验区。数十位学有专长的归国博士和数百名大学毕业生，放弃城市舒适的生活环境和优厚的待遇来到乡村，开展农村平民教育。通过大量的调查和社会实践，总结出当时农民存在着"愚、穷、弱、私"四大病症，为此推行四大教育，即以文艺教育（扫除文盲、提高文化水平）救其愚，以生计教育（改良农作物和家畜品种、组织供销合作社等来增加农民收入）救其穷，以卫生教育救其弱，以公民教育救其私；实施家庭、学校、社会三大教育方式，提高和增强农民的"四力"，即知识力、生产力、强健力和团结力。1929 年兰安生教授和中华平民教育促进会的晏阳初合作，在河北定县创建了农村卫生实验示范区（以下简称"定县示范区"）。北京协和医学院 1925 届毕业生姚寻源是具体执行者，在定县工作两年，探索和积累了创立农村公共卫生实验区的宝贵经验。1932 年，定县农村卫生实验示范区真正的创立者北京协和医学院讲师陈志潜博士，在美国、德国完成公共卫生训练回国后，应晏阳初的邀请举家移居定县并被任命为中华平民教育促进会卫生教育部主任。

陈志潜，1929 年毕业于北京协和医学院，1931 年获美国哈佛大学公共卫生硕士。到定县前曾任南京中央卫生部技正兼晓庄乡村卫生实验区主任。陈志潜到定县后做的第一件事，就是在社会调查部的帮助下了解定县的社会、人口、经济、卫生状况。当时的河北定县是一个贫穷农业区，人口 40 万，人均年收入 50 元，人均年医药费 0.3 元。乡村医生大部分是文盲。平均死亡率 35‰，婴儿死亡率 200‰。在细致调查分析当地基本卫生状况的基础上，陈志潜提出发展农村卫生事业必须采取由下而上的策略，决定在 5 年内建立一个与当地资源匹配的农村居民卫生保健服务体系（图 2-2）。该体系由县卫生中心、区卫生站和村卫生员构成，具有四个特点：①立足农村；②当地资源有能力支持；③基层卫生人员来自本村；④当地卫生保健工作由当地村领导负责。

定县卫生保健模式除了提供基本医疗服务之外，还开展了现场公共卫生工作（收集生命统计资料，改善卫生条件，医疗救助，预防和管理传染病，健康教育，妇幼卫生保健），以及村卫生员和农村卫生护理培训工作。陈志潜在定县保健制度实施 1 年以后，做了研究区内 61 个村和非研究区的对照评价，其差别非常显著。他在制定实验计划过程中强调，必须遵循"采取科学态度"、"以问题为对象"和"注重创立制度"三项原则。可以说定县卫生保健模

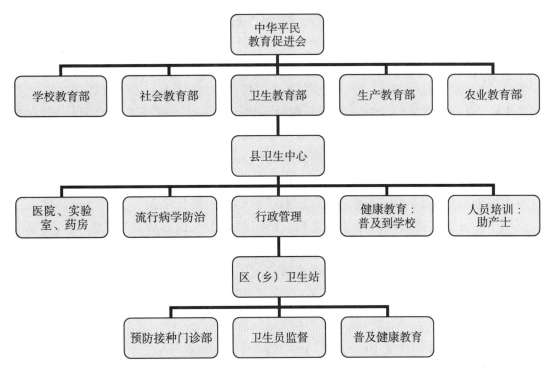

图2-2 河北定县农村居民卫生保健服务体系的组织结构
资料来源：董炳琨主编. 协和育才之路. 北京：中国协和医科大学出版社，2001：109.

式基本解决了大多数农民无医无药的问题，控制了天花、霍乱和黑热病。1934年整个河北省霍乱流行，定县只有极少数病人。定县卫生保健模式不仅对提高农民的健康水平起到极大的推动作用，还为农村培养了一批养得起、用得上、留得下的农村卫生员和卫生管理干部，对我国农村公共卫生事业的发展起到了示范和推动作用，也得到世界公共卫生界的高度评价。

继创建北京一所和定县示范区之后，兰安生教授又大力推动政府并协调国际联盟卫生部，帮助中国成立了两个设备、建筑都比较现代化的公共卫生和医疗机构——中央实验所和中央医院。两个机构成立之初，主要干部大多来自北京协和医学院，为国家卫生署培训公共卫生和医务干部，研究我国的公共卫生问题，推广地方医疗卫生事业，奠定了我国近代公共卫生的基础（邓铁涛，2006；王哲，2007；金宝善，2007；Wu Lien-teh，1959；政协北京市委员会文史资料研究委员会，1987；董炳琨，2001，2004；黄敬亨，邢育健，2009）。

综上所述，现代公共卫生在中国开始于1910年伍连德领导的东三省预防和控制鼠疫行动，在兰安生、陈志潜等人的努力下，培养了一批公共卫生人才，摸索和积累了适合我国城乡社区公共卫生的模式和经验。但是，由于没有一个良好的政治、经济、社会环境，近代公共卫生在中国举步艰难，虽然打下了一些基础，准备了一些人才，但基本没有从根本上改变几千年来政府医疗卫生系统为少数统治阶级服务的局面，并没有在保护、改善和促进中国人民整体健康方面做出系统的成绩。现代公共卫生在中国真正意义上的全面系统发展，还是在1949年中华人民共和国成立以后才正式开始。

三、现代中国公共卫生（1949—　　　）

现代公共卫生在中国真正的成长壮大与新生的中华人民共和国的命运休戚相关，是由政

府主导的，是在应对中国公共卫生问题的进程中发展起来的。1949 年，刚建立的中华人民共和国面临经济凋敝、文化荒芜、疾病流行、缺医少药的严峻局面。连年战祸之后，全国卫生状况极差，新中国成立之前，全国人口的发病数累计每年 1 400 万，死亡率 30‰，其中半数以上死于可预防的传染病。婴儿死亡率在 200‰左右。全国人口平均寿命仅 35 岁。全国解放初期，结核病患病率高达 4%左右，死亡率高达 250/10 万，居人口十大死因之首。一些大城市的梅毒患病率达 4.5%~10.1%，某些少数民族地区梅毒患病率高达 21.7%~48%。解放全国和巩固政权急需大批健康的军民。当时最主要的公共卫生问题是：①严重危害人民健康的流行性疾病；②严重威胁母婴生命的疾病；③突然发生的严重威胁我国国力和战斗力的敌人细菌战（黄树则，林士笑，1986；黄永昌，1994）。

应对中国面临的公共卫生问题，政府：①继承传统，结合经验，分析国情，确立了预防为主的卫生工作方针；②以预防烈性传染病、肺结核、寄生虫病和性病为重点，建立了全国卫生防疫体系；③以推广新法接生为切入点，建立了妇幼卫生保健体系；④应对细菌战，在全国城乡发动以消灭病媒虫害为主要内容的防疫卫生运动，随后演变为全国爱国卫生运动体系（黄树则，林士笑，1986；涂通今，张立平，1991；朱光，1990；粟秀真，1990；姚家祥，1991；戴志澄，2003）。

（一）中国公共卫生体系初创及快速发展时期（1949—1965 年）

1. 确立预防为主的卫生工作方针

1950 年确立"预防为主"的卫生工作方针是出于保障公众健康的目的，结合传统和经验，实事求是地制定公共卫生政策来应对公共卫生问题的典范。在当时，解决了紧迫的公共卫生现实问题；在以后，显示了"预防为主"应对公共卫生问题的巨大威力。在占当时人类 1/4 人口的一个大国首次提出"预防为主"的卫生工作方针，并在以后的几十年里认真实践，获得了举世瞩目的公共卫生成就，这在世界现代公共卫生史上是一个创举。"预防为主"的思想和实践，应该是中华民族对现代文明和现代公共卫生的一大贡献。

当时的中国，战乱刚结束，百业待兴，传染性和地方性疾病广泛流行。血吸虫病、疟疾、丝虫病、钩虫病、甲状腺肿、大骨节病、克山病等病的发病人数达数千万，烈性传染病如天花、鼠疫等在各地时有流行，广大群众的生命和健康笼罩在"瘟神"威胁的阴影之中。如何控制疾病，保障广大群众健康，发展生产，巩固政权，是政府必须解决的重要公共卫生问题。如果以治疗为主，可以在病人身上收到立竿见影的效果，但必须大办医院，必须增加医护人员，这在当时不仅经济力量不允许，也没有那么多的医护人员。1949 年前 60 年全国医学院校共培养出约 2 万名西医、300 名牙医、2 000 名药剂师。1949 年全国中西医药卫生专业技术人员只有 50.5 万人，同年全国总人口 5.4 亿，每万人仅 9 个医护人员，全国高级卫生技术人员只有 38 875 人，每万人不到一个高级卫生技术人员（0.7 人）。新培训医护人员需要很长的时间，远水解不了近渴。在这种情况下，必须有新的思维和新的指导方针才能解决这么大规模人群的公共卫生问题。

回顾历史，中华民族很早就十分重视预防疾病的理论与实践。毛泽东在 1933 年就提出"减少疾病以至消灭疾病是每个乡苏维埃的责任"。"对于疾病着重预防"、"预防在先"、"预防第一"等指导方针也在革命战争时期的不同阶段在解放军和革命根据地实行过，在极其困难的条件下，预防疾病的实践减少了发病率，提高了部队的战斗力。新中国政府确立了"预防为主"的卫生指导方针。以预防为主为核心，1950 年 8 月，中央人民政府卫生部和军委卫生部联合召开的第一届全国卫生会议确定了新中国卫生工作的三大方针：面向工农兵，预防为主，团结中西医。1952年12月，中央卫生部召开第二届全国卫生会议。根据周恩来总理的建议，将反对细菌战、开展爱国卫生运动最根本的经验"卫生工作与群众运动相结合"作为卫生工作的方针。至此，对我国现代公共卫生体系建设有重大影响的新中国卫生工作四大方针正式确立，这就是：面向工农兵；预防为主；团结中西医；卫生工作与群众运动相结合。

2．建立全国卫生防疫体系

中华人民共和国成立后1个月，中央人民政府卫生部成立，李德全为第一任部长。卫生部公共卫生局负责全国卫生防疫工作。当时卫生防疫工作的重点是预防和控制烈性传染病、肺结核、寄生虫病和性病。卫生防疫工作的指导方针是"以预防为主，在预防领域又以防止疫病流行为主"。为此，政府总结东北解放区组建防疫大队防治鼠疫、霍乱等的成功经验，根据疫病流行情况组建了各种防疫队。1950年全国有88个卫生防疫队，队员1 100人。另有鼠疫防疫队12个，队员1 400人，卡介苗接种推广人员1 600人。此外，各地还有中西医参加的地方防疫队。

1949年，东北原中长铁路管理局参照苏联的经验建立了卫生防疫站。之后，东北先后建立了东北卫生防疫总站和部分省市的卫生防疫站。到1952年底，全国有卫生防疫站147个，卫生防疫人员20 504人。1953年，经政务院167次会议批准，全国各地普遍建立省、市、区、县卫生防疫站。1954年，卫生部颁发了《卫生防疫站暂行办法和各级卫生防疫站组织编制规定》，明确卫生防疫站的任务是预防性、经常性卫生监督和传染病管理。1964年，卫生部颁布《卫生防疫站工作试行条例》。到1965年底，全国22个省、直辖市、自治区及所属地、市、县建立卫生防疫站2 499个，专业防治机构822个，卫生防疫专职人员77 179人，其中卫生技术人员63 879人。同时，铁路系统和大型厂矿企业也建立了卫生防疫站。根据周恩来总理关于"扩大预防，以医院为中心指导地方和工矿的卫生预防工作"的指示，遍布城乡的各级医疗机构，也把预防疾病作为重要任务之一。县以上医院建立预防保健科，公社卫生院建立卫生防疫组。随着预防工作的需要，国家和省、市还建立了卫生防疫的各种专门机构，如流行病学研究所，寄生虫病研究所，结核病防治研究中心，劳动卫生、环境卫生和食品卫生研究所，生物制品研究所等。

各级卫生防疫机构、专业疾病防治机构、卫生检疫机构、卫生防疫科研教育机构、生物制品研究生产机构、药品研究生产机构，以及城乡各级医疗机构中的预防保健科室，共同构成了一个具有中国特色的完整的卫生防疫体系，为成功解决中国主要公共卫生问题（传染性疾病和地方性疾病）打下了基础，铺平了道路。

3．建立妇幼卫生保健体系

中华人民共和国成立伊始，就在中国人民政治协商会议拟定的《共同纲领》第四十八条中规定："保护母亲、婴儿和儿童的健康"。当时中央卫生部由妇幼卫生局负责妇幼卫生保健工作。1949年，自中央卫生部到各省、市、自治区都成立了妇幼卫生工作队。卫生部妇幼卫生局下设城市和农村两个大队。妇幼卫生工作队由妇产科、儿科和公共卫生医师、助产士、护士、药剂员、统计员和妇幼保健员等组成，约30人左右。妇幼卫生工作队深入厂矿和缺医少药的农村，推广新法接生，新法育儿，查治梅毒，推广儿童预防注射和扑灭某种儿童传染病的暴发，不但解决了许多重要而紧迫的妇幼公共卫生问题，还为我国的妇幼卫生保健体系培养了一批行政和业务技术骨干①。

1950 年 8 月，全国第一次妇幼卫生座谈会确定，集中力量解决对母子危害最大的，在受孕、生产、产后和儿童期发生的疾病。当时生孩子被认为是肮脏、见不得人的事情，在不少地方临产的孕妇甚至被赶到牛、羊圈里去分娩，或者在屋里但不许在床上分娩。接生的人大多是没有文化的旧"接生婆"，她们断脐带时用的是生锈的剪刀、破碗瓷片等，手也不洗。据统计，当时每年约有二十多万妇女和一百多万新生儿死于旧式接生法。因此，当时妇幼卫生的首要任务就是改造旧式接生，推行新法接生②，以减少新生儿破伤风和产褥热。普及新法接生的措施是：尽量团结改造旧产婆，大量培训新法接生员。这样做的效果是十分明显的。1954 年北京市区产妇死亡率从 7% 下降到 7‰，基本上消灭了新生儿破伤风和产褥热。1958 年，人民公社各大队都办了农村产院③，对普及新法接生起到了一定的作用。

除了推广新法接生外，政府还大力发展妇幼卫生保健机构。1950 年卫生部创办了中央妇幼保健实验院。1958 年中国医学科学院设立儿科研究所。县级妇幼保健专业机构从无到有，1957 年全国城乡工矿企业的妇幼保健机构发展到 4 599 所，承担了占当时总人口 80% 以上农村妇女儿童的保健任务。

以县、市妇幼保健机构为核心，1950 年代城乡建立了三级妇幼保健网。在城市，1953 年前后北京、上海、天津等大城市即开始建立三级城市妇幼保健网。以天津为例，第一级是市总医院、市妇幼保健院等 5 个市级医疗保健机构，负责对二、三级业务技术进行指导和支持。第二级为区妇幼保健站和区级医院，负责对三级进行全面业务指导。第三级为地段预防保健站，联合妇幼保健站和红十字会保健站，负责产前检查、接生、产后访视和预防注射等妇幼保健工作。在农村，县妇幼保健院、所、站，县医院有关科室为一级，是农村三级妇幼保健网的技术指导中心。乡卫生院防保科或妇保科为二级，是承上启下，为基层一线人员提供具体妇幼保健技术指导的关键一环。村合作医疗站或个人办的接生站、乡村医生、卫生员、接生员为三级，是群众性妇幼保健工作的主力军。他们生活在群众中间，了解每家每户的情况，直接提供包括产前检查、新法接生、产后访视、新生儿保健、散居和集体儿童的保健及预防注射在内的各种妇幼保健服务。

妇幼保健机构，如妇幼保健院、所、站，儿童保健院、所，妇女保健院、所，妇产医院和儿童医院，妇幼保健科研教育机构，以及遍布城乡的三级妇幼保健网构成了我国的妇幼卫生保健体系，为保障我国妇女和儿童的健康，应对妇幼公共卫生问题做出了杰出的贡献。

4. 建立全国爱国卫生运动体系

1952 年，美国军队连续在朝鲜、我国东北和青岛等地投掷苍蝇、蜘蛛、蚂蚁、臭虫、跳蚤、蜻蜓、蝗虫等带菌昆虫三十多种，以及老鼠、青蛙、猪肉、烂鱼等媒介物。投掷面积遍布我国东北三省 34 个县、市，投掷物带有鼠疫、霍乱、脑膜炎、副伤寒、回归热等多种病原体，企图用这种方法造成朝鲜和我国瘟疫流行，损害军民健康，削弱中朝两国的战斗力。

事关新中国的存亡，毛泽东主席发出"动员起来，讲究卫生，减少疾病，粉碎敌人的细菌战争"的号召。1952 年 3 月 24 日成立了以周恩来总理为首的中央防疫委员会，领导和组织全国开展以消灭病媒虫害为主的卫生运动。具体内容为：①遇有敌机投下昆虫等异物马上

---

① 随着妇幼卫生保健体系的建立，20 世纪 50 年代后期妇幼卫生工作队撤销。
② 新法接生，即在无菌操作下接生。新法接生的内容是"一躺三消毒"：躺着分娩，断脐带工具消毒，接生者手消毒，产妇会阴部消毒。
③ 1962 年后，随着公社卫生院产科病床增加和其他原因，绝大部分农村产院停办。

报告当地防疫机关立即灭杀；②强制性预防注射；③消灭蝇、蚊、蚤、鼠和其他媒介动物；④保护水源；⑤保持室内外和厕所的清洁；⑥小贩和食品店出售食品必须加玻璃罩；⑦不食生、冷食品；⑧隔离传染病人；⑨当地深埋死于传染病的尸体，不准他运；⑩严格消毒或销毁传染病患者排泄物和死者遗物；⑪严防坏人在地面上放昆虫和毒药；⑫普及卫生防疫知识。这场运动的直接目的就是反细菌战，保家卫国，所以定名为爱国卫生运动。在这场运动中，中国人民志愿军部队每个连队都定了防疫卫生公约，创造了数十种灭虫和消毒方法，卫生防疫知识普及到每个战士。北京市90%以上的居民参加了清除垃圾、堵塞老鼠洞、疏通阴沟、清理雨水坑等活动。许多过去杂草丛生、臭水横溢、蚊蝇麇集的贫民区都在这场运动中旧貌换新颜。北京城南的龙须沟就是一个例子。农村的爱国卫生运动普及了卫生知识，改变了许多不卫生的习惯。由于这场促进个人和环境卫生的运动对每个人都有益处，所以获得全国人民的真心支持和积极参与，有效地降低了传染病的发病率和死亡率。爱国卫生运动的根本目的是移风易俗，改造国家；基本内容是除四害①，讲卫生，消灭危害人民健康最严重的疾病。爱国卫生运动的意义在于继承发扬了我国"治未病"的优良传统，在革命战争年代群众卫生运动的基础上创造了中国式的公共卫生，在人口众多、经济贫困、卫生落后、缺医少药的大国，通过政府主导，依靠科学，动员全社会的力量，逐步提高各级领导和广大群众对卫生工作的认识，普及疾病预防知识，消灭病媒虫害，改善卫生条件，创造健康的环境。这是结合中国国情迅速改变卫生落后面貌和预防疾病的有效方法，与西方现代公共卫生的理论与实践殊途同归。

1952年12月21日，中央人民政府作出决定，把爱国卫生运动作为我国卫生事业的重要组成部分，并将各级防疫委员会改为爱国卫生运动委员会（简称"爱卫会"），直接由各级政府领导。中央爱国卫生运动委员会由周恩来总理任主任委员。爱卫会的成立是现代公共卫生在中国发展的一个里程碑，为我国的现代公共卫生事业奠定了坚实的组织基础。

在随后的半个世纪里，爱卫会坚持群众性、创造性、科学性，在消灭疾病、振奋精神、移风易俗、改造国家的进程中发挥了重要的作用。1955—1965年期间，爱国卫生运动配合《全国农业发展纲要草案》的实施，以改善农村卫生状况、保护劳动力为主要任务，以除四害、讲卫生、消灭疾病为主要内容。作为我国群众性最广泛的一个运动，它触及到上自国家领导人、下至七八岁小学生的全国所有人民。它通过广大群众的积极实践，创造了许多行之有效的好技术、好办法，解决了许多重大的公共卫生问题，如北京市推行"门前三包"（包卫生、包绿化、包秩序）责任制，治理"脏、乱、差"。四川绵阳地区建造"三联通式沼气池"消灭苍蝇和一些病虫卵。爱国卫生运动从诞生那天开始，就以普及卫生科学知识为主要使命。爱国卫生运动的进程，就是用现代科学知识武装广大群众的过程，就是动员全社会共同努力创造健康环境的过程。从"除四害"到"两管五改"②，从整修街道到绿化美化环境，从改造农村旧住宅到建设新农村，爱国卫生运动始终以预防医学为指导，以改善环境、减少和消除各种环境致病因素为目的。

综上所述，1949—1952年是中国公共卫生体系的初创时期，确定了我国卫生工作的四大方针，建立了卫生防疫、妇幼卫生保健和爱委会三大体系，奠定了我国公共卫生体系的基础

---

① 最初的"四害"为老鼠、麻雀、苍蝇和蚊子。1959年，通过调查研究发现麻雀对粮食生产有危害但却是林木果树害虫的天敌。因此，将麻雀改为臭虫。"四害"为老鼠、臭虫、苍蝇和蚊子（黄树则，林士笑，1986）。

② "两管五改"是指管理粪便垃圾，管理饮用水源和改良厕所、畜圈（包括禽窝）、水井、环境和炉灶（黄树则，林士笑，1986）。

（黄树则，林士笑，1986；涂通今，张立平，1991；朱光，1990；粟秀真，1990；姚家祥，1991；戴志澄，2003）。

1953—1965年，我国公共卫生体系已经基本建立和健全，开始进入大发展阶段。在十多年的时间里，基本控制了鼠疫、霍乱、性病、丝虫病、麻风病、黑热病、血吸虫病、疟疾和结核病等严重危害人民健康的传染病和地方病，显著地降低了新生儿破伤风和产褥热的发病率及死亡率，令全世界同道刮目相看。

（二）中国公共卫生体系的破坏、恢复与发展（1966年至今）

由于"文化大革命"，1966—1976年公共卫生体系受到严重的破坏。当时卫生防疫机构被批判为修正主义产物，遭到取消、合并，以及人员下放、改行和工作全面停顿的命运。因此，已被控制的传染病开始卷土重来。1966—1967年因红卫兵大串联引发的流行性脑脊髓膜炎发病累计达300万以上。然而，尽管公共卫生体系遭到破坏，在关键时刻卫生防疫人员还能发挥重要作用。1975年河南省驻马店地区特大水灾时的卫生防疫工作和1976年唐山大地震后的卫生防疫工作，都做到了专业人员和措施及时到位，保证了大灾之后无大疫（戴志澄，2003）。

十年浩劫之后中国公共卫生进入一个新的时期。这一时期的公共卫生出现了两种倾向：一是恢复；二是偏离。两个倾向相互作用的效果，是在2003年以前中国的公共卫生并没有恢复到1966年以前的水平。

1. 恢复

1978—2003年公共卫生体系开始全面恢复和改革发展。1978年，卫生部在1955年《传染病管理办法》的基础上颁布了《中华人民共和国急性传染病管理条例》。1979年颁布了《全国防疫站工作条例》。以这两个条例为核心的一系列政府条例的制定，推动了卫生防疫系统的恢复和发展。1980年，国家编制委员会和卫生部颁发了《各级卫生防疫站编制的规定》。

我国防疫站是按国家行政区划和产业系统设置的，是国家卫生事业单位。卫生防疫站的服务对象是整个社会人群，内部按专业设置四个基本科室：卫生科，包括环境卫生、劳动卫生、食品卫生、学校卫生和放射卫生专业；防疫科，包括急性传染病、寄生虫病和地方病防治，以及消毒、杀虫、灭鼠等专业；检验科，包括微生物检验及卫生、理化、毒理检验等专业；卫生宣传科，包括文字、形象宣传、电化教育培训等。

卫生防疫站的工作内容一般包括以下14项：①控制急、慢性传染病；②计划免疫；③控制寄生虫病；④控制地方病；⑤消毒、杀虫、灭鼠，按照《传染病防治法》进行上述五项工作的卫生监督；⑥劳动卫生；⑦环境卫生；⑧食品卫生；⑨放射卫生；⑩卫生宣传教育；⑪科研和培训；⑫参与慢性非传染性疾病的调查和防治；⑬对爱国卫生运动协助指导；⑭疾病和死亡的监测和登记（黄永昌，1994；戴志澄，2003）。

各地防疫站加强技术和服务管理，培训应用型高级人才，完善计划免疫的冷链系统，普及儿童免疫计划。1994年我国报告最后1例本土脊髓灰质炎病例，同年我国宣布基本消灭丝虫病，1998年宣布基本消灭麻风病。此外，我国公共卫生体系还成功地应对了一系列的突发公共卫生事件，如1985年山东等地的出血热和海南的登革热暴发，1988年上海甲肝和新疆的非甲非乙型肝炎大流行。1991、1994和1998年卫生防疫人员面对全国性的大水灾，全力以赴，沉着应战，取得了大灾之后无大疫的辉煌成绩（梁晓锋，2003；戴志澄，2003）。

1982 年《中华人民共和国食品卫生法（试行）》^① 通过，标志着中国公共卫生从几十年的行政管理步入法制管理的轨道。1987 年 11 月中华预防医学会在北京正式成立，中国公共卫生专业人员从此有了自己的学术团体（中华预防医学会，2007）。

1982 年，为提高全国卫生防疫的水平，卫生部将中国医学科学院领导的卫生研究所、流行病学微生物学研究所、病毒学研究所、寄生虫病研究所、环境卫生监测站、食品卫生检验所和卫生部工业卫生实验所 7 个单位划出组建中国预防医学中心，1985 年为中国预防医学科学院。2002 年在中国预防医学科学院的基础上更名组建了现在的中国疾病预防控制中心，各省、市、县也在防疫站的基础上相继组建地方疾病预防控制中心（卫生部，2008）。

2. 偏离

进入 20 世纪 80 年代以后，由于在公共卫生的改革和发展总体思路上出现误区，迷信经济增长，导致政府没有完全承担应该承担的公共卫生责任；迷信市场，导致医疗卫生资源配置不但违反公平原则，而且效率低下。忽视公共卫生，重医疗，轻预防，导致卫生防疫部门长期得不到足够的财政拨款，不但无法添置设备，有的机构连给职工发工资都有困难。很多地方的疾病预防控制机构为了控制开支，尽量减少对公共卫生事件的现场调查和疾病控制工作，更谈不上组织人员培训和演练。一方面，不少公共卫生专业人员由于工资和生活待遇低而改行；另一方面，许多没有接受过公共卫生专业训练的人员为了"铁饭碗"大量涌入疾病预防控制机构。由于政府管理公共卫生的职责不明确，基层公共卫生网络不健全，预防医学的技术力量薄弱，医疗系统与公共卫生防疫体系长期分离，在 SARS 暴发时出现了共和国历史上第一次因突发公共卫生事件而带来的社会危机。通过我国处理 SARS 危机的过程和事实可以看出，由于我们多年沿袭下来的处理突发公共卫生事件的思维方式和方法没有与时俱进，加上我国公共卫生防疫体系的严重缺陷，在 2003 年 3、4 月间酿成了一场史无前例的公共卫生和社会治理危机。关于病原体的争论，协调机制的缺乏，对疫情严重性的认识不足，公共卫生系统的不完善，使我们在 SARS 第一轮遭遇战中坐失良机，十分被动。SARS 危机像一面镜子，凸显了改革以来忽视公共卫生建设的大量问题，反映了我国公共卫生防疫体系的脆弱无力和低效（王绍光，2003；黄建始，2003；曾光，2006）。

2003 年突然发生的 SARS 危机，迫使我们重新审视公共卫生，对公共卫生认识开始上升到事关国家安全、国民经济发展及建设和谐社会的高度。在科学发展观的指导下，政府努力构建 21 世纪的新公共卫生体系。2003 年，《中华人民共和国传染病防治法》修订通过，国务院还相继颁发了一系列的法规条例，为中国的公共卫生体系提供了法律保障。在 2003 年后中央和地方财政投入数百亿资金加强疾病预防控制机构建设，同时加大各级疾病预防控制专业人员的培训力度，在能力建设上下工夫，取得了长足的进步。到 2007 年，我国各级疾病预防控制中心已有 3 585 个，全职人员近 20 万（卫生部，2008）。可以说，以卫生监督和传染病管理为核心的我国卫生防疫体系已基本转型成为以疾病预防和控制为核心的、提供现代政府大多数公共卫生职能（除卫生监督功能）的疾病预防和控制体系。同年，卫生部下发《关于卫生监督体制改革的意见》，成立卫生部卫生监督中心，并着手在全国建立卫生监督体系。到 2006 年底，全国 31 个省级卫生监督机构已经建立，市、县卫生监督机构的建设正在

---

① 1995 年 10 月 30 日，第八届全国人民代表大会常务委员会第十六次会议通过《中华人民共和国食品卫生法》，1995 年 10 月 30 日公布施行。2009 年 2 月 28 日，中华人民共和国第十一届全国人民代表大会常务委员会第七次会议通过《中华人民共和国食品安全法》，自 2009 年 6 月 1 日起施行。《中华人民共和国食品卫生法》同时废止。

进行，一个从中央到地方的卫生监督机构体系已经基本形成（赵同刚，等，2008）。

　　2004年1月，中国启动了全球最大规模的"国家传染病与突发公共卫生事件报告管理信息系统"，实现了以传染病病例个案报告为基础的医疗机构网络直报工作，使我国传染病和突发公共卫生事件的管理发生了质的飞跃（王陇德，2006）。

　　为了加强公共卫生应急能力管理，2004年卫生部设立卫生应急办公室（突发公共卫生事件应急指挥中心），负责全国突发公共卫生事件的应急准备和应急处理协调组织工作，从体制上解决了过去卫生防疫体系中缺乏应急指挥机构的问题。目前，全国各地和中国疾病预防控制中心都成立了应急处置部门。一个政府领导、统一指挥、属地管理、分级负责、分类处理、部门协调的公共卫生突发事件应急指挥体系和应急管理网络已经形成。近年来公共卫生应急体系和疾病预防控制体系联手作战，成功地应对了一系列的公共卫生突发事件，如2004年以来人感染高致病性禽流感疫情，2005年四川资阳内江人感染猪链球菌病暴发，2006年由餐厅出售不熟福寿螺引发的北京群体广州管圆线虫病暴发事件等（王陇德，2008）。2008年公共卫生为中华现代化巨轮保驾护航又立新功：从2007年底2008年初的南方冰雪灾难，春寒乍暖之际的手足口病流行，到2008年5月12日四川汶川大地震；从举世瞩目的2008北京奥运会，史无前例的三聚氰胺毒奶粉事件，到2008年底全球金融危机对民生的负面影响和2009年春夏之交开始的全球甲型H1N1流感大流行，公共卫生在迎接挑战、消除隐患、保障国民健康中的巨大作用有目共睹。公共卫生所做的，就是组织社会，共同努力，预防疾病，促进健康；无时不在，无处不有，人人参与，人人享有（黄建始，2009）。

　　应该指出的是，现代公共卫生在中国的发展和壮大，由于历史的原因，走了一条与西方国家完全不同的道路。在西方，公共卫生体系是欧美各国政府在工业化、殖民化的进程中，为海外扩张的需要和应对工业革命的副作用而构建的；在中国，公共卫生体系是中国政府在建设以农业经济为主的社会主义国家进程中，为保障军民健康、巩固政权、发展生产、应对细菌战而构建的。中国的公共卫生体系既继承了中国人民解放军和老革命根据地因地制宜、卫生防病、增加战斗力的工作经验，又汲取了旧中国伍连德等公共卫生先驱积累的政府主导、科学防疫的经验，并且学习了前苏联卫生防疫专业化的经验。早期虽然出现过一些生搬硬套学苏联的现象，但总体上还是走中国自己的道路。受前苏联卫生防疫服务体系的影响，公共卫生在我国预防医学（公共卫生）界至今仍被相当多的专业人员狭义地认为仅仅是环境卫生、食品卫生、劳动卫生、学校卫生和放射卫生的统称（又称为"五大卫生"）（黄树则，林士笑，1986）。而公共卫生的主要内容之一传染病的预防和控制，则被认为属于与上述狭义的公共卫生（或五大卫生）并列的"卫生防疫"工作。本文讨论的公共卫生体系，包括了卫生防疫体系、妇幼卫生保健体系、爱国卫生委员会体系、五大卫生体系，以及21世纪建立的卫生监督体系和卫生应急体系等（关于现代公共卫生的定义，已在第一章有详细的介绍）。

　　从1949年至今，中国公共卫生体系从建立、健全到发展，取得了举世瞩目的伟大成就。社会主义的新中国在一穷二白的基础上，在各种资源极其匮乏的条件下，在五十多年的时间里成功地消灭了天花和脊髓灰质炎，控制了严重危害人民健康的传染病和地方病，显著降低了孕妇和婴儿死亡率，建立了覆盖城乡的基本医疗保健服务网，结合防治工作需要开展的预防医学科研工作取得显著成绩，预防医学教育为公共卫生体系输送了大量新鲜的血液。以上公共卫生成就加上医学科学的进展等因素，在全国人民生活水平普遍提高的基础上，使得中国人民的人均期望寿命从1949年的35岁提高到2006年的73岁，达到发达国家水平。公共卫生在中国的理论和实践，证明了社会主义制度促进公共卫生事业发展的优越性。国家主导的公共卫生，如果方向对头、科学循证，可以充分地发挥国民的积极性和创造力，使有限的物质资源得到最高效率的利用（涂通今，张立平，1991；王绍光，2003；WHO，2008）。

　　半个世纪对有五千年历史的中国来说时间很短。然而在这短暂的历史瞬间，中国现代公共卫生经历了翻天覆地的变化，可圈可点的人物和事件数不胜数。以上仅是笔者在有限的视野和阅读范围里对现代中国公共卫生历史的一个横截面理解和描述，难免挂一漏万。文中提及的重要人物、事件和成就也仅仅是众多人物、事件和成就中的一部分。由于篇幅关系，不少重要的人物、事件和成就没有涉及和/或展开介绍，更多、更详细的内容请读者参见本书有关章节。

（黄建始）

参 考 文 献

1. Beaglehole R & Bonita R. Public Health at the Crossroads：Achievements and Prospects. 2nd ed，Cambridge University Press，2004

2. Bunker JP，Frazier HS，Mosteller F. Improving Health：Measuring Effects of Medical Care. Milbank Q，1994，72：225-228，Sudbury，MA，2007，3-5

3. Brandt AM. FDA Regulation of Tobacco—Pitfalls and Possibilities，2008，359：445-448

4. 辞源修订组，商务印书馆编辑部. 辞源（1-4 合订本）. 北京：商务印书馆，1988

5. 陈君石，黄建始. 健康管理概论. 见：健康管理师. 北京：中国协和医科大学出版社，2007：11-32

6. 卡尔格-德克尔. 医药文化史. 生活·读书·新知三联书店，2004：260

7. Centers for disease control and prevention（CDC）. Decline in Deaths from Heart Disease and Stroke — United States，1900-1999. Morb Mortal Wkly Rep，1999，48：649-656

8. Detels R and Breslow L. Current scope and concerns in public health. In Detels R，Evans RG，Stoddart GL. Producing Health，Consuming Health Care. Soc Sci Med，1990，31：1347-1363

9. McEwen J，Beaglehole R and Tanaka H. Oxford textbook of public health. 4th ed，Oxford University Press，2002：3

10. 邓小平. 在中央顾问委员会第三次全体会议上的讲话. 1984 年 10 月 22 日. 新华网. http://news. xinhuanet. com/ziliao/2005-02/07/content_ 2557954. htm，2008 年 7 月 9 日访问

11. 邓铁涛主编. 中国防疫史. 南宁：广西科学技术出版社，2006

12. Doll R & Hill AB. A Study of the aetiology of carcinoma of the lung. BMJ，1952，1271-1286

13. Doll R & Hill AB. Lung Cancer and other causes of death in relation to smoking，a second report on the mortality of British doctors. BMJ，1956，2：1071-1076

14. Doll R，Peto R，Wheatley K，et al. Mortality in relation to smoking：40 years' observations on male British doctors. BMJ，1994，309：901-911，1271-1286

15. 董炳琨. 协和育才之路. 北京：中国协和医科大学出版社，2001：97-125

16. 董炳琨，杜慧群，张新庆. 老协和. 石家庄：河北大学出版社，2004：217-242

17. Elizabeth Fee. Public health，past and present：A shared social vision. In George Emson HE，Health，disease and illness：Matters for definition. CMAJ，1987，136：811-813

18. Engel GL. The need for a new medical model：A challenge for biomedicine. Science，1977，196（4286）：129-136

19. Frederick Cartwright &Michael Biddiss. 疾病改变历史. 陈仲丹，周晓政译. 济南：山东画报出版社，2004：25-45

20. 龚向光. 从公共卫生内涵看我国公共卫生走向. 卫生经济研究，2003，（9）：6-9

21. Hamlin C. The history and development of public health in developed countries. In：Detels R，McEwen J，Beaglehole R，et al. Oxford textbook of public health. 4 th ed. Oxford University Press，2002

22. Hennekens CH & Buring JE. Epidemiology in medicine. Little，Brown and Company，Boston，1987

23. Hiscock，Irav V，Teacher. Charles-Edward Amory Winslow—A Memorial. Am J Public Health，1957，47（2）：165-166

24. 黄建始. 从美国没有 SARS 大流行看美国的突发公共卫生事件应对体系. 中华医学杂志, 2003, 83 (19)
    1641-1643

25. 黄建始. 公共卫生应对体系的建设和完善. 见: 曾光主编. 中国公共卫生与健康新思维. 北京: 人民出版社,
    2006: 191

26. 黄建始. 中国的现代化离不开公共卫生. 科学时报 (健康版), 2009 年 1 月 16 日

27. 黄敬亨, 邢育健. 民国时期健康教育的理念与实践. 中国健康教育, 2009, 25 (2): 124-126

28. 黄辉, 陈亮, 董小平. 公共卫生与预防医学学科发展. 公共卫生和预防医学学科发展报告. 北京: 中国科技出版
    社, 2008: 3-27

29. 黄仁宇. 中国大历史. 生活·读书·新知三联书店, 2006

30. 黄树则, 林士笑主编. 当代中国的卫生事业. 北京: 中国社会科学出版社, 1986

31. 黄永昌. 中国卫生国情. 上海: 上海医科大学出版社, 1994

32. Institute of Medicine. The future of public health. Washington, DC: National Academy Press, 1988

33. Institute of Medicine. Health And Behavior: The Interplay of Biological, Behavioral, And Societal Influences. Washington, DC: National Academy Press, 2001: 25-26

34. 嵇家琪. 健康学基础与社区保健. 北京: 中国妇女出版社, 1999

35. 江晦鸣. 中国古代卫生. 中国医学百科全书社会医学和卫生管理学. 上海: 上海科学技术出版社, 1984: 4-6

36. 金宝善. 中华民国医药卫生史料. 见: 金宝善文集. 北京大学医学部公共卫生学院, 2007

37. Laake P, Benestad HB & Olsen BR. Research Methodology in the Medical and Biological Sciences. Elsevier, Amsterdam, 2007

38. Last JM. A dictionary of epidemiology. Oxford University Press, 1983

39. Last JM. Public Health and Human Ecology. 2 nd ed, McGraw-Hill Company, Inc, New York: 1987

40. Last JM. A dictionary of public health. Oxford University Press, 2007

41. Lalonde MA. New Perspectives On The Health of Canadians. A Working Document. Ottawa: Information Canada, 1974

42. 粟秀真. 新中国预防医学历史经验 (第四卷). 北京: 人民卫生出版社, 1990

43. 吕筠, 李立明. 我国疾控和监督体系职能与现代公共卫生体系职能内涵的比较. 中国公共卫生管理, 2006, 22
    (5): 365-368

44. Linda Brannon J F. Health Psychology: An Introduction to Behavior and Health. 6th ed, 北京: 北京大学出版社, 2007

45. 刘宝, 姚经建, 陈文, 等. 基本公共卫生功能界定的国际比较. 中国卫生资源, 2006, (5): 233-235

46. 刘远芬. 中国抗艾将扩大干预覆盖面 宣传需要加大. 搜狐健康, http://health.sohu.com/20071207/n253867703.
    shtm, 2008 年 9 月 15 日访问

47. 洛伊斯·玛格纳. 生命科学史. 北京: 百花文艺出版社, 2002

48. Merriam-Webster's collegiate dictionary. 11th ed, Springfield, Mass: Merriam-Webster, Inc, 2003: 1623

49. Miller S, Eckel J, et al. World History: People and Nations, holt, Rinrhart and Winston, Austin, USA, 2000: 9

50. 邱亚文. 世界卫生组织, 体制、功能与发展. 台湾新世纪文教基金会, 台湾联合国研究中心, 2008: 9-14

51. Rivero D. Alma Ata revisited. Perspectives in Health Magazine, 2003, 8 (2)

52. Rosen G. A History of Public Health. Maryland: The Johns Hopkins University Press, Baltimore, 1993

53. 上海市爱国卫生运动委员会. 上海市建设健康城市三年行动计划工作总结. 城市管理世纪论坛 2006 年会议暨中
    国健康城区建设新思路研讨会资料汇编. 上海城市管理学院/上海市爱卫会办公室, 2005

54. 施侣元. 流行病学词典. 北京: 科学出版社, 2001: 104

55. 斯塔夫里阿诺斯. 全球通史 (中译本). 7 版, 北京: 北京大学出版社, 2005: 3-44

56. Shortell SM, Swartzberg J. The Physician as Public Health Professional in the 21st Century. JAMA, 2008, 300:
    2916-2918

57. Steven Johnson. The ghost map. New York: Reverhead books, 2006

58. Taylor S E. 健康心理学. 5th ed. 北京: 人民卫生出版社, 2006

59. Thacker SB, Berkelman RL. Public health surveillance in the United States. Epidemiologic Reviews, 1998, 10: 146-90

60. Theodore Tulchinsky and Elena Varavikova, The new public health. San Diego, Academic press, 2000

61. Turnock B. Essentials of public health, Jones and Bartlett Publishers, Sudbury, MA, 2007

62. 涂通今，张立平. 新中国预防医学历史经验. 北京：人民卫生出版社，1991

63. US. CDC. Ten Great Public Health Achievements-United States, 1900-1999. MMWR, 1999, 48（12）：241-243

64. 吴仪. 加强公共卫生建设　开创我国卫生工作新局面. 2003 年 7 月 28 日在全国卫生工作会议上的讲话，《健康报》2003 年 8 月 20 日

65. US Department of Health and Human Services. History, Available at http://www.usphs.gov/AboutUs/history.aspx, accessed on July 11, 2008

66. US Department of Health and Human Services. You changed America's Heart: A 50 Anniversary tribune to the participants in the Framingham Heart Study, 1948-1998. Available at http://www.nhlbi.nih.gov/about/framingham/, Accessed on August 9, 2008

67. Wallace RB. Wallace/Maxcy-Rosenau-Last Public Health & Preventive Medicine. 15 th ed, McGraw Hill Company, Inc, Yew York, 2008

68. 王陇德. 中国有希望引领世界公共卫生发展之潮流. 见：曾光主编. 中国公共卫生与健康新思维. 北京：人民出版社，2006：33-49

69. 王陇德. 突发公共卫生事件应急管理-理论与实践. 北京：人民卫生出版社，2008：28-60

70. 王绍光. 中国公共卫生的危机与转机，比较. 第 7 辑. 北京：中信出版社，2003：52-88

71. 王哲. 国士无双——伍连德. 福州：福建教育出版社，2007

72. 卫生部. 2008 年中国卫生统计提要. 卫生部网站 http://www.moh.gov.cn/publicfiles//business/htmlfiles/zwgkzt/pwstj/list.htm，2008 年 8 月 17 日访问

73. WHO. The role of WHO in public health. Available at http://www.who.int/about/role/en/index.html, accessed on August 9, 2008

74. WHO. What is the WHO definition of health? Available at http://www.who.int/suggestions/faq/en/, Accessed on August 9, 2008

75. WHO. World Health Statistics, 2008. WHO, 2008

76. WHO. World health report. Available at http://www.who.int/whr/en/index.html, Accessed on September 13, 2008

77. WHO, et al. Ottawa charter for health promotion, 1986, Available at http://www.who.int/hpr/NPH/docs/ottawa_charter_hp.pdf, Accessed on September 16, 2008

78. Wikipedia. London School of Hygiene & Tropical Medicine, available at http://en.wikipedia.org/wiki/London_School_of_Hygiene_&_Tropical_Medicine#Histy, Accessed on August 8, 2008

79. Wolinsky F. 健康社会学. 2 版. 北京：社会科学文献出版社，1999：540

80. Wu Lien-teh, Plague fighter, W Heffer & Sons Ltd. Cambridge, 1959

81. 吴系科. 全球消灭天花的经验和启示. 见：钱宇平，李立明主编. 流行病学研究实例. 第三卷. 北京：人民卫生出版社，1996

82. 姚家祥. 国外预防医学历史经验资料选编. 北京：人民卫生出版社，1991

83. 政协北京市委员会文史资料研究委员会. 话说老协和. 北京：中国文史出版社，1987：161-194

84. 曾光. SARS 危机与中国公共卫生的进步. 见：曾光主编. 中国公共卫生与健康新思维. 北京：人民出版社，2006

85. 中国疾病预防控制中心健康教育所. 社会动员的理论和实践. 北京：北京大学医学出版社，2007：4

86. 中华预防医学会. 2007～2008 公共卫生与预防医学学科发展报告. 北京：中国科学技术出版社，2008

87. 中国社会科学院语言研究所词典编辑室. 现代汉语词典. 北京：商务印书馆，1978

88. 《中医学》编辑委员会. 中国预防医学的发展. 中国医学百科全书. 中医学（上）. 上海：上海科学技术出版社，78-82

89. 中国政府网. 中华人民共和国国家机构体系. http://www.gov.cn/gjjg/2005-08/28/content_27083.htm，2008 年 12 月 8 日访问

90. 朱光. 新中国预防医学历史经验（第二卷）. 北京：人民卫生出版社，1990

91. 朱庆生，殷大奎，等主编. 中国健康教育五十年. 北京：北京大学医学出版社，2003

附录 I 　WHO 世界卫生日主题一览表（1950—2009）

年份	主题（中文译文）	主题（英文）
1950	了解您自己的医疗服务	Know Your Own Health Services
1951	为了孩子的健康，世界是属于孩子的	Health for Your Child and the World are of the Children
1952	健康的环境让人健康	Healthy Surroundings Make Healthy People
1953	健康就是财富	Health is Wealth
1954	护士——健康的先锋	The Nurse，Pioneer of Health
1955	干净的水意味着更好的健康	Clean Water Means Better Health
1956	消灭病媒昆虫	Destroy Disease-Carrying Insects
1957	食物和健康	Food and Health
1958	卫生进步的十年	Ten Years of Health Progress
1959	当今世界的精神疾病和精神卫生	Mental Illness and Mental Health in the World Today
1960	消灭疟疾——世界性的挑战	Malaria Eradication-A World Challenge
1961	不需要发生的事故	Accidents Need Not Happen
1962	保护视力——预防失明	Preserve Sight-Prevent Blindness
1963	饥饿，数百万人的疾病	Hunger，Disease of Millions
1964	对结核不能休战	No Truce for Tuberculosis
1965	天花——经常的警报	Smallpox-Constant Alert
1966	人与城市	Man and His Cities
1967	健康伙伴	Partners in Health
1968	明天世界的健康	Health in the World of Tomorrow
1969	健康，劳动和生产力	Health，Labor and Productivity
1970	早期发现癌症挽救生命	Early Detection of Cancer Saves Live
1971	糖尿病人也能正常生活	A Full Life Despite Diabetes
1972	你的心脏就是你的健康	Your Heart is Your Health
1973	健康从家里做起	Health Begins at Home
1974	更好的食物，更好的世界	Better Food for A Healthier World
1975	天花：已经没有退路	Smallpox：Point of No Return
1976	远见预防失明	Foresight Prevent Blindness
1977	预防接种保护你的孩子	Immunize and Protect Your Child
1978	降低高血压	Down with High Blood Pressure
1979	健康的儿童，安全的未来	A Healthy Child，A Secure Future
1980	吸烟或健康，决定在你	Smoking or Health，the Choice is Yours
1981	2000 年全民享有健康	Health for All by the Year 2000
1982	活得更长	Add life to yours
1983	2000 年全民享有健康：开始倒计时	Health for All by the Year 2000：The Count-down Has Begun

年份	主题（中文译文）	主题（英文）
1984	儿童的健康——明天的财富	Children's Health-Tomorrow's Wealth
1985	健康青年，我们最好的资源	Health Youth，Our Best Resource
1986	健康生活，人人是赢家	Healthy Living：Everyone A Winner
1987	免疫接种：每个儿童的机会	Immunization：A Chance for Every Child
1988	世界无烟日	A World No-Smoking Day
1989	让我们都来谈健康	Let's Talk Health
1990	我们的地球——我们的健康：放眼全球，立足当地	Our Planet-Our Health：Think Globally，Act Locally
1991	灾难袭击——有备无患	Should Disaster Strike：Be Prepared
1992	心跳——健康的节律	Heartbeat-the Rhythm of Health
1993	善待生命——预防暴力和疏忽	Handle Life with Care-Prevent Violence and Negligence
1994	健康生活需要口腔健康	Oral Health for A Healthy Life
1995	2000 年目标——全球消灭小儿麻痹症	Target 2000-Global Polio Eradication
1996	健康的城市，更好的生活	Healthy Cities for Better Life
1997	新发传染病：全球警惕，全球应对	Emerging Infectious Diseases：Global Alert，Global Response
1998	母亲安全	Safe Motherhood
1999	积极的老年生活至关重要	Active Aging Makes the Difference
2000	安全血液从我做起	Safe Blood Starts With Me
2001	精神卫生：停止排斥，勇于关爱	Mental Health：Stop Exclusion，Dare to Care
2002	为健康动起来	Move for Health
2003	创建未来：让儿童有健康的环境	Shape the Future of Life：Healthy Environment for Children
2004	道路安全	Road Safety
2005	关爱每一位母亲和孩子	Make Every Mother and Children Count
2006	通力合作增进健康	Working Together for Health
2007	国际卫生安全	International Health Security
2008	应对气候变化保护健康	Protecting health from climate change
2009	拯救生命：让医院在紧急情况下安全	Save lives. Make hospitals safe in emergencies

资料来源：1）World Health Organization，http://www. who. int/world-health-day/previous/en，accessed on 2009-3-25；2）邱亚文. 世界卫生组织. 体制、功能与发展. 台湾新世纪文教基金会，台湾联合国研究中心，2008：13-14

附录 II　WHO 年度报告一览表 (1995—2008)

年份	英文题目	中文题目	简　　介
1995	Bridging the gaps	弥补裂痕	WHO 的第一份公开年度报告指出，贫穷对生命每个阶段都会产生破坏性的、常常是致死性的影响，贫穷是最大的死因。贫富之间的差距，享受医疗卫生服务的人群与享受不到服务的人群之间的差距正在增大，构成了对全球卫生的威胁。WHO 要采取措施减少差距，弥补裂痕。投资健康可以节省费用，拯救生命
1996	Fighting disease, fostering development	抵御疾病，促进发展	每年至少有 1 700 万人死于传染病，绝大部分的死亡是可预防的，控制传染病已成为全球关注焦点。没有一个国家是安全的，全球已发现许多新的不可医治的疾病。另一方面，死灰复燃的传染病使人类面临着比以前更大的威胁。用于抵抗病菌及其他微生物的药物已变得越来越无效。抵御传染病是促进社会经济发展的关键。《1996 年世界卫生报告》明确指出，若不能有效地预防传染病，将会造成灾难性后果，以致阻碍社会发展，给人类造成痛苦，带来死亡。该报告解释了传染病的传播因素——国际旅行、旅游、难民的大量增加及移民的大量涌入，个人卫生和抗生素的滥用。该报告分析了疾病监测系统的有效性，解释了 WHO 正在做什么，该怎样做，以抵抗传染病的危机
1997	Conquering suffering, enriching humanity	征服疾病，造福人类	寿命的延长和生活方式的变化导致全球癌症和其他慢性疾病流行，导致未来几十年人类痛苦和残疾的增加。每年 2 400 多万人死于慢性病，相当于全世界所有死亡的一半。人类对健康寿命的关心将超过关心寿命。《1997 年世界卫生报告》将重点放在主要的慢性、非传染性疾病，如癌症和心脏病、糖尿病和风湿病、神经和精神疾病。寿命延长所带来的益处有被慢性疾病所带来的负担抵消的危险。传染病所造成的危险正在继续。报告检查并解释了这些疾病的原因，阐明影响其发展的主要危险因素——从正在被研究证实的基因方面的原因，到目前快速变化的世界普遍存在的不健康生活方式所起的作用。本报告指明了国际行动在每个区域预防、治疗和康复中所起的作用
1998	Life in the 21st Century: a vision for all	21 世纪的生命：所有人的远景	寿命延长但没有质量的生活是一个虚假的奖励。因此，平均健康寿命比平均期望寿命更重要。报告提供了鼓舞人心的证据显示，在部分人群中老年人的残疾已经明显下降。在全球老龄化的时代，这不仅仅是关注老龄化的个人和社会的好消息，这是我们所有人的一个重要生命信号。我们慢慢地学会的生命中最重要的一课是：我们不仅要活得长，还要活得好。在延长寿命的同时拥有健康，更少地依靠别人。在 WHO 成立 50 周年时发表的这个报告，为我们提供了一个到 2025 年谨慎而乐观的远景：我们可以活得长、活得好
1999	Making a difference	发挥作用	报告回顾了 20 世纪人类在健康领域的革命性变化：生育率下降和平均寿命增加。这一卫生革命的成果，改变了人口的结构，促进了经济的增长。然而，并非每个人都受益于卫生革命的成果。在进入 21 世纪的时候，将有十几亿人并没有被卫生革命影响。报告指出，政策制定者在 21 世纪的头几十年将面临新出现的非传染病和伤害的挑战。同时还有没有完成的计划，即对传染病、营养不良和穷人因生育而致的各种并发症的预防和控制。报告认为，对没有完成的计划基本已有有效的措施，但对非传染病的预防和治疗目前还没有有效的方法。报告将控制疟疾和预防吸烟致死作为两大全球行动目标

年份	英文题目	中文题目	简　　介
2000	Health systems: improving performance	卫生系统：改进业绩	卫生体制为生命保护和生命改善及干预与有此需要的人们之间提供了很重要的联系。需要对卫生体制给予高度重视，以增强保健或确保资源的合理利用。报告回顾了卫生体制的发展，分析了各种卫生体制的不同的特点，并提出了一项共享目标和职能的统一框架。在三个重要目标的基础上，即提高健康水平和配置，增强符合人民正当愿望的体制的责任，以及确保公平的资金投入等，报告对卫生体制运行的指标检测方面有了新的突破。良好的运行关键依靠于高质量服务的提供。卫生体制还必须保护公民生病时不受资金风险的干扰，并且满足其获得充分保健的愿望。报告阐述了如何依靠各种体制在履行四项主要职能（服务提供、资源生产、资金和管理）的能力方面实现这些目标。详细阐述各项职能的几个章节，在如何评估体制的运行和利用现有资源取得更大成绩方面提供了新颖的观点和切实可行的建议
2001	Mental health: new understanding, new hope	精神卫生：新的理解，新的希望	精神疾患并非个人的失败。我们没有理由把有精神和大脑疾患的人排除于我们的社区之外。报告提出了新的理解和新的希望。科学和敏感结合可以打破真正的和人为的障碍，在精神卫生方面提供照料和治疗。WHO认为我们对精神卫生问题忽视得太久了，精神卫生对于个人、社会和国家的全面发展都至关重要，必须引起所有人的重视
2002	Reducing risk, promoting healthy life	减少风险，延长健康寿命	《2002年世界卫生报告》测定了重要的健康风险造成的疾病、残疾和死亡总数，以及有多少是可以在今后20年避免的。通过减少这些风险，可使各国人民在预期健康寿命方面取得重大增益。在疾病负担方面，全球十大主要危险因素是：体重过轻；不安全性行为；高血压；吸烟；喝酒；不安全的水、不安全的卫生设施和卫生习惯；缺铁；固体燃料释放的室内烟雾；高胆固醇以及肥胖。报告强调全球穷人与较富裕者之间的健康差距。例如，通过不安全性行为传播艾滋病病毒/艾滋病的影响是非洲和亚洲的一个沉重负担，以及由不安全的水、不安全的卫生设施和卫生习惯产生的疾病继续是许多发展中国家的祸害。这份报告有助于世界各国认识可以采取哪些对自己最合适、最经济有效的措施，减少本国人民的风险和延长他们的健康寿命。减少健康风险不仅是政府的责任，也是全体人民主要关心的大事
2003	Shaping the future	塑造未来	《2003年世界卫生报告》确认，全球卫生界的主要任务是弥合形成鲜明对照的生活状况之间的差距。基于过去的经验和成就，报告为塑造一个更加健康、更加公平的未来提出了可靠的战略。报告的中心思想是，卫生方面的真正进展主要取决于建立在初级卫生保健之上的更强大的卫生系统。在大多数国家中，如果不发展能够对目前卫生挑战的复杂性做出反应的卫生保健系统，则只能在实现联合国千年发展目标和其他国家卫生重点方面取得有限的进展。卫生系统一方面应将健康宣传和疾病预防相结合，另一方面应治疗急性病和进行长期保健。这项工作应在卫生保健系统的所有各级推行，目的是向所有人口公平地和有效地提供优质服务。严重急性呼吸道综合征和脊髓灰质炎根除的经验教训，形成了一项对艾滋病病毒/艾滋病作出紧急卫生系统反应的战略；相反，加强对艾滋病病毒/艾滋病的攻击将对加强卫生保健系统做出巨大贡献

附录Ⅱ（续）

年份	英文题目	中文题目	简　介
2004	Changing history	改变历史	世界正处于艾滋病病毒/艾滋病历史的关键时刻，当前出现了改变其历史进程的空前机遇。《2004 年世界卫生报告》所传达的最重要的信息是：今天国际社会有机会为我们的后代改变卫生历史和为人人享有更好的卫生保健打开大门。应对艾滋病病毒/艾滋病是世界最紧急的公共卫生挑战。25 年以前对艾滋病病毒/艾滋病几乎一无所知，而现在它却成为全世界青壮年的主要死因。已有 2 000 多万人死于艾滋病，并且据估计目前另有 3 400 万～4 600 万人感染艾滋病病毒。艾滋病病毒尚无疫苗和治愈的药物。这份报告号召采取预防、治疗、关怀和长期支持相结合的防治艾滋病病毒/艾滋病综合战略。迄今，在多数发展中国家治疗一直是最被忽视的领域。世界卫生组织及其合作伙伴把治疗差距宣布为全球的紧急情况，并启动了到 2005 年底向发展中国家 300 万人提供抗反转录病毒治疗的运动——这是迄今被视为最雄心勃勃的公共卫生项目之一
2005	Make every mother and child count	重视每一位母亲和孩子	儿童是社会的未来，母亲是这个未来的保护伞。然而今年约有 1 100 万 5 岁以下儿童将死于大部分可以预防的因素，其中 400 万婴儿活不过 1 个月，330 万婴儿胎死腹中，50 万妇女在怀孕期、分娩期或分娩之后的短期内死亡。《2005 年世界卫生报告》就母子大规模死亡原因及降低年死亡人数的措施进行了调查。报告包括两部分：一是专家分析了母亲、新生儿和儿童健康未取得进展的因素；二是提出了一系列综合性建议，以解决这些问题。首先要结束妇女儿童普遍缺医少药的问题，所有国家必须确保每一位母亲和孩子都能够享用医疗保健服务。母亲和儿童广泛享用医疗保健服务，需要卫生系统能够对全体居民的需求做出及时的反映，并提供保护措施，以防止由于不健康而出现的经济困难。为使这一计划得以实现，需要对卫生系统及医疗卫生人员加快投资。报告指出，母亲、新生儿和儿童的健康应该是健康权利的核心，而健康权利要通过公共基金和社会健康保险系统加以保护和提供资金帮助
2006	Working together for health	通力合作，增进健康	全球卫生人员约有 6 900 万人。这些人 1/3 受雇于美洲——多数在美国和加拿大——占全世界一半以上的卫生财政资源。然而在次撒哈拉非洲有全球 1/4 的疾病负担，却只有 4% 的卫生人员和不到 1% 的世界财政资源。目前全球卫生人员危机制约全球近 60 个国家卫生工作的改进。估计全世界大约短缺 430 万医生、助产士、护士和后勤人员，这在最贫困的国家最为严重，特别在次撒哈拉非洲最需要这些人员。恶劣的工作条件、疾病和移民造成的高减员率，以及没有能力振兴的教育系统反映出这些危机国家挑战的深度。报告指出，如何找到更好的平衡。通过围绕人员工作寿命的积极规划，从进入卫生培训、工作招聘直至退休，涌现出大量的政策方案，这些都能对提高卫生人员绩效做出贡献。所有国家都能立即提高人员的工作效率，但他们还必须着手预计前面会发生什么，并获得领导、管理和协调卫生人员必要的机构能力。本报告提出一份十年行动计划。强大而有生机的卫生人员队伍是对今天和将来卫生保健的投资。最终目标是造就这样的卫生队伍，他们能保证将卫生保健普及到所有国家的所有公民

附录Ⅱ（续）

年份	英文题目	中文题目	简　　介
2007	A safer future: global public health security in the 21st century	构建安全未来	《2007年世界卫生报告》标志着公共卫生历史上的一个转折点，可能成为半个世纪以来卫生安全方面最大的进展之一。它显示全世界怎样面临日益加大的疾病暴发、流行病、工业事故、自然灾害以及其他突发卫生事件的风险，这些事件可迅速变成对全球公共卫生安全的威胁。报告说明已于今年生效的修订的《国际卫生条例（2005）》如何有助于各国共同努力查明风险并采取行动，以便遏制和控制这些风险。《国际卫生条例（2005）》是必需的，因为没有其他国家的合作，任何一个国家，无论能力或财富如何，都不能保护自己避免疫情和其他危害。报告表明，一个安全未来的前景触手可及——它既是一种集体的愿望，也是一种共同的责任
2008	Primary Health Care: Now More Than Ever	初级（基本）卫生保健：过去重要，现在更重要	30年前提出的初级（基本）卫生保健是旨在提高弱势群体健康水平的一套价值观、原则和措施。初级（基本）卫生保健体现了卫生的整体观念，远远超出狭义的医疗模式。这种概念认识到健康不良和疾病的许多根源处在卫生部门的控制范围之外，因此必须采用涉及整个社会的广泛措施才能予以应对。这样做将能实现多项目标：更好的健康，较少的疾病，更高的公平性，以及卫生系统绩效方面的广泛改进。然而，今天即使在最发达国家卫生系统也不能达到这些目标，每年有1亿人因支付卫生保健费用而堕入贫穷，还有成百万人不能获得任何保健。问题的根源在于从富裕国家中的过分专科化到贫穷国家中由捐助者推动的注重单一疾病的规划，卫生系统已演化成拼凑在一起的零散部分。大量资源被用于治疗服务，忽视了可使全球疾病负担减少70%的预防和健康促进工作。WHO建议国家在体现初级（基本）卫生保健核心原则的四大政策方向的指导下作出卫生系统和卫生发展决策：①全民保健；②以人为本的服务；③有益的公共政策：所有政策考虑卫生；④领导力。争取实现这四项初级（基本）卫生保健目标，国家卫生系统就能变得更加连贯、更具效率和更加公平，并可极大地提高其有效性

资料来源：http://www.who.int/whr/en/index.html，2008年9月13日，12月8日访问

第三章 公共卫生的问题与挑战

第一节 人口转变与公共卫生

20 世纪，无论是发达国家还是发展中国家均经历了复杂的人口转变和流行病学转变过程。世界各国的死亡水平发生了剧烈的变化，生存概率不断提高，平均寿命不断延长，从而导致人口数量急剧增加。伴随着平均寿命的延长和生育率的下降，人口年龄结构发生了巨大的变化，人口老龄化成为一种普遍现象。人口老龄化和流行病学转变的共同作用对发展中国家的冲击最大。因为与发达国家不同，发展中国家将面临双重疾病负担，在继续与营养不良和传染病作斗争的同时，将不得不应付日益严重的慢性非传染性疾病的挑战。

作为一个发展中国家，中国在短短半个世纪经历了快速的人口转变。世纪之交，中国实现了人口再生产类型从"高出生率、高死亡率、低自然增长率"，到"低出生率、低死亡率、低自然增长率"的历史性转变，并进入老龄型人口国家的行列。改革开放以后，中国居民的膳食结构和生活工作方式发生了巨大的变化，这种变化势必对我国人口健康产生巨大而深远的影响。与此同时，中国正在经历明显的流行病学转变，人口的疾病模式正在从以罹患营养不良和传染病为主向以罹患慢性非传染性疾病为主转变，心脏病、脑血管病、癌症和精神疾患等慢性疾病正快速成为致死和致残疾最主要原因。人口转变、营养转变、生活工作方式转变、流行病学转变，均伴随着现代化、工业化和城市化的进程及更为广泛的社会变化，相互间存在着因果关系，并由此带来了一系列公共卫生挑战。

一、人口转变和人口年龄结构变化

（一）人口转变

人口转变（demographic transition）是指死亡率和生育率从高水平向低水平的转变过程，或人口再生产类型从"高出生率、高死亡率、低自然增长率"向"低出生率、低死亡率、低自然增长率"的转变过程。自从第二次世界大战以后，世界人口发生了前所未有的转变过程，这种变化在发展中国家尤为显著。20 世纪 50 年代初期，发展中国家的出生率和死亡率均处于很高的水平，经过半个世纪，死亡率呈现大幅度的快速下降，从 1950—1955 年的23.9‰下降到 1995—2000 年 8.6‰，出生率也从 44.3‰下降到 1995—2000 年 25.4‰（United Nations，2006）。与其他发展中国家同步，中国人口转变始于 20 世纪 50 年代初期。半个世纪之后，中国人口转变已进入"低出生、低死亡、低增长"的三低阶段。中国人口转变可以大概分为三个阶段，采用联合国最新估计的数据（表3-1）描述如下。

第一阶段：20世纪50年代初期到70年代初期，人口再生产类型从"高出生、高死亡、高增长"，转变为"高出生、低死亡、高增长"。这一阶段的显著特点是人口死亡率下降到一个较低的水平，人口死亡率的下降速度显著超过了人口出生率的下降速度。人口出生率从1950—1955年的43.8‰下降到1970—1975年的28.6‰，总和生育率从6.22下降到4.86。由于大力开展儿童计划免疫、传染病控制、初级卫生保健（尤其是妇幼卫生），以及营养、安全饮用水和环境卫生等方面的改善，人口死亡率呈现大幅度下降，从1950—1955年的25.1‰下降到1970—1975年的6.3‰，平均预期寿命从40.8岁增长到63.2岁。由于人口死亡率的快速下降，人口自然增长率呈现升高的趋势，从1950—1955年的18.7‰上升到1970—1975年的22.3‰。

第二阶段：20世纪70年代初期到20世纪末，人口再生产类型从"高出生、低死亡、高增长"，转变为"低出生、低死亡、低增长"。与第一阶段不同的是，这一阶段的显著特点是人口出生率呈现大幅度下降，人口死亡率稳定在一个较低水平。由于成功实施了世界上最有成效的人口控制计划，人口出生率从1970—1975年的28.6‰下降到1995—2000年的16.0‰，总和生育率从4.86下降到1.78。由于人口出生率的大幅度下降，而人口死亡率相对稳定，导致人口自然增长率显著下降，从1970—1975年的22.3‰下降到1995—2000年的9.3‰。

第三阶段：从20世纪末开始，我国人口总和生育率已经降到更替水平以下，人口再生产类型呈现出"低出生率、低死亡率、低自然增长率"的现代型人口增长特征。这一阶段的显著特点是人口转变进入低生育水平时期，人口自然增长率继续呈现下降趋势。

表3-1　1950—2005年中国人口出生水平和死亡水平的变化趋势

时期	出生率（‰）	死亡率（‰）	总和生育率	婴儿死亡率（‰）	平均预期寿命（岁）
1950—1955	43.8	25.1	6.22	195.0	40.8
1955—1960	36.1	20.7	5.59	178.7	44.6
1960—1965	38.0	17.1	5.72	120.7	49.5
1965—1970	36.9	10.9	6.06	80.8	59.6
1970—1975	28.6	6.3	4.86	61.1	63.2
1975—1980	21.5	6.7	3.32	52.0	65.3
1980—1985	20.9	7.7	2.55	37.8	65.5
1985—1990	22.3	7.4	2.46	31.4	67.3
1990—1995	18.2	7.1	1.92	29.9	68.7
1995—2000	16.0	6.7	1.78	28.0	70.4
2000—2005	13.6	6.6	1.70	25.7	72.0

资料来源：Population Division of the Department of Economic and Social Affairs of the United Nations Secretariat，World Population Prospects：The 2006 Revision and World Urbanization Prospects：The 2005 Revision.

（二）人口年龄结构的变化：人口老龄化和人口红利现象

作为人口转变的结果，中国人口年龄结构发生了巨大的变化。中国人口转变具有迅速转变性，无论是人口出生率还是死亡率变化速度和幅度均快于世界上绝大多数国家。中国快速的人口转变尤其是出生率从高水平上的迅速下降导致人口老龄化的迅速到来（表3-2）。根据联合国估计的数据，1950年、1960年、1970年、1980年、1990年和2000年我国60岁及以上老年人口占总人口的比例，分别为7.5%、7.2%、6.8%、7.4%、8.4%和10.1%。从表中数据可以看出，大约在20世纪70年代中国人口年龄结构开始老龄化，与我国开始实施计划生育政策的时间基本同步。到2000年中国人口年龄结构已基本转变为老年型，从1970年到2000年，中国60岁及以上老年人口从5 679万增加到1.28亿。在经济发展水平尚不高的情况下，中国进入了"未富先老"的老龄社会。中国人口年龄结构的变化可以直观地表现在人口年龄金字塔外观的变化上，图3-1是我国五次人口普查的人口年龄金字塔。1953年和1964年为典型的年轻型人口金字塔，底部宽大，上端窄小。1982年和1990年人口金字塔的形状发生改变，金字塔上下两部分形状有了明显的差异，上半部分是典型的增长型年龄结构，而底部呈现明显的收缩趋势。2000年的人口金字塔显示这种趋势更为明显。

表3-2　1950—2050年中国老年人口数量和老年人口比例

年份	60岁及以上老年人口		65岁及以上老年人口		80岁及以上老年人口	
	人数（万）	占总人口比例（%）	人数（万）	占总人口比例（%）	人数（万）	占老年人口比例（%）
1950	4 157	7.5	2 485	4.5	156	3.8
1960	4 752	7.2	3 177	4.8	234	4.9
1970	5 679	6.8	3 581	4.3	400	7.0
1980	7 387	7.4	4 743	4.7	433	5.9
1990	9 674	8.4	6 251	5.4	694	7.2
2000	12 778	10.1	8 674	6.8	1 143	8.9
2010	16 890	12.5	11 294	8.4	1 948	11.5
2020	24 328	17.1	16 957	11.9	2 855	11.7
2030	34 782	23.8	23 641	16.2	4 161	12.0
2040	40 659	28.1	32 176	22.2	6 674	16.4
2050	43 786	31.1	33 367	23.7	10 302	23.5

资料来源：Population Division of the Department of Economic and Social Affairs of the United Nations Secretariat，World Population Prospects：The 2006 Revision and World Urbanization Prospects：The 2005 Revision.

中国不仅是较早进入老龄社会的发展中国家之一，而且是21世纪上半叶人口老龄化发展速度最快的国家之一。根据表3-2数据，中国人口老龄化的未来趋势具有高速和高龄化的特点。2000—2020年，中国平均每年将增加578万老年人口。到2020年，中国60岁及以上老年人口将达到2.43亿，老年人口比例将达到17.1%。2020—2050年，伴随着20世纪60年代到70年代中期的新中国成立后第二次生育高峰人群进入老年，中国老年人口数量开始加速增长，平均每年增加 648 万人。2030—2050 年是中国人口老龄化最严峻的时期，老年人口数量和老龄化水平都将迅速增长到前所未有的程度。到 2050 年，老年人口总量将超过 4 亿，老年人口比例增加到 30% 以上。伴随着人口老龄化过程的是老年人口的高龄化。预测到 2020 年，中国 80 岁及以上高龄老人将达到 2 855 万人，占 60 岁及以上老年人口的 11.7%；到 2050 年，高龄老人将达到 1 亿以上，占老年人口的 23.5%，即大约每 4 个老人中就有一个是高龄老人。

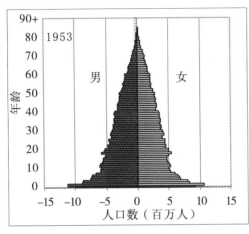
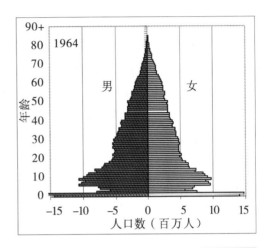
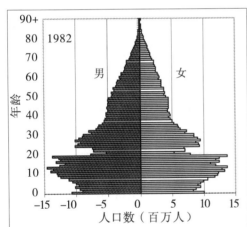
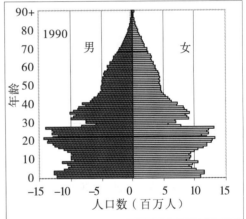
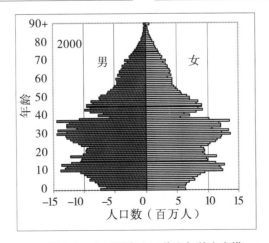

图 3-1　中国历次人口普查年龄金字塔

　　未来人口年龄结构的变化不仅表现为快速的人口老龄化，还表现为人口红利期的到来。10 年前，《世界发展报告》、《世界人口状况》等报告中就开始提出并采用人口机遇窗口（demographic opportunity window）、人口红利（population bonus）等理论，来解释发展中国家快速人口转变对经济发展的潜在贡献（穆光宗，等，2007）。人口红利是从人口机遇延伸而来的一个人口经济学概念。伴随着人口再生产类型的转变，人口年龄结构的变化依次经历从"高少儿人口比例、低老年人口比例、高人口抚养比"，到"低少儿人口比例、低老年人口比例、低人口抚养比"，再到"低少儿人口比例、高老年人口比例、高人口抚养比"三个不同阶段。在第二个阶段，劳动年龄人口比重高，人口抚养负担轻，人口生产性强，社会储蓄率高，有利于经济增长。这一人口年龄结构最富生产性的过渡时期通常被称为人口红利期（或人口机遇窗口），人口年龄结构对经济增长的这种潜在贡献就是人口红利。图 3-2 是 1980—2050 年中国人口抚养比（抚养人口以 0～14 岁少年儿童人口和 65 岁及以上老年人口计算），显示我国人口控制和生育率的下降为经济增长创造了 40 年左右的人口红利期。以人口抚养比低于 50% 作为判断人口红利期的基准，1990 年我国人口抚养比降低到 50%，开始进入人口红利期。2005～2015 年是中国人口抚养负担最低的 10 年时期，人口抚养比维持在 40% 左右。到 2030 年我国人口抚养比又回升到 50% 左右，人口红利期基本结束。

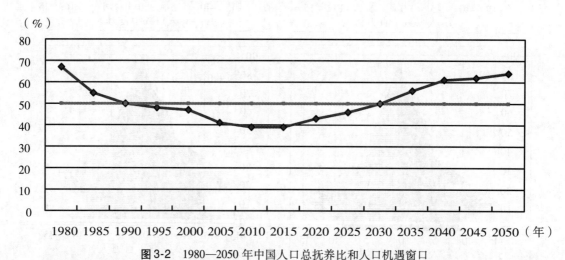

图 3-2　1980—2050 年中国人口总抚养比和人口机遇窗口

资料来源：Population Division of the Department of Economic and Social Affairs of the United Nations Secretariat，World Population Prospects：The 2006 Revision and World Urbanization Prospects：The 2005 Revision.

　　人口规模、结构和特征与人口健康状况之间有着密切的关系。中国快速的人口转变导致快速的人口老龄化，同时随着社会经济水平提高，人口的其他特征构成如城乡、职业、教育水平构成等也发生了巨大的变化。这些变化不仅对社会经济发展产生深刻的影响，也必然会严重影响居民的健康状况、健康模式及卫生服务需求的变化。

二、经济转型和营养及生活工作方式转变

　　30 年前中国开始了举世瞩目的经济改革，正处于从一个计划经济体制转向市场经济体制的转型阶段。改革开放 30 年来，中国居民的膳食结构和生活方式发生了巨大的变化，这种变化势必对我国人口的健康产生巨大而深远的影响。

（一）经济转型

经济转型是指一个国家或地区的经济结构和经济制度在一定时期内发生的根本性变化。自20世纪70年代末开始，中国从计划经济逐步向市场经济的经济转型，经历了持续快速的经济增长。在经济快速增长的同时，人民生活水平也有了很大的提高。农村居民纯收入，由1978年的133.6元提高到2002年的2 475.6元；城镇居民人均可支配收入，由1978年的343.4元提高到2002年的7 702.8元；农村和城市的恩格尔系数，分别从1978年的67.7%和57.5%下降到2002年的46.2%和37.7%（国家统计局，2003）。人民群众食品以外的消费需求包括精神文化需求迅速增长，住房、汽车、通信、信息、教育、旅游、保健和健康方面的消费快速兴起。伴随着经济转型，中国正从农业经济转向工业经济和服务经济，从一个封闭社会转向一个开放的社会，从同质单一社会转向异质多样性社会。

（二）营养转变

营养转变（nutrition transition）指的是膳食结构从相对单调饮食向多样化但以经过加工和动物食品为主的富含糖、脂肪的饮食转变，前者主要包括当地生长的谷类或淀粉根茎类食品，当地栽种的豆类、蔬菜、水果及有限的动物食品（除了富裕人口中），后者包括更多的经生产加工的食品和动物食品，含有更多的糖和脂肪，通常食用更多的酒类。亚洲人口的膳食结构正在发生显著的变化。典型的特征是：热能来自脂肪的比例显著增加，来自淀粉类主食的比例有所减少；主食由粗粮和豆类向细粮转变；蔬菜的摄入量明显减少等。总体来说，饮食的摄入体积减少，但能量更为密集（Popkin，Horton and Kim，2001）。

随着经济转型和人民生活水平的提高，中国人口的膳食结构也呈现类似的变化趋势。2002年中国营养健康状况调查结果说明，中国人口的平均热能摄入已稳定在9 600kJ（2 300kcal），可以认为总体而言中国已经解决了食物保障问题。1992—2002年10年间，农村居民的膳食质量有所提高，平均膳食谷类供能比已由71.7%下降到61.5%，脂肪供能比从18.6%上升到27.5%。与此同时，城市居民膳食结构发生了不利的变化，膳食脂肪供能比从28%上升到35%，大大超过了膳食脂肪供能比合理范围（陈春明，2006）。从膳食脂肪的变化可以很明显地看到一个从低脂肪膳食向高脂肪膳食转变的趋势。随着经济的进一步发展和人民生活水平的进一步提高，能量密集型食品的消耗量还会继续增长。有学者预测，从1993年到2020年中国肉类和乳类食品的消耗量呈现快速增长趋势，年增长率分别为3.0%和2.8%（Delegado，et al，1999）。

（三）生活工作方式转变

经济转型和经济的飞速发展改变着社会的各个方面：改变着社会状况，改变着人们的思维方式，改变着人们的生活和工作方式。最不可抗拒的变化之一，就是工作和日常家务劳动强度的降低和体力活动的减少。

图3-3显示了1975—2002年间中国就业结构的变化趋势。1975—2002年，从事农业的人口占就业人口的比例从77.2%下降到2002年的50.0%，从事工业和服务业的比例分别从13.5%和9.3%上升到21.4%和28.6%（国家统计局，2003）。上述数据反映了改革开放之后中国就业结构已发生了巨大的变化，职业从农业和体力劳动向工业和服务业转移，从以体

力劳动为主的职业向以长时间静坐的职业转变。随着职业从农业和体力劳动向工业和服务业转移，个体的能量消耗水平显著下降。

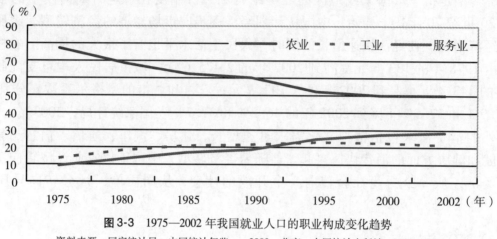

（%）

图3-3　1975—2002 年我国就业人口的职业构成变化趋势

资料来源：国家统计局. 中国统计年鉴——2003. 北京：中国统计出版社，2003：124

　　人们日常交通方式的变化从另一方面反映了个体能量消耗的变化。中国居民传统的交通方式主要是步行和骑自行车，这是一种带有"被动"意义的体育活动方式。近年来人们的日常交通方式也悄悄地发生着变化，正逐步向公共交通和汽车方面转变，尤其在城市和经济发达地区。大众传媒的发展和家用电器的普及使人们足不出户就可以获得所需要的信息，在很大程度上减少了人们的活动需要，降低了居民的家务劳动强度，进一步降低了个体的能量消耗水平。电视机在我国已经相当普及，城市居民彩色电视机的平均每百户拥有量从 1990 年的 59 台增长到 2002 年的 126 台；2002 年农村居民电视机（彩色+黑白）的平均每百户拥有量也高达 108.59 台，其中彩色电视机 60.45 台（国家统计局，2003）。电视机的普及使得长时间静坐看电视的人数显著增加，成为人们最主要的闲暇活动之一。家用计算机也正在快速走进千家万户，网民数量猛增；虽然没有确切的统计数据，但我国打"麻将"的人数数以千万上亿计，尤其在农村。上网和打"麻将"已成为我国另外两项长时间静坐的活动。我国另外一些家用电器如洗衣机、微波炉、电话、淋浴热水器等的普及，进一步降低了日常生活家务劳动的负荷，进一步降低了人体热能消耗水平。

　　（四）膳食结构失衡和体力活动减少：慢性病的重要危险因素

　　2002 年世界卫生报告提出威胁人类健康的十大主要危险因素为：高血压、吸烟、酗酒、胆固醇过高、肥胖症、营养不良、缺铁、不安全的性生活、缺少清洁水、固体性燃料释放出的烟害等（WHO，2002）。在这十大主要危险因素中，有五个是与膳食和体力活动有关的。该报告还指出，尽管到目前为止吸烟依然是导致死亡的首要因素，但在未来不良饮食和缺乏锻炼很有可能超过吸烟而成为首要死因。

　　大量流行病学调查证实，由于膳食结构失衡和体力活动不足，以致热能摄入大于消耗，从而导致超重和肥胖。儿童和成年人超重及肥胖已成为一个重要的公共卫生问题。中国儿童肥胖的流行发生虽然晚于发达国家，但正处于快速上升的初期，预计中国肥胖的增长速度会高于美国 20 世纪八九十年代（陈春明，2004）。1985—2000 年四次全国学生体质健康调查结果显示，1985 年中国大城市7~18 岁男女生超重率均略高于1%，肥胖率仅为 0.1%~0.2%；

其后，超重和肥胖率均成倍增长，男女生超重率分别从 1991 年的 4.5% 和 2.9% 上升到 2000 年的 11.7% 和 6.8%，肥胖率分别从 1991 年的 1.3% 和 0.9% 上升到 2000 年的 5.4% 和 2.9%（季成叶，孙军玲，2004）。成年人超重和肥胖呈现相同的趋势，中国居民健康与营养调查资料显示，1989 年调查的 8 个省份成年男女性超重肥胖率分别为 6.2% 和 11.2%，到 1997 年这一数值分别增长到 17.3% 和 20.7%（Bell，et al，2001）。按照保守的预测方法，即按照 1989—1997 年我国成人超重肥胖率增长速度的一半进行计算，到 2025 年我国成年男女性超重肥胖率将分别增长到 36.8% 和 39.7%（Popkin，Horton and Kim，2001）。

经济转型引起的膳食结构改变和体力活动减少是超重和肥胖发生率迅速升高的主要原因，而超重和肥胖又是一些主要慢性疾病如高血压、代谢综合征、糖尿病、冠心病等的重要危险因素。1995 年，中国与饮食相关慢性疾病而死亡的人数占死亡总数的 41.6%，预测到 2025 年这一比例可上升到 52.0%；1995 年中国人群中心血管疾病、脑卒中、糖尿病以及高血压由于超重所导致的比例分别为 12.2%、6.0%、22.7% 和 24.0%，到 2025 年将分别增长到 32.2%、13.1%、33.1% 和 53.3%（Popkin，Horton and Kim，2001）。换句话说，到 2025 年，1/3 的心血管疾病和糖尿病及半数以上的高血压将是由超重和肥胖引起的。

三、人口－营养－生活工作方式转变的后果——流行病学转变及公共卫生挑战

（一）流行病学转变的基本概念和基本模式

流行病学转变（epidemiological transition）这一概念是 Omran 在 1971 年提出的，是指人口所患主要疾病和主要死因从传染病向慢性非传染性疾病的长期变化过程（Omran，1971）。Omran 认为流行病学转变主要经历了三个时期：饥荒和传染病大流行期（the age of pestilence and famine）、传染病流行衰退期（the age of receding pandemics）、退行性和人为疾病期（the age of degenerative and man-made diseases）。之后，Olshansky 和 Ault 又提出流行病学转变的第四个时期（Olshansky and Ault，1986）。与第三个时期相同，这一时期慢性退行性疾病仍为死亡的主要原因，但死于慢性疾病的年龄大大推迟。Olshansky 和 Ault 把这一时期称之为"慢性退行性疾病延迟期"（the age of delayed degenerative diseases）。因此，Hugo 于 1986 年在 Omran 工作的基础上提出了流行病学转变扩展模式（表 3-3）。

根据死亡率和生育率开始显著下降的时间、变化的速度和流行病学转变的决定因素的不同，Omran 认为流行病学转变有三个基本模式：经典或西方模式、加速模式和迟缓模式（Omran，1971）。经典模式主要发生在西方国家。在西方国家，死亡率和生育率的显著下降始于 19 世纪，人口再生产类型从"高出生、高死亡"转变成"低出生、低死亡"大约用了 100～200 年时间。这一模式，死亡率和生育率的下降均相对较为平稳，是一个渐进的过程。影响转变的主要原因是社会经济发展和环境的不断改善，转变过程与现代化的进程基本同步。在转变的早期，医学进步所起的作用微乎其微，因为死亡率的显著下降发生在许多医学重大发现如抗生素问世之前，只是进入 20 世纪以后，医学的作用才逐步增强。

表3-3　流行病学转变：扩展模式

时　　期	死亡水平			死亡水平的性别和社会经济差异		主要死因	死亡率降低的主要原因
	IMR	e_0	e_{50}	性别	社会经济		
Ⅰ．饥荒和传染病大流行期：死亡率高且有波动	200	40	10	小	大	传染病流行、瘟疫、饥荒	饥荒减少，改善饮食和环境卫生，停止战争
Ⅱ．传染病流行衰退期：死亡率不断下降，主要发生在年轻人群	100	50	24	增大	大	传染病，但流行强度和频率减少	公共卫生、环境卫生改善、营养水平提高、医院发展
Ⅲ．退行性和人为疾病期：死亡率稳定在较低的水平	12	70	25	大	减小	退行性疾病如肿瘤和心脏病，以及意外伤亡	治疗水平提高，医学研究的突破和新技术的应用
Ⅳ．慢性退行性疾病延迟期：死亡率进一步下降，尤其在老年人群	9	75	30	减小	减小	退行性疾病和意外伤亡	生活方式改变（饮食、锻炼等），医学研究的突破与新技术的广泛应用

资料来源：Hugo，1986．IMR，婴儿死亡率（‰）；e_0 和 e_{50}，分别表示0岁和50岁时的期望寿命。

　　加速模式主要发生在日本、东欧和一些新的工业化国家和地区（如新加坡、中国香港）。与经典模式相比，转变开始时间要晚得多，但转变速度非常之快。一般认为在这一模式中，虽然社会经济发展在转变早期是导致转变的重要因素，但医学和公共卫生的进步在转变过程中起到非常重要的作用。

　　迟缓模式主要发生在大部分发展中国家。在过去的几十年中，死亡率呈现大幅度下降，尤其是第二次世界大战以后。与经典模式不同，现代医学技术的应用和公共卫生措施的实施如大规模使用杀虫剂、抗生素的应用，是死亡率下降的主要原因。而生育率的下降则明显滞后，导致人口数量的急剧增加。发展中国家的流行病学转变比较复杂，差异较大。因此，之后其他学者又提出逆转模式、两极分化模式，等等。

　　近年来，有学者提出了人口-营养-流行病学转变等概念（Popkin，Horton and Kim，2001）。人口转变、营养转变和流行病学转变，均伴随着现代化、工业化和城市化的进程和更为广泛的社会变化，各自反映了一个整体转变过程的某个侧面，相互间存在着因果关系，在时间上有一定的先后次序。因此，可将三者整合在一起形成一个更为一般的理论，即人口-营养-流行病学转变。生活工作方式在人口健康中的作用越来越显著，因此我们认为将其称之为"人口-营养-生活工作方式-流行病学转变"更为合理。人口-营养-生活工作方式-流行病学转变通常开始于人口转变（图3-4）。当某一人口经历广泛的社会变化、城市化和技术进步时，食物供应和膳食结构就会发生改变，同时可导致职业结构从以体力劳动为主的职业向以长时间静坐的职业转变，步行和骑车减少，汽车和电视使用增多，工作和家务更多地使用电器和其他减轻劳动强度的工具设备，收入结构也发生了改变。其结果是疾病谱也发生了根本的变化，心脏病、癌症和精神疾患等慢性疾病正快速成为全球致死和致残疾最主要原因。

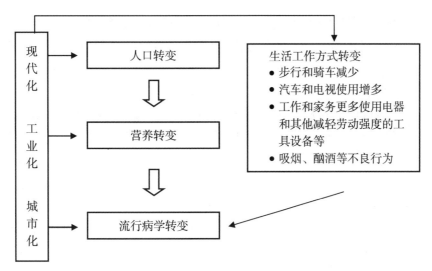

图 3-4 人口-营养-生活工作方式-流行病学转变

(二) 中国的流行病学转变

自从 20 世纪 60 年代后期中国在大城市首先出现慢性非传染性疾病取代传染性疾病成为主导死亡原因后，中国所有地区疾病模式和死亡模式均已发生了显著的变化。以死亡模式的变化为例，比较我国在 70 年代中期和 90 年代初期两次大规模以肿瘤为重点的全死因调查结果，可以清楚地看出我国人口疾病死亡率水平及其死亡构成的迅速变化（表 3-4）。在这 20 年间，传染性疾病死亡率呈现明显的下降趋势，如传染病（除肺结核外）死亡率下降 70%，肺结核下降 61%，包括肺结核在内的传染病死亡占总死亡的百分比从 13.1% 下降到 4.8%；而慢性非传染疾病的死亡率明显上升，如脑血管疾病死亡率上升 58%，恶性肿瘤上升 29%，心脏病上升 11%，这 3 类慢性病导致的死亡占总死亡的百分比从 29.43% 上升到 43.56%（饶克勤，等，2000）。

表 3-4 1973—1975 年和 1990—1992 年我国主要疾病死亡率及死因构成的比较

死亡原因	1973—1975 年		1990—1992 年		死亡率的变化（%）
	死亡率（/10 万）	死因构成（%）	死亡率（/10 万）	死因构成（%）	
传染病 *	51.01	7.67	15.1	2.5	−70.40
肺结核	35.55	5.34	13.88	2.3	−60.96
消化系统疾病	56.62	8.51	30.37	5.03	−46.36
新生儿疾病	31.25	4.7	18.37	3.05	−41.22
泌尿生殖系统疾病	12.43	1.87	9.04	1.50	−27.27
呼吸系统疾病	156.57	23.53	137.52	22.79	−12.17
损伤和中毒	60.29	9.06	66.16	10.97	9.74
心脏病	47.68	7.17	52.70	8.73	10.53
恶性肿瘤	83.25	12.57	108.26	17.94	29.43
脑血管疾病	64.46	9.69	101.93	16.89	58.13

资料来源：饶克勤，等，2000. * ：不包括肺结核。

根据 WHO 报告，慢性病已经成为全世界几乎所有国家成人的最主要死因，2005 年全球总死亡人数为 5 800 万，其中近 3 500 万人死于慢性病，占总死亡人数的 60%。卫生部发布的《中国慢性病报告》显示，慢性病也已成为我国城乡居民死亡的主要原因（卫生部，2006）。全国疾病监测系统资料表明，中国慢性病死亡人数占总死亡人数的比例，已由 1991 年的 73.8% 上升到 2000 年的 80.9%。2000 年城市和农村慢性病死亡人数占总死亡人数的比例高达 85.3% 和 79.5%。10 年中，一些严重影响居民健康的主要慢性疾病如支气管肺癌、肝癌、乳腺癌、脑血管病、冠心病、糖尿病，以及交通伤害死亡率均呈明显上升趋势。我国慢性病患病率同样呈现上升趋势。2002 年，中国 18 岁及以上居民高血压患病率为 18.8%，估计全国患病人数高达 1.6 亿，与 1991 年相比，患病率上升 31%，患病人数增加 7 000 多万人。2002 年中国 18 岁及以上居民糖尿病患病率为 2.6%，估计全国糖尿病现患人数 2 000 多万；与 1996 年糖尿病抽样调查资料相比，大城市 20 岁以上糖尿病患病率由 4.6% 上升到 6.4%，中小城市由 3.4% 上升到 3.9%（杨晓光，2005）。

（三）人口-营养-生活工作方式-流行病学转变带来的公共卫生挑战

我国人口的疾病构成和死因构成的性质已发生了质的变化，面临着传染病和慢性非传染病双重疾病负担。传染性疾病的重要性不断下降但仍然是影响人群健康的主要疾病，尤其在我国西部地区和贫困地区，同时慢性非传染病的绝对和相对重要性又不断上升。这种双重负担来自于新老传染病（如 SARS、艾滋病、性传播性疾病和结核病）的同时威胁，来自于营养缺乏和营养过剩的同时并存，来自于传统生活方式和现代生活方式的同时挑战，等等。陈竺院士在 2003 年中美公共卫生论坛上指出，当前全球存在着 3 种疾病流行模式：一是营养不良和传统的传染性疾病，患病与较差的经济状况直接相关；二是慢性非传染性疾病，患病与不良的生活行为和生活方式有关；三是新发传染病，患病与人口剧增、社会行为及公共卫生设施的不健全等有关。中国幅员辽阔、人口众多、地区间发展极不平衡，实际上存在社会二元结构、3 种疾病流行模式并存于不同地区甚至同一地区的状况。这使得中国公共卫生体系面临严峻的挑战，而人口转变及快速的人口老龄化使得这一状况更为严峻。

快速人口老龄化及未来老年人口的迅速增加，将导致人口慢性病患病率和慢性病患病人数的急剧增加。疾病谱从以急性病为主逐步转变成以慢性病为主的趋势主要与 3 种效应有关（World Bank，1992）。一是相对效应，即急性传染病比重下降而导致慢性病的相对重要性上升；二是人口学效应，即人口结构变化所引起的效应；三是绝对效应，即导致慢性病危险因素变化所导致慢性病的增加。拉丁美洲国家的研究成果表明，生育率下降、平均寿命延长等所导致的人口学效应，在疾病构成转变过程中所起的作用要明显超过危险因素变化所导致的绝对效应（Gribble and Preston，1993；Frenk，et al，1996）。有学者估计，当各年龄组患病率保持在 1998 年实际患病率水平不变，2000—2015 年间，由于人口老龄化的作用，慢性病患病率从 132.3‰ 增加到 166.8‰，增加 26%，慢性病患病人数从 1.67 亿增加到 2.83 亿，增加 69%；5 类影响我国人口健康的主要慢性疾病的患病人数增加情况如下：循环系统疾病增加 51%，肿瘤增加 39%，糖尿病增加 56%，老年慢性阻塞性肺疾病增加 47%，运动系统疾病增加 43%（饶克勤，等，2000）。

人口老龄化还导致残疾人口规模和残疾现患水平的大幅度上升。根据第二次全国残疾人抽样调查结果推算，2006 年全国各类残疾人总数为 8 296 万人，残疾人占全国总人口的比例为 6.34%。与 1987 年第一次全国残疾人抽样调查结果相比，2006 年各类残疾人总数增加

3 132万人，残疾现患水平增加1.44个百分点。分析结果表明，人口老龄化是导致这一变化的最主要原因。根据第二次全国残疾人抽样调查结果推算，全国60岁及以上残疾人约有4 416万，比1987年60岁及以上残疾人数增加了2 365万人，占全国残疾人新增总数的75.5%（第二次全国残疾人抽样调查办公室，2006）。

中国人口老龄化速度存在较大的地区差异，这种差异很有可能导致人口健康水平地区差异的扩大。尽管西部地区人口老龄化目前还不太严重，但由于过去几十年西部地区生育率水平大大高于全国平均水平，到2050年西部地区将是中国老龄化程度最高的地区。中国东西部地区、不同社会经济状况人群的健康状况存在显著差异，呈现两极分化。与东部地区相比，西部地区的人口生育率和婴儿死亡率较高，传染病、寄生虫病、地方病、呼吸和消化系统疾病、营养不良等仍然是主要的卫生问题。令人担忧的是，随着人口老龄化速度的加快，在未来几十年西部地区慢性病患病人口将成倍增加，并且由于相对较快的老化速度，西部地区慢性病患病人口的增长速度将有很大可能超过东部地区（宋新明，2000）。这一变化趋势可能会进一步扩大东西部地区人口健康水平的差异。由于西部社会经济发展水平较低，社会卫生条件较差，卫生保健水平还很低，与东部相比，西部地区同时应对新老卫生问题能力更加薄弱。

伴随着显著的人口转变和流行病学转变，遗传性疾病和出生缺陷所导致的疾病负担正显得日益突出，已成为我国重要的公共卫生问题之一。为推进发展中国家遗传性疾病和出生缺陷预防工作，1999年WHO和世界预防出生缺陷联盟联合召开了一次专家会议。专家会议报告根据全球人口健康转变规律指出，当一个国家或地区婴儿死亡率降低到40‰以下时，遗传性疾病和出生缺陷问题就成为重要的人口健康问题（WHO，1999）。在过去半个世纪中，我国婴儿死亡率已下降到2000年的30‰以下，一些发达省市如上海、北京2000年婴儿死亡已下降到10‰左右，达到发达国家的平均水平（游允中，郑晓瑛，2005），出生缺陷所导致的婴儿死亡占婴儿全部死亡的比例正在逐步上升。一系列研究还表明，早期损害是影响成年后慢性病发生的因素之一，生命早期的营养不良和健康潜能低下与在中老年所患的慢性病密切相关（Barker，1994）。许多常见的慢性病如糖尿病、高血压、冠状动脉病和精神疾患，是由多基因协同作用或多基因与环境因素共同作用的结果，具有明显遗传倾向（WHO，1999）。

随着人口转变和流行病学转变，老年健康问题尤其是老年人生活自理能力丧失和长期照料问题正变得越来越突出，人口的快速老龄化和老年人口的急剧增加使得老年人口对社会、医疗、护理的需求成倍增长，对社会和医疗保健系统提出了巨大的挑战。死亡率的不断降低和人口老龄化带来了一个与老年人口赡养和卫生保健负担密切相关的问题：增加的寿命到底是处于健康状态还是处于疾病或残疾状态？有资料显示，我国65岁时男女性健康预期寿命占预期寿命的比例分别为71%和68%，明显低于表3-5中所列的其他6个国家（WHO Kobe Center，2001）。更令人担忧的是，老年人生活不能自理的风险可能呈上升趋势。1994年和2004年国家统计局全国人口抽样调查中专门针对老年人的生活自理能力进行了调查。除个别年龄组外，2004年老年人各年龄组生活不能自理的比例均显著高于1994年。10年间城市和农村老年人生活不能自理比例都有所上升。城市老年人不能自理比例从1994年的5.3%提高到2004年的6.9%，农村老年人从8.7%提高到10.8%（杜鹏，武超，2006）。随着我国人口老龄化高峰的到来，这将严重影响我国未来老年人照料需求的服务总量和费用支出，对于日益众多的独生子女家庭来说形成严重的照料压力。

表3-5   亚洲7个国家65岁时预期寿命与健康预期寿命

国家	男性			女性		
	预期寿命（岁）	健康预期寿命（岁）	% *	预期寿命（岁）	健康预期寿命（岁）	% *
中　国	12.50	8.90	71.20	14.60	9.90	67.81
印　尼	11.62	10.86	93.46	12.87	11.34	88.11
马来西亚	11.30	10.49	92.83	13.20	12.13	91.89
菲律宾	13.61	11.62	85.38	13.69	11.57	84.51
朝　鲜	10.65	8.01	75.21	14.84	10.66	71.83
泰　国	12.95	12.21	94.29	15.58	13.89	89.15
日　本	16.22	13.84	85.33	20.03	15.91	79.43

资料来源：WHO Kobe Center, 2001.   * ：健康预期寿命占预期寿命的比例。

四、健康老龄化——实现人口红利和应对公共卫生挑战的重要策略

中国的人口结构、膳食结构、职业结构、工作和生活方式都在发生快速的变化，疾病模式也随之发生显著的变化，慢性疾病已成为影响我国人口健康的主要疾病，遗传性疾病和出生缺陷所导致的疾病负担及老年人口残疾和生活质量问题正显得日益突出，东西部地区之间、富裕地区和贫困地区之间的差异正趋于扩大。与此同时，我国正面临着新老传染病、传染病和慢性非传染病、营养缺乏和营养过剩、传统生活方式和现代生活方式等的共同挑战，加之人口、社会经济、环境等多种因素迅速变化的共同作用，使我们面对的人口健康问题更为复杂。

自20世纪70年代开始的30年中，新加坡、韩国、中国香港、中国台湾等一些东亚国家和地区之所以能够实现经济的快速持续发展，在一定程度上是成功把握了人口转变的机遇，充分利用了人口年龄结构优势。健康是关系人力资本发展的要素之一，要使人口红利变为现实是有条件的，其中很重要的一个方面就是要投资健康，提高劳动力人口及全体人口的健康水平，否则人口红利就会成为空话。人口老龄化是人口转变的必然结果，积极准备老龄社会的最佳办法就是促成健康老龄化。大量证据表明，与老化相关的疾病和功能减退是可以预防的，或者可以推迟它们发生的时间。在许多发达国家，过去20年中与年龄相关的残疾数量出现了大规模的减少。由于老年人残疾数量的显著减少，用于卫生保健的开支和负担也得到了相当程度的缓解。对于中国而言，在中国进入人口老龄化最严峻时期之前，如何把握人口机遇，积极实施健康老龄化策略，努力将人口年龄结构优势转化为超出稳态经济增长之外的额外经济成果，实现经济的可持续发展，对于应对人口老龄化所带来的挑战至关重要。

提高人口的健康水平关键在于如何在生命的早期提高人的健康潜能，并根据人的生命各阶段的健康需要实施健康保护和健康促进计划，在人的一生中保护和维持人的健康能力。针对新时期人口健康的特点和重要人口健康问题，既要实施传染病与慢性非传染病防治工作两手抓的策略，也应实施分年龄段的人口健康保护和促进策略。

（一）在整个生命进程中促进健康

生命进程的观点提供了一个很好的思路去探索如何应对人口-营养-生活工作方式转变对慢性疾病发生的影响及如何将健康保持到老年阶段。许多研究结果显示了生命进程观点在健康促进和提高人口健康水平中的重要性。Barker 发现英格兰和威尔士 1968—1978 年冠心病死亡率的地区分布与 1921—1925 年新生儿死亡率的地区分布出奇的一致，并根据人群追踪研究结果提出高血压、冠心病等一系列成人疾病与低出生体重有着密切的关系，据此提出了"成年人疾病的胚胎根源"假说（Barker，1994）。我国学者对我国人群中成年慢性病与低出生体重的关系进行了探讨，得出了类似的结论，如在控制了成年期生活方式之后，出生体重低于 2 500g 的成年人发生高血压的风险是出生体重高于 3 500g 的成年人的 3.1 倍（米杰，等，1999）。该研究结果还显示，单纯低出生体重时成年罹患代谢综合征的风险是出生体重及成年体重正常者的 2 倍，而低出生体重与成年超重/肥胖同时存在时成年罹患代谢综合征的风险是出生体重及成年体重正常者的 29 倍，表明成年超重/肥胖在低出生体重与成年慢性疾病病因关联中起着重要作用（米杰，等，2004）。

WHO 西太区办事处根据 WHO 的总体战略，在分析了本区域的社会经济卫生状况后，于 1995 年提出了西太区在 20 世纪末及 21 世纪的人口健康战略思想——健康新地平线（WHO，1995）。这一设想着眼于最大限度地发挥每个人的健康潜能。实现这一设想的重要措施是把人的生命进程分为三个阶段，即生命的准备阶段、中年生命的保护阶段和晚年生命质量的保持阶段，并根据生命各阶段的健康需要实施健康保护和健康促进计划。生命进程的观点认为，生命早期健康保健活动提高整个生命过程的健康水平并减少残疾。中年时期应当尽可能维持最佳的功能状态，并且预防和延迟慢性疾病的发生。老年时期重点应主要集中在保持独立生活能力，预防和延缓疾病的发生，以及提高患病和残疾老年人的生活质量（第二次世界老龄大会资料，2002）。

（二）建立健康的生活方式

我国坚持"预防为主"的方针，在传染病防治方面取得了显著的成就，老龄化社会的过早到来和慢性病防治任务的加重，同样要求我国必须坚持"预防为主"的方针，倡导健康生活方式。上述讨论还表明，我国至少有 50% 的慢性疾病与膳食和各种生活方式有关，如不均衡饮食、吸烟、酗酒、缺乏活动和体育锻炼等。早在 20 世纪 80 年代，我国研究显示不良行为和生活方式在致病因素中占 37%（梁浩材，1986）。因此，积极倡导健康生活方式是预防慢性病和残疾发生的一个有效手段。

通过采取生活方式干预措施在控制慢性疾病中已经取得了成功的经验，这是制定相关策略的重要依据。一些发达国家的流行病学转变已进入第四个时期，即所谓"慢性退行性疾病延迟期"，慢性退行性疾病仍为死亡的主要原因，但死于慢性疾病的年龄大大推迟。在这一时期，中老年死亡率显著下降，主要是由于某些慢性退行性疾病死亡率尤其是缺血性心脏病和脑血管病死亡率显著下降的结果，而生活方式的改变，如饮食、吸烟、饮酒、锻炼和生活压力的改变是慢性退行性疾病死亡率下降的主要原因。

（三）加强社区健康人群和高危人群的健康管理

我国正在逐步加强慢性病和残疾的防控工作，健康人群和高危人群的健康管理（health

management）是其中一项重要的内容。这需要开展慢性病和行为危险因素的监测，建立居民健康档案包括患病人群及高危人群档案资料；针对吸烟、酗酒、不合理膳食、缺乏体力活动等主要行为危险因素，有的放矢地开展各种干预活动，组织健康体检和疾病筛查工作；针对高危人群进行健康指导（如营养膳食与运动指导）及定期体检；针对高血压、糖尿病、心脑血管疾病等常见慢性病现患病例，进行管理、治疗及高危因素自我控制，等等。

（四）提倡个人责任和推动社会力量

能否实现健康老龄化，个人的行为和生活方式十分重要。虽然健康生活方式是预防慢性病的有效方法，但是要使个人建立和保持健康生活方式并非易事。如何使个人为自己的健康负责，是健康老龄化的关键所在。另外一个方面，个人的行为和生活方式会受到社会的影响，社会各个方面应尽力为健康老龄化提供支持。推动社会参与策略应由政府领导、创造有助于促进健康生活的社会和生活环境，如建立健康家庭、健康工作场所和健康社区。这样才能从个人到社会的各个层面建立健康的生活方式和健康的工作及生活环境，形成一个实在的健康老龄化社会。

（郑晓瑛　宋新明）

第二节　城市化进程中的公共卫生问题

一、引言

人类发展的漫长历史中，一个重要的人口现象就是人口城市化。18 世纪产业革命促使机器工业发展，而工业是集中性产业，因而促使人口愈益集中。进入 19 世纪，城市发展明显加快，1800 年世界城市人口比例仅为 1%，1900 年迅速增加到 13.6%，1950 年剧升到28.4%，1980 年又增到 40.9%。1998 年世界人口的 47% 住在城市地区，到 2006 年世界人口的一半住在城市，2030 年这一比例将达到 60%。目前，几乎城市人口的全部增长都发生在发展中国家里。1970—2020 年，全球城市人口将增长 20.6 亿，其中发展中国家占 92.9%；迄今为止世界城市居民中约 2/3 生活在发展中地区，到 2015 年将变为 3/4，2025 年将达到4/5。城市化是社会生产力变革所引起的人类生产方式、生活方式和居住方式转变的过程，具体表现为一个国家或地区内的人口由农村向城市转移，农村区域逐渐转变为城镇区域，城市规模的不断扩大，城市化国家或区域内的主体作用不断强化的长期性过程。城市的发展一方面使商品经济得到更充分的发展，另一方面也为居民提供了更加丰富多彩的消费产品和服务。但与此同时，城市化也带来环境污染、交通堵塞等种种问题，这些问题不仅影响到城市居民健康，也诱发了一些社会问题。

在城市化启动阶段，由于人口，尤其是农村人口增长过快，发展缓慢的农村经济容纳不了更多的劳动力，导致越来越多的人从农村流向城市寻求生计。但是在城市基础设施建设尚不完善的情况下，人口过度向城市集中产生了许多问题。这些人大多生活在缺水、缺电的贫民区或棚户区。这些地区居住面积拥挤，通风和污水排放条件极差，成为繁殖各种传染病的温床，加快了传染病的传播速度。1347—1352 年泛滥欧洲的黑死病导致死亡人数达到 3 000

万以上，在随后的 300 年里西方国家又多次暴发了各种传染性疾病，1849 年流行世界的鼠疫涉及 60 多个国家与地区，严峻的公共卫生局面促使欧洲各国开始关注城市环境整治和公共卫生设施建设。英国在 1875 年制定了世界上第一部《公共卫生法》，强制性规定了城市卫生设施和住宅的最低建设标准，在随后的 50 年里英国的城市规划一直由卫生部负责，后改由健康部负责①。城市住房的缺乏也进一步造成社会的不稳定。一些人因居无定所被迫走上犯罪道路，暴力犯罪、吸毒等作案率增加；不断聚集的城市人口增加了用水的压力，许多城市过度抽取地下水造成地面下沉，威胁到了城市市政设施的安全。此外，随着城市人口更加密集，人们赖以生存的空气、水、阳光都被限定在人工环境中。城市人口生存在排污、用水、通风、煤气、垃圾、贮藏等管道网络之中，更多地呼吸着自己排放的废气，充斥着现代化的噪音和室内污染、化学污染、光污染、低频辐射。工业生产和交通运输的过度集中，严重污染城市的环境，危害人们的健康。

二、城市化加剧公共卫生负担

（一）疾病谱改变

城市环境的污染、热岛效应、不良的生活方式，使高血压、糖尿病、癌症等、慢性病越来越多，疾病谱发生明显改变。同时，城市拥挤的居住环境、就业竞争的压力使人们长期处在高度紧张状态，并导致一系列精神疾患和犯罪、自杀等危害人类健康的问题。此外，城市高度集聚的居住条件、恶化的环境质量也为传染病的暴发和流行提供了有利的环境条件。解放初期，影响我国人民健康和死亡的主要原因是各种传染性疾病。随着城市用地规模不断扩大，自然景观破坏严重，人口密集，交通拥挤，环境污染，绿地紧缺以及生活方式的改变等，城市人群的疾病谱、死因顺位发生了改变。疾病谱的转变明显发生在 20 世纪 70 年代中期。当前我国城市居民传染病死亡率已由 1957 年的 128/10 万下降到 5/10 万，而肿瘤、心脏病和脑血管病死亡率分别由 37/10 万、48/10 万和 39/10 万上升到 147/10 万、115/10 万和 150/10 万；当前肿瘤和慢性阻塞性肺部疾病（COPD）分别为我国城乡居民的第一位死因，脑血管病居第二位；心脑血管病死亡率已高于日本、法国、比利时等发达国家。2001 年肿瘤、脑血管病、心脏病、COPD 和意外伤害死亡，分别占我国城乡居民总死亡的 82% 和 83%②。

我国卫生部、科技部、国家统计局公布的 2002 年我国营养和健康状况调查结论显示：城市膳食结构不尽合理，普遍缺乏体力活动导致慢性病大幅度上升。2002 年我国已有高血压和血脂紊乱病人各 1.6 亿，超重率 30.0%、肥胖率 12.3%；城市 50 岁以上的患病率：高血压 55%、血脂紊乱 46.0%、代谢综合征 30%，糖尿病 16.2%，糖尿病前期 16.0%，而患病率随着城市化进程不断加快而升高。慢性非传染病通常为终身性疾病，病痛和伤残不仅影响劳动能力和生活质量，而且医疗费用极其昂贵，社会和家庭负担不堪重负。1998 年我国仅县以上医院住院费用：肿瘤为 128 亿元、循环系统疾病为 97 亿元、糖尿病为 24 亿元，慢性非传染病医疗费用的增加直接拉动了我国医疗费用的迅速攀升。1998 年卫生费用占 GDP 的比例，已由 1990 年的 4.01% 上升到 4.75%，人均卫生总费用由 65.69 元上升到 302.60 元，其

---

① 张捷，赵民．编著．新城规划的理论与实践——田园城市思想的世纪演绎．北京：中国建筑工业出版社，2005：84
② 《慢性非传染性疾病预防医学诊疗规范》编写说明．中华人民共和国卫生部网站

上升速度已经超过国民经济和居民收入的增长。

（二）精神疾病增加

随着中国社会经济的快速发展，城市化和人口老龄化进程的加快，以及竞争力、失业、生活节奏变化等因素的影响，精神疾病对中国人民健康的危害越来越突出和严重。近十几年来，中国人群的疾病谱发生了重大变化——营养性疾病、传统的感染性疾病比重下降，与生活方式相关的疾病大幅增加，与神经系统、心理素质及环境变化相关的代谢性疾病、心身疾病、神经精神障碍等成了大量消耗医疗资源的疾病。来自我国卫生部的数据显示：在 20 世纪 50 年代，我国精神病总发病率为 2.7‰，20 世纪 80 年代以来呈上升趋势，目前已达 13.47‰，增加了 5 倍。现在总发病人数达 1 600 万人，其中精神分裂者 600 万人，相当于每 60 户中即有 1 例，并以每年 10% 以上的速度增加。目前，我国用于神经精神疾病方面的费用约占我国疾病总负担的 1/5，排名居首位。卫生部预测，到 2020 年这一比例将上升到 1/4。

我国 13 亿人口中，患有严重精神和心理障碍疾病的患者达 1 600 多万。患有不同程度精神或心理障碍需要专业人员干预的人数则更多，估计达到 1.9 亿人。也就是说，每 10 人中至少有 1 人存在心理问题，需要心理辅导。此外，数据表明我国 17 岁以下的儿童和青少年有 3.4 亿人，约 3 000 万人深受心理障碍困扰。此外，妇女、老人、自然或人为灾害的受灾群体等特定人群的精神和心理障碍问题也呈逐年上升趋势。正如中德友好医院筹备组组长、同济大学教授赵旭东指出："我们正在经历持续变动的'多样性'，如全球化、城市化、数字化等，这些变化无不牵动人们的喜怒哀乐，触动人的神经。在这个地理意义上很大但心理意义上却很小的世界，我们因为竞争不得不以邻为壑；我们拥有的越来越多，但是生活的意义、目的却渐渐不清楚了。"这一点生活在城市的居民感受尤其深刻，住房、工作、治安、情感等方面的压力无时无刻不压迫着人们。据北京心理危机研究与干预中心的调查，我国每年有 28.7 万人自杀死亡，另有 200 万人自杀未遂。自杀成为我国 15～34 岁人群的首位死因，全部人群的第五位死因。

深圳曾经是中国城市发展的典型样本，它集纳了诸多地方走向城市化的特征，如今深圳也是滋生抑郁的典型场所，其抑郁模式也将会在诸多的城市和城市新移民中间发生。2006 年 11 月，深圳市卫生局公布的一项调查显示，18 岁以上的深圳市民精神疾病①总患病率超过 20%，这是 10 年前患病率的 4.4 倍②。

这些问题的产生迫使许多国家和地区反思城市化，并采取了政策和行动纠正城市化进程中的偏差。近年来，一系列有关城市问题的国际会议召开以及政策的出台，为人类解决城市化过程中出现的问题带来了希望。

（三）流动人口和贫民窟

《世界报告 2007：我们城市的未来》指出：无计划、混乱的城市化进程给人类健康和环境质量造成沉重代价，在许多国家，还影响社会、生态环境及经济的稳定。如果全球发展优先领域不包括大规模的城市贫困，那么到 2030 年新增的 11 亿人口中，将有超过一半可能是居住在基础服务设施缺乏的"贫民窟"。生活在贫民窟中的穷人已经形成了独特的社会阶层

---

① 精神疾病并不是特指重症精神疾病，各种因精神问题引起的反应，如抑郁、焦虑、狂躁、失眠等都叫精神疾病。

② http://www.sina.com.cn.2007年08月11日09：12南都周刊.

以及独特的社会组织体系。资料显示，在过去 10 年中，印度大城市贫民窟人口呈不断增加的趋势。以首都新德里为例，它的总人口近 1 200 万，其中贫民窟人口从 224 万增加到 326 万。而号称拥有"亚洲最大贫民窟群"的孟买的贫民窟人数从 430 万增加到 585 万；加尔各答从 362 万增加到 431 万；其他三大城市金奈、班加罗尔和海德拉巴贫民窟人口也都达到了 100 万左右。我国的城市化呈现了与大多数发展中国家的城市化发展阶段一样的特征，即经济发展水平低的城市化、工业化水平低的城市化和缺乏农业生产率提高的城市化[①]。在城乡二元刚性结构中进行的城市化引发了很多问题，人口无序流动、过度集聚和由此引发的一系列城市发展问题；城市周围及城市中出现许多非法建筑而成的贫民聚居区，以及"城中村"[②]或"群租"[③]等。这些现象凸显了城市发展与流动人口生存条件之间的矛盾，反映的是城市化进程中住房供应的结构性矛盾。从客观上看，这些聚居区降低了农村人口、外来人口流向城市的门槛，也是部分资源缺乏型移民和城市低收入人群的无奈选择。但是这些无法达到基本卫生条件的居住区不仅无法保障其本身居民的健康，也给整个城市的资源生态系统和环境带来了压力和不稳定性。

（四）环境污染

城市是人口和经济社会活动最集中的地方，也是环境压力最大的地方。快速发展的工业化和城市大规模改造、开发给城市带来巨大经济效益的同时，也带来了严重的空气污染、水体污染、环境噪声和工业、建筑及生活垃圾污染问题。2005 年 6 月环境保护总局公布的《中国城市环境保护》报告指出：目前，我国城市总体上空气质量较差，在 2004 年检测的 500 个城市中，只有 38.6% 的城市达到国家环境空气质量二级标准，有 1/5 的城市人口居住在空气污染严重的环境中。城市空气污染包括烟尘、酸雨、光化学烟雾、可吸入颗粒物等，经过物理、化学、生物等作用和反应，形成复合型污染。空气污染和城市规模基本呈正向关系，大型城市空气污染明显重于中小城市，尤以人口规模在 100 万~200 万的特大型城市空气污染为最重。

此外，一些城市大量填埋城市的河、海、湖，用以造地、修路和盖房。这种错误的水系改造方式，致使许多城市优美的明河变成了暗渠，原来流动互通的水系变成了支离破碎的污水沟或者污水池。现在，全国城市中 90% 的河道受到了不同程度的污染，50% 以上的河道存在严重的污染。水质问题已经严重影响到了城市居民的饮用水安全。全国人大环资委主任委员毛如柏指出：在 46 个重点城市中，仅有 28.3% 的城市饮用水源地水质良好，26.1% 的城市水质较好，45.6% 的城市水质较差。黄河流域水资源保护局抽查显示，目前黄河干流近 70% 的城市集中饮用水水源地已不能满足水质标准，中上游的石嘴山市、包头市、三门峡市饮水功能区更成为水质达标"零分区"，2004 年全年无一天达标。水质差不但增加了水处理的成本，而且一些有害污染物将直接危及人体健康。世界卫生组织的调查表明，人类疾病 80% 与水污染有关。刘鸿亮院士指出，国内外由水中检出的有机污染物已达 2 000 余种，其

---

① 陆学艺，等著. 社会结构的变迁. 北京：中国社会科学出版社，1997：184.
② 城中村是城市扩张后在市区保留下来的一些村庄，是介于城市和乡村之间的一种非城非乡的聚落形态，同时也是一种城乡变异的社会形态。城中村是在工业化和城市化进程中出现的一种独特现象，这种现象在发展中的中国城市群中，无论是东部沿海地区还是在中西部内陆城市，都非常普遍地存在。
③ 上海等城市近年来出现新型租赁形态，即是指出租人将房屋分别向两个以上承租人出租或者承租人将承租房屋部分或者全部再转租给两个以上新承租人的行为。

中 114 种具有或被疑有致癌、致畸、致突变的"三致物质"，我国各地的水源中一般都能检出百余种有机污染物。

（五）城市经济发展和健康不公平性

公平性是社会文明程度的重要指标之一，保证社会成员得到公平有效的卫生服务是政府在卫生领域追求的重要目标之一。卫生服务的公平性是指社会成员应该以需求为导向获得卫生服务，而不取决于社会地位、收入水平等因素[①]。也就是说，具有相同的卫生服务需求的社会成员应该获得相同的卫生服务。卫生服务公平性应随着不同体制的国家，不同历史时期，以及不同的经济水平而不同[②]。卫生服务公平性评价应包括四方面含义，即健康公平性、卫生服务利用公平性、卫生筹资公平性和卫生资源（包括大型设备）分布公平性。其中健康公平性是指不同社会人权的健康公平相等或相似，健康状况分布均衡。反映人群健康状况的指标有患病率、死亡率、婴儿死亡率、孕产妇死亡率、期望寿命等[③]。影响健康公平性的因素有很多，如卫生资源短缺与配置不合理，贫富差距加大，广大城市流动被排除在城市医疗保障体系以外。这种狭窄的医疗保健覆盖面不仅有悖于社会公平原则，也直接导致卫生服务利用的不公平性。此外，教育程度、地理交通、乡村一体化管理、自然灾害等因素也影响健康的公平性。因此，城市经济发展并不必然导致健康公平性提高。以经济较发达的广东省为例，广东省妇幼保健院产科主任牛健民介绍，该院接诊的危重孕产妇中，8 成是流动人口。对于本地人口，城市的孕产妇死亡率低于农村；但居住在城市的流动人口，因为居住条件、经济条件等普遍低于常住人口，所以在城市的流动人口孕产妇死亡率高于农村，可达 50/10 万[④]。导致流动危重孕产妇的主要原因为：经济条件差、高龄生产、在家分娩等。

（六）交通事故

现代道路交通在给人们带来舒适、快捷享受的同时，也给人类的健康造成了一些负面影响，如交通事故。2005 年全国共发生道路交通事故 450 254 起，造成 98 738 人死亡、469 911 人受伤，直接财产损失 18.8 亿元。除了交通事故，城市交通对健康造成的危害还有尾气污染、机动车噪音及振动等。

1. 交通事故

道路交通事故是城市交通对健康造成的危害之首。它既是一个重要但又常常被忽视的公共卫生问题，也是一个经济问题。道路交通伤害不仅给全球和国家的经济带来损失，而且给家庭带来重大伤害。据世界卫生组织统计，在道路交通事故死亡人数中，15～44 岁年龄组占一半以上，73% 死者为男性，该年龄段正是创造财富最多的时期，当他们因车祸死亡或残疾时，其家庭将会发生严重的经济问题[⑤]。这些因道路交通伤害造成残疾而失去收入能力的家庭，还需承担照顾这些伤残家庭成员的额外花费，因此不得不变卖大部分财产，有些家庭甚至陷入长期债务之中。经济损失估算不仅应包括直接损失，还应考虑间接损失。直接损失应包括卫生保健和康复费用，间接损失应包括家务损失、幸存者损失和提供护理损失，以及亲

① 修燕，徐飚. 卫生服务公平性研究. 中国卫生事业管理，2002，(6)：328-329
② 姚有华，冯学山. 关于改善我国卫生服务公平性的思考. 中国卫生资源，2004，7 (1)：3-5
③ 徐凌中，炳媛媛. 卫生服务的公平性研究进展. 中华医院管理杂志，2001，17 (5)：265-276
④ http://www.sina.com.cn 2007年09月03日06：24 信息时报
⑤ 世界卫生组织. 预防道路交通伤害世界报告：概要. 日内瓦，2004

属的收入损失等。

近年来，虽然我国政府采取了一些措施，情况有所遏制，但形势仍十分严峻。2000 年中国的道路交通伤害导致损失 1 260 万潜在生产寿命年，估计价值为 125 亿美元，几乎相当于我国每年卫生经费预算的 4 倍。2002 年我国共发生交通事故 773 137 起，平均每分钟就发生 149 起交通事故，因交通事故死亡 109 381 人，平均不到 5 分钟就有 1 人丧生于交通事故，562 074 人因交通事故受伤，平均每分钟就有 1.07 人受伤。交通事故造成的直接经济损失就高达 33.24 亿元，间接损失更是无法估量[①]。

2. 尾气污染

据环境监测部门报告，我国大多数城市城区主要污染源已由工业污染转为机动车尾气污染。汽车尾气排放的主要污染物为一氧化碳（CO）、碳氢化合物（HC）、氮氧化物（NOx）、铅（Pb）等，也对人体造成一定的伤害，造成感觉、反应、理解、记忆力等功能障碍，重者危害血液循环系统，导致生命危险。对一些城市多年的监测结果显示，在车流聚集时的怠速状态下，汽车废气中的 CO 可达 $18.75 \sim 31.25 mg/m^3$。HC 的污染广泛存在于大气中，其中以多环芳烃化合物，尤其是苯并芘更应引起人们的关注。存在于城市大气中的苯并芘，$5\% \sim 42\%$ 是由汽油燃烧排放的废气而来，其浓度范围为 $0.1 \sim 60 mg/km^3$。HC 和 NOx 在日常紫外线照射下发生光化学反应，产生臭氧、过氧乙酰基硝酸酯、甲醛、丙烯醛等氧化剂，可形成光化学烟雾。汽油车排放的废气以气体为主，颗粒物相对少些。而燃烧柴油的汽车排放的废气中以颗粒物为主，其排放量是汽油车的 $20 \sim 100$ 倍。

CO：CO 与人体红细胞中的血红蛋白有很强的亲和力，其亲和力比氧强几十倍，亲和后生成碳氧血红蛋白（HbCO%），从而削弱血液向各组织输送氧的功能，造成感觉、反应、理解、记忆力等功能障碍，重者危害血液循环系统，导致生命危险。当人们长期接触低浓度的 CO 时，可引起头晕、头痛。

二、城市化促进公共卫生发展

（一）新公共卫生理念及实践日渐深入人心

虽然人们已经成功地运用预防接种、改善环境卫生、强化个人健康生活技能和优化诊断及治理等方法控制不同类型传播性疾病，但是无论发达国家还是发展中国家都存在着轻视预防重视医疗的现象。全球已有 3 500 万人死于慢性疾病，其中 1 700 万人死于心血管疾病，其中 1/3 为中年人，而亚太地区竟占了半数。与此同时由于全球化进程的加快，一些传染性疾病成为各个国家共同的挑战，如非典型性肺炎（SARS）、禽流感（Bird Flu）、艾滋病（AIDS）等。此外，老龄化的加重也导致医疗费用的不断上涨。如何促进健康、减少医疗保健费用，仍是是发达国家、发展中国家急需解决的问题。

随着经济的发展和社会的进步，人们越来越认识到健康的重要性。世界银行测算，在过去 40 年中，健康人群对世界经济增长的贡献率达到 $8\% \sim 10\%$，而亚洲经济腾飞有 $30\% \sim 40\%$ 的贡献率源于健康人群。我国城乡居民因疾病、损伤和早死造成的经济损失，相当于国

---

① 我国在 2004 年 5 月 1 日《道路交通法》实施以前，在道路交通事故的总数统计上，不包括农村一些车辆所发生的事故。此外，世界上大约有 80% 以上的国家对交通事故死亡率限定在伤后 30 天内死亡者，而我国则限定在 7 天之内。在厂矿、农场等自建的专用道路以及住宅楼群之间的道路上，施工作业路段，铁道路口与火车相撞等 7 种情况下发生的事故，也不在统计范围内。

民生产总值的 8.2%，相关的医药费消耗相当于 GDP 的 6.4%。此外，从投入-产出对 GDP 的贡献率（每投入 1 元钱的产出比）来看，地质勘探的比率超过 3，航空航天和健康领域的比率超过 2，即每投入 1 元钱的产出，地质勘探达 3 元以上，航空航天和健康领域达 2 元以上，而房地产投入产出比率只有 0.08。因此，近些年来推动国民健康的各项活动日益得到各国的关注。世界卫生组织 2000 年提出全民健康的目标，强调推广健康生活习惯、预防疾病、加强康复与健康服务。

在寻找问题的解决途径过程中，人们逐渐认识到健康不仅仅是一个简单的公共卫生问题，还是一个复杂的社会问题。正如联合国前执行主席詹姆斯格兰特博士所说："无论是工业化国家还是发展中国家，目前都站在标记清晰的通往人类保健之路的十字路口上。如果我们依赖医疗技术的道路，那么它将是一条崎岖陡峭的路，它将越来越多地消耗我们的资源，而取得的成就就越来越少，能够通过这条由于费用昂贵而日趋狭窄的道路的人也越来越少。相反，如果我们选择的路是在群众中普及卫生科学知识，使他们掌握自身健康的命运，那么，这条路就会越走越宽广，最终使人类大家庭的绝大多数成员向着'人人享有卫生保健'的总目标迈进。"1978 年阿拉木图宣言（Alma Ata Declaration）将医疗服务重新定位，指出其服务范围必须超越医疗界别，而且更要注重决定健康因素，教育、社会服务、环境、运输、城市规划等各个因素都将发挥各自独特的作用。由此通过与医疗界内外不同组织及单位分享健康理念，建立不同行业之间战略性伙伴联盟的新公共卫生理念以及实践逐渐进入人们视野。

（二）传统经济学发展观的衰败和新发展观的出现

20 世纪 60 年代以前，人们通常把经济的发展视为发展的全部，以经济增长问题涵盖发展问题，以单纯的物质财富增加为核心，以追求经济总量的扩大和分配公平为目标，认为经济的增长必然带来社会财富的增加和社会文明。无论是凯恩斯主义经济学，还是 1951 年联合国发表的《欠发达国家经济发展方略》，都将追求国民生产总值和人均国民收入的迅速增长视为发展政策的首要目标，甚至是唯一目标。在这种观念支配下，很多国家为了短期的经济增长不惜采用掠夺性的生产方式，致使环境破坏、生态失衡等事件频频发生。

随着现代社会经济的发展，传统发展观的片面性、局限性及缺陷表现日益突出，丹尼斯·梅多斯（Dennis Meadows）、J. 帕莫尔（J. Passmore）等各国学者相继对其展开批判。他们指出：传统的经济学发展理论以经济增长涵盖发展问题，这种发展观和价值观违背了现代文明理性本质。传统经济学发展观的理论假设之一是自然资源的供给能力和自然环境的新陈代谢能力是无限的，而实际情况恰恰相反，必须采用新的视角弥补以往的缺陷。1962 年，R. 卡逊《寂静的春天》揭开了可持续发展的序幕，提出两条道路的构想。1980 年 3 月，联合国大会首次使用了可持续发展概念。会议指出："必须研究自然的、社会的、生态的、经济的、以及利用自然资源过程中的基本关系，确保全球的可持续发展。"1987 年挪威前首相布伦特兰夫人在她主持的世界环境与发展委员会上提出："可持续发展是指既满足当代人的需要，又不损害后代人满足需要的能力的发展。"这一定义在经过发达国家和发展中国家的激烈争论，被 1989 年 5 月举行的 15 届联合国环境署理事会所通过的《关于可持续的发展的声明》中得到广泛认可，并于 1992 年在里约热内卢召开的联合国环境与发展大会上形成全球范围的共识。该声明指出："可持续发展，是指满足当前需要而又不削弱子孙后代满足其需要之能力的发展，而且绝不包含侵略国家主权的含义……可持续发展还意味着维护、合理使用并且提高自然资源基础，这种基础支撑着生态抗压力及经济和增长；可持续的发展还意味着在发展计划和政策中纳入对环境的关注与考虑。"可持续发展最常被引用的定义是：满足当代人的需求、又不损害子孙后代满足其需求能力的发展。主要包含五个要素：环境与经济是紧密联系，代际公平、代内社会平等，一方面要提高生活质量，另一方面要保护生态环境，注重公众参与。与传统的发展观相比，可持续发展观更强调后代利益应为一切活动的基本目标。

此外，出生于印度的诺贝尔经济学奖获得者阿马蒂亚·森（Amartya Sen），通过对"社会选择的公理到福利和贫困指数的定义再到饥荒的实证研究"指出，"发展可以看作是扩展人们享有的真实自由的一个过程。""发展要求消除那些限制人们自由的主要因素，即贫困以及暴政、经济机会的缺乏以及系统化的社会剥夺，忽视公共设施以及压迫性政权的不宽容和过度干预。"阿马蒂亚·森被誉为"穷人的经济学家"。他对贫困问题和饥荒问题的研究，体现了强烈的人文关怀精神。同时他运用新颖的视角对一些影响人类未来的重大问题进行观察和研究，如男女不平等的研究。他指出，对妇女的歧视主要来自男性，但这样做的结果不但使妇女本身受到伤害，而且到头来使歧视者也间接得到报应。此外，他也在《印度的阶级》一文中揭示，在经济、社会和政治政策的不同层面，对弱势群体的漠视不仅激化社会矛盾，也终将影响社会的发展。

总之，这些理论一方面表明人们对传统发展方式的反思和否定，另一方面也是对可持续发展模式的理性设计。学者的不断努力促使官员和公众进一步感受到生态环境退化对发展带来的影响，以及国家之间在生态学方面互相依赖的重要性，并下决心变革人类沿袭已久的生产方式和生活方式。

（三）健康决定性因素范围拓展

近年来，随着经济的发展以及人口老龄化比例的上升，工业化、城市化进程造成生活节奏加快，工作压力增大，加上饮食结构不合理、不良生活方式等导致的慢性非传染性疾病对人类健康的影响越来越明显，高血压、心脑血管疾病、糖尿病等慢性疾病的增加，降低了人类的生命质量。城市进程化的加快，生活节奏提高，贫富差距和就业压力的加大，也导致心理障碍人数上升，精神疾患增加。此外，新的传染病如艾滋病、传染性非典型性肺炎、禽流感等也屡屡发生并传播流行，而肺结核、霍乱、登革热、流行性出血热等老的传染病仍未消退。

在不断探索的过程中，新公共卫生等领域的专家学者越来越认识到城市居民的健康状况很大程度上取决于他们的生活条件和生活方式[①]。世界卫生组织认为，慢性非传染性疾病是外因、内因交互作用而生成的，内因占15%，外因占85%，其中社会条件10%、医疗条件8%、气候7%、遗传15%、生活方式60%，并将生活中明显影响人类健康的因素称为"健康决定性因素"。健康决定性因素包括：水的供给、卫生设施、营养、食品安全、卫生服务、住房条件、工作条件、教育、生活方式、人口的变迁，以及收入等等（图3-5）。

---

① 人们往往把19世纪主要应用工程技术措施来控制环境对人体健康影响的做法（关注"自然"环境对人的侵害）和观念（卫生观念）称之为旧公共卫生，而以生态学的观念把主要关注人类利用和改造自然（对自然侵害）、关注环境及其对人们健康影响的作法称为新公共卫生。

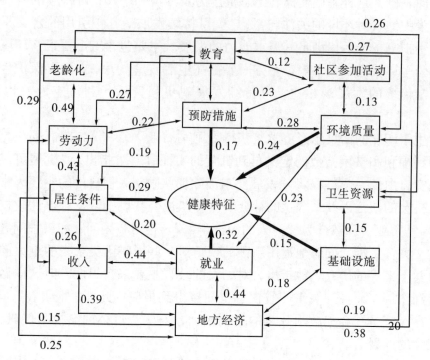

图 3-5　健康影响因素之间的关系及其对健康特征的贡献

（四）新城市主义的介入

第二次世界大战以后，随着美国等西方国家推行鼓励郊区化的政策及家庭小汽车的普及，西方国家掀起了一股郊区化浪潮，城市发展也以低密度郊区化蔓延为主要外在特征。在短短的几十年间，城市化空间的扩展就超过了历史以来的总和。然而，以低密度平房和小汽车交通为主体的郊区化发展，给城市带来了交通拥塞、空气污染、土地浪费、内城破坏、邻里观念淡薄等问题。人们逐渐认识到传统的规划和建设过分依赖房地产开发或交通工程的标准，而不是源于人性化的考虑和对当地特色的继承和发扬。这种规划导向使住宅缺乏可识别特征及明确界定的空间，使人们不能形成可认同的场所和家园感，难以获得起初向往的郊区生活的安定感和归属感。这一系列的问题，促使人们开始反思城镇规划理论和建设模式，希望寻求一种较为有效的解决途径。

彼得卡尔·索尔普（Peter Calthorpe）等学者开始了以矫正这些城市病为指向的探索，安德雷斯·杜安伊与伊丽莎白·普拉特·赞伯克等学者提出传统的邻里社区开发，而由普则倡导以公共交通为导向的邻里社区开发模式。进入 20 世纪 90 年代，这批志同道合的城市改革者和设计家正式打出"新城市主义"的旗号。1991 年，在约塞米蒂国家公园宾馆加利福尼亚地方政府委员会主办的会议上发表的《阿万尼原则》，被认为是新城市主义的"第一个正式宣言"。1996 年 5 月，在美国南卡罗来纳州查尔斯顿的第四次会议上发表共同宪章，制定了行动纲领和新城市设计思想。新城市主义强调的是，在统一的城市区域内重建现存城市中心和城镇，保护自然环境和建筑遗产，通过统一、有力的物质，构造维持经济活力、社区稳定和环境优化。促进邻居土地混合使用和人口多样化，社区设计同时满足步行、公共交通和私人汽车，在城市和城镇普遍建立公共场所和社区机构，城市建筑和风景符合传统特色和生态条件等原则。

新城市主义者认为，社区规划与设计必须坚持公众价值比私人价值更重要，强调邻里中心应由公共场所界定，配套公共设施和商业设施活跃氛围。建筑物不应该被看做是独立于周围环境的摆设，而应当与街道、公园、绿地、庭院和其他开放空间保持一致，并为空间限定作出贡献。此外，还注重每个街区都应当有不同的住房类型和土地使用方式，足够的灵活性，以便于根据需要更换功能。同时要求土地使用模式、街道布局和密度都应有助于使步行、骑自行车，呼吁公共交通代替私人机动交通方式的选择。新城市主义作为一种以再造城市社区活力的设计理论和社会思潮对健康城市运动产生了一定的影响，一些原则和设想逐渐被世界卫生组织及健康城市项目吸纳，并付诸实践和活动中，如强调公共优先等。

三、我国城市公共卫生现状及实践

我国城市化缓慢发展期为1952—1978年，城市化率从12.46%提高到17.92%，平均年增长率不到0.2%；平稳发展期为1980—2000年，城市化率从19.4%提高到36.2%，平均年增长率0.88%；预计进入21世纪中国的城市社会将进入高速发展期，到2025年城市化率将超过55%。如此迅猛的速度，在扩大效益的同时必然也产生了一系列问题。

首先，我国城市体系尚不健全，地区发展失衡改观不大。经过多年的发展，我国已初步建立了围绕中心城市，以大、中城市为骨干，以小城市及县镇为枝叶组成的城市体系，在区域经济和国民经济发展中发挥重要作用，但我国城市空间分布不均衡的局面依然存在。地区发展长期失衡不但会使部分地区人口过度集中，劳动力过剩，不利于城市化水平的提高，而且会带来一系列社会问题，最严重的是导致区域发展的恶性循环。

其次，我国城市化仍处于初始阶段，尚不能完全依靠工业企业的扩大再生产与资本的聚集吸引大规模的剩余劳动力，目前主要是依靠行政和地域的机械变动，以及第三产业的快速发展来吸纳剩余劳动力。而我国农民总数巨大，70%~80%人口生活在农村。在工业化过程中，我国采取了将农业和农村的剩余价值转移到工业和城市的政策，并将城市的困难问题向农村转嫁，形成了中国社会典型的"二元结构"。今后几十年内，随着城市化进程的加快，将有一部分农村劳动力转移到城市，所产生的住房、医疗、交通、就业等社会经济影响之大将难以想象。

此外，城市的基础设施建设落后，不能充分发挥城市功能。改革开放以来我国城市建设发展很快，基础设施状况虽然大有好转，但仍无法应对高速发展过程伴生的超高强度人类活动和过度排放的废弃物，以至严重的环境污染、生态破坏不断发生。从松花江危情，到广东北江险象、太湖的蓝藻暴发，不断敲响的警钟迫使一些地方政府不得不千方百计，寻找最佳的解决途径，即包括人的身心健康、城市生态环境的健康、社会人文环境健康的健康城市模式，既贯彻了"以人为本"的发展思路，又体现着"天人和谐"的可持续发展观，同时又满足最广大群众日益增长的健康需求，自然成为许多地方政府的政策选择。

在这过程中，SARS的暴发流行促使人们对公共卫生重新认识。2003年中国遇到了一场突如其来的重大灾害SARS，该危机很快从一场国内公共卫生危机转变为亚洲和全球性公共危机，对中国经济造成了严重影响，使中华民族经历了一次严峻的考验。在斗争取得阶段性胜利的今天，全社会都在思考如何能减少乃至避免SARS和类似疾病对人类的侵扰。破除人们生活中一些不科学、不文明、不健康的陋习，养成科学文明健康的生活习惯，防范传染性疾病的滋生和传播，已成为人们的共识。

　　SARS 流行同时为城市建设敲醒了警钟。经过一段时间的努力，人们逐渐认识到健康城市项目在解决城市化进程中公共卫生问题的重要意义。健康、城市、健康城市三个定义，包含着由个体到大众、由具体到宏观、由狭义到广义的健康新概念。健康城市不仅是人们对健康内涵和外延不断丰富和发展的产物，也是现代化城市发展的趋势。健康城市项目是促进地方健康政策的变革和创新，宣传解决公共卫生的新途径，探索将人人健康战略的基本原则和目的转化为实践的有效途径。该项目通过分清权责、理顺关系等机制，将社会不同的利益群体团结在公共卫生旗帜下。健康的人群、健康的环境和健康的社会应成为有机结合发展的一个整体，共同改善城市环境，扩大城市资源，使城市居民能互相支持，以发挥最大潜能。目前健康城市项目正在创建国家卫生城市（区、镇）的基础上向纵深方向发展，2007 年末中国卫生部、全国爱卫办为进一步响应世界卫生组织自 1980 年代以来倡导的健康城市活动，开始了全面建设健康城市（区、镇）的活动。因此可以乐观预见，我们将拥有健康的城市。

（周向红）

第三节　全球化与公共卫生

　　全球化与公共卫生之间的动态关系极其错综复杂。全球化过程就像一把双刃剑，一方面为有关卫生的新知识与新技术的传播带来了疾病监测、预防和治疗的新希望，另一方面对人类健康具有毁灭性影响的新型疾病与风险也以前所未有的速度增加，并且往往跨越国境在全球范围内传播。许多公共卫生问题越来越成为全人类共同面对的全球性问题，公共卫生问题的跨国化及其对人口健康越来越大的威胁一再昭示世人，世界各国在确认、预防、控制疾病和促进健康领域采取跨部门的国际合作已刻不容缓。

一、公共卫生问题的全球化

　　全球化时代公共卫生问题对人类构成的挑战是史无前例的。

　　（一）全球化过程致使慢性病迅速增多

　　心脑血管疾病、癌症及糖尿病等曾被当作富裕社会独有现象的慢性病，已开始出现在一些贫穷的第三世界国家。伴随营养膳食结构和生活方式的急剧转变，一些发展中国家死于非传染病和损伤的人数在迅速上升。中国总的疾病谱也出现了类似于发达国家的情形，即 80% 以上的死亡源于非传染性疾病和伤亡。此外，一些贫困者在遭受营养不良危害的同时，另一些人却受到肥胖症的困扰。

　　（二）社会、经济、文化生活的急剧变迁，使老传染病卷土重来

　　我国在 20 世纪 60 年代宣告成功消灭了性病，但到了 70 年代末性病开始死灰复燃。据报道 1980 年全国只有 48 例性传播疾病，但 1985—1989 年间的年增长率达到了三位数，平均约为 121%（Yang，2004）。报告全国梅毒的发病率由 1987 年的 0.08/10 万增长到 2006 年的 13.35/10 万，年增长率达到了 30.66%（国务院防治艾滋病工作委员会办公室和联合国艾滋病中国专题组，2007 年）。更具有挑战性的是，大流感、疟疾、结核病等传统疾病不断产生

变种，从而增加了抗药性。

（三）具有流行倾向并具有更大威胁性的新型传染病开始滋生和蔓延

像艾滋病病毒/艾滋病、SARS 和禽流感疫情等传染病，通过全球旅行不知不觉地跨越国界波及其他地方。这些传染病都是接触传染的，具有高致命性，并能在世界范围内传播，因而会对国际公共卫生安全构成更大的威胁。

艾滋病和 SARS 的传播表明，地球上任何一处出现的疾病可以通过人员流动广泛扩散。自 1981 年美国发现首例艾滋病病毒感染者以来，世界上几乎没有哪个国家或地区能将艾滋病挡在国门之外。像其他许多国家一样，发源于境外的艾滋病时疫不只是一个公共卫生问题，而是带有中国特色的发展挑战。作为地球村一隅，艾滋病危机正是在这种势不可挡的当代全球化风潮中，在中国改革启动后急速的社会转型过程中传入、传播并加剧蔓延的。据国务院防治艾滋病工作委员会办公室和联合国艾滋病中国专题组发布的《中国艾滋病防治联合评估报告（2007）》，截止到 2007 年底，中国现存艾滋病病毒感染者和病人约 70 万人（55 万~85 万之间），其中艾滋病病人约 8.5 万，当年新发感染者 5 万（国务院防治艾滋病工作委员会办公室和联合国艾滋病中国专题组，2007 年）。当前我国艾滋病疫情正处于由吸毒者、商业性工作者、同性恋男性等高危人群向低风险或无风险的一般人群大规模扩散的临界历史关口。

全球化过程使病原菌以史无前例的速度将疾病和死亡带到地球的各个角落。众所周知，2003 年春夏之交的 SARS 疫情起源于广东，但随即快速蔓延到我国内陆和世界上许多国家。这类传染病不仅对人类健康构成了巨大威胁，而且对一些国家/地区的社会经济与金融市场造成了巨大的冲击。例如，亚洲各国总的花销和商业损失高达 600 亿美元。这些疾病引发的全球性危机不仅直接威胁到国家安全，而且影响到全球安全。

全球化过程之所以会对全球公共卫生构成空前的挑战，主要是因为全球化增强了世界各国之间的依存性和依赖性。食品贸易的全球化、国际旅行的大增、广告和营销影响的全球传播、生活方式的改变、环境污染的加剧，以及国内国际频繁而大规模的人口流动等，使整个世界变成了一个经济依存日益紧密的地球村。例如，广告和营销使许多发展中国家丧失了传统的健康饮食和健康生活方式。再如，全世界航空公司每年运载的乘客高达 20 多亿人次，这使疾病很易于在短短数小时之内就在国与国之间传播（WHO，2007）。SARS 在半年之间传到了世界 33 个国家和地区，由此表明新发传染病沿国际航线向世界各地的传播速度被加快。

当今全球化增加了社会经济不平等，而社会经济不平等本身又加剧了健康不平等。经济全球化过程虽有助于创造财富，但却无力确保财富的公平分配。许多地方收入水平的不断上升并未直接转化为更好的健康结果，相反，由于地区与地区、国家与国家、穷人与富人，以及妇女与男性之间的发展鸿沟越来越大，不同人群健康状况和利用保健服务的情况也出现了较大差距。由于全球化对健康和其他社会服务提供的冲击，贫困人群首先成为受害者。宏观社会经济变迁引致的社会不平等与不公平，对公共卫生问题的全球化起到推波助澜的作用。

在全球化时代，人口和流行病学方面的转变与营养和行为方面的转变相结合，更增添了保护健康和降低风险与威胁的挑战。我国 1999 年就进入了老龄化社会的行列。据 2005 年全国 1% 人口抽样调查推算，2005 年底我国 65 岁及以上老年人口首次超过了 1 亿，达到 10 055 万，占全国总人口的 7.7%；60 岁及以上的人口为 14 422 万，占全国总人口的

11.03%（中华人民共和国统计局，2006 年）。伴随青壮年劳力大量外出务工，农村地区的老龄化更为严峻。预期寿命的增加也导致了慢性病增多。此外，抽烟、吸毒、酗酒、不良饮食习惯，以及缺乏身体锻炼等生活方式问题也使我国的双重疾病负担更为严重。

全球化过程导致的不平衡发展，以及与之相伴生的影响大众健康的问题，还远不止上面列举的几个方面。城市化、资源退化、环境污染、职业危害、交通事故，等等，均对公共卫生构成直接或间接的威胁。比如，城市化过程加快导致一些都市人满为患，居住场所过分拥挤并缺乏足够的卫生设施。放眼全球，很多公共卫生问题是历史遗留下来的，更多的则是因全球化过程而变复杂化了，或者因全球化冲击而前所未有地被凸显和放大了。

二、公共卫生干预行动的全球化

在当今全球化背景下，政治、经济、社会、环境等因素对公共卫生问题的影响越来越明显。无论传染病抑或自然灾害或环境变化对大众健康造成的打击，都很容易转变成对世界各地经济、社会和商业沉重而持续的打击。SARS 比以往任何疾病的暴发都更清楚地揭示了世界各地的紧密联系以及新流行病构成的全球性威胁。以往数十年的经验也表明，没有任何一个国家能孤立地独自防范疾病的国际传播。贫困、社会不公正、不健康行为、健康结构与寻求医疗卫生服务方面的巨大差距等，也都不是每个国家各自为战就可应对并解决的。

全球化增加了世界各国的依赖性和脆弱性。这种共同的命运也就产生了全球集体防御和共担责任的强烈需求，呼唤世界各地团结一致，以便通过协调一致的集体行动最有效应对这些考验。从这个意义上讲，正是公共卫生问题的全球化促使了干预努力的全球化。跨入 21世纪之后，全世界决定健康发展方向的各种努力越来越具有国际性。以世界卫生组织为主的国际组织在这个过程中发挥了越来越重要的积极作用。当前，国际社会对健康问题的关注和投入是前所未有的，卫生问题也从来没有像今天这样在国际发展议程特别是政治议程上占有如此重要的地位。

自 20 世纪 70 年代以来，以世界卫生组织为代表的国际发展机构一直致力于通过改善公共卫生和初级保健活动来推动健康方面的平等与公平待遇。1978 年世界卫生组织在前苏联阿拉木图召集的初级保健国际大会上发起了"2000 年人人享有保健"运动。1986 年在加拿大渥太华召集的第一届国际健康促进大会，通过了享誉全球至今仍被广泛引用的《渥太华宪章》。该宪章提出了全方位促进健康的 5 点战略：创造支持性环境；制定有益于健康的公共政策；加强社区行动；增强个人技能，以及重整公共服务的取向。

跨入 20 世纪 90 年代以后，在人类发展与人权背景下，国际健康政策对人口健康采取了更系统化和整合性的探讨。这最明显地体现在 2000 年 9 月 189 个国家首脑出席的联合国千年高峰会议通过的《联合国千年宣言》和据此确立的《千年发展目标》上。该国际文书综合了联合国在 20 世纪 90 年代各种全球发展大会上提出的发展目标，并进一步承诺最迟于 2015年实现贫困人口减半、降低儿童死亡率、促进孕产妇健康，以及防治艾滋病、疟疾和其他传染病等 8 项目标。这是国际社会迄今所做出的最雄心勃勃的发展承诺，也可以说是公共卫生领域国际合作的一个新里程碑。在这 8 个发展目标中有 4 个都与健康有直接和间接的关系，高瞻远瞩地将健康置于发展议程的核心地位，并将其视为社会经济进步的主要推动力。也就是说，卫生不再被视为只是消耗资源的，也被认为是能创造经济收益的。《联合国千年宣言》还鲜明地提出了公平、社会公正，以及为实现公平而共同承担责任等原则。

理念上的这种变化日益体现在有关健康与发展的国际政策与措施当中。例如，2005 年通过的《关于在全球化世界中健康促进的曼谷宪章》开宗明义提出，"《曼谷宪章》确定了通过健康促进处理全球化世界中健康决定因素所必须的行动、承诺和保证"。该宪章进一步推进了 1986 年第一届健康促进国际大会通过的《渥太华宪章》，并富有远见地为 21 世纪的健康促进提供了新的方向。《曼谷宪章》突出了不断变化的全球健康问题，并强调必须关注全球化对健康的影响，其中包括不断拉大的社会不公平、迅速的城市化、资源环境的退化，敦促所有利益相关方面在一种全球伙伴关系中共同努力，以履行承诺并执行各种战略。

由于世界卫生组织在国际公共卫生政策方面的积极推动，全世界在加强全球防范和应对共同挑战上达成了越来越多共识。《烟草控制框架公约》和《国际卫生条例》，即是国际公共卫生政策方面新进展的两个标志性成果。这两份具有法律约束力的文书代表了健康领域国际合作的新蓝图。两者都将公共卫生方面的预防措施提到新的高度，而且都涉及世界各国的共同脆弱性，以及全球团结一致加强集体保护的共同责任。2005 年 2 月正式生效的《烟草控制框架公约》，是世界卫生组织推动下通过的第一个具有法律效力的国际公共卫生条约，也是针对烟草问题的第一个国际多边协议，其主要目标是："保护当代和后代免受烟草消费和接触烟草烟雾对健康、社会、环境和经济造成的破坏性影响。"截至 2007 年 7 月，缔约国已达 148 个，涵盖了全球 80% 以上的人口，其中 145 个缔约国已批准该公约生效。该公约成为联合国历史上得到最广泛接受的条约之一。

新修订的《国际卫生条例（2005 年）》于 2007 年 6 月 15 日生效。该《条例》旨在管理并控制突发性公共卫生问题迅速国际传播所造成的威胁，以确保并改善国际公共卫生安全。该《条例》突破了过去只注重在各国边界地区进行被动防范的局限性，转而采取积极的风险管理战略，以便使流行病和国际关注的突发公共卫生事件在构成国际威胁之前就在源头上快速而有效地予以控制。世界卫生组织和各个缔约国都对此作出了承诺，要在限制流行病国际传播和其他突发公共卫生事件方面进行投资和开展国际合作，并使对国际旅行、贸易和经济造成的干扰降低到最低限度。这一国际文书为加强国际和国家公共卫生合作和应对能力提供了新机会。它的成功实施，必将有助于提高国家、区域和国际各个层面的公共卫生安全。

国际公共卫生领域的另一个新亮点是世界卫生组织将 2007 年的世界卫生日主题确定为"国际卫生安全"，并以此呼吁并敦促各国政府和各种组织"投资于健康，构建更安全的未来"。世界卫生组织同年发布的世界卫生报告——《构建安全未来：21 世纪全球公共卫生安全》，详尽描述了流行病暴发、工业事故、自然灾害及其他突发性公共卫生事件对全球公共卫生安全构成的威胁。为了应对公共卫生问题的全球化，世界卫生组织在《报告》中还就如何加强公共卫生安全向各国提出了 6 点建议：①充分贯彻新修订的《国际卫生条例》；②加强在疾病监测、疫情警报及应对方面的全球合作；③共享知识、技术和材料，包括病毒样本和其他实验样本；④加强卫生保健基础设施建设，以提高全球防病能力；⑤加强不同政府部门之间的合作；⑥增加各国和全球对于培训、监测、实验、反应系统和预防宣传方面的资源投入。

无论传统与新型的疾病负担，还是突发性公共卫生危机的潜在风险，都需要各个国家超越狭隘的自我利益在卫生方面分担责任并在履行责任时团结一致。尽管全世界在控制疾病和延年益寿方面从未拥有过像今天这样先进的科学知识与手段，但不容否认，在应对和治理全球化对健康的影响方面我们仍面临很多严峻的挑战。譬如，全球化浪潮在很大程度上削弱了主权国家控制其疆域内所发生的事件与行为的能力。许多权力正从国家之手转入企业家、银行家、媒体巨头及其他跨国力量的手中。全球市场发展加剧的经济竞争还增加了对政府开支的压力，在公共卫生领域表现为各国政府保护公民免受传染病侵袭和控制公共卫生事务的能力大为削弱。全球化过程扩大的健康不公平还加剧了弱势人群的健康风险。当前健康不公平仍是一个生死攸关的问题，全世界每年仍有 1 000 多万儿童和孕妇死于可以得到医治或预防的疾病，国与国之间的预期寿命竟相差几近 50 岁，一国之内则可相差 20 岁以上。这一切并不是不可避免的，而是极大的社会不公平的产物。

三、全球化背景下的中国公共卫生问题

像许多发展中国家一样，中国疾病谱出现了从以传染病为主变为以慢性非传染病为主的转变。心脑血管疾病、与吸烟有关的疾病、损伤、心理疾患等非传染病在死亡中占 80% 以上，但各种已知和可以预防的传染病，如流感、麻疹、疟疾等在农村及落后地区仍占相当大的比重。与此同时，中国也面临各种新发传染病的潜在与现实威胁。具有中国特色的发展道路及中国人口的规模与多样性，决定了我国所面临的公共卫生挑战的特殊性。但中国的情形也折射了资源匮乏而公共卫生问题头绪繁多的一些发展中国家共同面临的挑战。

自全国解放到改革开放前，对健康、教育等社会福利的投资一直是中国社会发展的优先关注目标。在广大农村普遍建立起了县乡村三级医疗卫生网、"赤脚"医生队伍和合作医疗制度，即"三位一体"的农村初级卫生医疗体制。直到 1980 年，全国已有约 90% 的行政村实行了合作医疗制度，形成了集预防、医疗、保健功能于一身的三级卫生服务网络，基本上实现了"小病不出村，大病不出乡"的目标（王绍光，2003）。合作医疗以其成本低、覆盖面广、扎根社区、非专业化、技术要求不高及文化上适宜等诸多优势，使大多数农村居民享有公平而费用低廉的医疗保健，从而大大提高了医疗卫生服务的公平性和可及性。

1978 年改革开放打开国门之后，中国社会经济发生了深刻变化。2001 年中国加入了世界贸易组织，标志着我国进一步融入了国际大家庭。史无前例的人口流动、迅猛发展的城市化、日益增多的非正规部门、逐渐市场化与私有化的医疗卫生部门，以及不断削减的政府对健康、教育及其他社会项目的投资等等，无一不与中国融入全球体系息息相关，从而公共卫生也必然产生了深刻的影响。

自 20 世纪 80 年代以来，国际上盛行的卫生部门改革也从根本上改变了许多发展中国家健康干预的政策环境。尽管中国的发展道路并未直接受国际货币基金组织、世界银行等国际金融机构在 20 世纪 90 年代推行的一套经济改革政策的左右，但中国无疑受到了当时盛行的"华盛顿共识"指导下的发展观的影响。其中心思想是削减政府在经济中的角色，让市场发挥主导性作用，因而大为削减对教育、保健等社会部门的投资（Kaufman，2005）。与国际健康政策演变相呼应的中国医疗体制改革及其弊端，也因充满各种悖论而被备受诟病。

改革开放以来，政府卫生资源的分配更多地投向城市的中高级医疗保健，国家作为初级保健提供者的作用因而大为削弱，各级医疗卫生机构为了经济生存不得不走上商业化和市场化的道路。在广大农村，医疗和保健负担几乎完全落到了农户和农民个人头上，从而使很多贫困者失去了就医的权利。与此同时，靠集体经济支撑的乡村两级初级保健在"家庭承包责任制"实施之后开始崩塌。自 20 世纪 80 年代起，合作医疗出现大面积滑坡，由改革前 85% 的农民参加合作医疗，下降为 2004 年只剩下约 10% 的村还存在合作医疗，而且主要集中在发达地区（中国农业年鉴编辑委员会，2006 年）。农村初级保健在医疗保健中的作用骤然下

降。农村"因病致贫，因病返贫"的现象触目惊心，农民"就医难，看病贵"也成为社会关注的热点和难点问题。公共卫生危机与生存危机互为交织形成了贫困者难以挣脱的"怪圈"。

SARS 的暴发凸显了我国尤其乡村公共卫生系统的缺失。这场危机引发的深刻社会经济政治后果，也促使各级政府重新审视应对公共卫生问题的能力并认真对待公共卫生全球化的问题。近年来，通过积极参与国际社会的干预活动以及各种国际合作，中国政府逐渐吸收并接纳了国际上广泛认可的象征人类文明进步的一些基本价值取向，其中包括公平、平等、伦理、人类安全，以及可持续发展等理念，进而引发了中国公共事务管理尤其是公共卫生管理方面的一些变革。政府最高领导层对大众健康已作出庄严的政治承诺，《国民经济和社会发展第十一个五年规划纲要》将公共卫生摆到了优先发展的位置上，健康目标也被融入更宽泛的经济发展政策的目标之中。

然而，全球化毕竟是一个漫长的过程而不是一次性事件。受我国经济社会发展水平的限制，再加上历史遗留的种种问题，我国公共卫生状况与国家作出的承诺还相去甚远，大众健康权利的促进与保护还面临许多棘手的新问题和新挑战，人人享有健康之路依旧任重而道远。中国的现实和国外的经验给予我们以下政策启示。

（一）经济增长必须同社会发展包括健康、教育等取得平衡

中国从计划经济向市场经济转型获得了前所未有的成功，经济年平均增长率几乎一直保持了8%～9%的"经济奇迹"。尽管如此，对健康的投资却没有显著增加。改革开放以来，我国公共卫生干预总是落后于经济发展。与吸烟有关的疾病和道路交通问题的惊人上升的两个例子就很说明问题。中国是世界上最大的烟草生产国和消费国。我国烟草行业发展迅猛，其税收一直位居前列，但国民却为此付出了健康的代价。人口增多固然是吸烟大增的部分原因，更主要的原因还在于吸烟率的提高。2003 年中国签定了《烟草控制框架公约》，但尚未批准该《公约》。道路交通事故是需要在经济发展与健康后果之间取得平衡的另一个例子。我国每年有20 万～30 万人死于交通事故，限速、系安全带和改善道路状况等都需要卫生、交通和公安等社会各部门协同努力予以解决。

（二）政府的责任不只是提供健康服务或健康设施，而是要改善所有人特别是弱势人群的健康结构

改革开放以来，各种在场与缺场、远距离与近在眼前的全球化势力交织在一起，导致了区域、城乡、不同社会群体，以及两性之间巨大的发展差异。地区、城乡、不同社会群体，及两性之间在政治、经济、社会权力的多重不平等，无疑已投射到人们健康状况和获取保健服务的不平等上面。从公共卫生全球化的背景下检视，我国农村人口不仅遭受传染病和慢性病的双重困扰，而且还受到营养不良、婴儿和孕产妇高死亡风险、交通事故甚至一些地方病的威胁，然而医疗保健却成为他们支付不起的商品。目前，我国东西部和城乡之间在预期寿命、婴儿与儿童死亡率，以及孕产妇死亡率等方面的差距十分惊人，令人担忧的是这种不平等还在继续扩大。

中国区域、城乡和不同妇女群体之间健康差距的最突出例子莫过于孕产妇死亡率了。贫困、医疗卫生的市场化、农村缺乏保健设施和医护人员，使农村妇女尤其是边远地区的贫困妇女难以获得产前检查、产后访视、住院分娩，以及妇科检查与治疗等基本保健服务。20 世

纪 90 年代以来，无论农村还是城市的孕产妇死亡率都在下降，但至今这一数字农村依旧是城市的 2 倍多。我国 10 万个活产中孕产妇死亡最低的 4 个省市（上海 10.8/10 万）、天津（12.2/10 万）、浙江（14.4/10 万）和北京（18/10 万）已接近发达国家的水平；而最高的 4 个省份（贵州 95.4/10 万、青海 114.5/10 万、新疆 123.7/10 万和西藏 310.4/10 万）依然高得触目惊心（卫生部，2005 年）。其中最低的上海和最高的西藏几乎相差 29 倍。而且城市的孕产妇死亡也主要发生在流动妇女当中。这一切在很大程度上折射了当下中国令人瞠目的社会与经济发展鸿沟。但迄今为止，除了孕产妇死亡率外，我国与健康相关的其他指标都落后于联合国千年发展目标的要求，其根本原因就在于地区和城乡之间的差异及公共卫生服务的低效率。假如没有较不发达地区的加速进步，中国则显然难以实现与健康相关的千年发展目标。因此，弱势人群需要被赋权，需要得到相关知识与教育，也需要得到降低风险和脆弱性的保护。消除区域、城乡、不同社会群体和两性之间越来越显著的发展鸿沟，成为中国未来可持续发展不可回避的重要议题。

（三）加强优质初级保健系统的重构

中国财政实行地方分权导致落后省份的地方政府空有责任而无资源。对收费服务的普遍依赖，致使贫困人口难以获得最基本的预防和治疗服务，包括免疫、产前检查以及安全分娩等。鉴于市场这只"无形的手"并不是万能的，国家理应在保障公民获取初级保健和社会保护上负起不可推卸的责任。这既是政府履行社会管理和公共服务职能的一项重要内容，也是中国政府对国际社会作出的庄严承诺。初级卫生保健是实现公平而普遍获得的最佳保障，也是确保可持续改善卫生结果的最佳办法。这不仅对于预防传染病和减少慢性病至关重要，对于应对突发性公共卫生事件也是必不可少的。重构这种初级保健系统，应从目前疾病治疗为中心转向以预防疾病和促进健康为取向。

（四）中国主要的公共卫生问题都存在跨部门的风险因素，有效的政策选择因而也应具有多部门的性质

当今世界各种突出的人类发展挑战——保健、教育、人口流动、妇女地位、就业、收入分配、社会保障、环境保护存在着互为关联的因果关系。促进和改善公共卫生是一项系统工程，不仅需要超越卫生系统的跨部门行动，而且需要把短期与长期目标结合起来的整合性干预。不仅政府各部门应联手行动形成合力，政府还应致力于调动民间社会尤其是非政府组织的力量共同致力于促进可持续的和更公平的卫生服务。

综上所述，公共卫生作为一种"公共产品"需要政府作出长久的承诺。国家应着力于重构廉价的并惠及所有公民的现代医疗体系和社会保障网络，以缓解区域、城乡、不同社会群体及两性获得医疗卫生服务的结构性不平等，从而逐渐打破贫困、不公正与不健康的恶性循环。人是发展的中心和经济发展的终极目标，这是全球千年发展目标运动的核心，也是中国政府小康社会愿景的精髓。近年来，中国政府在加快实行覆盖城乡的居民最低生活保障制度和建立新型农村合作医疗制度等方面已迈出了可喜的几步，国际上有很多可资借鉴的好经验和实践，我们理应在本土经验与国际经验的撞击中寻找并确定我国应对公共卫生问题全球化挑战的创新战略与对策。

（郑晓瑛　胡玉坤）

第四节　生物安全与生物恐怖

冷战结束以后，国际形势风云变幻，一系列影响国际安全和战略格局的重大事件相继发生，传统安全问题与非传统安全问题交织在一起，使国际安全局势发生重大变化。特别是以"9·11"恐怖事件为标志，恐怖主义史无前例地成为世界和平与国家安全真正的、现实的和主要的威胁之一。同时，新军事变革的深入发展、信息技术和生物技术等现代科学技术的广泛应用，已经并将进一步对未来生物威胁的方式和危害效果产生重大影响。随着世界局势的改变，国际军备控制与裁军形势也从 20 世纪末的高潮迅速滑入低谷，国际社会对生物威胁的担忧不断增强。"9·11"后的炭疽恐怖事件、各种新发传染病、2003 年的 SARS 疫情，以及至今尚未完全控制的禽流感疫情，更是以残酷的事实给国际社会敲响了警钟。作为大规模杀伤性武器之一的生物武器一旦成为恐怖组织或恐怖分子的袭击工具，将给人们的健康与生命，国家的政治、经济与安全，国际和平与稳定带来巨大威胁。因此，国际生物安全问题受到国际社会越来越广泛的关注。

一、生物安全及其相关术语的基本概念

2001 年炭疽恐怖事件之后，生物恐怖、生物安全、生物防御等术语经常见诸于政府或非政府组织的文件和声明中，在许多研究机构和学者的研究报告等材料及各种媒体报道中也频频出现。但对这些常见术语的概念却是仁者见仁，智者见智，莫衷一是，至今多数术语没有得到广泛认可的统一概念。不同专业人士大多从某个专业、某一侧面阐述或界定某一术语的概念。同一概念在不同的使用场合其所指内涵和外延的差别也很大。为了防止理解的误差，本节首先对"生物安全"及其相关术语的概念作一概要描述。

（一）生物安全

"生物安全"并不是一个新概念，20 世纪 90 年代以前，"生物安全"主要是指微生物实验室生物安全和农业生物安全。近些年，随着国际社会对生物恐怖、现代生物技术敌对应用和误用等问题的担忧，"生物安全"的内涵和外延得以扩展，不同的人、不同的语言环境，"生物安全"所指的含义可能不同。造成这种概念混淆的最主要原因之一是翻译问题。因为与"生物安全"相对应的英文词有两个，"biosafety"和"biosecurity"。在美、英等英语国家中，"safety"和"security"代表着不同的含义，但翻译成其他语言如中文、俄文、西班牙文时，这两个词被译为同一个词，中文将"safety"和"security"都译成"安全"。如我们说食品安全、实验室安全、婴幼儿安全等都指的是"safety"问题，而当我们提到联合国安全理事会、国家安全、核安全战略、地缘政治安全等概念时，这里的"安全"指的是"security"问题。为了改变这种混乱的局面，近两年越来越多的专家学者，甚至在一些官方表述或文件中，将"security"译成"安保"（也有的译作"安全保障"，甚至"保安"），如在核恐怖防御与核不扩散领域常提到"核材料安保"问题。在生物领域人们常用"生物安全（biosafety）"和"生物安保（biosecurity）"来区分这两种概念。

但即使解决了翻译上的问题，生物安全和生物安保这两个概念的内涵和外延还是模糊不

清，特别是不同专业的人对此有不同的答案。如从事病原微生物实验室管理的人在提到这两个概念时，是特指致病微生物的实验室安全防护与管理。其中"生物安全"，是指防止由于病原微生物错误操作或管理不当而造成实验室工作人员感染或环境污染和社区人群感染。"生物安保"，则是指防止病原微生物被（恐怖分子）恶意偷窃、转移，甚至释放。也有人使用简单明了的说法，即生物安全是防止病原体伤害人，生物安保是防止人偷走病原体。在农业领域，生物安全是指防范现代生物技术的研究、开发、应用以及转基因生物的越境转移，可能会对生物多样性、生态环境和人民健康产生的潜在不利影响，特别是防范各类转基因生物体释放到环境中可能对生物多样性构成的潜在风险与威胁。如卡塔赫纳生物安全议定书（the Cartagena Protocol on Biosafety）。生物安保，则主要是指预防和控制由于外来生物入侵给国家经济和安全带来的威胁。

因此，"生物安全"有广义和狭义之分。广义的生物安全对应的英文应是"biological security"。生物安全是国家安全的重要组成部分，它是指防范与生物有关的各种因素（包括生物战、生物恐怖、传染病、生物入侵、实验室意外泄漏等因素）对国家政治、经济、人民健康及生态环境所造成的危害或潜在风险。这个定义实际上包括了生物安全（biosafety）、生物安保（biosecurity）两方面的内容。本节关于国家生物安全策略或生物威胁给生物安全带来影响的讨论，使用的是广义的生物安全概念。

狭义的生物安全是指防止受到来自自然的或事故性的伤害，这种伤害是偶尔发生的、随机的或局部性的，对应的英文是"biosafety"，包括实验室生物安全，也包括在生物资源研究利用及生物技术发展的过程中给人类社会带来的安全方面的影响，如转基因食品安全、生物识别技术的安全问题，克隆技术、基因治疗、组织工程等带来的安全问题等。

生物安保是指不会受到人为的、故意的伤害，这种伤害可能是威胁到国家生存环境和质量的全局性的伤害，对应的英文是"biosecurity"。因此，生物安保问题是涉及国家安全的问题，如加强病原微生物管理的实验室生物安保问题，与生物技术两用性及其监控措施有关的生物安保问题等。

当然，安全问题与安保问题也是动态变化的，两者之间可以发生相互转换。例如，冷战中，恐怖主义在美国国家安全议题中地位并不突出。冷战后，尤其"9·11"袭击后，恐怖主义在美国国家安全问题中的地位明显上升，成为美国国家安全中的主要议题之一。再如，当生物入侵是由于无意行为或事故的原因，且只是少量发生、仅造成轻微损害时，生物入侵问题则被视为生物安全（biosafety）问题；但如果生物入侵的情况严重，已经或可能给国家带来重大损害，特别是如果生物入侵是人为故意造成的，生物入侵问题就上升至生物安保问题。

（二）生物武器、生物战与生物恐怖

1. 生物武器（biological weapons）

生物武器是指装有生物战剂的各种施放装置，过去也称细菌武器（germ weapons）。因此，生物武器包括生物战剂、生物弹药（或施放装置）和运载工具三部分。其中，生物弹药可以是炮弹、航弹、集束炸弹、安装在火箭或导弹弹头中的分散装置，也可以是安装在飞机上的各种布散器等。传统的生物武器是大规模杀伤性武器之一，是在生物战中用以杀伤敌方人员、动物，甚至植物的工具。为了把生物战剂安全地输送至攻击目标区，并按技术要求在目标区散布，使目标区的人员或动植物与战剂充分接触而感染，因此，生物武器是一种有相

当技术含量的武器系统。但作为恐怖分子使用工具的生物武器无论在剂的方面还是在释放或运载工具方面都可能要简单得多。

2．生物战（biological warfare or biowarfare）

在传统的生物武器防护学领域，生物战概念是指应用生物武器完成，生物战即过去的细菌战（germ war）。在英文字典中，生物战是指在战争（或军事行动）中使用致病微生物或生物毒素，造成人、动物失能或死亡或植物损害，以完成军事目的的行动。

3．生物恐怖（bioterrorism）

关于生物恐怖或生物恐怖主义的概念，一直以来不同国家、不同立场、不同专业的人对其有不同的理解。在2001年炭疽恐怖袭击之后，我国卫生部出版的《生物恐怖应对手册》中提出，生物恐怖是恐怖主义分子基于某种政治目的，以传染病病原体或其产生的毒素作为恐怖袭击之战剂，通过一定的方式进行攻击，从而造成人群中传染病暴发、流行或中毒，导致人的失能和死亡，以达到引起人心恐慌、社会动乱之目的而进行的罪恶活动。中国工程院于2005年陆续出版了《反爆炸、生物、化学、核与辐射恐怖活动的科学技术问题和对策研究丛书》，其中《生物恐怖防御》一书中将生物袭击、生物事件、生物犯罪、生物恐怖活动、生物恐怖事件或生物恐怖主义统称为生物恐怖或生物恐怖活动。西方的一些专家学者认为，生物恐怖是指出于宗教、政治、意识形态、财物或个人目的，使用或威胁使用生物剂，以对个人、某特殊团体或人群散布或增加恐慌和威吓的恐怖行为。

简单地说，生物恐怖即使用生物手段实现恐怖目的的恐怖主义行为。因此，依据恐怖主义的主体、客体、手段和目的等四大要素，本文对生物恐怖给出如下定义：生物恐怖是指任何个人或组织，对人、动物或植物故意使用或威胁使用生物剂及其有害产物，制造恐慌，伤害无辜，威胁其他个人、群体或国家，以达到某种政治、宗教、意识形态等目的的行为。

进入21世纪以后，由于国际安全与军控形势的变化，世界军事变革和经济全球化的深入，科学技术的进步以及人们现代生活方式的改变等因素，未来的战争模式、作战方式等都可能发生重大变化。同样，未来生物战的模式也可能与传统的生物战有所不同，如生物战的战场将扩大或模糊不清，生物武器的使用方式将更加多样化，生物武器的使用时间将更加灵活，从而使生物战的最终效果更加难以预测。近几年，在一些网站及相关文件中有时将"生物战"称为"生物行动（biological operation）"，并将其定义为通过使用生物剂从而造成人、动物的伤亡或植物损害的行为。同时，未来无论是生物战还是生物恐怖，隐蔽袭击的可能性都大大增强，生物战和生物恐怖之间的界限可能变得非常模糊，两者除使用目的的不同外，在攻击目标，使用的时间、空间与方式，使用的武器与物剂以及使用后果等方面都可能相似甚至相同。

二、生物恐怖对公共卫生安全的威胁

（一）生物恐怖袭击的历史

为了研究恐怖袭击的特点、危害等问题，自20世纪90年代以来，国际上一些研究机构收集了历史上曾发生的恐怖事件，包括生物恐怖事件的有关信息，构建了各种（生物）恐怖事件数据库，如美国蒙特雷国际问题研究所不扩散研究中心（Center for Nonproliferation Studies，CNS）的恐怖事件数据库。依据公开资料，1946—2005年，有资料记载的生物恐怖事件多达百余起。特别是 20 世纪 80 年代以后，生物恐怖事件发生的规模、频度有不断上升的趋势。2001 年的炭疽恐怖事件以后，生物恐怖进入历史上最猖獗时期。据统计，2001—2005年共发生生物恐怖事件 60 余起，其中主要是炭疽恐怖事件。历史上有重要影响的生物恐怖事件主要有下列案例。

1. RISE 事件

1972 年美国的几名大学生受到生态威胁论以及毒品滥用威胁论的影响，准备消灭人类以防止自然毁灭，再选取几个人作为精英重新开始人类新的文明。计划最后局限在佐治亚州附近的 5 个州。他们已经制备了 8 种微生物，包括伤寒、白喉和脑膜炎等病原体，准备用飞机喷洒气溶胶和污染城市饮用水的方法实施袭击。后来因细菌培养物被发现而终止，两个主犯逃亡国外。

2. 保加利亚叛国者事件

1978 年，保加利亚叛国者乔治·马柯夫（Georgi Markov）和夫拉德米尔·考斯托夫（Vladimir Kostov）先后遭到暗杀。暗杀使用的是一种特制的伞式武器，伞的顶端有装填了蓖麻毒素的微型金属弹丸释放毒素而中毒身亡。考斯托夫则因遭袭击时有衣服的遮掩而幸免于难。

3. 色拉污染事件

1984 年 9 月末，Rajneeshees 教徒在美国俄勒冈州的一家餐馆制造了用鼠伤寒沙门菌污染色拉的事件。引发的伤寒暴发至少涉及 751 人。虽然流行病学分析、实验室化验结果和官方的调查均证明这是一起有意的生物袭击，但直到 1985 年一个恐怖分子承认后这一结论才得到最后确定。

4. 潜水艇事件

1984 年 11 月 30 日，在大西洋某地一美军潜水艇浮上水面并向其联络处发出了可疑肉毒中毒的求救信息。进一步的调查证实，从地方订购的感恩节食品罐装蔓越橘汁被人为污染了肉毒毒素。事发 24 小时后，一恐怖组织声称与此次行动有关。此次生物袭击事件涉及两艘潜水艇和邦考（Bangor）潜水艇基地，3 天内潜水艇上中毒的 13 人中 10 人死亡，邦考基地中毒的 50 人中 40 人死亡。

5. 明尼苏达爱国者委员会事件

1991 年美国一些抗税分子和右翼爱国分子组成明尼苏达爱国者委员会，企图用蓖麻毒素进行恐怖活动，目标是美国高层官员和立法会成员。后来由于联邦调查局的介入使该活动未能得逞，4 人被捕。

6. 日本奥姆真理教事件

1995 年 3 月，恐怖组织奥姆真理教在日本东京地铁施放了神经毒剂沙林后，警察突击搜查了这个组织的实验室，发现其正在从事一项原始的生物武器计划。他们被指控正在开展炭疽杆菌、肉毒毒素和贝氏柯克斯体的研究。这个恐怖组织被查获的库房内有肉毒毒素、带有气溶胶化装置的喷洒罐。奥姆真理教的信徒被指控用炭疽杆菌和肉毒毒素在日本进行了 3 次袭击。另外，该组织在 1992 曾派人去扎伊尔寻找发展其生物武器计划的埃博拉病毒。

7. 甜点事件

1996 年 10 月 29 日—11 月 1 日，美国德克萨斯州医疗中心发生了一起 12 名实验室工作人员患急性胃肠炎的事件，这些人都吃了休息室内的甜点。调查证明，此次暴发是 2 型痢疾杆菌污染食品所致。细菌很可能来自该医疗中心保藏的疾病杆菌。从患者粪便和剩余食品分离的细菌与实验室保藏株不能用脉冲场凝胶电泳区分开。而实际上痢疾杆菌 2 型在德克萨斯州极少发生，该事件被认为是人为污染所致。

8．炭疽邮件事件

2001 年 10—11 月，在美国"9·11"恐怖事件后又发生了炭疽恐怖袭击事件。在这次事件中，共有 22 人发病，5 人死亡。此后，炭疽恐慌迅速在世界各地蔓延，陆续发生炭疽菌疑案的国家包括加拿大、法国、德国、英国、瑞典、奥地利、波兰、日本、墨西哥、以色列和新西兰等。数十个国家声称发现有可疑粉末的邮件，这其中有真有假，也不排除有杯弓蛇影、反应过敏者。

9．蓖麻毒素事件

2003 年元月，英国伦敦郊区查获恐怖组织的蓖麻毒素、原料及生产设施。2004 年 2 月 2 日白色粉末邮件再现美国国会，检验表明白色粉末是蓖麻毒素，但没有造成损害。

（二）生物恐怖袭击的基本特征

从历史上看，生物恐怖的实施主体形色各异。根据其自身特点，主要来源可分为民族主义组织、宗教性组织、反政府组织、种族主义组织、维护动物权利组织、反堕胎组织、生态保护组织、极端个人，以及未知恐怖组织或恐怖分子等。

生物恐怖的袭击目标不但遍及世界各地且复杂多样。据统计，1946—2005 年，生物恐怖事件主要发生在 30 个国家和地区。从发生数量来看，美国、英国、日本、德国、加拿大、以色列等排在前列，特别是在美国发生的生物恐怖事件的数量远远超过了其他国家，约占总数的 46%。从已发生的生物恐怖事件来看，恐怖分子的袭击目标主要有 5 类：政府目标，包括政府官员、设施和驻外机构；公众目标，包括民众及其生活场所和设施等，如人口密集的城区、大型露天广场、地铁、火车、学校等脆弱或敏感地区；商业目标，包括商业场所、设施和商品等，如大型超市、酒店餐馆等；军事目标（军事人员和设施）及其他目标。

无论是生物战还是生物恐怖，任何一种生物袭击方式都离不开生物入侵的三大途径：即消化道、呼吸道和皮肤。生物恐怖的袭击方式则表现为多样化。主要是通过污染水源和食物，如污染农村或城市的水源（或瓶装水）、酒店、餐馆、沙拉柜、半成品、食品超市等；另有大量案件是使用普通包裹、信件、报纸等载体；还有威胁使用自然媒介昆虫、啮齿动物、农药喷洒设备等；也可以通过空调系统、飞机喷雾、移动交通工具、高层建筑等喷洒气溶胶。这些袭击方式多数与人们的日常生活密切关联，因此无疑增加了侦检和预防的难度。除了真正的生物恐怖袭击以外，有的生物恐怖袭击并未使用生物剂，属于恶作剧或骗局。

（三）生物恐怖袭击的可能后果

生物恐怖发生后，可能造成的后果主要包括人畜伤亡（植物损害）、社会秩序紊乱和经济损失。可用于生物恐怖袭击的生物剂种类繁多，其作用对象不仅限于人，还可以是动物和植物，例如牲畜和农作物等。但生物恐怖袭击的主要目标还是针对人类。其后果具体表现在四个方面：疾病或疫情；环境污染；卫生资源的消耗与冲击；社会恐慌。

生物恐怖最直接、最严重的后果是造成疾病或疫情暴发，其形式可能包括：①中毒事件，由生物毒素或非（低）传染病病原体造成的食品或水源中毒；②散发病例，即在多处同时或相继发现散发病例（如炭疽袭击事件）；③局部疾病暴发，如污染面积较大，短期内可在局部地区出现大量同一病症的患者，造成局部疫情暴发；④全国甚至全球疫情暴发，如以气溶胶散布方式袭击，或使用烈性传染病病原体或进行隐蔽袭击，在这些情况下都可能引发大的疫情。生物袭击造成的人员伤亡包括直接人员伤亡和间接人员伤亡。直接人员伤亡，是由于暴露于生物剂或被传染而引发疾病或死亡；间接人员伤亡，是由于恐慌、焦虑引发其他疾病发病或死亡，或是由于卫生资源的消耗与短缺使其他疾病患者得不到及时有效的诊治而造成的伤亡。

生物恐怖袭击的另一个严重后果是可能对环境造成污染。有些病原体在特定条件下可以长期存活，例如霍乱弧菌在20℃水中能存活40天以上，Q热贝氏柯克斯体在金属、玻璃或木材表面能存活数周，而真菌的孢子和炭疽芽胞存活的时间则更长。20世纪40年代，英国曾在苏格兰西北部的一个小岛上进行了炭疽芽胞的播散试验，试验结束后进行了比较彻底的洗消，甚至焚烧，然而数十年后仍可从岛上的土壤中检测到活的炭疽芽胞，可见其危害时间之长。还有一些病原体在媒介生物如节肢动物和啮齿动物体内可以繁殖并传递给下一代，如果生物恐怖病原体袭击的地区存在宿主动物和传播媒介，可能会形成新的疫源地（如抗日战争时期，日军在我国使用细菌武器，留下了鼠疫疫源地等），这无异于一场生态灾难。

如果生物恐怖袭击造成大量的人员伤亡，它可能造成医疗卫生资源的大量消耗，给医疗卫生保障体系带来巨大挑战。这主要是因为：①病患数量难以预测。由于生物袭击效果受到许多因素的影响，因此，很难对生物袭击造成的病患数量进行准确预测。这要求各级医疗决策机构能根据具体情况及时作出判断，储备相对充裕的医疗资源。②医疗保障范围广泛，医学防护任务繁重。如果生物袭击的目标是人口密集的都市或是恐怖分子使用了烈性传染病病原体，其危害范围将不局限于直接受到袭击的区域。医疗部门要救治病人，还要组织所有暴露者和处置人员的个人防护和医学处置，污染区及救治区域的污染消除等，内容极其广泛、复杂。特别是突然出现大量患者的情况下，往往超过卫生防疫部门和医疗机构的负荷。而且，随着时间发展，如疾病呈暴发流行态势，需要消耗大量药物、试剂、疫苗、医疗用品、卫生设备和训练有素的医护人员等医疗卫生资源，甚至有可能在疫情得到控制以前，医疗卫生体系的资源难以为继，甚至崩溃。国外曾有人以肺鼠疫为例提出过以下设想：假设吸入1 000个活菌的人员中有50%出现临床症状，其中75%的人需要住院治疗，未接受治疗者有80%死亡。如果一个500万人的中等城市遭受袭击，在储备足够治疗药物并疏散1/3人口的情况下，将会有50万人需要住院治疗，死亡人数可达10万以上。这些推算虽然不一定准确，却足以说明医疗卫生防护救治工作的繁重。

此外，生物恐怖袭击将给公众带来巨大的心理冲击。对生物恐怖病原体和引发疾病的陌生感，特别是对传染病的恐惧，可以触发公众强烈的生理及心理反应，公众在寻求和接受免疫或治疗的过程中也会产生潜在的心理压力。在生物袭击发生后或存在生物袭击威胁时，人们常见的心理学反应有：对不可见恐怖病原体的恐惧，情绪沮丧，气愤，害怕传染，对恐怖分子、政府或二者兼有的愤怒，替罪羊感，被社会抛弃感，以及对政府社会机构失去信任，等等。随着袭击被确认以及媒体大量报道，暴露及未暴露的人都可能会经历急性的自发性唤醒，出现肌肉紧张、心动过速、呼吸加快（或过度换气）、出汗、颤抖，以及自我暗示等一系列的症状和体征。公众可能将这些表现和症状归咎于感染或中毒，从而涌入医疗机构求助，这些人与真正被感染的病人相互混淆，增加了医护人员鉴别诊断与处理的难度，也增加了医疗机构的负担。

生物恐怖袭击的后果取决于许多因素，包括生物恐怖袭击所使用的生物剂的种类和特性、袭击的方式、受攻击人群的易感性或脆弱性、气象及环境因素、应急反应与后果处理等干预措施的使用与效果等。由于上述因素的不同，生物袭击所造成的危害程度有很大差异。生物威胁谱的一端可为零伤亡或可忽略不计的轻微损伤，另一端可以是大规模的伤亡甚至于毁灭性灾难，中间的跨度可以很大。

（四）生物恐怖袭击的特点

1. 现实性

生物技术的普及和发展，加大了生物恐怖的可能性。生物剂的获得虽然困难，但也不是不可逾越。全世界大约有 1 500 个菌种库，有数不清的研究机构和自然资源，可以提供病原微生物或毒素。商业化的培养基和发酵罐到处都可以买到，并且价格低廉。恐怖分子不需要十分严格的生产条件，获得的生物剂纯度不一定很高，只要具备一定的传染性或侵袭性即可实施生物恐怖袭击。因此，生物恐怖威胁的现实性不容忽视。

2. 潜伏性

生物剂无色、无臭、难以察觉，从感染到发病有一定的潜伏期，有些病例在潜伏期内很难发现，但可能传染他人。

3. 传染性

生物袭击如果使用传染性病原体，病原体通过皮肤、消化道或呼吸道途径侵入人和动物机体而引发疾病，并能排出体外，感染他人、污染环境，使疾病得以传播扩散。

4. 散发性

与其他恐怖活动具有较大的不确定性一样，生物恐怖袭击也具有散发性的特点，发病人群分散、发病时间、地点不集中。

5. 隐蔽性

生物袭击不需要太多的特殊装备与手段，具有相当大的隐蔽性。生物恐怖材料可以放在食物中、饮料中、手提包中，甚至可以放在信封中邮寄，用常规侦测手段很难发现。

6. 突发性

恐怖袭击的时间、地点和人群难以预料。这种突发性决定了生物恐怖袭击非常难以在第一时间进行预防和控制。

7. 协同性

生物袭击可以与其他恐怖手段协同。恐怖分子利用常规恐怖手段的同时，可能同时使用生物手段。

三、生物恐怖的公共卫生应对措施

（一）公共卫生体系在应对生物恐怖威胁中的作用

与传统生物战相比，生物恐怖在实施主体、袭击目标、袭击方式、袭击目的和袭击后果等方面都存在差异。如果说传统的生物战是以由国家为实施主体，以军事力量和军事设施为主要袭击对象，因而反生物战的任务主要由国防部和外交部承担。而为了预防、应对由恐怖分子实施的、以平民为主要对象的生物恐怖威胁，世界级、国家级、地方级的公共卫生系统将发挥重要的、甚至是决定性的作用。

世界上多数公共卫生基层组织都在为应对自然界的健康危害（如传染性疾病）而竭尽所

能。因此，生物恐怖袭击对公共卫生的威胁可能只是略微增加了现有负担。但可以想象，它的规模或性质也许是医疗保健系统所不能处理的。对公共卫生机构来说，问题之一是优先权，即与其他紧急事件或灾难以及公共卫生的常规需要相比，对于生物恐怖袭击的准备应给予什么样的优先权。为了准备应对生物恐怖袭击，应该鼓励各国政府机构最大限度地使用现有的医疗卫生资源，特别是提高公共卫生系统的安全意识，将生物恐怖防御工作与公共卫生系统的建设及日常工作有机地结合起来，使国家公共卫生系统成为生物恐怖防御、维护国家生物安全的重要力量。

充分发挥公共卫生系统的作用，是由生物恐怖袭击的特性所决定的。从生物恐怖历史以及当前恐怖活动的特点来看，多数恐怖袭击都具有突发性和隐蔽性，人们事先无法知道恐怖袭击的时间、地点、方式和对象。在隐蔽性生物恐怖袭击后，由于疾病潜伏期的原因，可疑迹象的第一场所可能是医院门诊部，而不是事件发生现场，这种情况下对生物恐怖事件的第一反应者是医疗卫生系统的工作人员，包括门诊部医生或从事疾病监测数据分析的工作人员。因此，加强公共卫生系统的安全意识，使工作在一线的医疗工作者、疾病监测员、流行病学专家了解生物恐怖威胁的形势，掌握生物恐怖事件识别知识、提高异常突发疫情的鉴别与判断能力，对于早期察觉生物恐怖袭击迹象，及时、准确地采取应急和处置措施有着至关重要的意义。早期识别、早期干预是公共危机管理中减轻公共危机事件危害程度的关键。

此外，从提高政府管理的效率角度来看，由于生物恐怖事件为偶发事件，且生物恐怖袭击的危害程度差距很大，如果重起炉灶另开张，为应对生物恐怖单独设立一套应对系统，无疑对政府有限的物质资源和人力资源是一极大的负担。为提高政府资源的投入/效益比，应最大限度地使用现有资源，依附现有的管理结构，通过有效的制度安排，通过对日常工作的"再进一步、再深一点、再严一些"的责任扩展与界定，有效地防止生物恐怖危机的发生，加快生物恐怖危机的应对速度，提高应对能力。

为应对生物恐怖威胁，加强公共卫生系统职能的首要问题是加强全国的疾病监测系统的建设，以提高生物恐怖防御的侦察和预警能力；其次，是加强医疗工作人员的安全意识和异常疾病的识别、诊断和医学处置能力，特别是对于我国境内偶发或未发的烈性传染病识别与诊断，更应引起各方的关注；第三，应加强公共卫生系统中流行病学调查能力和群发疾病的应急处置能力。在任何突发公共卫生事件的应急处置中，流行病学专家都处于关键的位置，因为无论是早期的性质判断，还是其后的风险评估，以及整个事件中群防群治的应急处置原则的制定，都需要流行病学的调查结果和分析预测。由此可见，生物恐怖预防和应对是一复杂的系统工程，需要各个方面的协调和配合。

（二）生物恐怖袭击的应对准备

如前面所述，生物恐怖袭击具有突袭性、隐蔽性等特点。生物恐怖剂的范围大、不确定性高，生物恐怖袭击不仅能造成疾病、死亡，甚至大规模疫情的暴发，而且可能引起社会恐慌，干扰社会正常秩序和运转机制，造成巨大经济损失，甚至危及社会稳定和政治基础。因此，生物恐怖是关系到国家安全稳定的重大公共危机事件，防范生物恐怖威胁，制定生物恐怖防御策略，不仅仅需要借鉴传统生物防护理论，依据传染病预防与控制的基本原则，还应遵循公共危机管理（或风险管理）理论的一般原则。公共危机管理是政府组织相关力量对可能发生或已经发生的危机事件进行预测、监督、控制和协调处理，以期有效地预防、处理和消除危机，减少损失的行为和过程。从危机事件的发生过程推移可以把公共危机管理分为事前管理、事中管理和事后管理。也有专家将危机管理（crisis management）称为风险分析（risk analysis approach）。例如，世界卫生组织在其修订出版的《生物和化学武器的公共卫生应对措施：WHO 指南》中指出，生物袭击事件与其他紧急事件或灾难类似，因此风险分析原则同样适用于生物袭击事件的应对。从政府的管理职能来看，防止公共危机产生是一种前置管理。由于生物恐怖袭击的不确定性和造成灾难性后果的可能性，加强生物恐怖危机的前置管理尤为重要。特别是随着全球化进程的加速，世界已进入了"连锁"时代，许多事件的影响往往超出了国界，形成连锁反应，以至于"一个蝴蝶在巴西轻拍翅膀，可以导致一个月后德克萨斯州的一场龙卷风"。如果恐怖分子使用烈性传染病病原体，局部地区的散发病例可能在很短时间内得以蔓延，甚至波及全球。因此，防止生物恐怖事件的发生应成为生物恐怖防御的首要任务。

当然，生物恐怖事件的发生离不开国际、国内的政治和安全环境。要消除生物恐怖的威胁，应首先采取合理、有效的措施消除恐怖主义的滋生环境，从国际政治、国际安全、国家立法，以及宗教、文化、管理等各个角度，对诱发恐怖事件的环境、条件和初始因素进行控制和防范，从而减缓或防止生物恐怖危机诱因形成的叠加效应，有效避免生物恐怖危机事件的发生或降低事件的影响。这些预防措施毫无疑问是至关重要的，但对于公共卫生系统来说，针对生物恐怖的特殊性，在生物恐怖防御策略中应适当加强的预防性措施包括以下内容。

1. 加强生物恐怖威胁的风险评估

威胁分析是涉及多种学科的活动，需要来自国家执法机构、情报、医学和科学团体的参与。它的目标是确定生物恐怖的可能袭击对象、可能使用的物剂，以及可能的使用时间，并评估事件发生的可能性及其后果。只有这样，才能对资源配置作出公正合理的决定。威胁的程度也与社会功能的潜在弱点相关。脆弱性分析可以确定暴露于生物危险时可能发生的情况和应对系统的弱点，从而确定目前对紧急事件的处理和应对能力。因此，这需要对需求和能力进行评估。用确定后的需求衡量现有资源，即进行所谓"缺口分析"，以发现不足，并客观、系统、深入地分析生物恐怖的威胁程度和风险大小，提出相应的准备与应对策略。

2. 高度重视和全面加强病原微生物的生物安保工作

与国家级生物武器计划的情况不同，恐怖分子并没有可供其任意选择的国家微生物剂资源，任何恐怖组织或恐怖分子个人若想实施生物恐怖袭击，必须首先获得可用的生物剂，因此以生物剂安全保障为核心的生物安保措施不但是防止生物武器扩散的重要举措，也应成为生物恐怖防御体系中的重要组成部分。

3. 加强公共卫生系统能力建设

建立生物恐怖应对系统本身就是一种先发制人的减轻风险的策略。如果攻击者知道一次袭击会被很快而且有效地处理，那么进行这种袭击的想法就会大大减弱。因此，必须制定一套准备方案，包括设备和补给的储备、紧急事件处理程序和适当的训练计划。特别是对警察、消防员、紧急事件医务人员，以及包括医生、流行病学家、兽医和实验室人员等公共卫生人员的训练。虽然必要的培训和教育很昂贵，但这可能是对付生物恐怖袭击最经济有效的医学准备措施。因为生物暴露的早期诊断对治疗和应对方法的选择很重要，所以准备工作中应该包括建立检测实验室（或者大范围的实验室网络）。此外，还应储备特别需要的设备、抗生素、药物或疫苗，并规划分配系统或指定快速供应的来源，以便在需要的时候提供给暴露人群。

4.制定公共信息和通讯方案

在事件发生前还需要拟定详细的信息公布和通讯计划，以便在适当时机通过适当的途径和方法向公众提供适当的信息，使公众消除对生物恐怖的神秘感。构建一套良好的媒体方案是必不可少的，它在事发前可用于教育，在事发后可以避免过度反应。

5.应对能力的确定

逼真的模拟演练是检验准备工作成效、确定应对能力的有用方法，每一次模拟演练后必须严格进行评估，以确定需要改进的地方。

（三）生物恐怖袭击的应急处置

无论对于自然发生的疫情还是人为故意造成的疾病暴发，公共卫生应对的基本原则和步骤都是相似的。除非有明显的迹象表明人为事件的发生，否则所有的传染病暴发都应该被认为是自然事件。在世界卫生组织2004年出版的《生化武器的公共卫生应对措施：WHO指南》中指出，作为一种突发公共卫生事件，生物恐怖事件的应对与其他紧急事件或灾害的应对一样，风险处理的标准原则同样适用。表3-6中列出了在生物袭击事件发生时应采取的主要应对行动。事实上，与常规的生物恐怖防御措施相对应，"风险评估"就是对生物恐怖袭击的监测、识别和预警，"风险处理"就是为减轻生物恐怖袭击后果而采取的医学处置措施，"风险通报"就是信息和通讯管理。当然这一系列措施都需要有周密的计划和严格有序的组织、指挥和协调。

表3-6　应对生物袭击的主要行动

风险评估	确定已有生物剂释放或疾病暴发
	鉴定涉及的生物剂的性质（危害鉴定），对事件进行解释
	评估疾病暴发的可能传播趋势，评定目前的随后处理事件必需的条件，其中要考虑到感染可能是传染性的（风险定性）
风险处理 （采取减轻和控制风险的措施）	保护应对行动人员和医护工作者
	采取防止和控制传染的步骤
	进行病例的鉴别分类
	确保感染病例获得治疗
监控所有行动	确定地方或国家资源是否足够或是否应该寻求国际援助
	进行主动跟踪，监测预防和控制步骤的效果，追查病例的分布（时间、地点和人），如果需要以调整应对行动
	如果需要，重复风险评估和处理过程
	执行长期的后续行动
风险通报	对受影响的人群实行风险通报，传达需要的信息和指示

1.生物恐怖袭击的监测、识别与预警

及时判断生物恐怖的发生是避免伤害与污染的最好对策，是有效进行医学处置的关键，也是侦破生物恐怖案件的前提条件。生物恐怖袭击活动的表现形式有3种：第一种，明显的袭击行动，如恐怖分子公然宣布实施生物袭击或发现恐怖分子正在播撒、施放生物剂，或发现可疑容器、可疑培养物、粉末等实物证据；第二种，指袭击行为隐蔽、没有被及时发现，但却因其危害结果渐渐显现而被察觉，即因出现异常疫情（疾病或死亡）而受到怀疑，调查证实；第三种，指收到恐吓、威胁警告或得到有关生物恐怖活动的情报，但袭击尚未真正发生。因此，对有意造成的疾病暴发采取应对行动，需要首先确定真正发生了生物剂释放或者怀疑此次疾病暴发是蓄意造成的。许多因素，包括袭击方式是公开的还是隐蔽的，都会影响启动应对措施的决定。生物剂隐蔽释放的结果就像其他自然疾病的暴发一样，只有当病人开始在医疗机构出现时才会被察觉。因此，良好的监测系统应该能够及时发现疾病的异常暴发，然后引发相应的流行病学调查。将流行病学调查结果与临床、实验室或环境检测数据汇总、分析，多数情况下可以判明疾病暴发的性质，即是否由故意释放生物剂造成的。

人为造成的疾病暴发同流行与传染病自然发生相比可能有一些相同的表现形式，但也可能有其独特的流行病学特点。例如，生物恐怖袭击造成的疫情可能在疾病的三间分布上（发生时间、发生地点、发病及易感人群分布）表现异常；其疾病的流行环节可能异常（传染源难以追查或传播途径异常）；临床表现可能异常（人群免疫力水平低、人群易感性高、症状不典型或特别严重）；疾病流行形式异常（如传染病流行曲线显示，同时发生大批感染，出现大量伤病员，呈暴发流行，发病例数在短期内迅速达到高峰）。在发生生物恐怖袭击时，流行病学调查是识别和确认的重要方法之一。只有在平时积累的流行病学资料基础上，结合生物恐怖袭击时的现场调查、病原体检测和快速评估进行综合分析，才能作出正确判断。生物恐怖的现场流行病学调查的基本任务是：核实诊断，查明疾病流行的范围和程度；查明流行过程和流行病学特征；确定传播途径和高危人群；查明疾病发生的危险因素及影响疾病流行的自然和社会因素；采集有关标本进行检测鉴定；根据流行环节的特点采取针对性措施，对一时未能查明流行环节的疫情应采取综合性防疫措施，预防疾病的蔓延。

生物恐怖袭击识别的另一项重要内容是鉴别涉及的生物剂。一种识别方法是利用仪器侦查空气中生物气溶胶粒子的浓度、成分，如已经上市的产品有荧光空气动力学粒谱仪（FLAPS）和生物气溶胶飞行时间质谱仪等。实验室的检测和鉴定，对判别事件性质、保证采取适当有效的防护和医学措施至关重要。

实验室能够对最初的诊断和治疗提供多大程度的帮助，取决于事发前准备工作的水平和是否有诊断实验室网络的存在。明确鉴别袭击中使用的生物剂对侦破工作也很重要，或许能追查到生物剂的来源。

生物恐怖袭击的危害评估或风险评估主要指通过理论评估（模型模拟），对污染范围、扩散规律和传播效能进行分析，评估疫情的严重程度、可能发展趋势，以及对社会经济、政治影响等。如果事件涉及生物气溶胶的释放，计算机模拟或许能够帮助预测气溶胶颗粒的扩散情况，但是必须首先收集风向、风速和气溶胶来源的资料。如果释放的生物剂具有人—人传播的可能性，疫情可能会通过二次暴发扩散。应该用标准的流行病学方法预测疾病扩散的可能情况，相应地动员和配置医疗资源。

2. 生物恐怖袭击的医学处置

在生物恐怖的应对处置中，医学处置对策及措施至关重要。在我国应对处置大规模核化生恐怖袭击的相关文件中，将生物恐怖处理对策和医学应急处置原则表述为："在国家反生物恐怖指挥协调机构的统一指挥下，分级负责，快速反应，及时判断；分类处置，系统防护，综合控制；就地就近，减少扩散，积极救治；宣传教育，维护秩序，消除恐慌；严厉打击恐怖犯罪活动，最大限度地减少和消除生物恐怖袭击的危害和影响，维护国家安全、社会稳定和民众生命健康。"

　　在医学处置过程中，应注意应对人员和医护工作者的保护，因为医护工作者发生感染不但会影响处理事件的能力，还会使群众感觉卫生中心和医院本身就是感染的高危险源。这可能使潜在的感染者放弃去当地医疗机构寻求治疗，增加二次传播的风险。应对人员的防护应该基于隔离看护和感染控制的标准原则。

　　如果恐怖分子使用的是传染性病原体，为限制二次扩散的可能性，基本的卫生和传染控制措施是必不可少的，如接触后洗手，避免直接接触感染者的分泌物，使感染者离开公共场所，隔离疑似或有症状的病例。这些防范工作所必需的基本资料不但要分发给医护人员，还要分发给普通民众，这是控制传染的重要步骤。把大规模疏散作为应对生物事件的措施可能是危险的。当涉及传染性疾病时，这样做会增加疾病传播的危险性以及二次暴发的病患数量，使形势更加恶化。病人的转移应该限制在提供治疗和护理所需的最小范围内。对可能暴露于生物剂的人群和污染区应立即进行消毒。如果涉及传染性疾病，可能需要考虑通过设立卫生警戒线隔离受影响的地区。如果发生的疫情有国际传播的危险，应该遵循新修订的《国际卫生条例》（International Health Regulations，IHR）的规定，通过在边境对旅游者和货物采取持久性的预防措施防止疾病的国际传播。

　　对于伤员的鉴别分类工作（伤员的最初接收、评估和区分优先顺序），发展科学、可靠并且适于当地情况的病例确诊标准和高危人群确定标准是非常重要的。应根据所涉生物体及引发疾病的性质，对感染生物剂的个人及其他相关人员采用及时、有效的特定医学处置措施（包括预防和治疗等）。

　　在生物恐怖袭击事件发生后，害怕和恐慌情绪可能会广为传播，因此应及时向公众提供关于风险的准确信息。必须告诉人们如何获得医学评估和治疗。如果有可减小感染机会的防护措施，必须清楚、迅速地通知民众。生物事件的应对机制可能包括各种级别、各种专业、各不同领域的机构和团体，因此，有效的组织、协调与合作是确保应对行动取得成功的必要条件。同时，及早争取国际援助可能会挽救很多人的生命。无论是自然发生的、意外事故的还是人为故意造成的，世界卫生组织都可为暴发传染病的国家提供公共卫生援助。

（郭安凤）

第五节　传染病与公共卫生

　　传染病是人类的主要杀手。传染病具有传染性，构成了最典型的公共卫生问题。可以说，是迄今为止的公共卫生发展史首先是人类对传染病预防控制的历史。在中国，对传染病的预防控制源远流长，虽然当前广义的公共卫生囊括了越来越多的慢性非传染病的内容概念，我们依然面对新老传染病的严峻挑战，但传染病防控仍然是公共卫生的核心部分之一。中国公共卫生正处于转型的关键历史时期，要全面了解中国公共卫生，首先要从了解中国传染病防控开始。

一、传染病引起的公共卫生问题

（一）传染病流行对公共卫生的挑战

病原微生物的存在和变异是传染病发生的根源，对威胁的人类的病原微生物追溯源头，可以发现大部分为人兽（畜）共患传染病，而且往往是先由动物传给人，然后在人间传播。例如，流感、艾滋病、狂犬病、病毒性脑炎、SARS、牛海绵状脑病（疯牛病）等都是人兽（畜）共患疾病。新发传染病往往起源于病原微生物的自然变异，自然条件又越来越多地受到人类活动的影响。例如，人类过度的碳排放，是造成地球温室效应的重要原因，温室效应又有可能诱发病原微生物的变异增加。

只要具备了传染源（排出病原体的人和动物）、传播途径和易感人群，并有适宜的自然条件和社会因素，就会造成传染病流行。人与人之间的接触，也是传染病最常见的传播方式之一，例如流感、SARS可以通过呼吸道快速传播，造成全球流行。在适宜的温度下，疟疾、乙脑可以通过媒介蚊虫传播；艾滋病和乙型肝炎同时以性传播、血源性传播和母婴垂直传播三种方式在人群中广泛传播。

总之，传染病可以持续地发生于地球的任何部位，可以发生于社会的各个角落，可以影响一部分脆弱人群，也可以影响到所有人。因此，传染病防控具有广泛、永恒的公共卫生意义。

上述特点，决定了传染病防控的责任必然涉及到所有的人，所用的部门。例如，卫生检疫部门要把好国门关；医疗部门要及时发现报告传染病，并预防传染病的院内感染；农业、林业等与人兽（畜）共患传染病相关的部门，要与卫生防疫系统并肩作战；教育部门因为学生的高度聚集性和易感性，要成为预防呼吸道疾病和肠道传染病的重点单位；交通和旅游部门要高度重视传染病流行的信息，确保旅客的安全；更多群众要了解传染病预防的基本知识。上述一切，都必须在政府的领导下进行。

（二）传染病可以导致慢性非传染性疾病的发生

传染病还可以导致慢性非传染病的发生。例如，与宫颈癌密切相关的人乳头状瘤病毒（HPV）感染、与胃癌发生密切相关的幽门螺杆菌（HP）感染和与肝癌发生密切相关的乙型肝炎病毒（HBV）和丙型肝炎病毒（HCV）等；已有资料表明，各种感染性因素约占人类恶性肿瘤疾病负担构成的17.8%，不容忽视。也有证据表明，心脑血管病等慢性非传染病疾病的发生过程中感染因素也发挥了重要作用。但这些感染因素的疾病负担分析时，往往没有充分考虑所引发的其他严重疾患；而常规慢性非传染性疾病的疾病负担分析中，也常常忽略了感染性因素所起的作用。

（三）重大自然灾害后的传染病隐患

2010年1月12日海地发生的强烈地震，不但造成了大量的人员伤亡，也暴发了严重的传染病疫情。据WHO 2011年1月11日资料，海地自2010年10月中旬暴发霍乱疫情以来，该国已经有3 651人死于霍乱，17万余人因感染霍乱而接受治疗。也有专家警告，如果疫情得不到有效控制，海地将有27万人受到感染，超过1万人死亡。由于有谣言称联合国维和人员将霍乱传入海地，海地一些地区频发骚乱。这也从另一个侧面反映了重大自然灾害发生后社会十分脆弱的一面；灾区虽然不是疫区，但如果不能很好的防控应对，则有可能变成疫区；由于灾害对当地基础设施、救助和传染病能力的破坏，一旦出现疫情则更容易失控并造成严重后果。

另一方面，"大灾之后必有大疫"的古训，在各种传染病预防控制措施提出、落实到位的基础上可转变成"大灾之后无大疫"。1998年特大洪涝灾害、2008年汶川地震和2010年玉树地震等事件后引发了许多深层次的思考。"灾区不是疫区"的提法开始被普遍接受，在重大自然灾害后的传染病疫情防控中应科学、适度；只要科学应对，大灾之后大疫的发生是可以避免的。

（四）细菌耐药的公共卫生问题

在生物进化过程中，适应环境变化，特别是获得抵御外来侵害的能力，是各类生物物种赖以存在的必要条件；抗生素使用和细菌耐药同样也是矛盾的两个方面，细菌抗药性的产生，毫不例外地体现了生物体的这一特性。只要有抗生素的应用，就会有抗生素耐药现象的发生。抗生素在世界各国的滥用，加速了细菌抗药性的产生，大量多耐药菌株和泛耐药菌株所引发的临床感染已难以控制。自从20世纪40年代青霉素问世后，金黄色葡萄球菌引起的感染性疾病得以被控制，但随着青霉素的广泛使用，有些金黄色葡萄球菌产生青霉素酶，能水解 β-内酰胺环，表现为对青霉素的耐药。为应对这种耐药现象，研发了一种新的能耐青霉素酶的半合成青霉素，即甲氧西林。1959年应用于临床后，也曾有效地控制了金黄色葡萄球菌产酶株的感染，可英国学者 Jevons 于1961年又观察到了耐甲氧西林的金黄色葡萄球菌（MRSA）的出现，MRSA 从发现至今导致的感染几乎遍及全球，MRSA 已成为院内感染的重要病原菌之一。

由耐药性结核杆菌所造成的结核病在全球的再度流行已经成为严重的公共卫生问题；2010年8月11日出版的《柳叶刀-传染病》所报道的携带"新德里金属-β-内酰胺酶1"（简称为 NDM-1）细菌的信息，再次引发了全球范围内的对超级耐药细菌的恐慌。

细菌耐药问题已成为一个需要各国认真对待的问题，也引发了对传染病防控策略的反思。抗生素的研发速度远远落后于细菌耐药的产生速度，如果继续不合理使用抗生素，在不久的将来，面对细菌感染，我们将进入无抗菌药物可用的阶段，有人也称之为"后抗生素时代"。作为传染病防控重要手段的抗生素，通过其规范使用最大限度地延缓耐药性的产生，意义重大。但由于其影响因素复杂，需要对许多传染病防控策略做根本性调整，包括加强在传染病应对过程中的病原学诊断能力、加强对细菌耐药性监测、用药敏结果指导抗生素应用，加强对用药习惯的引导和对抗生素销售、动物饲料中的抗生素添加等环节的科学管理。

二、传染病负担的评价

众所周知，发病率、病死率和"死因位次排序"是最普遍应用评价疾病负担的指标。近年来，国际学术界又将伤残与死亡带来的危害一并考虑，提倡使用"伤残调整生命年"（disability adjusted of life years，DALYS）作为衡量各种疾病对人类的负担指标。有国际机构曾经在2002年和2003年采用"伤残调整生命年"作为综合测量指标进行了全球疾病负担（global burden of disease，GBD）分析，根据传染性疾病和围产期因素有关的疾病及与营养因素有关的疾病、各种慢性非传染性疾病和各种伤害等三类疾病分别进行疾病分析，但所使用的疾病负担分析方法更适合慢性非传染性疾病和伤害。需要注意的是，仅仅应用这两个指标来比较传染病和慢性非传染病的疾病负担，似乎中国的传染病已经不是主要的疾病负担了，传染病防控不再重要了。类似结论是对评价指标的误用，严重低估了传染病所造成的公共卫生问题和社会问题；以"伤残调整生命年"来估计传染病的危害存在局限性。

我们认为，评价传染病的疾病负担，不能仅仅从传染病流行所造成的发病、致死人数和伤残人数角度考虑，还应该从对人群生命和健康价值的潜在威胁、对国家安全和社会安定的冲击、对经济秩序的影响等多方面的综合分析。需要指出的是，政府控制重大传染病流行的能力和效果，已经成为各国国民评价其政府执政理念和公信力的重要指标。

传染病和慢性非传染病的发病死亡统计隐含着不可比因素，二者的公共卫生意义不同。其实，中国正在同时面对新老传染病卷土重来和日益严重的慢性非传染病问题，需要一手抓传染病，一手抓慢性非传染性疾病。

传染病死因位次的下降是重视传染病防治工作的结果，记住这样很明确的因果关系对理解传染病防控的必要性非常重要。例如，曾有专家预测我国 2010 年全国艾滋病病毒感染人数将达到 1000 万，将逐渐演变成新的人口问题，进而对我国人口安全构成威胁；国务院于 1998 年发布的《中国预防与控制艾滋病中长期规划（1998—2010）》中明确指出："到 2010 年，实现性病的年发病率稳中有降；把我国的艾滋病病毒感染人数控制在 150 万人以内。"对此，我国各级政府及有关社团组织投入了大量的人力、财力，积极而有效地开展艾滋病的预防与控制工作。2009 年，卫生部和联合国艾滋病规划署、世界卫生组织联合评估结果表明：截至 2009 年底，估计我国现存活艾滋病病毒感染者和病人约 74 万人。近两年的艾滋病监测结果表明：艾滋病疫情上升的幅度有所减缓。HIV 感染者和病人数的环比增长率由 2008 年的 16.8％降低到 2009 年的 9.3％，2010 年 1—10 月同比增长率下降了 1.4％。经过有效控制后的疾病负担逐年变化趋势已经不能反映自然条件下的传染病发展模式。因此，在进行相关疾病负担分析时，一定要避免因有效控制所带来的疾病负担低估的问题。

传染病流行还可以对国民经济造成不同程度的影响。有专家对 2003 年广州 SARS 暴发流行期间 1059 例 SARS 确诊病例进行的的综合直接经济负担和间接经济负担进行了分析，广州市 SARS 临床确诊病例的总经济负担约为 5175 万元，人均 4.03 万元；此类分析均对公共卫生投入和相关社会损失纳入较少。WHO 在 2003 年的报告中以更广泛的视野分析了 SARS 等传染病的疾病负担问题，对公共卫生资源的分配和策略的制定发挥了重要作用。

综上，在目前缺乏成熟的全面评价传染病的疾病负担方法的情况下，宜提倡采取综合分析的方法，仅用"死因位次排序"和"伤残调整生命年"有所不妥。

三、我国对传染病的防控史

（一）中国古代对传染病的应对起源于临床医学

我国古代，传染病一直被称为"瘴气"或"疠气"，中国传统医学自战国时期的《黄帝内经》，到东汉末年张仲景所著《伤寒杂病论》，都曾针对当时的主要传染病，比较系统地总结了传染病的诊疗方法和处理原则，临床医学取得了长足发展，并形成了中国传染病防治的伤寒学派。

17世纪（明代）吴有性所著《瘟疫论》，是中国第一部系统研究急性传染病的医学书籍。内有"瘟疫之为病，非风非寒，非暑非湿，乃天地别有一种异气所感"的阐述，并将这种异气称之为"戾气"；"戾气"的概念在当时虽然没有病原学的证据支持，但所提出的传染病是外部的特别病因所致的观点，对传染病控制起了重要的指导作用。《温疫论》对后世的影响也很大，清代著名医家戴北山、杨栗山、刘松峰、叶天士、吴鞠通等，均在《温疫论》的基础上有所发展。清代叶桂著《温热论》，吴瑭编《温病条辨》，温病学派逐渐成为我国近代医学中应对传染病的主要学派。时至今日，应用温病学说的理、法、方、药治疗流行性乙型脑炎、流行性感冒、麻疹、猩红热和痢疾等传染病，仍有良好的效果。可以说，公共卫生防控理论起源于传染病防控。

（二）秦汉时期的传染病隔离

在我国，很早就认识到了麻风病的传染性，并采取了隔离措施，1975年在湖北省云梦睡虎地出土的秦简《睡虎地秦墓竹简》中就有关于"疠迁所"的记载，"疠迁所"就是当时的麻风病隔离病院，它是世界上有记载的最早的麻风病隔离场所。秦简中有关于防治传染病的法律记载，是已知我国最早的防治传染病的立法，其内容已经包括了主动预防、及时报告、确立诊断标准、谨慎诊断、设立专门机构和强制隔离等多个方面，是一种国家层面的传染病防控体系建立的雏形。《睡虎地秦墓竹简》中所记叙的有关史料，使我们了解到秦朝防控传染病的国家体系。

西汉平帝元始二年（即公元2年）急性传染病流行。当时采取了一项措施："民疾疫者，舍空邸第，为置医学。"（《汉书·平帝纪》），这是真正由国家设立的传染病院。公元6世纪拜占庭才有麻风病院的记载，这些麻风病院被作为一种固定设施保留下来，逐渐演化为现代的医院。

（三）人痘接种术起源于中国

中国古代的人们观察到，患过天花的幸存者不再患此病，并发明了人痘接种术。在11世纪，我国就有人痘接种的记录，至17世纪逐渐普及。满清入关前后，不少皇室成员感染天花致死。康熙本人亦曾备尝患痘之苦，促使他下决心推广种痘术，并亲自下令向北方的少数民族地区推广种痘。1682年康熙的《庭训格言》里有"国初人多畏出痘，至朕得种痘方，诸子女及尔等子女皆以种痘得无恙。今边外49旗及喀尔喀诸藩，俱命种痘，凡所种皆得善愈。尝记初种时，年老人尚以为怪，朕坚意为之。遂全此千万人之生者，岂偶然耶？"的记载。张璐在《医通》（1695年）中有"迩年有种痘之术，始自江右，达于燕齐，近则遍行南北"的记载，清初医生于茂鲲有"近来种花一道，无论乡村城市，各处盛行"的描述。可见清初人痘接种术已在我国南方和中原地区广泛采用。种痘法的普遍实施也促进了种痘技术的提高，1742年成书的《医宗金鉴》记有四种接种人痘的方法，清代朱奕的《种痘新法》则描述了人痘苗的选育方法："其苗传种愈久，药力提拔愈清，人工之选炼愈熟，火毒汰尽，精气独存，所以万全而无害也"，这完全符合现代疫苗研发中有关传代减毒的科学原理。

我国的种痘法后来远传海外，1688年俄罗斯遣人来中国学种痘之术，将种痘法传到俄国，继而又通过土耳其传到英国和整个欧洲。直至1796年欧洲的琴纳医生成功研制牛痘苗，并由此诞生了疫苗学和免疫学。由于牛痘比人痘更安全、简便，后来逐渐取代了人痘。

19世纪以后，牛痘已经逐渐普及使用。1805年牛痘法传入我国，1949年我国开始普种牛痘，并建立了天花监测系统。由于牛痘的普遍接种，1960 年以后我国没有发现新的天花患者，到 1977 年非洲索马里的一位天花病例成为全世界最后一名天花病人，1979 年世界卫生组织宣布全球消灭天花。

继牛痘苗后，结核疫苗（卡介苗）、白喉、破伤风和百日咳疫苗等多种疫苗陆续研制成功。无论是当初用物理或化学的方法将病原微生物杀死制备的死疫苗或脱毒后制备的类毒素，还是后来发展的活疫苗、亚单位疫苗、合成疫苗、基因工程疫苗和 DNA 疫苗，使人类在应对传染病的过程中摆脱了单纯应对的角色，真正具备了能够主动出击的强有力武器。到目前为止，疫苗的使用仍是投入产出比最高的传染病应对措施，也是控制传染病大规模流行的最主要的预防手段。

（四）早期的卫生检疫

史书记载，清朝顺治皇帝 1662 年死于天花。此后，清政府决定：凡进京觐见者必须是出过痘的"熟身"，否则一律不得入京，这是一项有记载的早期官方城门检疫措施。乾隆二十八年（即 1763 年）北京天花大流行，儿童死于天花者"数以万计"，"十家襁褓一二全"，"棺盛帛裹，肩者负者，奔走道左无虚日"，说明当时采取的防范模式，尚不足以真正阻断天花的传播；但政府对重大疫情的介入，对当时的传染病应对模式还是产生了巨大的影响。

为防止传染病的流行和跨境传播，1383 年马赛特设海港检疫站，此后为世界各地通用，我国于 1873 年 7 月首先在上海、厦门实施检疫，1930 年 3 月成立全国海港检疫管理处，此后我国的传染病防控网络和卫生检疫体系逐渐形成。

（五）伍连德开启中国的现场流行病学

众所周知，人类历史最成功的 19 世纪中叶约翰·斯诺（John Snow，1813—1858）对伦敦霍乱流行进行的调查，被认为是现代流行病学的开端。这种集合现场调查与防控与一体的流行病学调查，就是现代提倡的现场流行病学。而清朝末年伍连德对中国东北肺鼠疫的现场调查则开启了中国的现场流行病学。

19 世纪后半叶，鼠疫再度在世界流行。1894 年我国粤港、云南、福建等地区暴发鼠疫，广州为重灾区，估计广州死亡人数达十万之众。1910 年我国东三省暴发鼠疫，清政府外务部委派伍连德为防疫总医官深入疫区开展防治工作。伍连德依据亲自开展现场流行病学调查所查证的事实，首次提出了鼠疫疫情可以通过呼吸道传播的学说，而不仅仅是国际学术界普遍承认的鼠蚤传播所致。他组织解剖疫尸，揭示病源，建立了哈尔滨鼠疫研究所，并迅速采取交通封锁、疫区隔离、收容患者和火化病人尸体等多项防控措施，用四个月时间即有效控制了鼠疫大流行，令中外瞩目。1911 年伍连德在沈阳主持召开万国鼠疫研究会，这是由我国主办的首次国际医学会议，年轻的伍连德众望所归被推举为大会主席。1937 年 4 月 1—8 日在上海召开的中华医学会第十二届大会上，中华医学会公共卫生学会成立，伍连德出任第一届公共卫生学会会长。当时对患者和疑似病人的隔离措施，以及为疫情控制所设立的临时消毒所和消毒策略，一直被沿用，对我国传染病防控产生了深远的影响，所创建的公共卫生学会（即现在的中华医学会公共卫生分会）仍为我国传染病流行病学领域的一支活跃力量。

（六）建设全国卫生防疫系统，消灭了天花，依法开展传染病的管理

新中国成立后，我国开始系统组建卫生防疫体系，大力普及新法接生和控制烈性传染

病，收到良好效果。国家领导人亲自号召开展爱国卫生运动，战胜了帝国主义发动的细菌战。1955 年经国务院批准，卫生部制定了《传染病管理办法》，首先对传染病进行了分类管理。1965 年我国消灭了天花。1978 年 9 月经国务院批准，卫生部发布了《中华人民共和国急性传染病管理条例》，指导进行传染病的报告和管理。随着全国卫生防疫站的普遍建立，1987 年全国传染病疫情报告系统有效覆盖全国。1989 年《中华人民共和国传染病防治法》出台，规定甲乙类法定报告传染病 24 种，目前已发展为 39 种。至此，我国已经建立起以法定传染病报告体系为基础的传染病监测系统。

（七）实施计划免疫

1978 年中国开始实施免疫规划，在全国范围内为适龄儿童免费接种卡介苗、麻疹疫苗、脊髓灰质炎疫苗和白、百、破 4 种疫苗，用于控制 6 种传染病。2000 年全国实现了无脊髓灰质炎病例的目标。2002 年我国将乙型肝炎疫苗接种纳入国家免疫规划之后，儿童乙肝表面抗原携带率不断下降。据估算，1992 年以来，我国儿童感染乙肝病毒人数减少了近 8 000 万，儿童乙肝表面抗原携带者减少了 1 900 万。2007 年国务院决定扩大国家免疫规划，将甲肝、流脑、乙脑、麻腮风疫苗纳入国家免疫规划，在全国范围内对适龄儿童实行免费常规接种；用无细胞百白破疫苗代替全细胞百白破疫苗，并根据传染病流行趋势，在流行地区对特定人群进行出血热、炭疽和钩端螺旋体疫苗免费接种。据此，国家免疫规划疫苗种类由 6 种扩大到 14 种，预防的传染病将由 7 种增至 15 种，覆盖乙型肝炎、结核病、脊髓灰质炎、百日咳、白喉、破伤风、麻疹、甲型肝炎、流行性脑脊髓膜炎、流行性乙型脑炎、风疹、流行性腮腺炎、流行性出血热、炭疽和钩端螺旋体病等传染病。

疫苗的发现、发展和应用在根本上改变了传染病的防控策略，针对传染病流行的三个环节——传染源、传播途径和易感人群中的易感人群环节，通过构建人群免疫屏障真正实现了在传染病防控中的预防为主的策略。近年来，疫苗的概念已经不再局限于传染病防控领域，许多针对肿瘤和慢性非传染性疾病的疫苗正在获得突破。

（八）SARS 防控带来了中国公共卫生的新思维

10 年的"文化大革命"，大大消弱了我国传染病防控能力，出现了人才断档的尴尬局面。而此后更长的一段时期内，由于对公共卫生工作投入比例的不断减少，我国各地卫生防疫机构被迫不同程度地从事市场化经营，卫生防疫的公益性被严重扭曲，传染病防控工作因此陷入严重困境。在 2003 年 SARS 防治的早期，防控工作的观念落后、准备不足、技术不精、联防不利等弊端暴露无遗。

党中央及时发现了问题，认真听取了公共卫生专家的意见，向国内外如实通报疫情，采取以"隔离传染源，切断传播途径，保护易感人群"为主的群防群治对策，以举国之力迅速平息了 SARS 疫情。在此基础上，对传染病防控工作也进行了反思；在"以人为本"思想的指导下，传染病防治工作受到高度重视，大规模开展了公共卫生系统的建设，卫生防疫系统的办公条件得到了初步改善。各种传染病防治预案相继出台，增强了应对突发公共卫生事件的能力。

2004 年我国实现了传染病疫情网络直报，乡镇及以上医疗单位可以通过互联网直接向中国疾病预防控制中心通报疫情，传染病监测系统的完整性和及时性得到了极大提高；2005 年后，覆盖 25 种传染病和 4 种病媒生物的重点传染病及病媒生物监测系统得以重建。特别是近年来开展的五大综合征监测体系和病原体监测工作，对今后不断提升我国传染病监测的敏感性和准确性将发挥至关重要的作用。

我国重视开展了对公共卫生人才培训，以"干中学"为特色的现场流行病学培训蓬勃发展。在当前医疗改革的方案中，传染病防控的公益性和公共卫生服务的均等化原则受到了高度重视。2008 年国家设立重大传染病防控专项，在病毒性肝炎、艾滋病、肺结核防治等方面加大了资金投入，加强了对传染病的防控力度。2009 年我国开展联防联控，对新甲型 H1N1 流感大流行的防控取得成功，并首次委托专家对国家防控工作进行评价。

四、我国传染病防控任重道远

（一）对传染病防控的长期性、艰巨性要有清醒的认识

在与天花的斗争中人类大获全胜，1980 年世界卫生组织宣布天花已在全世界彻底消灭，这是人类与传染病的斗争中所取得的最辉煌战果。但人们越来越意识到，天花的消灭只是一个特例，能否达到消灭某种传染病的目标，取决于疾病本身的特性和有效疫苗的出现等多种因素；多数传染病并不具有类似天花的特点。人类注定要与这些传染病进行长期的斗争，甚至在相当长的一段时间内人类还可能会处于相对被动的地位。

在对不同传染病客观规律认识基础上，建立有针对性的防控策略是非常重要的，有些传染病是有望被消灭的，但对大多数的传染病来说，在当前的科技背景下，力争将其控制在一定的流行强度之下可能是最为明智的选择。

（二）我国传染病防控需与国家经济社会和谐发展相一致

我国正处在一个难得的黄金发展时期，相对于政治、经济、文化、军事方面在国际上的地位不断提高，传染病防控能力还相对较弱。在目前的社会和国际背景下，传染病疫情对国民经济和社会的影响也越来越突出。

传染病防控工作在建国初期取得的成绩斐然，重大传染病发病数量迅速下降，但是由于受到"文化大革命"的冲击和改革开放初期对针对公共卫生政策的偏离，使得人才培养、储备不足，人才梯队出现断层，传染病防控观念落后，部分地区公共卫生工作开展极端困难，出现传染病瞒报现象，公共卫生问题不断积累。直至 SARS 发生时，我国公共卫生正处于低谷期。

要保障国家经济、社会的可持续发展，对传染病的监测、预警预测和疫情应对要能够很好的跟进，应该有更多的超前性策略，真正做到预防为主，用最小的代价为社会的发展和人们的健康生活保驾护航；在甲型 H1N1 流感防控过程中的多部门合作，对政策的适时调整是一种进步的表现。应避免过多的通过吃一堑长一智模式发展，更不能进入"财神跟着瘟神走"的怪圈。

（三）医疗体制改革中的公共卫生职能的实现

在当前我国进行的医疗体制改革进程中，如何做好公共卫生职能的定位尤其重要。其中对传染病的应对更是一个公共卫生职能定位的一种标志性工作，但在以下几个方面会表现出巨大的复杂性。

其一，在传统的医疗模式下，普通传染病的诊治过程是一种个性化的医疗行为，但对其管理是保障社会人群安全和减少疾病传播则带有很强的公共卫生性质。如何将相关的公共卫生措施真正融入到医疗活动中，仍面临巨大挑战。

其二，疾病预防控制机构与医疗机构在传染病防控中的职能衔接问题突出，多数疾病预防控制机构缺乏真正的医疗行为能力，而医疗机构没有赋予充分的传染病应对所需公共卫生职能，特别是缺乏相关的公共卫生队伍配备、运转模式和管理、补偿机制。

其三，在临床传染病病人的诊治过程中，与公共卫生职能相关的服务，包括相应的传染病检测、隔离措施和污染物处理等，如何按传染病防控的要求和应对的公共卫生属性在医疗体制改革中理顺关系，避免因医疗费用支出和措施不够明确而影响传染病的应对。

（四）传染病防控需要进一步加强国际合作

传染病是没有国界的，但传染病的防控在不同的国家则存在不同的关切度。由于传染病的国境检疫和疫情通报有时不单单是一种公共卫生策略，也可能被误用或滥用，甚至成为一类独特的贸易保护手段（有人也称之为安全壁垒）。为此2005年重新修订的国际卫生条例对此进行了全面的规范，为各国顺利开展传染病防控的国际合作提供了法律保障。

近年来我国加强了传染病防治领域的国际合作和双边合作，在国际卫生条例的范畴内积极与世界卫生组织开展合作。中美两国成功开展了新发传染病合作的EID项目，收到了预期成效。我国内地与港、澳、台就重要疫情及时相互通报，开展了卓有成效的合作。分别与美国、加拿大、澳大利亚等多个国家签署了传染病防控领域的双边合作协议，启动了多项合作项目，在SARS、禽流感、流感和艾滋病等严重传染病防控中，在奥运会等重大活动的安全保障过程中，都发挥了重要作用。随着国力的不断增强，我国越来越多的参与传染病防控相关的国际救援行动，在印尼海啸灾难救援和海地震后救援中都做出了重要贡献。

可以说，与错综复杂的国际政治、军事、经济关系不同，传染病防控的国际合作不是相互利益相悖的角力，真诚合作往往可以收到双赢和多赢的效果。目前中国传染病防控国际化进程仅仅是开端，今后应该继续加强。

（张建中　曾　光）

第六节　全球慢性非传染病流行及预防控制策略

自第二次世界大战结束以来，发达国家和发展中国家的人群疾病流行模式发生了或者正在发生戏剧性转变。一方面，虽然一些古老的重大传染性疾病如鼠疫、霍乱的威胁仍然存在，一些新发传染病时有发现或者发生流行，如20世纪80年代发现的埃博拉、艾滋病和后来陆续发现新的传染病如SARS、禽流感和甲型流感引起决策者和公众的高度警觉。但是，就全球总体来说，因传染病死亡总人数逐渐下降，占总死亡人数的比例也大幅下降。而以心血管疾病、肿瘤、糖尿病和慢性呼吸性疾病为主的慢性非传染病正在迅速取代传统的传染病和营养不良的流行，因这些疾病死亡人数和占总死亡人数比例均大幅上升，每年造成3 500万人死亡，占全球死亡总人数的60%，成为人群早死和失能的主要原因。其中，80%慢性病死亡发生在中、低收入国家。另外，伤害（包括外伤、自杀、他杀、溺水、跌落等）引起的死亡也呈持续快速上升趋势。根据世界卫生组织的预测，这种趋势还将持续下去，估计到 2020 年，将有 7/10 的死亡是由于慢性非传染病，到 2030 年在 10 个主要死亡原因中，8 个将与慢性病有关，慢性非传染病死亡人数将占到 70%。慢性病是 21 世纪的主要公共卫生问题，没有哪个国家会免于人口老龄化和非传染病对卫生系统所造成的压力。

人口老龄化、快速的城市化和深刻的社会经济转变等是推动上述人群主要疾病流行模式转变的主要动力。从 20 世纪 40 年末就开始的科学研究发现人群心血管疾病、肿瘤、糖尿病和慢性呼吸性疾病等慢发病、死亡，特别是过早死亡大幅度增加与人类的不健康行为因素如吸烟、不健康饮食如食物中含热量高、盐多和糖多、身体缺乏运动和过量饮酒等密切相关。因此，慢性非传染病的增加也是人群营养模式转变、行为危险因素转变的结果。慢性非传染病的流行不仅影响人群的健康状况，对整个卫生系统将产生深刻的影响，而且影响社会经济发展。

人群流行病模式持续转变对公众健康、卫生服务和社会、经济影响，以及个人、家庭的后果远远超过卫生和公共政策制定者和决策者的预期。虽然公共卫生的专家们很早就认识到这种转变及其影响，但是还没有引起高层决策者和公众的足够认识，甚至在医学界还没有得到足够的讨论。普通老百姓还没有认识到日常生活中的一些不健康行为是导致这种变化的主要因素。由于慢性非传染病发病原因复杂、行为环境因素和疾病结果之间的因果相对滞后，也容易致使人们误判不健康生活方式的危害。

一些发达和发展中国家在过去数十年来进行的慢病预防控制实践表明，如果采取积极态度和措施，慢性病是可以预防控制的。这些措施包括通过健康教育和宣传增加公众的健康知识和自我保健能力，调整公共卫生政策和调整卫生系统方向和能力，营造健康的卫生文化氛围和健康环境，建立合作伙伴关系，增进部门协作与合作，以及建立监测慢性病及其危险因素系统，已观察发展趋势和预防控制效果，调整预防控制对策等。发展中国家需要全面系统回顾发达国家的历史经验和预防控制做法，对于本国的慢性病流行趋势及其危险因素的发展做出评估和判断，及早制定符合本国国情的预防控制策略和计划，遏制慢性病流行，降低人群危险因素水平，减少人群失能和早死水平，提高全民的健康水平和生活质量。

一、全球主要疾病流行现状与趋势

（一）全球不同收入水平的国家的传染病、慢性非传染病和伤害的死亡率

世界卫生组织 2004 年发布的研究报告指出，因传染病、慢性非传染病和伤害死亡人数分别占总死亡人数的 51%、34% 和 14%。按照世界银行分类标准，除了低收入国家的总死亡率仍然以传染病为主以外，中低收入、中上收入、高收入国家的慢性非传染病死亡人数都接近或者超传染病死亡人数。中国作为一个中低收入国家，而慢性病死亡构成几乎与发达国家相同（表 3-7）。

表 3-7   2004 年不同收入水平的国家的传染病、慢性非传染病和伤害所占死因构成

	传染病（%）	慢性非传染病（%）	伤害（%）
低收入国家	68	21	10
中低收入国家	29	49	22
中上收入国家	27	53	20
高收入国家	8	77	15
中国	8	76	16
全球	51	34	14

（二）主要死因和疾病负担

1. 主要死因

2004 年全球缺血性心脏病、脑血管疾病、慢性阻塞性肺病、气管、支气管和肺部肿瘤、糖尿病、高血压心脏病、胃癌和结肠直肠癌造成的死亡占全部死亡人数的 35.4%。如果按照世界银行收入标准划分，低收入、中收入和高收入国家主要慢性非传染病分别占总死亡人数的 29.8%、45.2% 和 49.4%。中国属于中低收入国家，而这几种主要慢性病占总死亡人数的百分比见表 3-6 ~ 表 3-10。

表 3-8   2004 年全球死因顺位

顺位	疾病或伤害	死亡（百万）	构成（%）
1	缺血性心脏病	7.2	12.2
2	脑血管疾病	5.7	9.7
3	下呼吸道感染	4.2	7.1
4	慢性阻塞性肺病	3.0	5.1
5	腹泻	2.2	3.7
6	艾滋病	2.0	3.5
7	结核病	1.5	2.5
8	气管、支气管和肺部肿瘤	1.3	2.3
9	道路交通事故	1.3	2.2
10	早产和低体重	1.2	2.0
11	新生儿疾病	1.1	1.9
12	糖尿病	1.1	1.9
13	高血压心脏病	1.0	1.7
14	疟疾	0.9	1.5
15	出生窒息和出生外伤	0.9	1.5
16	自伤	0.8	1.4
17	胃癌	0.8	1.4
18	肝硬化	0.8	1.3
19	肾炎和肾病	0.7	1.3
20	结肠直肠癌	0.6	1.1

表 3-9 2004 年不同收入国家的死因顺位比较

顺位	疾病或伤害	死亡（百万）	构成（%）		疾病或伤害	死亡（百万）	构成（%）
世界				低收入国家			
1	缺血性心脏病	7.2	12.2	1	下呼吸道感染	2.9	11.2
2	脑血管疾病	5.7	9.7	2	缺血性心脏病	2.5	9.4
3	下呼吸道感染	4.2	7.1	3	腹泻	1.8	6.9
4	慢性阻塞性肺病	3.0	5.1	4	艾滋病	1.5	5.7
5	腹泻	2.2	3.7	5	脑血管疾病	1.5	5.6
6	艾滋病	2.0	3.5	6	慢性阻塞性肺病	0.9	3.6
7	结核病	1.5	2.5	7	结核病	0.9	3.5
8	气管、支气管和肺部肿瘤	1.3	2.3	8	新生儿疾病	0.9	3.4
9	道路交通事故	1.3	2.2	9	疟疾	0.9	3.3
10	早产和低体重	1.2	2.0	10	早产和低体重	0.8	3.2
中收入国家				高收入国家			
1	脑血管疾病	3.5	14.2	1	缺血性心脏病	1.3	16.3
2	缺血性心脏病	3.4	13.9	2	脑血管疾病	0.8	9.3
3	慢性阻塞性肺病	1.8	7.4	3	气管、支气管和肺部肿瘤	0.5	5.9
4	下呼吸道感染	0.9	3.8	4	下呼吸道感染	0.3	3.8
5	气管、支气管和肺部肿瘤	0.7	2.9	5	慢性阻塞性肺病	0.3	3.5
6	道路交通事故	0.7	2.8	6	老年痴呆和其他痴呆	0.3	3.4
7	高血压心脏病	0.6	2.5	7	结肠直肠癌	0.3	3.3
8	胃癌	0.5	2.2	8	糖尿病	0.2	2.8
9	结核病	0.5	2.2	9	肿瘤	0.2	2.0
10	糖尿病	0.5	2.1	10	胃癌	0.1	1.8

表 3-10 世界卫生组织各大区非传染病标化死亡率和主要慢性病死亡率（/10 万）

	慢性病	其中		
		心血管病	肿瘤	伤害
非洲区	841	147	126	390
美洲区	499	130	66	202
东南亚区	701	107	131	365
欧洲区	590	142	79	332
东地中海区	790	101	109	458
西太区	557	139	68	243

2. 疾病负担

以往经常使用的一些衡量健康和疾病的指标（死亡率、发病率、流行率）作为衡量人群健康状况的指标。然而，随着人群疾病流行模式的变化，这些指标已经不能完全综合反映人群的健康状态以及发展变化，尤其是不能反映慢性非传染病所引起的死亡（生命数量）和伤残对于居民健康和生活能力（生命质量）所产生的影响。因此，为了反映上述要求，引进一些新的指标在反映人群疾病和健康状况变化的测量指标方面进行了很多有益尝试。"伤残调整生命年"（disability adjusted of life years，DALYs）是反映上述要求的最新指标之一。

DALYs 是疾病死亡引起的和疾病伤残而损失的健康生命年的综合指标，它由因早逝而引起的寿命损失和因失能引起的健康寿命损失两部分组成。计算一定人群的 DALYs，就是将该人群的死亡损失生命年 YLLS（Years of life lost）和伤残损失生命年 YLDS（Years lived with disability）合并。它采用标准期望减寿年来计算死亡导致的寿命损失；根据每种疾病的失能权重及病程计算失能引起的寿命损失。DALYs 是生命数量和质量以实践为单位的综合度量。一个 DALYs 就是损失的一个健康生命年。

以 2004 年为例，全球平均每 1 000 人失能年数是 237，其中 60% 是早死造成的，40% 是由于非致命疾病引起的。低中收入国家的一半疾病负担是由于慢性非传染病造成的。全球总体而言对疾病负担影响较大的病种包括下呼吸道感染、腹泻、单项忧郁症、缺血性心脏病和艾滋病（表 3-11 ~ 3-13）。不同收入国家对疾病负担影响较大的疾病种类也不一样，传染病仍然是影响低收入国家的疾病负担的主要病种，而中等以上收入国家则是以慢性病为主。

表 3-11　2004 年全球主要疾病和伤害的疾病负担顺位

顺位	疾病或伤害	DALYs（百万）	构成（%）
1	下呼吸道感染	94.5	6.2
2	腹泻	72.8	4.8
3	单项忧郁症	65.5	4.3
4	缺血性心脏病	62.6	4.1
5	艾滋病	58.5	3.8
6	脑血管病	46.6	3.1
7	早产和低体重	44.3	2.9
8	出生窒息和外伤	41.7	2.7
9	道路交通事故	41.2	2.7
10	新生儿感染和其他	40.4	2.7
11	结核病	34.2	2.2
12	疟疾	34.0	2.2
13	慢性阻塞性肺气肿	30.2	2.0
14	屈光不正	27.7	1.8
15	听力损失和成人斯蒂尔病	27.4	1.8
16	先天畸形	25.3	1.7
17	有害饮酒	23.7	1.6
18	暴力	21.7	1.4
19	糖尿病	19.7	1.3
20	自伤	19.6	1.3

表 3-12　2004 年全球和不同收入国家的疾病负担前 10 位死因及其构成

顺位	疾病或伤害	DALYs（百万）	构成（%）	顺位	疾病或伤害	DALYs（百万）	构成（%）
	全世界				低收入国家		
1	下呼吸道感染	94.5	6.2	1	下呼吸道感染	76.9	9.3
2	腹泻	72.8	4.8	2	腹泻	59.2	7.2
3	单项忧郁症	65.5	4.3	3	HIV/AIDS	42.9	5.2
4	缺血性心脏病	62.6	4.1	4	疟疾	32.8	4.0
5	HIV/AIDS	58.5	3.8	5	早产和低体重	32.1	3.9
6	脑血管病	46.6	3.1	6	新生儿感染及其他	31.4	3.8
7	早产和低体重	44.3	2.9	7	出生窒息和外伤	29.8	3.6
8	出生窒息和外伤	41.7	2.7	8	单项忧郁症	26.5	3.2
9	道路交通事故	41.2	2.7	9	缺血性心脏病	26.0	3.1
10	新生儿感染及其他	40.4	2.7	10	结核病	22.40	2.7
	中等收入国家				高收入国家		
1	单项忧郁症	29.0	5.1	1	单项忧郁症	10.0	8.2
2	缺血性心脏病	28.9	5.0	2	缺血性心脏病	7.7	6.3
3	脑血管病	27.5	4.8	3	脑血管病	4.8	3.6
4	道路交通事故	21.4	3.7	4	阿尔茨海默病和其他痴呆症	4.4	3.6
5	下呼吸道感染	16.3	8.5	5	有害饮酒	4.2	3.4
6	慢性阻塞性肺气肿	16.1	2.8	6	听力损失和成人斯蒂尔病	4.2	3.4
7	艾滋病	15.0	2.6	7	慢性阻塞性肺气肿	3.7	3.0
8	有害饮酒	14.9	2.6	8	糖尿病	3.6	3.0
9	屈光不正	13.7	2.4	9	气管、支气管和肺癌	3.6	3.0
10	腹泻	13.1	2.3	10	道路交通事故	3.1	2.6

表 3-13　2004 年全世界疾病负担主要死因顺位与 2030 年预测全世界疾病负担主要死因顺位变化比较

疾病或伤害（2004）	DALYs（%）	顺位	顺位	疾病或伤害（2030）	DALYs（%）
下呼吸道感染	6.2	1	1	单项忧郁症	6.2
腹泻	4.8	2	2	缺血性心脏病	5.5
单项忧郁症	4.3	3	3	道路交通事故	4.9
缺血性心脏病	4.1	4	4	脑血管病	4.3
艾滋病	3.8	5	5	慢性阻塞性肺气肿	3.8
脑血管病	3.1	6	6	下呼吸道感染	3.2
早产和低体重	2.9	7	7	听力损失和成人斯蒂尔病	2.9
出生窒息和外伤	2.7	8	8	屈光不正	2.7
道路交通事故	2.7	9	9	艾滋病	2.5
新生儿感染及其他	2.7	10	10	糖尿病	2.3
慢性阻塞性肺气肿	2.0	13	11	新生儿感染及其他	1.9
屈光不正	1.8	14	12	早产和低体重	1.9
听力损失和成人斯蒂尔病	1.8	15	15	出生窒息和外伤	1.9
糖尿病	1.3	19	18	腹泻	1.6

（三）主要危险因素的流行现状和趋势

人类在认识传染病并与之斗争的过程积累了认识疾病病因、发生、发展规律和防治的知识、技术、方法和经验，不仅使传染病得到有效控制，而且也用于研究环境与健康、行为危险因素与健康关系。世界卫生组织 2004 年在开展大量的合作研究基础上，第一次将与健康、疾病相关的已知的行为、环境、心理以及代谢等方面的主要危险因素综合分析它们对死亡率、残疾的影响，并且比较了不同收入水平的国家这些危险因素对于死亡率、残疾的影响。该报告列举了影响健康的前 10 大危险因素，它们是低体重、不安全的性行为、吸烟、高血压、有害饮酒、不安全的饮用水和不安全的卫生设施、缺铁、室内固体燃料释放的烟雾、高胆固醇和体重超重与肥胖。认识这些危险因素的流行现状和流行趋势是控制慢性非传染病的基础，也疾病控制项目的主要出发点和落脚点。

1. 主要危险因素对死亡率的影响

少数几种危险因素造成的疾病发病、早死和残疾的比例很大。例如，在撒哈拉以南地区和东南亚一些发展中国家，全部疾病负担中至少有 30% 可归因上述描述的 10 种危险因素的 5 种。在发展中国家，只是低体重一项每年就造成近 600 万儿童死亡。

在中国以及中美洲和南美洲的大多数发展程度较高的发展中国家，5 种危险因素造成的疾病负担至少占疾病负担的 1/6。同时，在北美、欧洲和亚太地区工业化程度高的国家，全部疾病负担中至少有 1/3 归因于烟草使用、有害饮酒、高血压、高胆固醇和体重超重与肥胖。更有甚者，作为世界最大的心血管疾病有 3/4 以上归因于吸烟、高血压或者高胆固醇，有的是 3 种因素并存（表 3-14）。

表 3-14　2004 年不同收入水平国家死亡率归因于主要危险因素的估计

危险因素	全世界		高收入国家（千）	中上收入国家（千）	低中收入国家（千）	低收入国家（千）
	（千）	构成（%）				
高血压	7 512	12.8	1 371	1 267	2 911	1 959
吸烟	5 110	8.7	1 458	745	1 879	1 026
高血糖	3 387	5.8	569	449	1 085	1 283
缺乏运动	3 219	5.5	625	526	1 074	992
超重和肥胖	2 825	4.8	680	648	989	506
高胆固醇	2 625	4.5	474	472	792	887
不安全性行为	2 355	4.0	42	366	217	1 727
有害饮酒	2 252	3.8	134	523	1 028	566
低体重	2 225	3.8	1	13	160	2 049
室内固体燃料烟雾	1 965	3.3	1	13	677	1 273
不安全饮用水和环境卫生	1 908	3.2	9	30	266	1 601
水果和蔬菜摄入低	1 674	2.8	201	265	684	523
不理想的母乳喂养	1 247	2.1	10	30	240	966
城市空气污染	1 152	2.0	200	134	543	275
职业危害因素	987	1.7	90	79	482	336
维生素 A 缺乏	651	1.1	1	8	66	576

续　表

危险因素	全世界		高收入国家（千）	中上收入国家（千）	低中收入国家（千）	低收入国家（千）
	（千）	构成（%）				
锌缺乏	433	0.7	0	4	43	386
不安全注射	417	0.8	9	14	229	164
铁缺乏	273	0.5	8	9	43	213
不当使用药物	245	0.4	31	28	82	104
缺乏避孕药物	163	0.3	0	3	17	143
铅暴露	143	0.2	2	9	50	81
全球气候变化	141	0.2	0	1	10	130
儿童性虐待	82	0.1	7	5	26	44

2. 主要危险因素对疾病负担的影响

一些行为危险因素已经成为影响全球的疾病负担，主要低收入国家的主要危险因素仍然是下呼吸道感染和腹泻为主，而中上收入和高收入国家则是高血压、吸烟、体重超重和肥胖、缺乏运动和高血糖、高胆固醇为主（表3-15）。

表3-15　2004年全球和不同收入水平国家疾病负担归因于主要危险因素的估计比较

顺位	疾病或伤害	DALYs（百万）	构成（%）	顺位	疾病或伤害	DALYs（百万）	构成（%）
	全世界				低收入国家		
1	高血压	7.5	12.8	1	儿童低体重	2.0	7.8
2	吸烟	5.1	8.6	2	高血压	2.0	7.5
3	高血糖	3.4	5.8	3	不安全性行为	1.7	6.6
4	身体缺乏运动	3.2	5.5	4	不安全饮水和环境卫生	1.6	6.1
5	体重超重和肥胖	2.8	4.8	5	高血糖	1.3	4.9
6	高胆固醇	2.6	4.5	6	室内固体燃料烟雾	1.3	4.8
7	不安全性行为	2.4	4.0	7	吸烟	1.0	3.9
8	有害饮酒	2.3	3.8	8	身体缺乏运动	1.0	3.8
9	儿童低体重	2.2	3.8	9	不理想的母乳喂养	1.0	3.7
10	室内固体燃料烟雾	2.0	3.3	10	高胆固醇	0.9	3.4
	中等收入国家				高收入国家		
1	高血压	4.2	17.2	1	吸烟	1.5	17.9
2	吸烟	2.6	10.8	2	高血压	1.4	16.8
3	体重超重和肥胖	1.6	6.7	3	体重超重和肥胖	0.7	8.4
4	身体缺乏运动	1.6	6.6	4	身体缺乏运动	0.6	7.7
5	有害饮酒	1.6	6.4	5	高血糖	0.6	7.0
6	高血糖	1.5	6.3	6	高胆固醇	0.5	5.8
7	高胆固醇	1.3	5.2	7	低水果和蔬菜摄入	0.2	2.5
8	低水果和蔬菜摄入	0.9	3.9	8	城市空气污染	0.2	2.5
9	室内固体燃料烟雾	0.7	2.8	9	有害饮酒	0.1	1.6
10	城市空气污染	0.7	2.8	10	职业危害因素	0.1	1.1

（四）慢性病流行对于卫生系统、社会经济发展的影响

慢性病流行是目前多数国家人群早死和失能的主要原因，这个趋势还将持续下去。社会经济和社会发展不是必然会对健康造成负面效果，但是慢性病对于社会和经济发展存在不利影响。因此，既要防止社会经济发展过程中形成不良生活方式、有害环境以及各个人群间的不良相互影响，也要利用社会经济发展的对于健康和预防疾病有利的一面，消除贫困和疾病之间的恶性循环，减少不公平现象，造福人类健康。

1. 慢性病在很多方面减缓经济增长

非传染病对社会经济发展造成严重影响，并严重阻碍国际减贫努力。据估计，在经济迅速增长的发展中国家中，仅因心脏病、脑卒中和糖尿病造成的影响，每年国内生产总值增长率减少1%~5%。另外，人们因为患慢性病担心寿命不长而对存钱兴趣减低，也减低社会资本，比如一个受过教育的老师和技术熟练工人的死亡，减少继续提高他们技术的机会和减少为社区工作的机会。照顾患病亲属失去挣钱的机会。很多方法已经用来在疾病负担和经济增长延缓之间建立关联，估计拉丁美洲地区到2030年前，每年因为慢性病延缓经济增长达到2%。

2. 慢性病消耗有限的卫生资源

慢性病的医疗卫生保健费用高昂，有限的卫生资源难以为继。如果不采取预防措施，估计在2006—2015年之间23个低收入国家由于心脏病、脑卒中和糖尿病失去劳动力或者削弱劳动能力而导致840亿美元的经济损失。

3. 慢性病流行威胁现有的卫生系统

发达国家的2%~7%卫生费用是因为肥胖而花费的，比如美国，用于肥胖的直接和间接费用高达1 230亿美元。另外6%~8%卫生保健费用是花费与吸烟相关的疾病上。这种现象不止在美国发生，例如在阿曼，估计到2025年卫生服务需求将增加225%，仅仅心血管疾病就会增加总费用的21%。在中低收入国家，卫生费用多数是由病人自付，如苏丹，照顾一个患有糖尿病的儿童将花费家庭收入的23%，照顾一个成人病人需花费9%的家庭收入。

4. 慢性病流行对贫困和家庭的影响

卫生保健费用、生产力下降和收入花费在高危险行为上的支出可能会使家庭陷入贫困，贫困地区因慢性病而处境更为艰难，慢性病和贫困处于恶性循环之中。

健康不良降低了工作年龄人口的生产力，还需要相应的卫生保健服务和购买药品。发展中国家高达90%的人口需要自费购买药品，慢性病治疗往往昂贵且需终生治疗，估计每年全世界有1亿多人因必须支付卫生保健费用而陷入贫困。世界卫生组织所做的42国研究表明，2%~3%家庭因为慢性病需支付高昂卫生保健费用，如果有一位家庭成员患慢性病，则有1%~2%的家庭因此陷入贫困。对于处于贫困边缘的家庭慢性病的花费则导致贫穷。在南非进行的研究表明，如果有一位男性家庭成员患心脏病，则大约25%家庭需要支付巨额卫生费用（占家庭年度花费的30%及以上），将使1/10生活在贫困线以上的家庭滑落到贫困线以下。来自俄罗斯1997—2004年生活标准测量研究的8个横断面固定样本资料显示，慢性病与家庭卫生费用花费高的家庭有直接联系，进一步的分析指出这种状况在贫困家庭更为明显。就全球而言，低收入国家缺乏服务，由于慢性病自费导致贫困的现象很普遍。

贫困和不发达地区因慢性病处境更为严峻。20世纪90年代中期，成人发病与死亡研究项目小组报告，坦桑尼亚年龄在55~64岁的男性死于脑卒中的危险是同年龄组英国人的

3~6倍。在最近印度进行45个村庄研究中发现，慢性病占所有死亡的55%。与之相伴的还有难以得到卫生保健的问题。很多人没有就诊不是一次性或者短期花费，而且需要保健，相应的交通等方面的成本也需要计算在内。慢性病患者终身治疗的费用将占收入的大部分。在印度2000年的调查显示，一个家庭成员需要糖尿病保健，其花费占家庭收入在1998年的29%的基础上增加到34%。最后，任何慢性病保健技术都是集中在医院，这样使生活在农村的广大居民享受不到这些技术和服务。

烟草使用和贫困形成恶性循环。烟草是可预防的危险因素而且影响贫困。调查显示贫困年地区吸烟率反而要比高收入地区高。中国和印度每年有上百万人因吸烟相关疾病而早死。最贫困的1/5人口是可能吸烟的人群，也是每日吸烟最多的人群。大量花费在吸烟上的费用影响了其他必要的花费以及很多时候造成家庭贫困。如菲律宾，2003年最贫困家庭花费在吸烟上的钱比花费在教育、健康和衣着上的费用多。2000年尼泊尔最贫困的家庭花费在烟草上占收入的10%。在中国、印度和泰国，一盒香烟至少是1kg大米价格的1倍。另外，喝酒费用也耗费了宝贵的家庭收入。

二、慢性病预防控制研究与实践

人群疾病流行模式发生改变引起了医学家和公共卫生专家的注意，20世纪第二次世界大战结束之后针对慢性病开展了长期的大规模、多层次、广泛的流行病学、病因、预防控制方面的研究，掌握了解了关于慢性病预防控制的基本问题，包括慢性病的流行模式与趋势、病因、疾病负担、预防控制策略等，积累了大量的科学证据和经验，对于制定预防控制对策和规划工作起到基础作用。

（一）主要研究回顾

慢性病的预防研究基本上可以分为3个类型，即流行病学研究、治疗和预防性治疗临床及社区研究、社区综合预防控制以及大范围的全面综合干预实践。

始于1940和1950年代的流行病学主要针对疾病的流行趋势及其在各种人群中的分布、影响流行的原因探讨，对于影响心血管疾病的主要可改变的危险因素及其重要性有了基本了解，这些因素包括吸烟、血胆固醇升高、高血压、肥胖和缺乏运动等。大量的研究还发现膳食和血脂、血压、肥胖和糖尿病以及膳食和心血管疾病的关系，运动和康健对于改善脂类结构、减少高血压，帮助控制肥胖，改善糖耐量以及对于心血管有保护作用。其中最典型、最重要的代表性研究有美国的佛明翰研究和由美国发起的在7个国家开展的心血管病流行病学研究（七国研究）。

1960和1970年代是将上述可改变的危险因素作为预防心血管病的方向而进行一系列大规模临床、社区个体和社区整体试验的年代。在这期间开展的数十个类似试验中，有3个试验分别代表了3种不同的类型、干预途径，分别是针对高危个体的医学模式（多因素干预试验，MRFIT）、公共卫生模式（斯坦福社区试验，Stanford community-based trial）和按照生态原理设计的模式（芬兰北卡社区项目，North Karelia community-based project）。另外，还有类似的明尼苏达心脏健康项目、奥斯陆试验、美国高血压监测和随访项目以及澳大利亚国家血压研究等试验。这些项目的建立和实践，积累了大量的医学知识，认识到这些危险因素是可以通过干预逆转和改变的，干预措施既可以通过临床药物途径，也可以通过生活方式改变。

进一步的研究证明，生活方式改变是预防心血管病以及其他慢性病流行的根本途径。

1980 年代以后，由于认识到单一因素或者单一的干预措施很难降低慢性病流行水平和扭转慢性病的流行趋势，必须采取全面综合的干预措施才能达到以上目标。这个时期比较有影响的项目是在欧洲地区发起的 CINDI 项目和美洲地区的 CARMEN 项目。

1. 佛明翰研究

佛明翰研究始于 1948 年，是美国心肺血液研究所领导并与波士顿大学共同执行的一项针对心脏和危险因素的研究。该研究主要是通过长期追踪大量的未患心脏病和没有明显心脏病症状，或者心脏病发作和脑卒中的人群，以确定对心脏病有影响的因素或者特点。

研究人员从马萨诸塞州佛明翰镇吸收了年龄在 30 ~ 62 岁的 5 209 名男性和女性居民作为研究对象，并开始首次的大量身体检查和询问与心血管病可能有关的生活方式。每两年参与研究的居民被请回接受身体检查（包含实验室检查和询问调查）。

1971 年，研究项目吸收了第一批参与者的成年后代和他们的配偶 5 124 名居民作为第二代研究对象，接受同样的检查和询问。在 1994 年，由于认识到需要建立新的研究项目并覆盖多样化的社区，第一个 Omni 队列研究人群被确定并实施。2002 年研究进入新阶段。第三代研究对象，也就是首批参与者的孙辈被邀请参与研究。2003 年 Omni 群组参与者的第二个群组也被吸纳进入研究项目。

多年的密切监测，使得心血管病的主要危险因素得以发现：高血压、高血脂、吸烟、肥胖、糖尿病和缺乏运动，同时也积累了关于甘油三酯、高密度脂蛋白水平，年龄、性别和心理社会因素等方面的资料。虽然该项研究主要是针对白种人的研究，但是研究中所确定的危险因素在其他研究中也显示出对于其他种族基本是一样的。心血管病危险因素基本上已经成为完整的一部分，也促进临床上的有效治疗和预防的策略开发。

Dr Thomas Dawber 是佛明翰研究的创始人和医学家、流行病学家，他不同于其他流行病学家之处是热心向有志于预防工作的社区医务人员直接提供有用的治疗和预防信息与指导。他把流行病学看作一种社区层面进行流行病调查的工具。在他的指导下，佛明翰研究发布了关于流行率、发病率、临床表现、可改变的危险因素对于心血管疾病影响等方面的指南和报告等。

由于佛明翰项研究结果被广泛宣传和使用，对于改变美国人的生活方式、预防心脏病起到很大作用，因此佛明翰研究被称之为改变了美国人的心脏健康的一项研究。

2. 七国研究

七国研究是第一个系统地检验在对比人群中的生活方式、膳食和心脏病、脑卒中之间关系的研究。

美国明尼苏达大学医学院的 Ancel Keys 教授早于 20 世纪 40 年代早期觉察到美国人在世纪初期心脏病死亡率上升并成为重要死亡原因的现象，便在大学医学院建立一个公共卫生实验室进行研究。1951 和 1952 年他到欧洲旅行，仔细考察了欧洲不同地区在膳食习惯、行为习惯和疾病方面存在明显差异。作为一个营养和临床医学家，通过分析这些差别的含义，他发现意大利、西班牙、南非和日本不同社会阶层之间有不同文化，而相应的疾病和影响因素也有所不同，为此萌生进行跨国比较研究不同地区的心脏病的分布，心脏病和生活习惯的联系，特别是膳食与心脏病之间的联系。Ancel Keys 提出的假设是不同人群的心脏病和脑卒中差别在某种程度上应与身体特点和生活方式比如与膳食，尤其是膳食中的脂肪有关。来自北美洲的美国、北欧的芬兰和西欧的荷兰、南欧的希腊和意大利、巴尔干地区的南斯拉夫（塞尔维亚和克罗地亚）及亚洲的日本被选为研究国家。在 1958—1964 年，在 7 个国家中选取了 12 763 名 40~59 岁之间的无心脏病症状的男性共 16 个组群作为研究对象。这个跨国冠心病和其他具有公共卫生重要性的慢性病研究取得了大量资料。

该研究对比七国的不同人口中的中年人群的冠心病危险因素、发病和死亡率，发现虽然在各研究组地区之间冠心病流行率存在差别，冠心病流行率还是日本和塞尔维亚比较低。分别是 0.5% 和 1.5%，北欧地区和美国最高，分别是 2.8% 和 4.6%，怀疑与心脏病有关的危险因素有关：吸烟率从塞尔维亚的 56% 到日本的 74%；平均 BMI 范围从日本的 22.0 到美国和南欧的 25.5；平均血压塞尔维亚最低，是 133mmHg，其次是日本 135mmHg，北欧高达 144mmHg；血胆固醇水平范围从塞尔维亚和日本男性的 165~200 mg/dl 到美国和北欧男性的 240~253 mg/dl 相应水平。

在第一个 15 年里有 2 289 人死亡，其中有 618 人死于冠心病。群组随访研究中所有年龄组死亡率差别与国家之间冠心病死亡率的差别是一致的。例如，日本大约 7% 的所有死亡归因于冠心病，美国却有一半人死于冠心病。在东部芬兰群组，所有群组中大约有 1/4 的死亡由于冠心病。组群中死于冠心病与血胆固醇和血压水平相关，而不是其他冠心病危险因素，包括相对体重、吸烟和职业性身体运动水平。另外，只有血压明显与总死亡率相关。不同地区、年龄的冠心病死亡与胆固醇、血压、吸烟等危险因素关系明显。

该研究基线调查时 16 个族群的脑卒中流行率是 2.1‰，25 年随访脑卒中的死亡率变化几乎是起初的 3 倍，北美和欧洲最低，44‰~77‰，塞尔维亚、克罗地亚和日本最高，83‰~107‰。脑卒中死亡率较高的地区心脏病死亡却较低。与脑卒中死亡相关的危险因素有年龄、收缩压升高、日吸烟数量。与体重、身体运动的联系不是连贯一致的，而血胆固醇水平在不同族群的联系不一样。

该研究还发现在膳食方面存在明显差异，不同文化背景的中年男性人群膳食中酒和鱼对冠心病的 25 年死亡率存在相反的影响。在控制其他膳食和吸烟等潜在混杂因素之后，这个差别没有统计学意义。无论是单变量还是多变量分析中，粗纤维、β 胡萝卜和维生素 C 和 E 的摄取与冠心病 25 年死亡率没有关联。

3. 多因素干预试验研究（MRFIT）

多因素综合干预试验是 1972 年由美国国家心血管与肺部疾病研究所发起的，主要目的是检验因素干预试验对于降低冠心病死亡的效果。实际上这个研究是在 1950 和 1960 年代进行的多个先期心血管危险因素群组研究基础上提出来的。上述提到的研究包括 Albany Civil Servant Study（NY），The Framingham heart Study（MA），the People Gas Company Study（Chicago），the Tecumseh Community Study（MI），以及 Western Electric Study（Chicago）。

该试验选择了 12 866 名年龄在 35~57 岁的男性人群，将参加试验的人员分为两组，一组是接受特别干预措施组，干预措施包括高血压治疗、吸烟咨询，膳食咨询以降低血胆固醇水平，另一组是利用常规的社区卫生服务措施。在跟踪随访 7 年之后，发现两者的危险因素水平皆有下降。特别干预组的冠心病死亡率是 17.9‰，而社区组是 19.3‰。二者之间相差7.1% 无统计学意义。干预组的总死亡率是 41.2‰，而社区是 40.4‰。

对这个试验结果的解释是，在那种条件下，①干预项目不影响冠心病的死亡率；②干预影响冠心病死亡率，但是 7 年之内还观察不到效益；③减少吸烟和降低血胆固醇可能会影响干预组内的次一级人群的冠心病死亡率，可能某些参与人员对高血压治疗没有积极效果。

4. 以社区为基地的人群慢性病预防控制项目

社区项目是人群干预的一种主要途径和方式。认真系统的设计社区项目应当在基础卫生研究和大规模公共卫生研究与政府政策之间建立联系。从流行病学观点，与严格限制的、高强度的针对高危个体单独干预相比，社区途径（人群预防途径）的长处就是更有效地在社区范围减少人群的发病率和死亡率。

芬兰的北卡和美国的斯坦福社区项目是比较早实施也是记录比较完整、各具特色的社区慢性病干预项目。起初针对的是心血管疾病，特别是冠心病，干预措施基本上针对人群的吸烟、食物和运动几个方面。

改变不健康生活方式是慢性病预防的基础，也是其他任何一级预防干预项目的基础。社区项目积累的经验、做法对于大规模项目的实施是非常有用的。但是社区项目对于慢性病预防的贡献也有其局限性，如果不开展大规模、大范围的项目和活动，很难改变慢性病和危险因素流行的状况和趋势，也难以从根本上改变人群健康状况。首先，慢性病预防存在两个方面，生活方式是自我选择的权利，但是也需要这种选择的可能性，需要宏观政策的支持，甚至是法律提供保护。这不是一个社区范围之内能够做到的。其次，改变整个人群行为模式需要大规模的人群，而不是一个或者数个人群的改变。如果没有整个人群的改变，局部的改变仍然会走回头路。第三，虽然多数社区的主要危险因素流行基本相同，但是由于地理、文化和环境原因，各个地区之间也存在差别。因此，从根本上改变人群慢性病和危险因素流行模式，还需要大范围以至全国范围的行动。

5. WHO 国际卫生合作项目（interhealth project）

根据当时已有的科学依据，WHO 于 1987 年开始了一个新的以社区为基础采取综合预防控制慢病措施的项目。Interhealth 是一个全球性行动为导向的项目，涉及 13 个国家 16 个示范区。Interhealth 的一个主要作用是通过在一些国家的示范区向发展中国家提供技术支持，包括预防控制模式、预测、教育和培训。该项目的专家向参与国提供各种技术指导在社区实施干预措施。

该项目是 WHO、芬兰、美国、澳大利亚和英国的合作中心支持下进行的。从 interhealth 项目得到的一个主要发现是动物脂肪在所有发展中国家上升，这些国家有心血管病危险因素流行率和疾病流行率接近过去数十年发达国家的水平。Interhealth 项目显示社区综合干预项目能够成功地减低心血管病危险因素和降低慢性病死亡率。

6. 国家综合慢病干预项目（CINDI）

在 WHO 的支持下，一些欧洲国家建立了大范围的慢病综合干预项目。迄今为止该项目已经有 33 个欧洲国家和加拿大参与。CINDI 还开发了预防慢病的政策框架，撰写了说明卫生保健作用的指南，建立以科学为基础的检测和评估信息系统，出版 CINDI 欧洲健康行动计划。利用这些工具，CINDI 网络能够提供成员国分享疾病预防和健康促进的信息和经验平台。慢病综合预防途径建立在现有的卫生基础设施之上并努力强调不同人群的主要危险因素。

7. 慢性病综合预防项目和计划

开展全国性综合性慢性病预防控制是在总结以上研究结果和实践经验基础上提出来的。自 1980 年代初起，无论在临床上还是在社区的单个或多个生物代谢危险因素和吸烟进行干预，虽然对心血管疾病预防有积极意义，但是其结果对人的健康改善作用不尽如人意，而且对干预人群的健康改善更为局限。另外一个方面，社区项目通过改善生活方式、改变行为危险因素，对于降低局部地区的危险因素水平、建立健康的生活方式有意义，但是还不足以改变大范围乃至全国的危险因素水平和减少早死、失能和降低死亡率。因此，提出要根本改变慢性病的流行趋势，需要开展大范围、大规模的针对多个危险因素的全方位、综合性慢性病防治项目，这就是 1982 年 WHO 欧洲区开展得 CINDI 项目的基本背景。WHO 美洲区 1996 年也开展类似的区域网络和项目，命名为 CARMEN 项目。自 2000 年 WHO 各大区相继建立类似的慢性病区域网络或者项目（表 3-16）。

表 3-16 慢性非传染病预防控制研究进展

研究项目	研究对象	研究与实践的目的	代表性案例
流行病学研究	心血管疾病及其危险因素	探讨危险因素与疾病之间的关系	1. 佛明翰研究（1948） 2. 七国卫生研究（1958）
治疗预防研究	与心血管病有关的危险因素如胆固醇、血压升高等	探讨降低胆固醇水平和高血压的方式与方法	1. 退伍军人协作研究组（VACSG, 1962）
大人群的治疗预防（有组织的社区研究）	心血管疾病及其危险因素（血脂、血压和吸烟）	在较大的人群中针对几个主要危险因素进行干预	1. 多因素干预前期研究（MRIFT, 1972）
以社区为基地的人群慢性病预防控制项目研究	心血管疾病及其危险因素（血脂、血压和吸烟）	1. 降低人群危险因素平均水平 2. 降低人群心血管病等主要慢性病发病与死亡率	1. 芬兰北卡项目 2. 斯坦福三城市和五城市项目 3. 明尼苏达项目 4. 罗德岛项目等
针对主要慢性病和危险因素的大范围慢性病综合预防干预	主要慢性病及其主要危险因素	1. 降低人群危险因素平均水平 2. 降低人群主要慢性病的发病率和死亡率	1. 欧洲 CINDI 项目（1982） 2. 美洲 CARMEN 项目（1996）等

（二）慢性病的病因及归类主要危险因素

1. 慢性病的病因路径

人类罹患各种慢性病的机制复杂而且这些疾病的发生、发展也需要较长的时间和过程。在出现病态之前一些与疾病相关的机体生物、代谢指标发生变化，如心脏病与血压升高、血脂异常等有关。而这些生物代谢因素的改变又是遗传因素、环境因素、心理和行为危险因素等作用的结果。这些危险因素又可以归纳为不可以改变的因素，如基因、性别和年龄等。另外一类因素则是可以改变而且与人们的行为相关的，如吸烟、不健康饮食、有害饮酒、缺乏运动等。以上疾病、生物代谢和影响因素又受到人类生活的社会、环境、文化以及政治等的影响，特别是与行为危险因素的形成和改变密切相关。图 3-6 列出常见的慢性病如心脏病、肿瘤、糖尿病和慢性呼吸性疾病与生物代谢因素、行为危险因素、年龄、性别和基因，以及社会环境、文化、政治等客观环境之间的路径联系。

2. 归类主要慢性病及其共同的危险因素

如前所述，长期的各类研究和实践结果表明，心血管疾病、肿瘤、糖尿病和呼吸性疾病拥有共同的危险因素，这些因素是吸烟、不健康饮食、有害饮酒及缺乏运动。表 3-17 列出主要危险因素和几个主要慢性病之间的关系。

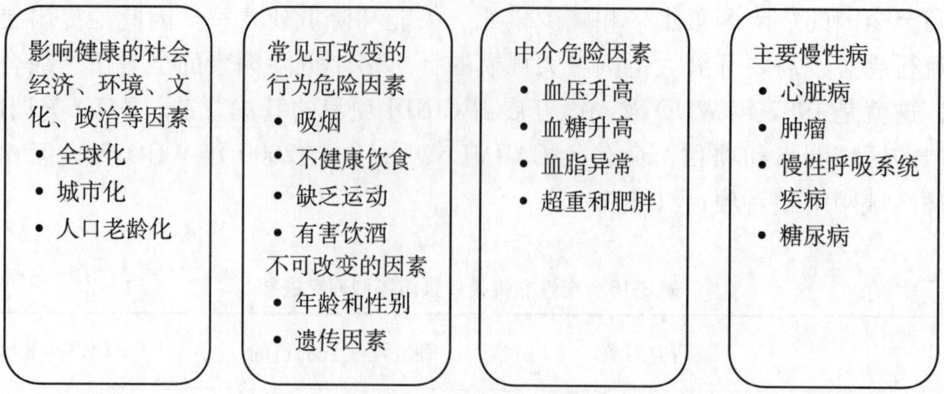

影响健康的社会经济、环境、文化、政治等因素	常见可改变的行为危险因素	中介危险因素	主要慢性病
• 全球化 • 城市化 • 人口老龄化	• 吸烟 • 不健康饮食 • 缺乏运动 • 有害饮酒 不可改变的因素 • 年龄和性别 • 遗传因素	• 血压升高 • 血糖升高 • 血脂异常 • 超重和肥胖	• 心脏病 • 肿瘤 • 慢性呼吸系统疾病 • 糖尿病

图 3-6 慢性非传染病的病因路径

表 3-17 心血管病等主要慢性病与吸烟等主要危险因素之间的联系

	吸烟	不健康饮食	有害饮酒	身体缺乏运动
心血管疾病	√	√	√	√
肿瘤	√	√	√	√
糖尿病	√	√	√	√
呼吸性疾病	√			

（三）慢性病预防策略和选择性干预措施

1. 慢性病的主要预防策略

大量的各学科科学研究表明，心脏病、脑卒中、一些肿瘤和糖尿病是可以预防的。一些国家开展社区慢性病预防的案例从实践方面证明预防的可能性和可操作性。针对疾病发展的不同阶段，慢性病预防的策略可以概括为：建设有利于健康的卫生文化和环境（primordial）、一级预防（primary）、二级预防（secondary）和三级预防（tertiary）。虽然优先重点应放在支持性健康环境和一级预防，但是二、三级预防也是相辅相成的和必要的。

（1）建设有助健康的卫生文化和社会生活环境　影响慢性病发生、发展的危险因素根植于社会，也受到社会、环境和文化习俗的影响，如果说吸烟、不健康饮食、缺乏运动、过量饮酒是慢性病的相关病因，而上面提到的社会环境就是增加或者产生这些危险因素的根源或者与这些危险因素的形成、发展密切相关。因此，通常也把改变这种大环境称之为"病因之病因的预防"。因此，不仅要降低危险因素水平，更重要的是建设增进健康意识和建立健康的生活方式，建设减少疾病危险、增进健康的社会、经济环境，从根本上预防控制影响危险因素的社会文化和有利于健康的客观环境，从根本上预防控制慢性病。比如在国家层面将慢性病预防纳入国家发展规划之中，制定实施食物和营养政策，在城市规划中将与运动有关项目纳入，控制吸烟的公共政策等。如果不正视支持性环境对于人们健康行为的影响和提供基本的健康知识，后果就是无论是穷人或者是富人都面临要么是消费和运动方面没有选择余地，要么是选择不当。

（2）多级预防策略　一级预防针对的是人群和高危人群，目标是降低人群的危险因素水平和控制高危人群向患病人群发展，从而降低发病率。例如，归因于 CVD 大多数死亡发生在胆固醇的中度水平，人群的多数人处于这一水平。在这一情况下，一级预防依赖于广泛改变。这种改变能够减少整个人群的平均风险。最实际的做法是使整个人群的分布转移到低水平。同样，人群血压分布转变到低水平，减少人群整体危险范围，连同对具有高风险的个体针对性地干预措施，将提供一个对于高血压、脑卒中和冠心病的综合干预战略。总体来说，一级预防包括劝阻不健康的饮食习惯，减少肥胖，增加和促进运动和控制吸烟。这包括两个战略，彼此又是相互补充的。这就是针对整体人群策略，目的是减少人群平均水平（人群战略）或高危人群，该人群是特别暴露的结果（高危人群战略）。

二级预防的目的是早期诊断和治疗，治疗病人和减少疾病的严重后果。它包含针对个体和人群的早期监测和促进有效干预的所有措施。它指向疾病发生和得到诊断的这段时间，目标是减少疾病的流行率。二级预防仅仅能够用于那些拥有早期自然史、而且是容易确诊和治疗的疾病。因此，疾病的发展受到限制，防止演变到更为严重的阶段。

三级预防是减少已经发生的疾病的进展或并发症，是治疗和康复医学的一个重要方面。它包括有利于减少损伤和失能，使失去健康痛苦减少到最小程度。促进病人适应不可治疗的疾病。三级预防难以与治疗相区别。因为慢性病的治疗的主要目的是预防再发生。

（3）慢性预防的全人群和高危人群途径 有两种预防控制慢性病的途径，即针对普通人群（全人群）和具有高危险因素或者已经患病的人群（高危人群）的途径。

全人群策略是通过对全人群的干预降低危险水平，是针对病因而不是疾病的后果。即使小量的减少危险因素水平，如减低暴露于烟草和不健康因素、缺乏运动等危险因素水平，会降低胆固醇、血压、血糖和体重流行率。更重要的是，人群干预策略是预防慢性病的重要措施。

高危人群策略是针对处于高危险和已经患病的人群。这些干预会减少慢性病发生的危险，减少合并症和改善生活质量。

全人群预防和个体预防是相辅相成的。两者应当成为全面综合策略的一部分以满足整个社区的需要（图3-7）。

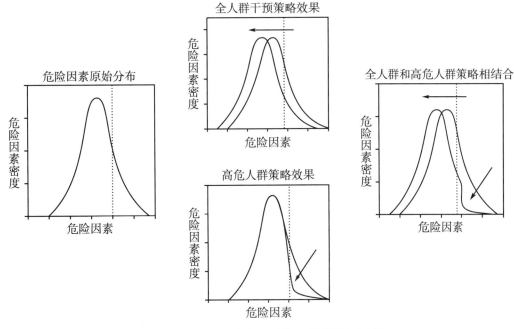

图3-7 全人群和高危人群策略干预效果示意图

（4）全面、综合预防模式　在实际工作中，没有一种预防策略可以应对面临的慢性病的全部问题，也不能满足各个方面的需要。因此，正确理解各种预防策略，根据不同时期和阶段、不同人群，全面、恰当地实施符合成本效益原则的各种预防策略，才能做到既能充分有利于优先的卫生资源，又能满足个方面的需要（图3-8）。

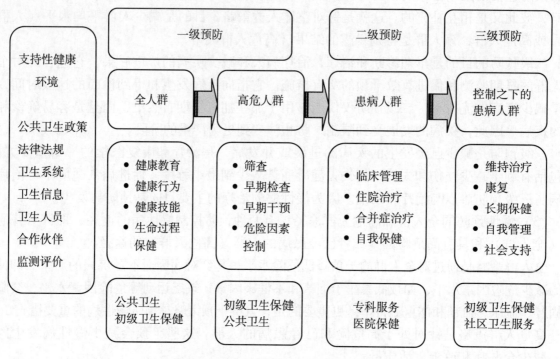

图 3-8 　慢性非传染病预防控制策略框架

2. 筛选并实施符合成本效益的干预措施

表3-18是WHO最近筛选的一些具有很好的成本效益的针对烟草使用、有害饮酒、不健康饮食和缺乏身体运动等危险因素，以及糖尿病、心血管疾病、呼吸性疾病的预防控制措施。

需要指出的是，上述措施多数是在发达国家筛选出来的，特别是一些与经济核算有关的指标，具有相对性，在发展中国家的实施还需要进一步检验，也需要和当地实际相结合。

3. 慢性病预防控制的原则

慢性非传染病的预防控制涵盖以心血管病、癌症、糖尿病和慢性呼吸性疾病等几个主要慢病和相应的几个主要共享文献因素，因为在预防控制的对策与行动涉及多部门、多学科和多层次的配合支持，需要公共卫生和临床服务共同行动，为了协调一致行动，就需要就以下一些共同的原则问题达成协商一致。

（1）以科学证据为基础的干预措施　大量的科学实践研究证明了很多危险因素与慢性病的发生发展有关，发现慢性病的发展过程，总结出了很多干预措施可以预防控制慢性病。但是，在组织实施国家或者大规模干预实践的时候，不仅需要选择有效的干预措施，而且要考虑成本效益因素，还要考虑可行性和可持续性等的因素。

表 3-18 选择性的成本效益慢性预防控制措施

疾病或者危险因素		干预	实施成本 低成本= <每人一美元 高成本= >每人一美元	健康影响 （DALYs/百万） （小=< 100 大=> 1 000）	成本效益 （疾病负担转换） （非常好= <人均 GDP 好=人均 1~3 倍）
危险因素	使用烟草	烟草税收	低	大	成本效益非常好
		无烟工作场所	低	中度	成本效益好
		包装、标签和提高认知	低	中度	成本效益非常好
		禁止烟草广告	低	中度	成本效益非常好
	有害饮酒	针对含酒精饮料税收	低	中度	成本效益非常好
	不健康饮食和缺乏 身体运动	减少食盐摄取	低	大	成本效益非常好
		食品税收（脂肪）和补贴 （水果与蔬菜）	低	中度	成本效益非常好
慢性非传染病		大量的咨询	非常高	大量	成本效益好
	糖尿病	血糖控制	高	大量	成本效益好
	心血管疾病	高血压药物治疗	低	大量	成本效益非常好
	肿瘤	乳腺癌第一期治疗	低	中度	成本效益非常好
		宫颈癌筛查（PAP smear） 和治疗	低	中度	成本效益非常好
	呼吸系统疾病	皮质激素吸入治疗哮喘	低	小	成本效益好

（2）贯穿生命全过程的慢性病预防控制 成人罹患非传染病的风险实际上与早期生命阶段暴露于危险因素之下有关，受生命各个阶段所受到的因素影响，而且其风险随着年龄增长而增大。生命各个阶段都要预防慢性病并采取符合成本效益的预防慢性病措施，防止慢性病的发生和发展。实施这些措施对于早年可以促进健康成长，中年时期可以促进保持健康水平，对于减低晚年罹病风险也很重要。在生命的各个阶段都要把握机会，或能减少早死和残疾，也可以让更多的人享受快乐幸福高质量、积极的晚年生活，还可以减少医护开支。

（3）政府全方位负责 慢性病预防控制需要政府的全方位负责，欧洲地区提出的慢性病应当包含在政府所有政策中就是对这个问题的反映。运用全面、综合的预防方式，就需要协调各个方面的行动，即达到利用各方面的资源协同作用。政府全方位负责不仅能够推动慢性病预防工作，更重要的贡献是将慢性病与社会生活环境、资源利用和政府的优先领域结合起来，促使慢性病预防达到可持续发展。

（4）慢性病预防控制需要采取全面、综合措施 慢性病预防控制必须采取全面、综合预防的方式，才能达到最好的预期效果。所谓"全面"是指干预措施覆盖广泛性、多层次、多场所（工厂、学校和社区），各个年龄段人群（妇幼、儿童、青少年、成人和老年人），以及所有可能的地区（国家级、地区级以及局部等）。

慢性病"综合预防"的概念是指冠心病、高血压、脑卒中、2 型糖尿病和许多肿瘤拥有共同的危险因素，即吸烟、不健康饮食、缺乏运动和有害饮酒。因此，针对这些危险因素采取行动证明是最有效的方式。另外一方面，也可以将慢性病的卫生服务和疾病预防、健康促进通过初级保健达到整合，避免过多的项目重叠，影响卫生系统整体作用的发挥。

（5）部门协调与合作　慢性病预防的很多工作都是由非卫生部门负责的，如与健康饮食有关的食物政策，与建设健康城市、健康社区有关的规划。因此，任何综合慢性病的政策、规划和项目需要有关部门的配合和支持，以减低危险因素的影响。

（6）提升能力使人们关注自身健康并发挥他们的潜能　前面提到给居民授予健康知识、提高健康意识是疾病预防和促进健康的第一步。但是，如何发挥社区和个人积极性，就需要健康促进有所作为。对于社区而言，就是提升社区能力，创造健康环境，对于个人而言，主动参与卫生活动，关心健康问题，发挥主观能动性。通过提升能力，使社区和人们有能力做出影响自己健康的决定以及采取相应的行动，创造健康环境，预防疾病的进一步发展。同时，促进人们掌握与医护服务有关的技能，获得自我保健的能力。因此，无论是医护界还是非医护界，都必须具备健康促进和疾病预防的基本知识和技能，改进技能、及时发现非传染病，恰当使用医疗卫生服务和为病人提供持续保健服务。

三、全球慢性病预防战略及其行动计划

慢性病的危害逐步得到专业人员、决策者和公众的认识，经过多年的研究，对于慢性病的病因及其影响因素已经了解足够多而且实践经验显示慢性病是可以预防的，由慢性病引起的早死和失能快速上升趋势是可以遏制或者逆转的，关键是要采取积极的行动。

（一）世界卫生组织全球预防控制慢性病战略

2000 年世界卫生大会通过预防控制非传染病的决议和战略。该战略根据慢性病的发病、死亡率和疾病负担以及可预防程度等因素，将心血管疾病、肿瘤、糖尿病和慢性呼吸系统疾病确定为全球慢性病预防控制的重点疾病。同时，将以上几个主要慢性病共有的危险因素即烟草使用、不健康饮食、缺乏运动和有害饮酒作为主要预防干预的对象。

1. **重点预防控制的慢性病**

（1）心血管疾病　心血管病是一组心脏与血管发生病变的疾病，其中心脏病和脑卒中是最主要的两个疾病。心血管疾病是全球的第一位死因，估计 2004 年有 1 700 万人死于心血管疾病，占全球死亡人数的 29%，其中 720 万源于冠心病，570 万源于脑卒中。82% 的心血管病发生在低中收入国家。估计到 2030 年，每年有 2 360 万人死于心血管疾病，心脏病与脑卒中仍然是主要死因。

心血管病的主要行为危险因素有吸烟、不健康膳食、缺乏运动和有害饮酒，行为危险因素影响 80% 的心血管病。行为危险因素通过对血压、血脂和血糖升高，体重超重和肥胖等中介因素的影响而影响疾病结局。另外，如前所述，还有一些影响行为的根本性社会环境因素，如经济、社会、环境和文化的全球化、城市化和人口老龄化等被称之为"病因的病因"。贫困与精神紧张也是心血管的重要因素。实践证明，如果实施促进健康饮食、有规律的运动和不吸烟以及针对社会环境的措施，80% 的心血管病可以得到避免。

（2）癌症　癌症是可以发生在身体各部位的一组疾病，也称之为恶性肿瘤或者肿瘤。癌症是主要死因之一，肺癌、胃癌、肝癌、大肠癌和乳腺癌是最常见的癌症。其中，肺癌、胃癌、结肠直肠癌、食管癌和前列腺癌多见于男性，而女性多见乳腺癌、肺癌、胃癌、结肠直肠癌和宫颈癌。2004 年估计有 740 万人死于肿瘤，占总死亡人数的 13%。其中有肺癌 130

万，胃癌 80 万，大肠癌 63 万，肝癌 61 万，乳腺癌 51 万。30%的肿瘤是几个主要危险因素引起的，70%的肿瘤死亡发生在发展中国家。预计全球癌症仍然会持续上升，估计到 2030 年每年死于肿瘤的大约 1 200 万。

肿瘤的主要危险因素包括物理因素如电离辐射，化学危险因素如黄曲霉毒素，生物危险因素如病毒、细菌和寄生虫感染，以及行为危险因素如吸烟、不健康膳食、缺乏运动和有害饮酒。控制吸烟、控制体重、健康饮食、适度运动、防止性传播疾病、控制城市空气污染和防止室内固体燃料烟雾污染是最主要的预防控制措施。通过积极预防控制，30%的肿瘤是可以预防的。

（3）糖尿病 糖尿病是胰腺不能有效生产胰岛素或者身体不能有效利用自己生产的胰岛素而发生的一种慢性病。估计全世界有 2 亿 2 千万人患有糖尿病，2005 年有 110 万人死于糖尿病，80%的糖尿病发生在发展中国家，几乎有一半的因糖尿病死亡的病例年龄在 70 岁以下，55%是女性。WHO 预计到 2030 年糖尿病人数比 2005 年人数翻一番，一半的糖尿病病人死于 70 岁之前，80%糖尿病发生在发展中国家。

糖尿病的主要行为危险因素有吸烟、不健康膳食、缺乏运动和有害饮酒。因此，健康饮食、有规律的身体运动，保持正常体重和避免饮酒能够预防或者推迟糖尿病的发生。

（4）慢性呼吸系统疾病 慢性呼吸系统疾病是一组与人的肺功能和结构相关的疾病，其中最主要病种包括哮喘、慢性阻塞性肺疾病、呼吸性过敏、职业肺病与肺动脉高血压。慢性阻塞性肺疾病是全球的第四位死因。每年约有 400 万人死于呼吸系疾病。每年有 300 万人患哮喘，210 万患慢性阻塞性肺疾病，数百万人患有过敏性鼻炎。

与慢性呼吸系统疾病相关的最主要危险因素包括吸烟、室外空气污染和室内污染，过敏和职业危险因素及其伤害。

2. 重点预防控制的危险因素

世界卫生组织全球战略确定与上述疾病密切的四个主要行为危险因素，即烟草使用、不健康饮食、缺乏运动和有害饮酒等作为全球预防控制慢性病的重点预防和控制对象。

（1）烟草使用 烟草使用（包括吸烟、咀嚼烟草以及吸水烟等）是可预防的主要死亡相关危险，目前全世界有 10 亿人使用烟草，估计每年导致全世界 500 多万人死亡。成人吸烟者平均减少 14 年寿命。过去 30 年里，高收入国家的成人吸烟率已经从 50%降到 30%，而发展中国家的成人吸烟率却从 34%上升到 50%。目前 80%的吸烟者是来自低、中收入国家。如果不采取行动，未来几十年中这些国家与高收入国家在死亡人数上的差距将进一步加大。如果目前的趋势持续下去，到 2030 年时烟草每年将导致全世界 800 多万人死亡，而且这些过早死亡中 80%发生在低收入和中等收入国家。

（2）不健康饮食 不健康饮食（膳食中高脂肪、高糖和高盐）是主要慢性病如心血管疾病、2 型糖尿病和某些肿瘤的主要危险因素。估计每年有 270 万人归因于膳食中摄入蔬菜和水果量低。全球而言，蔬菜和水果摄入量低造成大约 19%的消化道肿瘤、31%的冠心病和 11%的脑卒中。

不健康饮食也是身体超重和肥胖的主要影响因素，估计 2005 年有 16 亿人超重，7 000 万人属于肥胖。超重也是心血管疾病（主要是心脏病和脑卒中）、糖尿病、乳腺癌、结肠癌和子宫癌的危险因素。估计每年至少 260 万人死亡与超重或肥胖相关。

（3）缺乏运动 缺乏运动也是心血管疾病、2 型糖尿病的重要危险因素，估计每年有 190 万死亡与缺乏运动相关。另外一方面，至少 60%的全球人口没有达到世界卫生组织推荐的每天至少 30 分钟中等程度的运动标准。缺乏运动也是超重和肥胖的主要影响因素。

（4）有害饮酒　有害饮酒是与早死、失能相关的一个重要危险因素，被列为世界上导致早亡和残疾的第三大风险因素，也是一个重要的公共卫生问题。估计 2004 年有 230 万人早死与有害饮酒相关，占全球死亡的 3.8%，占全球疾病负担的 4.5%。

有害饮酒是导致神经精神障碍和其他非传染性疾病，如心血管病、肝硬化以及各种癌症的一种主要但可避免的危险因素。有害使用酒精还与若干传染病，如艾滋病毒/艾滋病、结核病和肺炎等有关。有害饮酒造成的疾病负担很大一部分源自无意和有意伤害，包括道路交通碰撞和暴力造成的伤害，以及自杀。酒精消费引起的致命伤害多发生在较年轻的人群中。

（5）影响慢性病的社会环境因素　影响慢性病的社会经济和环境因素包括生活、文化教育水平，人口、营养转型状态，水、环境、工作场所卫生环境，社区环境以及道路交通等。2008 年世界卫生组织发表的健康社会因素报告对此有详细充分的分析和论述。

3．重点领域

全球慢性预防控制战略确定慢性病及其危险因素和重要社会环境因素、加强预防和健康促进以及改善卫生服务作为三个重点领域。

（1）慢性病、危险因素及其重要社会环境因素的监测　这个领域工作的目的是监测绘制慢性非传染病流行趋势并分析与慢病相关的社会、经济、行为和政治影响因素。①系统地监测危险因素和它们的影响因素；②利用监测信息系统提供科学证据制定政策和项目；③利用监测系统评估预防控制工作进展。

（2）加强预防和健康促进的作用，降低个体和群体暴露于常见危险因素的水平　该领域主要关注的内容包括：①减低危险因素水平及减轻其影响因素的影响；②增强积极保护性因素的作用；③促进生命过程的健康；④建立伙伴关系以便采取部门间的行动和支持性公共政策；⑤提供信息和健康教育已增强健康意识和增加卫生知识；⑥改善基本卫生实践技能；⑦限制和改善获得卫生服务和与健康有关产品的途径，增加有害健康的产品税收入，提高烟草税收和价格以减少消费，或者向健康产品减少税收如减少低脂食品的税收以鼓励消费，增加水果和蔬菜供应等；⑧改善生活环境，为健康选择和行动提供便利，如健全城市人行道路和社区运动设施。

（3）改善卫生服务，特别是将慢性病保健纳入初级卫生保健　通过改善基本保健标准和开发有效的指南以强化患慢性病人群的健康保健。主要关注的内容有：①关注高危人群；②改善卫生系统以服务于慢性病人群；③增强预防在卫生保健系统的作用；④改善早期筛查和干预；⑤整合初级卫生保健系统；⑥卫生保健合作伙伴关系和消费者参与。

（二）世界卫生组的其他与慢性病预防控制有关的战略

1．WHO 烟草控制公约

2003 年世界卫生大会通过与烟草控制相关的历史性决议和全球控烟公约，是卫生领域的第一个全球公约，也是联合国系统到目前为止最为成功的公约，截至 2009 年 2 月，已经有 164 个国家批准该公约。实施 WHO 烟草公约不仅减少疾病负担，而且能够增加税收和改善卫生财政机制。

2．WHO 全球饮食、运动和健康战略

2004 年 5 月，世界卫生大会通过 WHO 全球饮食、运动和健康战略。该战略目的是支持个人、社区、国家和全球各级实行可持续行动，促进和保护健康，减少与不健康饮食和缺乏运动有关的发病率和死亡率。全球战略有四个主要目标：

（1）依靠基本公共卫生行动及促进健康和预防疾病的措施，减少由不健康饮食和缺乏运动造成的非传染病危险因素。

（2）加强全面认识和理解饮食与运动对健康的影响及预防性干预措施的积极作用。

（3）鼓励制定、加强和实施全球、区域、国家和社区政策与行动计划，以改善饮食和增加身体活动，这些政策和行动计划是可持续的、综合的，并使包括民间组织、私立部门和媒体在内的所有部门积极参与。

（4）监测关于饮食和身体活动的科学数据及主要影响，支持一系列广泛相关领域的研究，包括评价干预措施，以及加强在这一领域增进和保持健康所需的人力资源。

3．WHO全球控制有害饮酒战略

2010年5月，世界卫生大会批准了WHO全球控制有害饮酒战略。该战略的目的是促进和支持国家、区域和全球行动，预防和减少有害使用酒精，降低因有害饮酒导致的发病率和死亡率并减少随后产生的社会后果。

全球战略旨在为各级行动提供指导策略并提出一些重点领域，它们是：①领导、认识与承诺；②卫生机构的应对行动；③社区行动；④酒后驾驶的政策和对策；⑤含酒精饮品的供应；⑥含酒精饮料的推销；⑦价格政策；⑧减少饮酒和醉酒的负面后果；⑨减少非法和非正规生产含酒精饮品的公共卫生影响；⑩监督和监测。

全球预防和控制有害饮酒战略除具有和其他战略相似的要求以外，比如强调全球行动和国际合作，部门协调和共同行动，给予此项工作优先地位，关注不同人群和社会阶层的公平性以及收集与分享信息等，同时也是一个经济发展和健康之间取得平衡、经济管理措施和卫生管理措施之间、不同文化观念之间、发达国家和发展中国家之间协商、协调的产物。因此，在该战略中特别指出生产酒类可以促进就业和提高收入，提高生活水平，但是也要关注健康，提高生活和生命质量，既要促进市场发展和国际贸易，不得随意限制贸易交流，但也要保护公共卫生等。还强调在实施具体措施时要将当地的文化、生活因素加以考虑。最后，发展中国家可依据本国的具体情况，诸如文化、宗教背景、国家公共卫生重点以及资源、能力和潜力等因素作适当的调整，同时还需要重视信息收集，特别是科学证据的收集，以便更好指导全球战略的实施。

（三）全球慢性病预防控制行动计划

全球慢性病预防控制行动计划是世界卫生组织根据成员国要求而制定并获得2008年世界卫生大会通过的。该计划是在全球慢病预防控制战略确定的总体目标基础上，确定全球共同行动的六项具体目标，并在每项目标下分别提出了会员国、世卫组织秘书处和合作伙伴应当采取的相应行动建议。六项目标是：

1．提高非传染病在全球和国家发展议程中的优先程度并将其纳入所有政府部门的政策之中。

2．制定和强化国家非传染病防控政策和计划。

3．促进采取各种干预措施，以减轻非传染病共有的主要可控危险因素：使用烟草、不健康饮食、缺乏身体运动和有害使用酒精。

4．重视并优化预防和控制非传染病的研究。

5．促进非传染病预防和控制伙伴关系。

6．监测非传染病及其重要影响因素，评价国家、区域和全球层面的进展。

四、慢性非传染病预防控制实践案例

慢性非传染病对于健康的危害和对社会经济发展及社会生活的影响是严重的，也逐步得到政策制定者认识和公众的关注，很多国家或地区从不同方面和角度预防控制慢性病。在实际工作中，多数国家基本上是采取循序渐进的方式，不断推出新的政策和行动方案。这个过程既反映慢性病预防控制的复杂性和困难，也反映慢性病预防对策和实施的多样性。下面所列举一些案例就是把一些国家和地区在慢病预防控制方面的一些做法和成功经验加以归纳、介绍，希望从不同的方面了解其他国家和地区针对慢性病而制定实施的各种政策、行动计划和方式、方法提供参考。对案例有兴趣的读者可根据每个案例所附的链接处察看更为详细的内容。本文提供的案例包含下列各类：①国家管理和技术论坛、网络：俄罗斯、美国；②合作伙伴关系：加拿大；③政策案例包括法律、经济等政策：毛里求斯、芬兰、荷兰；④国家行动计划：巴西、巴基斯坦、危地马拉；⑤社区项目案例：芬兰、伊朗；⑥危险因素干预研究试验案例：日本和葡萄牙；⑦慢病预防与初级卫生保健相结合案例：西班牙、美国。

（一）国家慢性病预防控制网络

1. 俄罗斯 CINDI 慢病预防网络

CINDI-Russia 项目始于 1981 年，是一个覆盖 2 000 万人口的 20 个地区慢病项目组成的国家慢性病预防网络。国家预防医学中心是协调这个网络的协调机构。俄罗斯 CINDI 网络发挥制定策略、能力建设、实施项目并进行评价的作用与功能，具体如下：

（1）参与制定慢性病政策和计划，如参与制定国家影响行动计划。

（2）通过设立教育项目促进能力建设，特别是开展针对政策制定者和卫生服务人员的培训活动。

（3）开发人群慢病预防活动与项目，如戒烟竞赛活动。

（4）开展社区综合预防慢病项目，如芬兰北卡项目。

（5）利用网络开展预防活动。

（6）开发监测与评价慢病的方案并实施。

2. 美国心脏病和脑卒中预防论坛

美国心脏病和脑卒中预防论坛始于 2003 年，主要负责实施开始预防心脏病和脑卒中的公共卫生行动计划。论坛参与者包括来自卫生保健组织、宣传、学术和政策部门等 80 个国家级和国际组织。论坛的合作伙伴分别参与下列小组活动：

（1）行动优先领域　确定心血管病和健康促进的优先领域。

（2）沟通　说明心脏病和脑卒中防治的急迫性和重要性。

（3）监测和评价　监测心脏病和脑卒中的疾病负担，评估预防和治疗的进展。

（4）组织能力　提高联邦、州和地方卫生当局的能力已应对心脏病和脑卒中。

（5）政策研究　制定全面的研究议程和促进转化研究成果于实践之中。

（6）公共卫生领导能力　促进领导能力和合作伙伴关系，用于全面的公共卫生战略预防性心脏病和脑卒中。

（7）全球和地区的合作伙伴关系　全球和地区合作伙伴筹集用于心脏病和脑卒中的资源。

（8）论坛的成员每年开会一次，每个小组的成员每月通过电话联络，每年碰头两次。

（二）加拿大健康心脏倡议（Canadian Heart Health Initiative）

1987 年加拿大联邦工作组被授权到全国各地旅行制定预防心血管病战略。该小组认为心血管病是一个公共卫生问题，应该建立 加拿大心脏健康促进会（CHHI）。该小组还建议各省卫生局通过调查危险因素建立优先领域并建立社区示范项目。联邦卫生部提供 技术支持和匹配研究资金用于调查和示范区。一个地方报纸 Nova Scotia 报道每 3 人之中就有 2 人有一个或者两个危险因素。西方媒体的宣传提高了公众对这个问题的兴趣并确认公共卫生途径解决这个问题的必要性。自从 CHHI 成立后，国家公共卫生网络建立了，来自于卫生局和大学的主要调查人员致力于建立国家危险因素资料库，建立省级联盟以实施和评估社区示范项目。CHHI 链接联邦卫生部 和 10 个省的卫生部门以及每个示范社区。其结果就是 300 个公共卫生志愿者、专业人员和私人部门共同一起工作。CHHI 管理依赖于联盟、网络和协作伙伴实施心脏健康政策（参考维多利亚宣言）。省级示范项目开始扩展干预项目到全国。

（三）国家卫生政策案例

1. 毛里求斯通过国家法规限制棕榈油使用

毛里求斯是印度洋上一个多民族的岛国，74% 的疾病负担是由于慢性病造成的。以往该国居民的食用油以棕榈油为主，而棕榈油含较高的饱和脂肪。1987 年，毛里求斯通过法规限制食用油中棕榈油的含量。自此以后，居民食用油成分发生戏剧性转变，居民食用油供应从 75%～100% 的棕榈油下降到 1992 年的 14%～15%，估计居民饱和脂肪摄取男性减少 3.5%，女性减少 3.6%，多不饱和脂肪酸摄取相应增加 5.5% 和 5.6%。这个变化致使血清卵磷脂的饱和脂肪酸减少，而多不饱和脂肪酸明显增加。

这个案例表明即使一个单一的干预措施所产生的公共卫生效应也是很明显的。同时也提示提供健康知识是必要的，但是在某些情况下用法规形式比单纯进行健康教育更有效。

2. 芬兰与慢病预防相关的农业政策

在北卡项目成功之后，建议胆固醇正常值应为 5mmol/L，这就意味着大多数芬兰人的胆固醇仍然高于这个水平。这个信息广泛地刺激了公众对于食物和农产品的兴趣以及追求更健康的产品及方法。食品工业开始生产和促销低脂产品以及增加与蔬菜有关的产品。奶制品价格则改为以蛋白含量而不是以脂肪含量计算。在肥料中添加硒，因为硒是有助于预防粥样硬化斑块的发展，而芬兰土壤中普遍缺乏硒。另外，因为减少乳制品的供应之后，将过剩的乳制品企业制造能力转化为果制品企业以增加果汁品的供应。

政府还积极开发以生产菜籽油为主的经济作物，为那些因为减少乳制品生产而失业的工人提供替代的不饱和脂肪制品，还鼓励香肠企业生产减少脂肪含量而增加蘑菇含量的食品。据欧洲有关机构研究报告，今日芬兰人的饮食由曾经是乳品脂肪含量较高转变为脂肪含量最低的国家之一。反映这些变化的结果是心血管病死亡率减少 70%。

（四）国家慢性病预防控制行动计划或项目

1. 荷兰国家法规授权政府确定慢性病优先领域

荷兰宪法要求政府采取措施增加健康。公共卫生政策包含政府的政府并授予中央政府每 4 年确定一次卫生优先领域。过去数十年来，政府已经建立一套指导和改进公共卫生行动的政策程序和方式。

2007 年出台的 2007—2010 年预防政策"选择健康生活"就是在 2003—2006 年的"良好健康状况下的更长寿命"基础上制定的。这个政策除了继续将吸烟、糖尿病和体重超重作为重点领域以外，加上两个新的优先领域：有害饮酒和抑郁。明确每个领域的主要目标是：

（1）到 2010 年，吸烟率从 28% 降到 20%。

（2）到 2010 年，年龄在 16 岁以下的年轻人饮酒比例降到 1992 年的水平。

（3）在 2005 年基础上降低超重的年轻人比例。

（4）在 2005—2025 年间糖尿病患者增长不超过 15%。

（5）更多的人接受预防抑郁症的帮助（目前有 4 000 人接受这种服务）。

2. 巴西由国家、州和直辖市共同确定慢性病重点领域

2007 年由卫生部、州和直辖市卫生当局即巴西最高决策机构一起通过关于慢性病预防、健康促进、监测和卫生保健的政策。目标是整合与慢病有关的卫生保健，强化联邦、州和直辖市三级卫生系统的协同行动，遏制或者逆转与慢性病有关的发病率和死亡率。该政策确定的主要优先领域有：

（1）卫生监测系统。

（2）健康促进行动。

（3）卫生保健。

（4）监测和评价。

3. 巴基斯坦国家慢性病综合预防行动计划

巴基斯坦国家慢病预防与控制行动计划是巴基斯坦心脏病联盟和卫生部领导下，以及在世界卫生组织等国际组织协助下于 2004 年制定的，是一个在考虑与慢病有关的预防、控制和健康促进的综合框架下制定的全面、综合性行动计划，重点是疾病预防、危险因素控制和健康促进。

策略特点：该计划不仅采用全人群策略和高危人群策略相结合的策略，而且确定针对慢病具有共性的战略和特殊性的战略，前者包括行为改变、重新调整卫生服务和监测与评价，后者则是用法律、法规的手段预防疾病。强调疾病预防是防治疾病发生或降低危害，而健康促进则是增进健康和福祉。

巴基斯坦行动计划的主要内容是：

（1）原则、宗旨和策略。

（2）共同领域（行为改变、调整卫生服务和研究）。

（3）心脏病，糖尿病，肿瘤，呼吸系统疾病。

（4）控烟。

（5）伤害。

4. 危地马拉国家慢性病项目

（1）目的与目标　危地马拉的国家慢病计划是通过社区和国家层面的可持续预防控制活动，减低与慢病相关的发病率和死亡率。

（2）主要策略

1）社区卫生　目的是通过社区行动将社区人群作为一个整体以减低人群危险因素水平。①通过健康教育增加与慢性病有关的知识、习惯和实践能力；②促进具有中度或者高度危险因素人群的自我识别能力；③促进生活方式改变（健康饮食、控烟和身体运动）。高危人群

和个体危险因素途径：目的是认识和控制具有危险因素的人群。

2）开发符合成本有效的容易检测、治疗慢病的方法和指标，筛查、治疗具有中度或者高危的人群。①培训卫生人员检测、治疗慢病及其危险因素的能力；②开发与使用评估心血管病危险因素的方法。

（3）行动计划内容 通过定期的学习班、继续医学教育和提高卫生中心的能力，干预基本上是在初级卫生保健水平上实施。主要行动包括：①制定政策；②社区行动；③针对性的卫生保健服务；④检测和评估；⑤研究。

（五）慢性病预防控制与卫生保健相结合

1. 西班牙卡塔罗纳地区将慢性病预防整合到初级卫生保健之中

西班牙卡塔罗纳地区议会授予卫生部门将健康促进和疾病预防列入卫生保健计划。这个决定的重要成果之一就是各方达成一致的白皮书：整合预防到卫生保健实践。该白皮书是由公共卫生理事会和卫生部门的其他职能部门、社会安全、科学团体、初级保健专业组织等一起完成的。

白皮书建议 18 个健康促进和疾病预防活动，其中涉及与心脏健康有关的活动，例如通过人群筛查高血压、高血脂和肥胖以发现高危人群并建议这些高危人群接受适当的营养咨询、增加运动和停止吸烟。

参与协商、起草白皮书的伙伴也是传播和实施的伙伴，主要是通过医生-护士队伍作为师资进行培训。接受培训的卫生人员需要承诺继续培养其他基层卫生人员。这个过程多数是在初级卫生保健场所、公共服务系统和私人诊所进行的。而且这些场所也是执行白皮书所描述的 18 个项目活动的场所。卡特罗尼亚卫生服务管理部门和各种卫生服务提供者如健康维护组织之间的合同覆盖这些活动。

2. 美国内布拉斯加助产妇社区项目

内布拉斯加助产妇项目是一个以社区为基础的筛查和健康生活方式干预的项目。很多低收入的女性，尤其是那些没有健康保险的低收入女性，由于无法提供心脏病危险因素筛查而面临发生心脏病的更大危险。该项目由美国疾病控制中心资助，为那些低度或者缺乏医疗保险的低收入妇女进行危险因素筛查、提供健康生活方式咨询和行为因素干预进行预防心脏病和脑卒中。该项目始于 2000 年，是当时全国助产妇项目中的一个。联合卫生保健提供方一起向低度或者缺乏医疗保险的低收入妇女提供健康知识、技术，以改变她们的行为，帮助预防心血管病和其他慢性病。

该项目在内布拉斯加通过临床向低收入女性提供危险因素筛查。如果筛查结果显示女性的心血管危险因素升高就推荐到卫生保健部门接受咨询。另外，作为一种转诊，地区生活方式干预网络工作人员向那些具有危险因素的女性提供为期 4 个月的针对性的咨询和减少危险的方法。干预人员还向这些女性提供增加身体运动、维持健康饮食和停止吸烟的帮助支持。

最后，妇女还会选择参加由内布拉斯加大学健康教育人员提供的为期 4 周的社区健康教育课或者选择使用个性化的自我参考的信息材料以减少危险因素。

内布拉斯加助产妇项目作为一个整体减少了 84 000 名女性的心脏病、脑卒中和其他慢性病。自从 2000 年以来，该项目已经筛查了 19 000 名缺乏卫生服务的女性，已经明显地减少慢性病的发病率。10 年慢性心脏病风险估计减少 5.4%，5 年心血管疾病风险估计减少 7.5%，吸烟自项目开始后下降 7.1%。

内布拉斯加项目是慢性病预防责任分享的成功案例。社区和卫生保健系统协作强化了临床和预防服务的整体成分。内布拉斯加项目认识和促进预防在提高健康生活和维持健康保健方面的价值。

从这个项目中得到的经验教训对于今后类似项目提供了很多有益启示。

（六）危险因素干预案例

1. 日本成功地减少脑卒中死亡率

"如果要问我对于健康最有价值的事情，我也许会选择日本料理，因为日本人是世界上寿命最长的人群"（G Rose，1992）。

20 世纪 70 年代，脑卒中仍然是日本人的主要死因。然而，之后的 10 余年日本人脑卒中死亡率发生了大幅度的减低，而且对日本人的寿命延长起到很大作用。

脑卒中危险因素的分析导致日本人认识到饮食对于心血管疾病的重要性，特别是减少膳食中的钠摄入增加其他营养素，如镁、钾和钙。日本学校午餐系统提供了基础营养教育的机会。家庭主妇也接受当地政府的卫生服务组织和私立部门提供的教育机会。大众媒体也被用来影响家庭餐饮选择。

工作场所或者社区提供的免费年度身体检查高危人群也有助于减少心血管病死亡率。另外，社会健康保健系统通过覆盖个体的医疗费用因而鼓励更多人去看医生，以增加早期诊断和就诊机会。生活方式改变，包括习惯的改变，可能是日本脑卒中死亡率下降的最主要因素（S. Mizushima and Y. Yamori，1992）。

2. 葡萄牙减盐干预对照研究

葡萄牙选择两个社区通过健康教育项目开展减盐社区进而降低血压，每个社区有 800 居民。食盐较高、高血压流行较高以及脑卒中问题比较多的两个社区被选为研究社区。其中一个社区被选为干预区，是因为社区领导人比对照区的领导人更积极支持项目。干预策略集中对全社区进行健康教育。

在干预社区鼓励居民：①做饭减少盐而用其他植物替代；②减少食用那些用葡萄牙传统方式腌制的冷冻鱼肉和香肠；③制作面包时候少加盐。干预得到社区领导、医生和护士支持。干预小组人员也经常访问社区并在会议上介绍做饭时如何减少盐的用量。另外，组织民众比赛种植植物并用之于炒菜。

最初盐摄入较高（大约每人 360 mmol/d），而且 30% 的人是高血压（舒张压>95 mmHg）。一年之后，两个膳食调查和一个尿抽样调查显示，干预社区的盐摄入减少 50%，平均血压降低 3.6/5.0 mmHg。两年之后平均血压降低 5.0/5.1 mmHg。对照社区舒张压保持不变，收缩压有所升高。

这个差别很有意义。其他研究结果证明如果血压降低 5.0 mmHg 将减少 25% 高血压，反过来将大幅度减少心血管疾病（JG. Forte，et al. 1989）。

（七）社区慢性病预防案例

1. 芬兰北卡项目

（1）芬兰北卡社区项目（1972） 芬兰是七国研究参加者之一。在 1960 年代，芬兰的冠心病死亡率高达 680/10 万，是全世界最高的。该研究结果的发布及其提出的建议引起芬兰公民的极大关注，尤其是北卡州居民到赫尔辛基进行请愿，希望政府对此有所作为。在这个背景下和世界卫生组织的推动下，北卡项目于 1972 年形成并启动且持续到 1990 年代末期。最初项目同 WHO 一起设计一个 5 年计划用来预防和控制心血管病。这个综合的社区项目的战略和内容就是根据前述的观点设计实施的。采取干预措施的北卡罗里州有 43 万人口，起初主要目的是减少脂肪消费，相邻的"国标州"被选为参照区。通过开展大量的健康教育活动，追踪血脂水平高的人群并向其提供健康咨询，动员和促进消费者组织、学校、社会、家庭和卫生服务组织参与慢性病活动。减少每日的脂肪摄入量、鼓励多吃蔬菜水果以及提高集体单位食堂的食品质量是该项目的特点。采取干预措施的北卡州 10 年之后的心血管病死亡率减少 22%，而参照区减少 12%。人群主要危险因素 20 年后明显降低：例如，在 30 ~ 59 岁项目实施地区的男性中，吸烟率从 52% 降到 32%，平均血清胆固醇从 7.0mmol/L 降到 5.6mmol/L，血压从 147/94mmHg 降到 142/84mmHg。这是目前为止唯一一个保存完整的评估干预资料的、对于人群发病和死亡率产生明显影响的社区干预项目。

2. 斯坦福社区慢性病预防项目（1972）

斯坦福三社区项目源于 20 世纪 60 年代采取有效战略抑制二战之后心血管疾病上升势头的大环境下，在联邦政府支持下，该项目由几个心血管、社会心理学教授和生化专家指导下于 1972 年开始在斯坦福三社区进行的。该项目的主要目的是通过社区健康教育项目降低心脏病的危险因素水平。具体设计是在其中的一个社区（Gilroy）仅仅采取健康教育方式，向居民提供健康知识，第二个社区（Watsonville）在提供健康教育知识基础上进行危险因素筛查和提供健康咨询，和另外一个没有任何干预措施的社区（Tracy）比较居民的健康知识、危险因素改变情况。两年之后评估发现在提供大量的媒体宣传和健康教育辅之个体健康咨询的居民的每日膳食中的脂肪减少 25g，而参考镇居民的膳食脂肪只减少 3g。同样，采取干预的镇居民的胆固醇水平明显下降。成年人约有 24% 的未来心脏病与脑卒中的下降（Farquhar, et al. 1990；Quoted in Osler, 1996）。

斯坦福 5 城市（1978—1996）利用 3 城市的方法扩大到更大的社区。在此项研究中，除了体重所有危险因素都有所改善，估计冠心病的危险下降大约 15%。估计从外部支援的经费每人平均 2 美元，大约是社区吸烟者购买卷烟花费的 1%。

3. 伊朗伊斯法罕社区心血管病干预项目（IHHP）

发达国家的实践证明，生活方式改变对于防治非传染病至关重要，但是发展中国家这样的干预效果还缺乏证据，而且更缺乏以整个社区为单位进行干预的案例。伊斯法罕项目就是在这个背景下设计实施的。1995 年心血管疾病占伊朗人死亡的 47.3%，低收入阶层心血管病的流行率也很高。为此，设计为时 6 年以行动为导向、全面综合的社区健康心脏研究项目于 2000 年启动。该项目提供一个机会证明生活方式干预是否有效。项目针对个体和整个社区的环境转变以促进行为转变。Isfahan and Najafabad 被选为干预地区，而相距数百公里的 Arak 被选为参考地区。第一阶段花费一年进行形势分析和干预措施准备，第二阶段用了 5 年实施干预措施，第三阶段是评估分析结果。

该项目将整个人群作为干预目标，同时也针对农村人群和城市人群。干预的领域包括健康促进、疾病预防、卫生保健、治疗和康复。关键干预策略包括通过媒体进行公众教育、部门协作、专业人员教育和参与，推广干预策略和发展组织机构，法规制定实施和协调，政策开发以及研究和评价等。该项目重点针对健康营养、增加运动、控制吸烟和焦虑症管理等。根据基线调查的结果，将干预措施分为针对个体、人群和环境。在整个项目之下还包括 10 个子项目，分别针对妇女心脏健康、学校健康促进项目、卫生专业人员教育项目、青年健康心脏项目、公共场所干预项目、高危人群干预项目、社区健康食物干预项目、伊斯法罕运动项目、非政府组织和志愿者干预项目等。整个项目是在指导委员会的监督下实施的。

初步结果分析显示，生活方式改变对于心血管病产生正面影响，特别是饮食和血清胆固醇水平变化很有意义。项目的一些做法已经被国家制定政策和规划作为参考。伊斯法罕项目可以说是低中收入国家慢病预防的里程碑。

4. 从社区和试点项目推向大范围和全国性的计划和项目

芬兰北卡社区慢性病预防项目在经过1972—1977年的5年试点之后，随后被成功地推向全国的慢性病预防控制规划当中，成功经验前面已经详细介绍过了。更重要的是，该项目的经验成功地向全国推广，主要做法是：

开展很多慢性病预防控制活动并将卫生服务、学校和非政府组织纳入活动之中。国家专家建议和项目也准备好使用。大众媒体和工业界也参与活动之中。法律和其他公共政策也支持发展并进行认真细致的监测。

芬兰北卡与芬兰案例的启示：首先，芬兰拥有比较完善的国民健康资料收集系统，保存的国民健康资料完整，这是一个正确评价分析国民健康的基础。其次，芬兰积极参与国家公共卫生研究，参加七国研究是其中的一个例子。七国研究结果指出，芬兰的冠心病死亡率最高，芬兰与同时参加七国研究的南欧国家意大利、希腊比较，芬兰人膳食中脂肪摄入过高，缺乏运动，吸烟率比较高。该项研究结果对于芬兰人的震动比较大，才有后来的国民自发请愿，希望政府采取行动控制心血管病。可以说是如何使科研转变为行动的一个案例。第三，也是一个充分利用科学研究成果转化为宣传发动、鼓励社区行动的案例。

总体来说，由于慢性病本身的复杂性，与生活方式相关危险因素植根于日常的生活之中，改变行为因素难度极其艰巨，控制慢性病措施涉及范围广、参与部门多，因而预防控制慢性病必然是长期的、艰巨的。

（邵瑞太）

第七节　全球伤害流行及预防控制策略

世界卫生组织将疾病分为传染性疾病、慢性非传染性疾病和伤害，并将伤害定义为当机体突然或者短暂地承受超过其耐受水平的能量所引起的身体损伤。它可以是急性暴露于某种超过生理阈值的能量所引发的机体损害，或者是由于缺乏一种或多种生命所必需的元素（即水、空气、温暖）所导致的机能损伤，如溺死、窒息或冻伤。伤害每年可造成500多万人死亡，大约等于艾滋病、疟疾和结核病死亡人数总和。相对于因非致命伤害所导致的巨大数量的残疾，伤害造成的死亡不过是"冰山一角"。据估计，1990年全球健康不良总人数中，15%以上是由伤害造成的，到2020年该比例将上升至20%，这一发展趋势已经在最近得到了证实。伤害已经成为导致死亡和残疾的主要原因，尤其是在中低收入国家。而且，伤害主要影响的人群是年轻人，其导致的疾病负担更加不容忽视。因此，伤害流行已经成为一个亟需解决的公共卫生问题。

许多人习惯认为伤害是事故的结果，是不可预测和不可预防的。事实上，许多研究和实践已经证实伤害是可以预测进而预防的。伤害预防是指旨在使伤害事件或暴力行为不发生或较少发生的行为或干预措施。伤害预防的科学研究可以追溯到19世纪后期，并在近一个世纪以来不断发展，提出了多个伤害预防理论和策略，如伤害的流行病学模型、哈顿矩阵、伤害的生态学模型、5E 原则等，根据这些理论和策略制定出的干预措施在伤害防制的实践中得到了广泛的应用并获得了良好的效果。

目前，伤害已经引起了全球众多学者和卫生工作者的关注。联合国、尤其是世界卫生组织针对伤害出台了一系列行动计划和预防战略，许多国家和国际机构都开展了大量伤害防制工作，包括伤害监测、危险因素分析、伤害干预以及相关方法学的研究等。全面系统地了解全球伤害流行及伤害防制的现状，有利于对我国的伤害及其危险因素的流行水平做出准确评估，并为制定出适合我国国情的伤害防制策略和干预措施提供理论和实践依据。

一、全球流行情况

（一）伤害死亡状况

1. 伤害在总死因中的顺位和构成

世界卫生组织发布的全球疾病负担研究报告指出，2004 年全球因伤害导致死亡人数为578.4 万人，占总死亡人数的 9.8%，为第三位死因。不同区域、不同收入水平的国家伤害占死亡人数的比例为 6.2%~12.8%，收入水平越高，伤害死亡率越低，详见表 3-19。

表 3-19　2004 年不同区域、不同收入水平的国家其传染病、非传染病和伤害所占死因构成

区域/收入	占总死亡的构成（%）		
	传染病*	非传染病	伤害
低收入国家	51.7	39.5	8.8
中等收入国家	15.8	72.1	12.1
高收入国家	6.5	86.6	6.2
非洲区域	68.3	24.9	6.8
东南亚区域	36.9	50.4	12.8
美洲区域	13.6	76.9	9.5
东地中海区域	38.6	50.1	11.3
欧洲区域	6.0	85.7	8.3
西太平洋区域	12.9	77.3	9.8
全球	30.6	59.6	9.8

*包括传染病、孕产期疾病和营养不良。数据来源：WHO. Global Burden of Disease：2004 update. 2008

道路交通伤害是全球、尤其是中低收入国家的主要死因和首位伤害死因，自 1998 年以来即为全球第 9~10 位死因，2004 年估计死亡人数为 127.5 万人，其中 90.9% 发生在中低收入国家；2002 年，道路交通伤害造成的死亡占全球死亡人数的 2.1%，居第十位，到 2030 年将上升至 2.8%，居第八位，其中在男性中居第六位死因；道路交通伤害死亡人数在高收入国家将下降，而在中低收入国家将上升。自杀是 15~59 岁中青年人群的主要死因之一，2004 年估计死亡人数为 84.4 万人；2002 年，自杀造成的死亡占全球死亡人数的 1.5%，居第 14 位，至 2003 年自杀将造成的死亡占全球死亡人数的比例仍为 1.5%，居第 13 位。暴力是 15~29 岁人群的第四大死因、30~44 岁人群的第六大死因，2004 年估计死亡人数为 60.0万人；2002 年，暴力造成的死亡占全球死亡人数的 1.0%，居第 21 位，到 2030 年暴力致死

人数将占全球死亡人数的 1.1%，居第 19 位。溺水是 5～14 岁儿童第四大死因、15～29 岁青年的第七大死因，2004 年估计死亡人数为 38.8 万人。详见表 3-20。

表 3-20　2004 年全球不同年龄人群的主要死因

	0～4 岁	5～14 岁	15～29 岁	30～44 岁	45～59 岁	60 岁～	合计
1	围生期疾病	下呼吸道感染	道路交通伤害	HIV/AIDS	缺血性心脏病	缺血性心脏病	缺血性心脏病
2	下呼吸道感染	道路交通伤害	HIV/AIDS	结核病	脑血管病	脑血管病	脑血管病
3	腹泻	疟疾	结核病	道路交通伤害	HIV/AIDS	慢阻肺	下呼吸道感染
4	疟疾	溺水	暴力	缺血性心脏病	结核病	下呼吸道感染	围生期疾病
5	麻疹	脑膜炎	自残自杀	自残自杀	慢阻肺	气管、支气管和肺癌	慢阻肺
6	先天性异常	腹泻	下呼吸道感染	暴力	气管、支气管和肺癌	糖尿病	腹泻
7	HIV/AIDS	HIV/AIDS	溺水	下呼吸道感染	肝硬化	高血压性心脏病	HIV/AIDS
8	百日咳	结核病	火灾	脑血管病	道路交通伤害	胃癌	结核病
9	脑膜炎	蛋白质能量营养不足	战争和冲突	肝硬化	下呼吸道感染	结肠和直肠癌	气管、支气管和肺癌
10	破伤风	火灾	产妇大出血	中毒	糖尿病	肾炎和肾病	道路交通伤害
11	蛋白质能量营养不足	麻疹	缺血性心脏病	产妇大出血	自残自杀	老年痴呆及其他痴呆	糖尿病
12	梅毒	白血病	中毒	火灾	胃癌	肺结核	疟疾
13	溺水	先天性异常	流产	肾炎和肾病	肝癌	肝癌	高血压性心脏病
14	道路交通伤害	锥虫病	白血病	溺水	乳腺癌	食管癌	自残自杀
15	火灾	跌倒	脑血管病	乳腺癌	高血压性心脏病	肝硬化	胃癌
16	结核病	癫痫	腹泻	战争和冲突	肾炎和肾病	感染性心脏病	肝硬化
17	内分泌失调	利什曼病	跌倒	跌倒	食管癌	乳腺癌	肾炎和肾病
18	上呼吸道感染	暴力	脑膜炎	腹泻	结肠和直肠癌	前列腺癌	结肠和直肠癌
19	缺铁性贫血	战争和冲突	肾炎和肾病	肝癌	中毒	跌倒	肝癌
20	癫痫	中毒	疟疾	气管、支气管和肺癌	口咽癌	道路交通伤害	暴力

数据来源：WHO. Global Burden of Disease：2004 update. 2008.

2. 伤害的死亡水平

2004 年，全球伤害死亡率为 89.9/10 万，其中男性为 117.5/10 万，女性为 61.8/10 万。伤害是 1~40 岁人群的头号死因。随年龄增大，伤害死亡率增加，0~14 岁、15~59 岁、60 及以上人群伤害死亡率分别为 46.6/10 万、95.1/10 万、176.9/10 万。全球 90% 以上的伤害死亡发生在中、低收入国家，东南亚地区的伤害死亡数位居全球伤害死亡总数的首位。欧洲地区的中低收入国家的伤害死亡率位居全球伤害死亡率的首位（表 3-21）。

表 3-21　2004 年不同区域、不同收入水平的国家其伤害死亡数（百万人）和死亡率（/10 万）

	非洲		美洲	东南亚	欧洲		东地中海		西太平洋	
	LMIC	HIC	LMIC	LMIC	HIC	LMIC	HIC	LMIC	HIC	LMIC
死亡数	769	182	404	1949	186	604	19	466	119	1077
死亡率	104.2	55.3	74.1	116.6	45.7	126.9	61.3	95.3	58.3	70.2

HIC：高收入国家；LMIC：中低收入国家。数据来源：WHO. Global Burden of Disease：2004 update. 2008. 死亡率是按该报告提供的死亡数/人口数进行计算。

据世界卫生组织估计，2002—2030 年，全球经年龄调整的伤害死亡率将下降，其中男性平均每年下降 0.1%，女性平均每年下降 0.2%。2002—2030 年，全球经年龄调整的暴力死亡率男性平均每年上升 0.4%，女性平均每年下降 0.2%。2002—2030 年，全球经年龄调整的自杀死亡率维持不变，其中男性平均每年下降 0.3%，女性平均每年下降 0.4%（图 3-9）。

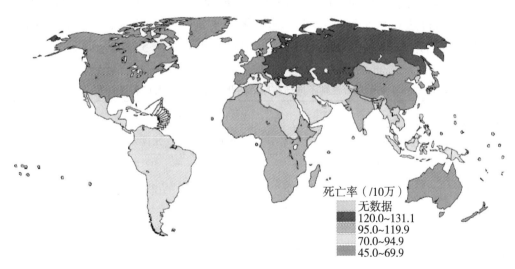

死亡率（/10 万）
无数据
120.0~131.1
95.0~119.9
70.0~94.9
45.0~69.9

图 3-9　2000 年全球伤害死亡率分布

3. 伤害死亡谱和死因别死亡水平

不同性别、年龄人群和不同区域、不同收入水平国家中，伤害的类型不同，其中道路交通伤害和自杀是全球主要的伤害死因。

2004 年，道路交通伤害估计死亡人数为 127.5 万人，占伤害总死亡人数的 23%。自杀估计死亡人数为 84.4 万人，占伤害总死亡人数的 15.3%。暴力估计死亡人数为 60.0 万人，占伤害总死亡人数的 10.8%。溺水估计死亡人数为 38.8 万人，占伤害总死亡人数的 7.0%。详见表 3-22、图 3-10。

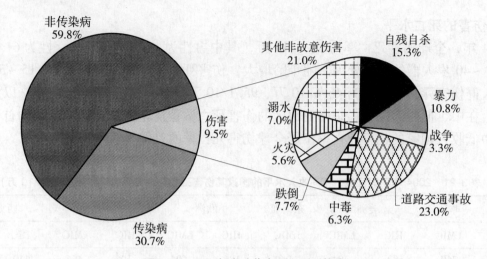

图 3-10   2004 年全球伤害死亡原因构成

数据来源：WHO. Global Burden of Disease；2004 update. 2008.

　　2002—2030 年，全球经年龄调整的道路交通伤害、暴力、战争的死亡率均上升，其余伤害类型的死亡率将下降。2002 年，道路交通伤害造成的死亡占全球死亡人数的 2.1%，居第十位，到 2030 年将上升至 2.8%，居第八位，其中在男性中居第六位死因；道路交通伤害死亡人数在高收入国家将下降，而在中低收入国家将上升。2002 年，暴力造成的死亡占全球死亡人数的 1.0%，居第 21 位，2002 年到 2030 年，全球经年龄调整的暴力死亡率男性平均每年上升 0.4%，女性平均每年下降 0.2%，到 2030 年暴力致死人数将占全球死亡人数的 1.1%，居第 19 位。此外，2002 年，自杀造成的死亡占全球死亡人数的 1.5%，居第 14 位，2002 年到 2030 年，全球经年龄调整的自杀死亡率维持不变，其中男性平均每年下降 0.3%，女性平均每年下降 0.4%，至 2030 年自杀造成的死亡占全球死亡人数的比例仍为 1.5%，居第 13 位。

表 3-22   2004 年全球分性别不同伤害原因的死亡人数（万人）和死亡率（/10 万）

伤害原因	全球		男性		女性	
	死亡数	死亡率	死亡数	死亡率	死亡数	死亡率
非故意伤害	390.6	60.7	252.0	77.7	138.6	43.4
道路交通事故	127.5	19.8	94.4	29.1	33.1	10.4
中毒	34.6	5.4	22.2	6.8	12.4	3.9
跌倒	42.4	6.6	26.0	8.0	16.4	5.1
火灾	31.0	4.8	12.0	3.7	19.0	6.0
溺水	38.8	6.0	26.3	8.1	12.5	3.9
其他非故意伤害	116.3	18.1	71.1	21.9	45.2	14.2
故意	164.2	25.5	118.1	36.4	46.1	14.4
自残自杀	84.2	13.1	52.9	16.3	31.6	9.9
暴力	60.0	9.3	48.5	15.0	11.5	3.6
战争、冲突	18.4	2.9	15.5	4.8	2.9	0.9
合计	578.4	89.9	381.2	117.5	197.2	61.8

数据来源：WHO. Global Burden of Disease；2004 update. 2008. 死亡率是按该报告提供的死亡数/人口数进行计算。

（二）非致死性伤害流行状况

伤害导致的死亡仅为伤害事件的冰山一角，伤害还导致了数量庞大的非致死性伤害。据世界卫生组织估计，2004 年全球因发生伤害需治疗的人员中，有 2 430 万人发生道路交通伤害、3 730 万人发生跌倒、1 090 万人因火灾发生伤害、1 720 万人发生暴力伤，不同区域部分类型伤害的发生数（百万人）和发生率的估计见表 3-23。

不同地区和人群的伤害发生情况不同。在 2000 年，美国因伤害死亡的人数约为 14.9 万，接近 5 010 万发生非致死性伤害，即每 100 人中有 18 人发生非致死性伤害，其中接受住院、非住院治疗的人数分别为 190 万、4 810 万；有 16.3% 的人报告发生过至少一次需治疗的伤害，其中男性为 17.3%，女性为 15.4%。在 2001 年，美国经年龄调整的伤害急诊发生率为 10 404.3/10 万（95% CI = 10 074.9/10 万 ~ 10 733.7/10 万）。来自澳大利亚、荷兰、新西兰和瑞典等高收入国家的综合数据显示，每发生 1 例由于伤害所造成的死亡的同时就有约 30 人住院、300 人急诊就诊。中低收入国家的相关研究较少，数据较缺乏。

表 3-23　2004 年全球不同区域部分类型伤害的发生数（百万人）和发生率的估计（/10 万）

区域	道路交通伤害		跌倒		火灾		暴力	
	发生数	发生率	发生数	发生率	发生数	发生率	发生数	发生率
全球	24.3	377.5	37.3	579.5	10.9	169.3	17.2	267.2
非洲	4.7	636.9	2.8	379.4	1.7	230.4	4.5	609.8
美洲	2.2	251.7	3.3	377.6	0.3	34.3	5.9	675.1
东地中海	2.8	538.5	3.6	692.3	1.5	288.5	2.0	384.6
欧洲	1.8	203.9	5.3	600.2	0.8	90.6	1.6	181.2
东南亚	8.6	514.4	14.4	861.2	5.9	352.9	2.2	131.6
西太区	4.1	235.9	8.0	460.3	0.7	40.3	1.0	57.5

注：发生指严重到需医学处理的伤害. 数据来源：WHO. Global Burden of Disease：2004 update. 2008. 发生率是按该报告提供的发生数/人口数进行计算.

（三）伤害金字塔

伤害的流行状况通常被形象地描绘成金字塔，金字塔每层宽度代表了对应的伤害发生数量。伤害死亡位于塔尖，其数量最少、最明显，需要治疗的伤害为塔的中部，未进行治疗的伤害数量最多，位于塔的基底（图 3-11）。

国外某些地区已描绘出了能代表当地伤害流行状况的伤害金字塔。在英国，每有 1 人死于伤害，就有 45 个伤害住院患者，630 个伤害患者需要咨询医生，还有 5 000 ~ 6 000 人发生轻度伤害。加拿大安大略省在 1999 年的伤害死亡人数是 2 645，在 2001 年有 67 301 人因伤害而住院以及有 959 278 人因伤害而进入急诊室就诊。其伤害死亡人数：住院人数：门急诊就诊人数 ≈ 1：25：363。美国密苏里州和内布拉斯加州在 1996—1998 年 3 年时间内，一共有 13 052 人死于伤害，131 210 位伤害住院患者，1 914 140 名伤害患者去急诊室就诊，伤害死亡人数：住院人数：门急诊就诊人数 ≈ 1：10：147。

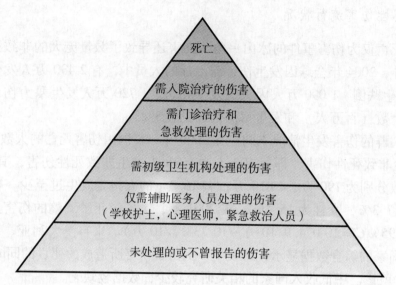

图3-11　伤害金字塔

资料来源：WHO Training, Educating, Advancing, Collaboration in Health on Violence and Injury Prevention（文献11）。

（四）伤害疾病负担

世界卫生组织对全球疾病导致的DALYs所做估算显示，2004年，伤害占全球疾病负担（DALYs）的12%，其中90%以上的DALYs发生在中、低收入国家，详见图3-12、3-13。伤害的疾病负担，尤其是道路交通伤害、人际间暴力、战争、自残/自杀所致伤害的疾病负担预计到2030年将有明显增长。道路交通伤害、暴力、自杀是造成全球疾病负担的主要伤害类型，其中道路交通伤害是造成全球、尤其是中低收入国家疾病负担的主要原因之一，2002年道路交通伤害占全球疾病负担（DALYs）的2.6%，居第八位，到2030年将上升至3.6%，居第七位，在男性中居第二位，仅次于HIV/AIDS；2002年，暴力占全球疾病负担（DALYs）

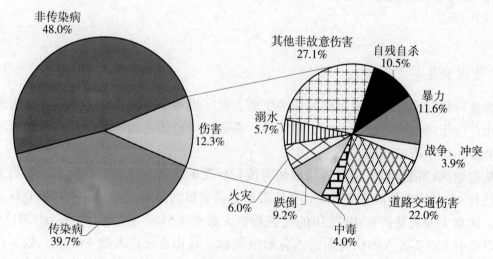

图3-12　2004年全球伤害疾病负担构成

数据来源：WHO（2008）. Global Burden of Disease：2004 update. 2008.

的 1.4%，居第十五位，到 2030 年将上升至 1.8%，居第十四位；2002 年，自杀占全球疾病负担（DALYs）的 1.4%，居第十七位，到 2030 年比例和位次均维持不变。

　　伤害由于其高发生率和高致残率，还给个人、家庭和社会带来巨大的直接和间接经济损失，包括医疗和康复费用、早死和残疾导致的生产力损失、法律费用等。在美国，2000年医疗总费用的 10.3%、约 647 亿美元被用于伤害，此外造成的劳动力损失价值可能高达 3 260 亿美元，其中 0 ~ 14 岁儿童占 8%（264 亿美元）。设立在英国的运输研究实验室（TRL Ltd）分析了 21 个国家的道路交通事故所致损失的资料，发现道路交通事故全球年均经济负担估计为 5 180 亿美元，大多数国家道路交通事故年均损失占国民生产总值（GNP）的比例超过 1%，其中发展中国家约 1%、经济转型国家 1.5%、高度机动化国家 2%。

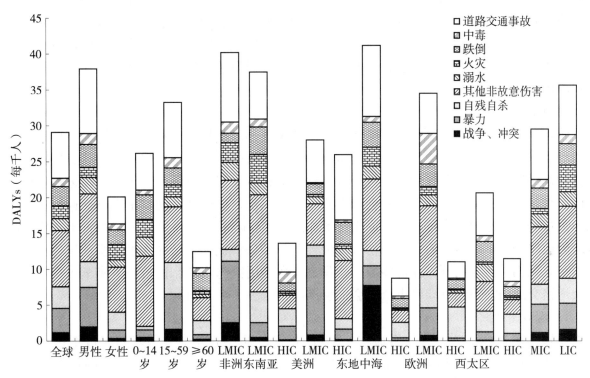

图 3-13　2004 年全球分性别、年龄、地区和收入水平的主要伤害疾病负担（每千人）
注：LMIC：中低收入国家；LIC：低收入国家；MIC：中等收入国家；HIC：高收入国家。
数据来源：WHO. Global Burden of Disease：2004 update. 2008。

（五）社会经济对伤害流行状况的影响

　　伤害的风险性在诸多层面上都显示出非常明显的不均衡性，例如地区之间、国家之间以及国家内部。除了地区和国家的差异之外，在不同的人口群体或者某些子群体之间，还存在明显的社会和经济上的不均衡。随着全球社会经济的快速发展，全球化、城市化、机动化、老龄化以及环境改变等快速发展变化，影响着伤害流行趋势和流行特征的改变。

1. 全球化

　　全球化涉及一系列社会经济、文化、政治和环境的发展，全球化加强了国家、企业以及人与人之间的联系。随着全球化进程的不断加快，伤害预防的知识和理念能够更加快速地传播，全球正式和非正式网络团体也得以迅速发展，对伤害问题产生了积极的影响。但是消极的因素同样存在，随着越来越多的自由资本跨国界流动，货物的生产（通常是危险的过程）可以更容易地转移到廉价的劳动力地区，这很可能会导致更多伤害事故的发生。同时，廉价的生产中心，往往对职业健康和童工使用的管理较为薄弱，并且可能导致这些道路交通安全落后的地方增加交通负担。

2. 城市化

在未来 20 年，世界大部分人口的增长将集中在城市，预计 2030 年全球城市人口比例将从目前的 50% 达到或超过 60%。这一增长的大部分将在亚洲和非洲。城市化可对健康产生积极影响。比起分散的农村地区，城市中的人们更容易获得针对伤害的医疗保健服务。并且，由于规模经济的扩大，在城市中人们可以享有更好的住房和服务。但是，随着自然增长和人口迁移，城市可能将超出自身资源的应对能力，流动人口管理与服务体系将严重滞后，流动人口也是伤害的高发人群。与此同时，产业结构的变化引起大量农业人口的涌入，以及新工艺、新技术、新设备的广泛采用，势必会对伤害的发生产生影响，尤其是影响到职业相关伤害的发生。并且大部分的城市化，因其无计划性和对资源的破坏性，正在加剧儿童人群对伤害风险的暴露。

3. 机动化

预计到 2015 年，经济合作与发展组织（OECD）国家的机动车辆数量将增加 62%，总数将达到 7 亿 500 万辆。随着世界各地机动化程度日益加快，很多研究呼吁人们认真研究交通和流动性问题，进行合理规划。不可否认，机动车的出现及其数量的大幅增长和道路基础设施的增加带来了社会效益，但是社会也为此付出了代价，首当其冲的就是道路交通伤害。机动车数量的增长是导致全球道路交通伤害增加的最主要因素之一。预计从 1990 年到 2020 年，全球因道路交通事故造成的死亡和伤害数量将上升 67%。同时，低收入国家机动车的增长带来了一系列相关社会问题。在这些国家，只有少数人用得起汽车，而道路、停车场、空气污染及道路交通伤害的代价却要由全社会来承担。

4. 人口老龄化

1950—2005 年，世界人均寿命增长了近 18 岁，世界上大多数国家的人口正在迅速步入老龄化阶段。目前发达国家老龄化人口的比例为 21%，比发展中国家 8% 的比例高出许多，但从绝对人口数量来说，全球老龄人口的 63% 还是居住在发展中国家。在今后的几十年中，发展中国家人口老龄化的速度将超过发达国家和经济转型国家，到 2050 年，全球 60 岁以上的老人将有 79% 居住在发展中国家。虽然人口老化反映了人类的进步，但其也对社会的发展造成压力，给经济增长、社会福利和卫生保健体系带来挑战。老年人是人群中伤害的高发群体，随着人口老龄化进程的不断发展，老年人多发伤害的危害将呈现增长趋势。

5. 环境改变

受到全球气候变化的影响，环境危险因素的影响程度和范围将会加剧。政府间气候变化专门委员会预测，由于未来的碳排放量，到 2100 年，全球气温将上升 1.5～6℃。长期的环境改变和极端天气条件都将带来人口的迁移、人们的生活条件极度恶劣、生命安全得不到保障。人们可能会因极度天气条件的增加而更多的直接暴露于伤害的风险之中，如洪水、飓风或者暴雨造成的泥石流。可能会因长期的环境退化而导致伤害风险的暴露，如干旱、荒漠化或海平面上升。低收入国家的儿童面临的问题最大，棚户区和其他临时的城市居住区经常容易被洪水侵袭，而这里的卫生体制却一般难以应对如此灾情。

二、预防策略和措施

（一）伤害的危险因素

伤害可以是一组环境和预先存在状况也就是一连串事件达到顶峰时的结果。理解伤害事件因果链的一个重要模型是由 William Haddon 提出的哈顿矩阵。这个模型扩展了流行病学方法，以矩阵的形式，通过随时间发展的多因素间的相互作用，可以更好的理解伤害的危险因素。哈顿矩阵由按时间概念划分的伤害发生前、发生中和发生后阶段与流行病学模型中宿主或人、动因（产品）以及环境因素（物理的和社会的）相对构成。哈顿矩阵有效地将导致事件发生的有伤害倾向的因素（伤害发生前阶段）和由能量转移导致宿主伤害的事件本身区分开来。同时哈顿增加了一个伤害发生后阶段，包括交通、紧急救护和康复，这将影响能量转移发生后的存活率和最终结果。

按照哈顿矩阵模型，伤害的危险因素可分为人/宿主、施加者/动因和环境（物理环境和社会经济环境）相互作用的三方面因素，人/宿主的危险因素如性别、年龄、危险行为等，施加者/动因的危险因素如车辆、产品等，环境的危险因素如治疗和康复服务的水平、可及性、贫困等等。

1. 道路交通伤害

道路交通危险由四个要素构成，第一个要素是人群的暴露状态，即不同的道路使用者或一定密度的人群在交通体系当中的运动量；第二个要素是在特定的暴露状态下发生事故的潜在可能性；第三个要素是一旦事故发生之后，造成伤害的可能性；第四个要素是伤害的结果。

（1）影响交通危险暴露的因素　经济因素，如社会贫困；人口统计学因素；快速的机动化发展；土地使用规划，这将影响人们出行的距离和方式；高速行驶的机动车辆与道路安全弱势群体混行；进行限速、道路布局的设计决策时，没有充分注意统筹考虑道路综合功能。

（2）影响碰撞事故发生的危险因素　超速；使用酒精、药品或毒品；疲劳；年轻男性；城市和居民区道路安全弱势群体；在黑暗中出行；车辆因素，如刹车、操作及维修等原因；道路设计、布局和维护方面的缺陷，也可能导致道路使用者的不安全行为；因环境因素造成缺乏能见度（使得车辆和其他道路使用者难以被发现）；道路使用者视力欠佳。

（3）影响伤害严重程度的危险因素　人体的耐受能力因素；速度不当或超速；不使用安全带和儿童安全座椅；两轮车使用者不戴安全头盔；路旁物体没有采用碰撞保护措施；对乘客和被车辆撞击者缺乏足够的碰撞保护；酗酒和使用其他药品。

（4）影响碰撞事故后伤害结果的危险因素　没有及时发现事故发生；碰撞之后起火；有害物质泄漏；酗酒和使用其他药品；难以将伤者救出事故车辆；难以疏散发生事故的公共汽车和长途汽车乘客；伤者缺乏适当的院前救护；伤者在医院急诊室没有得到适当的救治。

2. 自杀

（1）个体因素　精神因素，包括生活中的主要挫折、情绪失常、精神分裂症、焦虑、冲动行为和绝望；生物学和医学标记，包括自杀的家族史和精神疾病相关的遗传条件，严重疼痛的疾病；生命事件，如失去爱人、重要的一天、立法和工作相关问题、人际间冲突和关系破裂等，有躯体或性虐待的经历、被欺凌或欺凌他人、遭受伴侣间暴力也与自杀行为有关。

（2）社会和环境因素　获得手段，如火器、上吊、高处跌落、溺水和使用杀虫剂；社会孤独；移民间的文化因素影响；阻碍或迫害性的宗教信仰；经济状况，如失业等。

3．跌倒

（1）个体因素　年龄；性别；职业；生理因素和身体疾病，如患病、服用药物或其他生理发育导致的视觉功能不足、灵活性低、平衡功能差、步态紊乱、骨质疏松症等；行为、心理因素，如穿不合适的衣物、服用过多药物或饮酒，焦虑、跌倒史等。

（2）动因/致伤因素　产品，如童车、婴儿学步车、高脚椅、可变桌、婴儿床（不包括便携式婴儿床）和婴儿锻炼器，儿童自行车、溜冰鞋和秋千，游乐场器械；动物，如骑马、动物性赛跑等。

（3）物理环境因素　地面不平/太滑；灯光过暗/对比度太强；建筑物设计不合理，缺少功能性或保护性设施如栏杆、坡道障碍物等。

（4）社会经济环境因素　城市环境规划较差，社会功能/资源缺乏，社会支持网络、卫生服务途径缺乏；缺乏治疗和康复；独居、独处，缺乏社交；教育与收入不足；缺乏家长的监管。

4．中毒

药品、违禁化学制品和有毒气体、天然物质均可引起中毒。在发展中国家，最可能引起这些事件的物质有：有机溶剂（特别是石油衍生物）、杀虫剂和除草剂、酒精（甲醇和乙醇）、糜烂性毒剂和腐蚀剂（碱金属）及气体（如一氧化碳）。中毒的危险因素包括：

（1）个体因素　年龄；性别；职业（一些农业工作场所）；身体因素，如某些疾病或身体因素会加重中毒发生后的严重程度；行为、心理因素包括接触危险品，溶剂、杀虫剂等有毒产品的获得，不适当的存放有毒产品等。

（2）动因/致伤因素　致毒物的特点，毒性，剂量，剂型；毒物的储存和获得，如家庭中的药品；拙劣的产品安全包装。

（3）物理环境因素　缺乏环境的安全保护措施和设备等。

（4）社会经济环境因素　城市环境规划较差，社会功能/资源缺乏，社会支持网络、卫生服务途径缺乏；缺乏及时的治疗；不良的产品安全方法（对儿童不安全的条款）；教育与收入不足，家庭对儿童的监管不足。

5．溺水

（1）个体因素　年龄和发育；性别；职业；已患有疾病，如癫痫；行为因素，如独自游泳及酒后游泳。

（2）动因/致伤因素　洪水；不安全或过于拥挤的船只（包括救援船）等。

（3）物理和社会环境因素　开放性的水网环境，船只缺少就生配置；恶劣的天气状况；贫穷；自由进入水体；缺少家长的监管等。

6．烧/烫伤

（1）个体因素　年龄和发育；性别；脆弱性和弱势群体；身体状况和疾病；行为因素包括吸烟（特别是在床上吸烟和拿着烟入睡），饮酒等。

（2）动因/致伤因素 不安全的设施，包括热源、光源和烹饪设备；不安全的电器、插头、电线和其他接线；易燃物的储存和存放；烟花。

（3）物理环境因素 不安全的烹饪和生活区域；使用易燃建筑材料；缺少安全出口。

（4）社会经济环境因素 贫困；家庭中识字率低；过于拥挤居住环境或杂乱的生活空间；对儿童监护不当；家属曾遭遇烧伤；缺乏建筑规范、烟雾探测器和易燃衣物管理相关方面的法律监管；涉及与烹饪和娱乐有关的当地风俗和社会状况。

（二）干预策略和措施

1. 伤害干预的主要原理和策略 伤害的发生，并不如一般人认为的是一种意外，而是一种潜在的危险，大量的研究表明，伤害完全是可以预防或控制的，这也是我们在公共卫生领域内讨论伤害问题的基础。伤害预防的目的在于评价和管理导致伤害的危险因素，从而减少危险因素的发生，促进健康。图3-14显示了伤害的发生、发展的各个环节，也显示了在不同环节的防控目标。

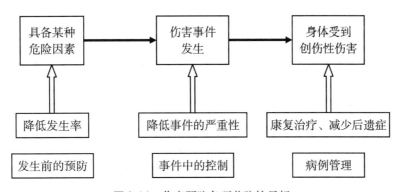

图 3-14 伤害预防各环节防控目标

由于其多因性和伤害类型之间的密切联系，伤害预防涉及较宽的范围，国际上针对伤害的预防开展了广泛研究，形成了一系列公认的原理和策略：

（1）基本原理

1）公共卫生方法 伤害与其他健康问题一样，不能用单一的原因来解释其发生发展的过程，因此利用公共卫生方法，从四个基于可靠证据的步骤来系统协调地解决伤害问题，成为了公认的模式。第一步，通过监测与调查等手段，就问题的规模、特点、范围和后果，在地方、国家和国际层面搜集数据。第二步，确认问题的原因，以及提高或降低个人遭遇问题的风险因素，并察看如何来修正这些因素。第三步，基于第一步和第二步获得的信息，设计、实施、监控和评估旨在预防问题的干预措施。第四步，分发关于干预有效性的信息；在更大规模上实施有效的干预措施；评估更大规模干预工作的成本有效性（图3-15）。

2）哈顿矩阵 20世纪60年代，美国公共卫生医师 William Haddon 结合公共卫生的原理设计了一种图表，称为"哈顿矩阵"（表3-24），提出应该从伤害发生前、伤害发生时和伤害发生后三个阶段分别评价导致伤害宿主（人）、致病（致伤）和环境三者的作用，从而确定伤害干预的途径。此后，它一直被作为所有类型伤害预防手段的发展思路。

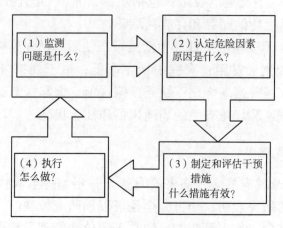

图 3-15　伤害预防的公共卫生方法

表 3-24　哈顿矩阵

	宿主（人）	动因/致病因子 （交通工具或产品）	物理环境	社会经济环境
伤害发生前	是否有事故倾向或过度暴露于危险因素	动因是否有危险	环境是否危险，有无可能减少危险	环境是否鼓励冒险行为
伤害发生中	人体是否能承受外力或能量的转移	是否提供了保护	环境是否促进伤害的发生	环境是否促进伤害的发生
伤害发生后	损伤或伤害的严重程度	是否加重了损伤	是否加重了事故后的损伤	环境是否有助于康复

　　3）生态学模型　哈顿矩阵涉及能量转移和伤害发生的时间和地点，而生态学模型则阐述个体和相关因素之间的关系，非常适合理解伤害，尤其是暴力产生的原因。伤害和暴力是受到个体、相互关系、社会、文化和环境等复杂因素多重影响的行为产物。生态学模型指出，预防伤害和暴力需要从调整个体行为、建立健康的家庭环境、提供安全的公共场所、消除性别歧视，以及争取更大的社会、文化和经济因素几方面进行综合考虑（图 3-16）。

　　（2）重要策略

　　1）三级预防策略　广泛应用于其他疾病的三级预防策略同样适用于伤害的预防：

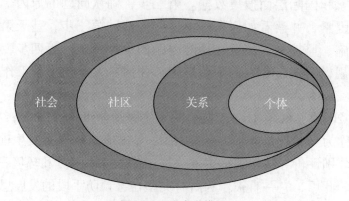

图 3-16　生态学模型

①一级预防：防止新的伤害，如在水池周围设置栅栏，阻止溺水的发生；②二级预防：降低伤害的严重程度，如安全带和头盔的使用，减轻道路交通伤害对人体的损害；③三级预防：减少伤害后残疾的发生频率和降低残疾的严重程度，如完善的急救系统，有利于伤害发生后患者的救治和康复。

2）Haddon 十大策略　Haddon 根据"哈顿矩阵"，于 1981 年提出了伤害预防的"十大策略"，在世界卫生组织的支持和推广下，在伤害预防工作中得到了广泛的应用。这十条策略包括：①预防危险因素产生：如禁止手枪的制造和核反应堆的建立；②减少已存在危险因素的含量：限制车辆速度，减少油漆中的铅含量；③预防已有危险因素的释放：裁减主要军队的核武器或常规武器，用巴氏法杀菌消毒牛奶；④从源头改变危险因素的释放率及其空间分布：对初学滑雪者减少雪道的坡度，使用降落伞；⑤将危险因素从时间和空间上与被保护者分开：如在交通集中的道路上架设行人过街天桥，地面雷击时的避雷装置，机动车、非机动车、行人分道行驶；⑥用屏障将被保护者和危险因素分开：如使用头盔，安全眼镜，机械挡板，农村鱼塘设置栅栏防制溺水等；⑦改变危险因素的基本性质：如家具的圆角，使用易碎的照明柱和其他路旁设施；⑧增强人体对危险因素的抵抗力：如在飓风地区对建筑物制定严格的标准；⑨消除危险因素：如使用消防车和火灾探测系统，使用电子定点系统预防触电死亡；⑩使伤害患者保持稳定，采取有效的治疗和康复措施：如在伤害现场提供及时的紧急医疗救助，使用适当的医疗操作如为烧伤病人进行皮肤移植。

3）"5E"策略　由于伤害成因的多元性，单一的伤害策略往往收效不大，需要结合工程（engineering）、环境（environmental）、强化执法（enforcement）、教育（education）和评估（evaluation）的综合干预形式，这就是常说的"5E"策略。"工程策略"包括制造对人们更安全的产品；"环境策略"指通过减少环境危险因素降低个体受伤害的可能性；"强化执法策略"指通过法律和公安部门的措施确保在人群中维持某些行为和规范的实施，包括了强制实施法律以创造安全环境，以及确保安全产品生产和销售的法律和规范等；"教育策略"针对改变一般人群和特殊人群的态度、信念和行为；"评估策略"涉及判断哪些干预措施、项目和政策对预防伤害最有效，为研究者和政策制定者提供方法建议。

2. 具体措施　根据伤害预防的基本原理和策略，各个国家针对不同的伤害类型开展了富有成效的具体措施。表 3-25 针对不同的伤害类型，总结了部分干预措施。表 3-26 是不同国家和地区采取具体干预措施之后，对预防伤害的发生和死亡产生的效果。

3. 伤害预防的几个原则

（1）以证据为基础确定优先领域　由于伤害的发生受到多种危险因素的影响，在选择伤害干预措施时，需严格按照以证据为基础的原则，通过系统的监测，对伤害危险因素进行评估，并结合地区的政治和文化特点，确定干预计划。澳大利亚、加拿大等国家在分析本国伤害数据的基础上，制定了国家和地区的伤害规划，并以人群特点、伤害类型确定干预优先领域。

（2）建立多部门合作机制，重视卫生部门的作用　以往的经验证明，伤害预防绝不是一个单一部门能够完成的工作，涉及卫生、司法、安全、交通、质检、教育等有关部门，如道路交通伤害的预防，对汽车和道路的改进，需要交通和质量部门共同完成，而对于不良的交通行为的强制执法，需要司法和警察的配合，事故后的医疗救治则需卫生部门负责。因此伤害干预工作的开展，要求建立一种多部门合作的工作机制。在这种多部门合作机制建立过程中，卫生部门常常扮演着重要角色：①领导作用：承担对初始情况的评估，唤起政府其他部门对伤害的关注，倡导并建立多部门合作机制；②催化作用：发起并助推基于多部门数据的政策辩论，为今后工作内容提供论据；③协调作用：克服部门间的障碍，促进合作氛围的创建；④支持作用：卫生部门最有力的职能作用是通过对伤害相关的信息连续掌握，为干预效果的评估提供依据，并可有效分析公共政策对于伤害流行情况的影响。

表3-25 部分伤害预防的干预措施

	有效的	有希望的*
非故意伤害		1. 降低高危时段的酒精售卖 2. 降低经济不平等
所有类型的暴力		1. 降低对武器需求和攻击 2. 针对不同文化范式的，持续性的、多媒体的预防运动
道路交通伤害	1. 摩托车司机和汽车司机的法定驾龄从16岁提高到18岁* 2. 制定和实施血液酒精含量限制标准的法律 3. 毕业司机执照系统 4. 交通镇静措施 5. 日间摩托车照明灯* 6. 制定和实施安全带法 7. 儿童乘客限制（儿童安全座椅） 8. 引入和实施摩托车头盔法 9. 减速措施 10. 设置减速脊（丘）以降低儿童伤害*	1. 降低机动车交通流量：有效的燃油税；土地使用政策的变化；交通运输安全影响评估和土地使用规划；提供更短及更安全路线；路程缩减措施 2. 增加交通运输安全模式的使用 3. 尽量减少高危情境的暴露：对进入道路网不同部位的限制；优先照顾使用率高的车辆和脆弱道路使用者；限制二轮机动车的速度和发动机马力；增加机动车驾驶者的法定驾龄 4. 增加道路安全性：道路网规划的安全意识；道路设计中安全设施；车祸危险地带的治疗行动［为缓行交通和脆弱道路使用者提供通道、中间缓冲带、交通镇静措施如减速脊（丘）］ 5. 增加车辆安全性：改善车辆的能见度，包括配备自动日间照明灯；车辆设计加入碰撞保护设计，包括安装安全带；要求车辆执照*和检查 6. 增加人员安全性：立法策略和增加对限速、酒精相关限制、商业驾驶员开车时间、安全带使用、自行车和摩托车头盔使用等诸方面的强制要求
自杀	1. 限制自伤暴力手段的获得途径——如农药、药物和无保护措施的高地 2. 预防和治疗抑郁、酒精和药物滥用	1. 以学校为基础、以危机管理为重心开展干预工作，提高自尊感和复制技能 2. 建立国家和地方自杀预防计划 3. 限制自杀工具如枪支和高致死性毒物的方便易得 4. 家用煤气和汽车尾气的脱毒处理 5. 引导媒体合理正确地报道自杀，以减少模仿自杀的发生 6. 心理社会治疗方法，如认知治疗、辩证行为治疗、解决问题治疗、人际关系心理治疗和外展干预，如持续的情感支持、持续的电话联系或表达关心的信件联系，可预防自杀行为再次发生
儿童受虐	1. 家长培训项目 2. 家庭的支持性访问	1. 提高产前和产后护理的质量和可获得性 2. 预防意外妊娠

续 表

	有效的	有希望的*
溺水	1. 使用个人漂浮设备 2. 制定和实施围池法 3. 教授游泳 4. 覆盖水面，如水井	1. 游泳池安全标准 2. 清晰和简单的路标 3. 经恰当培训和有适当装备的救生员 4. 对家居附近水面的暴露限制，如设置栅栏 5. 提供溺水风险教育 6. 对娱乐设施增加监督、提供生命防护设施 7. 为船只装备漂浮设备并确保能正常使用 8. 立法和强制规定船只限载人数
青少年暴力	1. 谋生技能培训项目 2. 学前充实、加强和学校的纽带，提高成就感和自尊度 3. 对高危儿童和青少年的家庭心理辅导 4. 为有风险的高中生提供教育激励机制	促进家长参与的家庭–学校合作项目
中毒	1. 防止儿童使用的容器* 2. 成立中毒控制中心 3. 兼顾存储器皿和放置地点及改进储存方法	1. 警告标识的使用 2. 急救教育
跌倒/坠落	1. 窗户安全机制，如在高层建筑安装窗栏 2. 楼梯门 3. 操场表面使用的抗冲击材料	1. 操场设备的安全标准 2. 老年人肌肉强化训练和平衡训练 3. 在有高危人口的家庭检查潜在风险，如有必要，加以改善 4. 使用预防跌倒的安全设备教育项目 5. 健康和环境危险因素的多学科、多因素筛检
烧烫伤		1. 住房电子化 2. 禁止制造和销售烟花爆竹 3. 减少住房中易燃物质的储备 4. 烟雾警报和探测器 5. 提高建筑物标准 6. 改善产品——如煤油炉、烹饪器皿和烛台 7. 烹饪区域与居住区域、休闲区域隔离 8. 提高烹饪表面的高度 9. 更加有效地监督儿童 10. 引入、监督及加强防火服的标准和规范 11. 提高烧伤预防意识 12. 提供急救教育

★ 有希望的：干预措施经过强大的研究设计的评估，显示出一些预防效果的证据，但还需要更多测试；

* 是对中低收入国家中证实有效的干预措施。

表3-26　部分伤害干预措施的效果

伤害类型	干预措施	地区	效果（%）	
			减少伤害	减少死亡
道路交通伤害	安全带提醒器	瑞典	/	20
	智能速度调适（ISA）系统	瑞典	20~30	/
	酒精连锁控制系统	瑞典	40~95	/
	速度管理器	挪威	2	/
	严格血液酒精含量（BAC）法定限制标准（BAC阈值从0.10g/dl降到0.08g/dl）	美国	7	/
	强制随机呼气测试（酒精测试）	澳大利亚	36~42	/
	道路摄像头	澳大利亚	32	/
	强制安全带使用	澳大利亚	/	18~26
	儿童安全座椅	美国	35	17
	自行车安全头盔	美国	63~88	/
	摩托车安全头盔	泰国	41	20
溺水	宣传手册发放	澳大利亚	31	/
	游泳池四周设置栅栏	美国	50	/
跌倒	练习太极拳	美国	55	/
	平衡锻炼	澳大利亚	35	/
	居住场所危险因素干预	德国	37	/
自杀	社区健康教育	澳大利亚	30	/
	枪支管理	新西兰	46（枪支相关）	/

（3）法律和政策的支持　在伤害预防的不同阶段，都需要有法律和政策的支持。工程和环境的改变，常常需要政策给予支持，如产品标准的制定和城市道路的规划；行为的改变则需要强化执法的促进，如安全带和头盔的强制使用、严查酒后驾驶行为等。良好的支持性环境有利于行为的改变。目前，许多国家出台了伤害预防相关的政策文件和法律文书，有力地推动伤害预防工作的开展。

（4）持续的工作　针对某一具体的伤害类型，从问题的确认，到干预的实施，再到效果的广泛体现，一般要几年的时间，因此伤害的预防不可能一蹴而就，需要按照科学的原理和步骤，持续地开展工作。

（三）伤害预防研究进展

近年来世界各国学者对伤害现状、危险因素、流行特征和预防措施等方面进行了研究，旨在为伤害预防和控制提供依据。以下是几种主要伤害的研究进展情况。

1. 跌倒　跌倒是伤害的主要原因之一，可发生于任何年龄段人群，它会造成沉重的医疗负担，给家庭和社会带来巨大影响。跌倒是老年人最常见的伤害死因。Close、Stevens等在英国、澳大利亚所开展的研究中发现，老年人中因发生跌倒而去医院就诊的比例较高，这对老年人的身体健康和心理健康会产生负面影响。有研究证实，老年人跌倒是多种因素相互作用的结果，进行针对性的干预是预防跌倒的主要方法，而多项联合干预措施则是被证明行之有效的方法之一，能取得较明显的效果。跌倒虽是儿童生长过程中的一个正常事件，但也会造成儿童伤害。美国、加拿大、法国和英国的研究发现，跌倒是儿童外伤性脑损伤的首要原因。联合国儿童基金会和儿童安全联盟在中国江西省的调查发现，跌倒是 0～17 岁儿童和青少年永久性残疾的首要原因。因此，预防儿童跌倒伤害已成为世界各国重要的议题之一。发达国家采取了许多已被证明能成功减少跌倒伤害发生的措施。但由于其可行性和可接受性，这些措施在发展中国家的用途有限。近期发表了一篇关于发达国家预防跌倒伤害的干预措施的文献综述，该文章指出，除了加强儿童监管的一般性建议、降低游乐场器械的高度和在游乐场铺设适宜表面等干预措施之外，只有一个被证明有效的干预措施可以转移至发展中国家使用，即美国开展的一项以社区为基础的干预项目——儿童不能飞翔，它将个人咨询、大规模媒体宣传活动以及免费分发和安装窗户护栏相结合，可以有效地预防低收入地区儿童从高层建筑跌落。

2. 道路交通伤害　超过 90% 的道路交通伤害死亡发生在中低收入国家。随着道路交通伤害被当作公共卫生问题而不再被局限地理解为交通运输事故，越来越多的国家在道路交通伤害上投入更多的精力和努力对其进行研究。有研究发现，发达国家道路交通事故的主要受害者是机动车司机，而发展中国家的主要受害人群则为行人、乘客和骑自行车者。例如在美国，超过 60% 的交通事故死者为机动车司机，而在机动化程度较低的国家该比例仅为 10%。人、车、路在特定环境里构成道路交通伤害的成因，在道路交通伤害的整个过程中，人始终处于核心地位，世界有关道路交通伤害的流行病学调查报告无一例外地指出，人——尤其是驾驶员，是导致道路交通事故的主导因素，如美国 Evans 的报告对道路交通事故的原因进行了分析，在英国和美国，人的因素分别占到了 94% 和 95%。据估计，30%～50% 的道路交通伤害是由驾驶员酒后驾车导致的。西班牙是道路交通伤害比例最高的国家之一，其原因与酒精消费有关，有 62.9% 的驾驶员有常规饮酒的情况。2003 年美国道路交通伤害中，40% 的死亡发生与酒精相关，40% 的非致死性机动车道路交通事故发生也与酒精有关。机动车数量猛增、交通法规制定和交通安全管理松懈等社会因素是发展中国家道路交通事故致伤率和致死率上升的重要因素。研究表明，2000—2001 年间，在越南机动车数量增加了 14% 之后，道路交通事故数量增加了 12%，道路交通事故导致的伤害和死亡分别增加了 16% 和 31%。

3. 溺水　2004 年全世界约有 38.8 万人因溺水致死。在美国，5 岁以下儿童在家中发生的非故意伤害死亡的首要原因是溺水，并且约有 2/3 的儿童溺死发生在家庭的洗澡盆中（不包括游泳池）。英国和其他工业化国家的研究表明，婴儿的溺死大部分发生在家中，学步期儿童大多发生于离家近的水域。有研究表明，因游泳水平越高者越倾向于在水中运动，增加了危险暴露的机会，因此教会儿童游泳会导致溺水率升高。此外，虽然还没有较为精确的数据证明某些躯体疾病易使人发生溺水，但已证实癫痫会增加溺水的危险度。酒精和药物会降低人的判断力而促使溺水发生，美国路易斯安那州对溺死者的研究发现，60% 的溺死者被检出在溺水之前曾服用过药物或酒精。在美国华盛顿州某长达 21 年的干预研究中发现，溺死率会随着水域周围酒类消费量的降低而下降。溺水是可以预防和控制的，其干预效果明显。加拿大的研究者运用多中心的试验方法研究了家庭访视（home visits）对提高家庭安全性及降低儿童伤害（溺水）发生率的影响。澳大利亚经过 10 年研究后指出，在对私人家庭游泳池必须安装围栏进行了行政立法后，儿童溺水发生明显减少了。Pitt 等研究后指出，游泳池四面安装栅栏可防止 50% 的游泳池发生儿童青少年溺水。

4. 暴力　WHO 认为暴力已成为一个严重威胁人类健康的全球公共卫生问题。全球每年有 160 多万人死于暴力伤害，暴力伤害是 15～44 岁人群死亡的第一位原因。加强暴力伤害的研究，预防和减少暴力伤害的发生是我们面临的一个重要而紧迫的课题。新西兰学者 Browm、澳大利亚学者 Angela 所开展的研究表明暴力伤害发生率呈逐年上升趋势，Stromeyer 和 Angela 的报道中显示，男性暴力伤害受害者的数量远多于女性。在许多国家和地区，校园暴力事件日渐增加并引起了社会的广泛关注，青少年是校园暴力伤害的高危人群。研究发现，青少年最易成为暴力的受害者，往往同时也是暴力伤害的施暴方。校园暴力已成为妨碍青少年健康成长的严重问题，对青少年造成生理和心理上的损伤，而严重的暴力伤害会表现为受暴者心理上的"创伤后应激障碍"（主要表现为易怒、焦虑、沮丧，学习效率低，成绩下降，甚至拒绝上学；突然沉默寡言、孤僻古怪；因无法承受压力而发生自伤、自残和自杀行为）。美国某长期调查发现，创伤后应激障碍青少年中产生自杀意念和出现自残行为的数量显著高于对照组。另外，长期受暴力伤害将产生持续的挫折行为并逐步固化。有研究显示，若受暴者从小接受恃强凌弱的暴力意识，会导致这些受暴者在有力量后欺凌比他们弱小的人，甚至引发成年后虐待家人、儿女或发生其他犯罪行为。

5. 自杀　自杀是全球的主要死因之一，每年超过 80 万人死于自杀。Weissman 等研究显示，在一般人群中，10%～18% 的人在一生中曾有过自杀意念，3%～5% 的人曾有过自杀企图。研究表明，西方国家男性和女性自杀的季节分布不同，男性自杀在春季高发，女性则有春季和秋季两个发生高峰。然而在非西方国家未发现这种趋势。不同种族人群的自杀率存在差异，在南非的研究中，白人占全部自杀例数的 57%，其次为黑人、其他有色人种和亚裔人。自杀的成因相当复杂，涉及心理、生理、文化、环境等因素，抑郁症等精神疾病、酒精使用障碍、虐待、暴力以及文化和社会背景等是自杀的危险因素。Beautrais 等对严重自杀未遂者进行的病例对照研究发现，90.1% 的自杀者患有精神疾病，56.6% 的自杀者有两种及两种以上的精神疾病，精神病患者自杀危险性是非精神病人的 3～12 倍，严重抑郁症是最重要的自杀危险因素。药物和毒品滥用也是自杀的危险因素，研究显示，在小于 40 岁有自杀行为的人群中，女性的药物滥用较男性更为普遍。瑞典在 1992—1994 年间对 5 281 例自杀案例的研究中发现，自杀者中有 13% 曾服用过抗抑郁药物。

6. 职业伤害　近年来，各国学者对职业伤害进行了大量的研究。国际劳工组织 2002 年 5 月 24 日在日内瓦发表的公告称全球每年大约有 2.7 亿工人发生工伤，其中约 36 万人死亡。职业伤害是伤害死亡的主要组成部分，占整个伤害疾病负担的 20% 左右，其所造成的直接经济损失相当于世界各国国民经济总产值的 5‰。据美国国家安全局统计，1997 年美国发生 380 万人次职业伤害，共造成经济损失 1 300 亿美元。职业伤害已成为世界各国，特别是发展中国家的重要公共卫生问题。职业伤害是与工作有关的伤害和疾病，其调查方法不同于一般疾病。目前大部分职业伤害的描述性研究是利用了现有的职工健康档案、保险或死亡登记资料，如采用了各种职业伤害的保险或赔偿机构的登记报告，劳动局或安全局的登记资料，医疗部门或卫生行政机构的登记资料等。Bhattacher、Gauchard、Zwerling 等研究发现，男性发生职业伤害的危险性比女性高，30 岁以下的工人易频发职业伤害，老年人中视力、听力较差者和一般性的残疾会增加工伤事故的发生率。Ghosh 等对煤矿工人的病例对照研究表明，工作条件不良是引起伤害的重要因素。Bhattacher 等在煤矿工人中开展的研究还阐明了繁重的工作和职业伤害之间的关系。

7. 安全社区　伤害严重威胁着世界各国居民健康与生存质量。WHO 安全社区模型作为预防地区性伤害的一条长期和有效途径，已在全世界范围内得到认可和推广。创建安全社区、推进以社区为基础的安全促进计划，成为近 10 年来公共卫生领域的焦点。WHO 安全社区模式于

1989 年正式提出，经过不断完善和发展，已得到全世界公共卫生领域的认可，在有效预防和控制伤害、降低伤害防控成本方面取得了显著成效。近几年，以 Linqvist 为代表的学者针对不同人群和不同伤害类型对安全社区模型的实际价值进行了评价，证明了多焦点和更综合的安全促进规划具有单一预防措施所没有的效果，并且能够分析年龄、地区和时间对伤害的交互作用。如为了降低瑞典 Fulan 地区的伤害发生率，在以安全社区为概念组织实施了以信息、监督、教育和训练为基础的伤害干预项目 5 年之后，医院门诊伤害病人的比例及因伤害住院的人数与对照社区相比均显著降低。其他一些报告也表明，瑞典在引入以 WHO 安全社区模型为基础的伤害预防规划之后，干预地区道路交通伤害、工作相关伤害、老年伤害和儿童伤害的总相对危险度，以及非故意伤害的危险度较之施加一般性干预措施的对照地区大幅下降。另一份对某安全社区家庭伤害干预计划实施效果的研究报告表明，干预地区的家庭伤害发生率明显下降，而对照地区则上升，并且干预地区青年和老年女性的家庭伤害发生率下降尤为明显。

8. 儿童伤害 儿童伤害中约有 90% 为非故意伤害。全世界每年有 83 万儿童因非故意伤害致死，即每天有 2 300 名儿童因非故意伤害致死。道路交通伤害、溺水、烧烫伤、跌倒和中毒是儿童因伤致死的首要原因。近年来亚洲以及拉丁美洲一些国家的调查研究表明，伤害对生命造成的损害已经超过传染性疾病。在阿根廷、古巴等国，伤害是儿童死亡的第一位原因。伊朗因伤害造成的儿童死亡占全死因的 16.69%。儿童伤害的发生与许多可预知的因素紧密相连，如年龄、性别、地理环境以及社会经济水平等。各类研究均表明男童是儿童伤害的高危人群，其伤害的发生率及死亡率高于女童，年龄越大差异越明显。不同年龄段儿童的身体、智力发育水平不同，伤害发生率与类型也不相同。在 1996 年美国有 733 名儿童青少年因窒息而死亡，其中 49% 都是小于 1 岁的婴儿。1~4 岁的儿童则较易发生溺水，5~9 岁和 10~14 岁则是儿童道路交通事故的高发年龄段。身体与心理发育水平是影响儿童非故意伤害的重要因素，其行为气质、行为动机都与非故意伤害发生有关。Jaquess 等认为行为问题可作为预测儿童非故意伤害的一个指标。多发生非故意伤害的儿童常表现情绪不稳、大胆冒失、富有冒险心理、好奇心很强，遇事有强烈的情绪反应。Jaquess、Timpka 等所开展的研究则发现非故意伤害史与非故意伤害次数相关，认为既往伤害史可作为儿童非故意伤害的危险因素。

9. 老年伤害 由于年龄老化带来的生理机能的衰退、心理状态的变化和社会功能减弱，使老年人成为伤害发生的高危人群。老年人的伤害问题已经成为伤害研究的重要关注点之一。跌倒是老年人最常见、最严重的家庭伤害。据世界卫生组织的报告，2004 年全球有 42.4 万人死于跌倒，其中 60 岁的老年人占 50% 以上，65 岁以上的老年人中 28%~35% 在 1 年内发生过跌倒。老年人骨脆性增加，骨质疏松常见，老年人跌倒后所产生的后果较为严重。Close 等研究发现，在英国，每年 70 岁以上的社区老年人中有 8% 因跌倒受伤而去医院急诊，其中有 30%~40% 收治入院，有 50% 的老年人出院后生活独立性下降。随着城市交通的不断发展，以及老年人参加社会活动增多，道路交通伤害逐渐成为威胁老年人生命健康的主要原因之一。然而即使在街道上行走的老年人与青年人有同等暴露于车辆的机会，老年人发生道路交通伤害的机会仍然大于青年人。大多数的道路交通伤害是在老年人步行及骑自行车时发生的。

随着老年人自杀行为逐渐增加，老年人自杀也逐渐成为一项重要的医学问题。躯体疾病是一个公认的老年人自杀的前提因素，患有躯体疾病的自杀老年人占自杀老年人总数的 34%~94%。一项老年人自杀的病例对照研究发现，自杀组中 56% 的人患有严重躯体疾病，而对照组中仅有 16% 的人患有严重躯体疾病；视觉受损、神经疾病、恶性肿瘤等独立因素与老年人自杀有相关关系（表 3-27）。

表 3-27　伤害预防控制研究进展

研究对象		研究国家
流行状况	跌倒	英国，澳大利亚
	道路交通伤害	美国
	溺水	美国
	暴力	新西兰，澳大利亚，美国
	自杀	芬兰，南非
	职业伤害	法国，美国
	儿童伤害	巴西，智利，古巴，委内瑞拉，伊朗，希腊，美国
	老年伤害	英国
危险因素	跌倒	美国
	道路交通伤害	日本，美国，西班牙，越南
	溺水	美国
	自杀	瑞典
	职业伤害	法国
	儿童伤害	伊朗，美国
	老年伤害	瑞典
干预措施	跌倒	英国，澳大利亚，美国
	溺水	美国，加拿大，澳大利亚

三、预防战略和行动计划

近年来，世界卫生组织（WHO）在预防伤害与暴力领域大力加强工作。2000 年世界卫生组织设立了伤害和暴力预防司。目前已经产生 3 份与伤害预防有关的主要报告，即《世界道路交通伤害预防报告》、《世界暴力与卫生报告》和《世界预防儿童伤害报告》。世界卫生大会（WHA）和联合国大会都通过具体决议认可报告提出的建议。报告和决议均号召各国政府在国家层面加强努力，预防伤害与暴力，并通过卫生部协调工作。联合国儿童基金会、世界银行等组织也从不同的角度对伤害预防给予更大的关注，一些地区和国家制定了自己的伤害预防计划，将伤害预防列入重点优先领域。

总之，社会各界已注意到伤害预防这一重大的公共健康问题具有广泛的社会和经济影响，如果不加以处理，可能会影响各国的可持续发展，阻碍千年发展目标的进程。

（一）针对伤害预防的战略及行动计划

1. 关于预防伤害的世界卫生大会决议

（1）WHA19.3 预防交通事故（1966）

（2）WHA27.59 预防道路交通事故（1974）

（3）WHA49.25 预防暴力：公共卫生的优先领域（1996）

（4）WHA50.19 预防暴力（1997）

（5）WHA51.8 关于反步兵雷的协调公共卫生行动（1998）

（6）WHA56.24 实施世界暴力与卫生报告的建议（2003）

（7）WHA 57.10 道路安全与健康（2004）

（8）WHA60.22 卫生系统：急救系统（2007）

专栏：第五十七届世界卫生大会决议——道路安全与健康（WHA 57.10）

2004 年 5 月 22 日，第五十七届世界卫生大会通过 57.10 号决议，建议会员国：

■ 将预防交通伤害纳入公共卫生规划

■ 拟订和实施关于预防道路交通伤害的国家战略和适宜行动计划

■ 确定政府在道路安全方面的领导地位，包括指定道路安全的单一机构或联络点，或根据国家具体情况通过其他有效机制实现

■ 在不同部委和部门，包括私营运输公司、社区和民间组织之间促进多部门合作

■ 加强紧急和康复服务

■ 提高对危险因素，特别是驾驶时滥用酒精、精神药物和使用移动电话的后果的认识

■ 采取特定措施以预防和控制道路交通撞车造成的死亡和发病，以及评价此类措施的影响

■ 执行现有交通法规及条例，并与学校、雇主和其他组织合作促进对司机和行人同样进行道路安全教育

■ 确保卫生部参与制定关于预防道路交通伤害的政策

■ 尤其是发展中国家，制定法律和严格执行摩托车手和摩托车后座骑乘者戴防撞头盔，并使汽车制造商提供安全带和司机系安全带成为强制性规定

■ 探索为道路安全增加提供资金的可能性

■ 世界卫生组织将与会员国合作，为实施预防道路交通伤害和减轻其后果的措施制定以科学为基础的公共卫生政策和规划

■ 鼓励研究以支持为预防道路交通伤害和减轻其后果采取以证据为基础的办法

■ 促进预防交通伤害的有效措施变通应用，使之适用于地方社区

■ 提供技术支持，以便为道路交通撞车的受害者加强住院前和创伤医疗系统提供服务

■ 与会员国、联合国系统各组织和非政府组织合作，以发展预防受伤能力

■ 定期组织专家会议交流信息和能力建设

专栏：第五十六届世界卫生大会决议——实施世界暴力与卫生报告的建议（WHA56.24）

2003年5月28日，第五十六届世界卫生大会认为预防暴力是人类安全和尊严的一个先决条件，政府必须迫切地采取行动预防一切形式的暴力并减少健康和社会经济发展方面的后果。建议会员国：

- 创建、实施和监测预防暴力的国家行动计划
- 加强收集暴力方面数据的能力
- 确定对暴力起因、后果、代价和预防的研究重点并支持研究工作
- 促进初级预防反应
- 加强针对暴力受害者的反应
- 把暴力预防纳入社会和教育政策并从而促进性别和社会平等
- 增加暴力预防方面的合作和信息交流
- 促进和监测遵守国际条约、法律及保护人权的其他机制的情况
- 鼓励在卫生部内尚无暴力预防归口单位的所有会员国任命归口单位
- 鼓励会员国适时地制定关于暴力和暴力预防的报告，介绍问题的规模、危险因素、当前为预防暴力作出的努力，以及鼓励作出多部门反应的今后行动
- 世界卫生组织将与会员国合作建立以科学为基础的公共卫生政策和规划，以实施预防暴力并减少其在个体和社会水平上后果的措施
- 鼓励紧急开展研究以支持以依据为基础预防暴力并减轻其个体、家庭和社会水平上后果的措施，尤其是关于暴力多层次危险因素的研究以及样板预防规划的评价
- 与联合国系统其他组织及其他国际机构合作，继续努力把以科学为基础预防暴力的公共卫生措施纳入其他重大全球性预防行动
- 使用现有资源并利用合作机遇，做到

（a）酌情支持和协调为制定或修订用于预防政策和规划的规范文件与准则所作出的努力

（b）提供技术支持，以加强对暴力存活者或受害者的创伤和护理服务

（c）继续倡导采用和扩大针对所有形式暴力的公共卫生反应

（d）建立网络，以促进全面预防暴力和伤害

2. 联合国道路安全10年行动计划　2010年2月24日，联合国宣布2011—2020年为道路安全行动10年，其目标是通过在国家、区域和全球各级开展更多活动，稳定并随后降低预计的全球道路死亡率。联合国大会于2010年3月2日通过了有关改善全球道路交通安全状况的决议，委托世界卫生组织、联合国各区域委员会会同联合国道路安全协作机制，合作拟订《道路安全行动10年行动计划》，作为支持实施10年目标的指导文件，呼吁会员国以《行动计划》为基础，制订本国将在10年结束时实现的减少道路交通伤亡的目标；并邀请所有会员国根据行动计划制订本国10年行动结束时，在减少道路交通伤亡方面拟达到的目标。

决议要求采取多部门联合行动，提醒更多的国家注意"不使用安全带和儿童座椅、酒后

驾驶、不戴头盔、超速和道路基础设施不完善"等威胁道路交通安全的"关键风险因素"，通过加强立法、执法来降低这些风险。决议还将每年 11 月的第三个星期日定为"世界道路交通事故受害者纪念日"。

3. 莫斯科宣言　2009 年 11 月 19—20 日，世界各国代表团的部长和首脑以及国际、区域和亚区域政府组织与非政府组织，以及私立团体的代表汇聚在俄罗斯联邦莫斯科，举行了第一次道路安全问题全球部长级会议。会议决定加强政府在道路安全方面的领导和指导作用；制定和实施政策及基础设施解决方案以保护所有道路使用者；开始实行更安全和更可持久的交通方式；促进道路安全法规和良好做法的和谐一致；加强或维持对现有法规的执法和认识；鼓励开展部门以及民间组织之间协作行动；改进国家数据收集和国际层面的可比性；加强提供入院前和住院外伤护理、康复服务和重新融入社会，以便确保及时和有效地向需要者提供服务。

4. 儿童和青少年伤害预防-世界卫生组织行动计划　2006—2015　《儿童和青少年伤害预防：世界卫生组织（WHO）行动计划》文件，是世界卫生组织在儿童和青少年伤害预防措施方面的实施纲要，它为在国家、地区等范围内的行动提供指导，以减少儿童和青少年致命和非致命性伤害的发生，主要涉及了世界卫生组织特别关注和强调的有关儿童和青少年伤害预防的几个方面，包括监测、调研、预防、服务、能力建设以及宣传倡导等。

（二）涉及伤害预防的其他战略及行动计划

1. 联合国千年发展目标　联合国千年发展目标是联合国全体 191 个成员国一致通过的一项旨在将全球贫困水平在 2015 年之前降低一半（以 1990 年的水平为标准）的行动计划，于 2000 年 9 月联合国首脑会议上由 189 个国家签署《联合国千年宣言》，正式做出此项承诺。其中第四项目标即在 1990—2015 年间，使 5 岁以下儿童死亡率降低 2/3，鉴于伤害在许多国家是儿童的主要死因，因此预防儿童伤害与实现该项目标密切相关。

2. 《儿童权利公约》　由 1989 年 11 月第 44 届联合国大会通过，1990 年 9 月 2 日生效。该公约旨在保护儿童权益，为世界各国儿童创建良好的成长环境。《公约》强调了社会的责任以保护儿童（从出生至 18 周岁），并为其提供适宜的支持与服务，并确立了世界各地所有儿童时时刻刻应享有的基本人权：生存权，全面发展的权利，免遭有害影响、虐待和剥削的受保护权，全面参与家庭生活、文化生活和社会生活的权利。《公约》第十九条要求各成员国"应采取适当的立法、行政、社会和教育措施，保护儿童免受所有形式的身体上或精神上的暴力、伤害或虐待、忽视待遇、虐待或剥削，包括性虐待。"

3. 巴厘共识　关于在东亚及太平洋地区与儿童并为儿童建立伙伴关系　第六届东亚及太平洋地区儿童问题部长级磋商会议于 2003 年 5 月 5—7 日在印度尼西亚的巴厘岛召开，来自 26 个东亚及太平洋地区国家的代表团参加了大会。会议包括母亲安全、营养、艾滋病防治、儿童保护和教育五个重点领域，达成了巴厘共识："关于在东亚及太平洋地区与儿童并为儿童建立伙伴关系"。为联合国"千年发展目标"、《儿童权利公约》及其两个《任择议定书》以及《消除对妇女一切形式歧视公约》的实施做出了贡献。

4. 英国救助儿童会五年规划　英国救助儿童会在全球 60 多个国家开展项目。为了确保各地项目的方向与救助儿童会的整体战略目标保持一致，明确今后的工作方向和工作重点，每个国家项目都需根据当地情况制定主题项目的五年规划。以往的儿童保护实践往往着眼于不同类型的弱势儿童的特殊需求，而五年规划则着眼于构建一个能够呼应所有儿童共同需求的综合儿童保护机制。这种综合性的、全纳性的保护包括：①预防：采取各种措施，预防无家可归、虐待、暴力、拐卖和儿童剥削；②降低风险：降低儿童脆弱性和受伤害的风险，支持生活处境和环境转变的儿童；③回归：为受到或受过虐待、剥削、伤害的儿童提供社会心理支持，帮助其回归社会，适应新生活；④提高韧性：提升儿童的自尊、自重、自信，提高他们自我保护的技巧和能力。

5. 2002 年马德里老龄问题国际行动计划　联合国大会决定于 2002 年 4 月 8—12 日在西班牙马德里召开第二次老龄问题世界大会，呼吁各部门各级别改变态度、政策和做法，从而可发挥二十一世纪内老龄化的巨大潜力。其中涉及伤害的有如下问题：①紧急情况，例如自然灾害或其他人道主义紧急情况，老年人尤其容易受到伤害，各国政府与人道主义救济机构应该承认老年人对应付紧急情况、推动善后与重建可以作出的积极贡献；②住房和生活环境：这涉及进出方便和安全问题、维持住所的经济负担及住在家中给予老年人重要的精神和心理上的安全感等因素。必须把这一因素列入各种政策和方案；③忽略、虐待和暴力：对老年人的忽略、虐待和暴力行为有多种形式——身体的、心理的、情感的、财政的——并且发生在每个社会、经济、族裔和地理领域。各社区必须共同努力，防止对老年人的虐待和犯罪行为和欺骗消费者的行为。专业人士应该认识到家庭、社区和养老机构正规与非正规护理人员可能会有忽略、虐待和暴力行为。

（段蕾蕾）

参 考 文 献

1. Barker DJP. Mothers, babies, and diseases in later life. London：BMJ Publishing, 1994

2. Bell C, Ge K, Popkin BM. Weight gain and its predictors in Chinese adults. Int J Obesity, 2001, 25：1079-1086

3. Delegado C, Rosegrant M, Steinfeld H, et al. Livestock to 2020：the next food revolution. 2020 Vision Discussion Paper 28. Washington DC：International Food Policy Research Institute, 1999, 1-72

4. Frenk J, Bobadilla JL and Lozano R. The epidemiological transition in Latin America. In：IM Timaeus, J Chackiel and L Ruzicka (eds). Adult Mortality in Latin America. Oxford：Clarendon Press, 1996

5. Gribble JN and Preston HP. The Epidemiological Transition, Policy and Planning Implications for Developing Countries (workshop proceedings). Washington：National Academy Press, 1993

6. Hugo G. Australia's Changing Population：Trends and Implications. Melbourne：Oxford University Press, 1986

7. Olshansky SJ and Ault AB. The fourth stage of the epidemiological transition：the age of delayed degenerative diseases. Milbank Memorial Fund Quarterly / Health and society, 1986, 64（3）：354-390

8. Omran AR. The epidemiological transition：a theory of the epidemiology of population change. Milbank Memorial Fund Quarterly, 1971, 49：509-38

9. Popkin BM, Horton S and Kim S. The Nutrition transition and prevention of diet-related chronic diseases in Asia and the Pacific. Asian Development Bank, 2001

10. United Nations. World Population Prospects：The 2006 Revision, 2006

11. WHO Kobe Center. Aging and Health Technical Report（1）：Global Health Expectancy Research Among Older People, 2001

12. WHO. Regional Office for the Western Pacific. New horizons in health, 1995

13. WHO. Services for the Prevention and management of Genetic Disorders and Birth Defects in Developing Countries. WHO Publication, WHO/ HGN/ GL/ WAOPBD /99. 1. Geneva, 1999

14. WHO. The World Health Report 2002 — Reducing Risks, Promoting Health. Geneva：World Health Organization, 2002

15. World Bank. China：Long Term Issues and Options in the Health. Transition. Washington. DC, 1992

16. 陈春明. 对儿童肥胖问题的防治不可坐失良机. 中华流行病学杂志, 2004, 25（2）：95-96

17. 陈春明. 经济发展与营养. 见：曾光主编. 中国公共卫生与健康新思维. 北京：人民出版社, 2006：371-398

18. 第二次全国残疾人抽样调查办公室. 第二次全国残疾人抽样调查主要数据手册. 北京：华夏出版社, 2006：9

19. 第二次世界老龄大会资料. 2002, www. madrid2002-envejecimiento. org

20. 杜鹏, 武超. 中国老年人的生活自理能力状况与变化. 人口研究, 2006, （1）：50-56

21. 国家统计局. 中国统计年鉴——2003. 北京：中国统计出版社, 2003：124, 344, 352

22. 季成叶, 孙军玲. 中国学龄儿童青少年 1985—2000 年超重、肥胖流行趋势动态分析. 中华流行病学杂志, 2004, 25（2）：103-108

23. 梁浩材. 社会医学. 长沙：湖南科学技术出版社，1986

24. 米杰，张孔来，等. 胎儿生长发育与成年期冠心病生物学危险因素的关系. 中国医学科学院学报，1999，21（6）：466-471

25. 米杰，等. 出生重量指数对中年罹患代谢综合征的预测作用. 中华预防医学杂志，2004，38（4）：221-225

26. 穆光宗，等. 进一步认识人口红利问题. 市场与人口分析，2007，（4）：22-33

27. 饶克勤，尹力，刘远立. 中国居民健康转型、卫生服务需求变化及其对经济社会发展的影响. 中国卫生改革与发展战略高层研讨会专集，北京，2000：47-64

28. 宋新明. 西部大开发与人口健康之间的双向关系. 人口与经济，2000，（5）：18-27

29. 游允中，郑晓瑛. 中国人口的死亡和健康——20 世纪 80 年代以来人口死亡水平、类型、原因和发展趋势. 北京：北京大学出版社，2005

30. 世界银行. 变革世界中的政府：1997 世界发展报告. 北京：中国财政经济出版社，1997

31. 朱明若，等. 生态大众健康：公共卫生从理想到实践. 北京：北京医科大学中国协和医科大学联合出版社，1997

32. 严正. 中国城市发展问题报告. 北京：中国发展出版社，2004：163

33. 周向红. 面向健康的城市交通发展战略思考和路径设计. 宏观经济研究，2006

34. 周向红. 健康城市理论与方法：国际经验与中国方略. 北京：中国建筑工业出版社，2008

35. US Department of Health and Human Serives. Healthy People in healthy communities：A community planning guide using healthy people 2010. WashingtonDC：Government Printing Office，2001

36. Takehito Takano ed. Healthy Cities and Urban Policy Research. Spon Press，2003：226

37. LISA CATON. Inspiring Change：Healthy cities and communities in Ontario. Ontario Healthy Communities Coalition，2004

38. 国务院防治艾滋病工作委员会办公室和联合国艾滋病中国专题组. 中国艾滋病防治联合评估报告（2007）. 北京，2007

39. 王绍光. 中国公共卫生的危机与转机. 社会科学报，2003-8-21

40. 卫生部编. 中国卫生统计年鉴（2005）. 北京：中国协和医科大学出版社，2005

41. 中华人民共和国国家统计局. 中国人口统计年鉴（2006）. 北京：中国统计出版社，2006：289

42. 中国农业年鉴编辑委员会. 2005 中国农业年鉴. 北京：中国农业出版社，2006

43. Kaufman Joan. China：The Intersections Between Poverty，Health Inequity，Reproductive Health and HIV/AIDS. Development，2005，48（4）：113-119

44. WHO. The World Health Report 2007. A Safer Future：Global Public Health Security in the 21st Century. Geneva：WHO，2007. http://www. who. int/entity/whr/2007/whr07_ en. pdf

45. Yang Xiushi. Temporary Migration and the Spread of STDs/HIV in China：Is There a Link？ International Migration Review，2004，38（1）：113-119

46. 联合国《禁止生物武器公约》履约支助股，生物安全与生物安保，BWC/MSP/2008/MX/INF. 1，Genena，2008

47. WHO. Laboratory Biosafety Manual-Third Edition，http://www. who. int/csr/resources/publications/biosafety/WHO_ CDS_ CSR_ LYO_ 2004_ 11/en/

48. WHO. Biorisk Management：Laboratory Biosecurity Guidance，September，2006. http://www. who. int/csr/resources/publications/biosafety/WHO_ CDS_ EPR_ 2006_ 6. pdf

49. 刘谦，朱鑫泉. 生物安全. 北京：科学出版社，2001

50. Glossary of the New Zealand Parliamentary Commissioner for the Environment-biosecurity，http://www. pce. govt. nz/reports/pce_ reports_ glossary. shtml

51. 秦川. 现代生活与生物安全. 北京：科学普及出版社，2008

52. 陈宁庆，等. 生物武器防护医学. 北京：人民军医出版社，1991

53. 马晓伟，等. 生物恐怖应对手册. 北京：北京医科大学出版社，2002

54. 黄培堂，沈倍奋. 生物恐怖防御. 北京：科学出版社，2005

55. Glossary of United States Military words and phrases-biological operation，usmilitary. about. com/od/glossarytermsb/g/biologicaloper. htm

56. 林建超，等. 世界新军事变革概论. 北京：解放军出版社，2004

57. Leitenberg M. Assessing the biological weapons and bioterrorism threat，http://strategicstudiesinstitute. army. mil

58. Carus WS. Bioterrorism and biocrimes：the illicit use of biological agents in the 20th century，http://www. fas. org/irp/threat/cbw/carus. pdf

59. 于义风. 反核生化恐怖. 北京：解放军出版社，2004

60. 杜新安，曹务春. 生物恐怖的应对与处置. 北京：人民军医出版社，2005

61. Torpy JM. New threat and old enemies：Challenges for critical care medicine，JAMA，2002，287（12）：1513-1515

62. Kron S and Mendlovic S. Mental Health Consequences of Bioterrorism. IMAJ，2002，4：524-527

63. Hall MJ，Norwood AE，Ursano RJ，et al. The psychological impacts of bioterrorism. Biosecurity and bioterrorism：Biodefense Strategy，Practice，and Science，2003，1（2）：139-144

64. WHO. Health response to the chemical and biological weapons. Geneva，1970

65. WHO. Public health response to the biological and chemical weapons：WHO guidance. Geneva，2004

66. Kelle A. Securitization of international public health：Implication for global health governance and biological weapons prohibition regime. http://www.brad.ac.uk/acad/sbtwc/regrev/Kelle_securitization.pdf

67. 肖鹏军. 公共危机管理导论. 北京：中国人民大学出版社，2006

68. 杨一风，范晨芳，曹广文. 危机管理在中国公共卫生突发事件应急反应中的应用. 第二军医大学学报，2004，25（3）：268-269

69. 薛澜，张强，钟开斌. 危机管理：转型期中国面临的挑战. 中国软科学，2003，4：4-6

70. 肖振忠. 突发灾害应急医学救援. 上海：上海科学技术出版社，2007：323

71. WHA58.3 Resolution Containing the Revised International Health Regulations，World Health Assembly，2005

72. http://www.who.int/features/factfiles/global_burden/facts/zh/index.html

73. WHO writing team. The world health report：2002：Reducing risk，promoting healthy life. WHO，2002：81-92

74. Tim Evans，Robert Beaglehole. The world health report：2003：Shaping the future（Overview）. WHO，2003：10-11

75. Parkin DM. The global health burden of infection-associated cancers in the year 2002. Int J Cancer，2006，118（12）：3030-3044

76. Infectious diseases and cancer. 1996. In：The World Health Report 1996. Fighting disease fostering development. Geneva：World Health Organization，1996：59-62

77. Danesh J，Collins R，Peto R. Chronic infections and coronary heart disease：is there a link? Lancet，1997，350：430-436

78. Morris JDH，Eddleston ALWF，Crook T. Viral infection and cancer. Lancet，1995，346：754-758

79. 杜琳，王建军，罗不凡，等. 广州市 SARS 病人疾病负担研究，2007，23（3）：379-381

80. 熊玮仪，李立明. 传染病监测整合策略概述. 中华流行病学杂志，2006，27（6）：544-546

81. 曾光. 对我国疾病监测工作的展望. 中国预防医学杂志，2000，1：4-6

82. CDC. Framework for Evaluating Public Health Surveillance Systems for Early Detection of Outbreaks：Recommendations from the CDC Working Group. MMWR，2004，53（RR05）：1-11

83. 陈明亭，杨功焕. 我国疾病监测的历史与发展趋势. 疾病监测，2005，20（3）：113-115

84. Karthikeyan K Kumarasamy，Mark A，et al. Emergence of a new antibiotic resistance mechanism in India，Pakistan，and the UK：A molecular，biological，and epidemiological study. The Lancet Infectious Diseases，2010，10（9）：597-602

85. http://www.fsi.gov.cn/special.view.jsp?sort=252&id=3800

86. Neumann G，Fujii K，Kino Y，et al. An improved reverse genetics system for influenza A virus generation and its implications for vaccine production. Proc Natl Acad Sci USA，2005，102（46）：16825-16829

87. Jevons MP，Coe AW，Parker MT. Methicillin resistance in staphylococci. Lancet，1963，1（7287）：904-907

88. 曾光，佟之复，刘康迈，等. 论我国现阶段卫生防病工作重点. 中华流行病学杂志，1988，9（3）：160-163

89. Omran AR. The epidemiologic transition. A theory of the epidemiology of population change. Milbank Mem Fund Q，1971，49（4）：509-538

90. Alwan A，Maclean D. A review of non-communicable disease in low-and middle-income countries. International Health，2009，1：3-9

91. WHO. Annual incidence by selected cause，high income and low-and-middle-income countries by WHO Region. World Health Statistics 2008. Geneva：World Health Organization，2008

92. WHO. The world health report 2002-Reducing risks，promoting healthy life. Geneva：World Health Organization，2002

93. WHO. Deaths by cause，high income and low-and-middle income countries by WHO Region. In：World Health Statistics 2008. Geneva：World Health Organization，2008

94. WHO. The top 10 causes of death by broad income group（2004）. Available from：http://www.who.int/mediacentre/factsheets/fs310/en/index.html

95. WHO. Projected deaths by WHO region，age，sex and cause for years 2005，2015 and 2030. In：World Health Statistics 2008. Geneva：World Health Organization，2008

96. Country classification. World Bank July 2007. http://go. worldbank. org/K2CKM78CC0

97. Murray CJL, Lopez AD. Global Burden of Disease: A comprehensive assessment of mortality and disability from diseases, injuries, and risk factors in 1990 and projected to 2020. 1st ed. Harvard School of Public Health, 1996

98. The global burden of disease: 2004. World Health Organization; 2008. Available from: http://www. who. int/healthinfo/global_ burden_ disease/2004_ report_ update/en/index. html

99. Mathers CD, Loncar D. Projections of Global Mortality and Burden of Disease from 2002 to 2030. PLoS Med, 2006, 3: 2011-2018

100. Ezzati M, Lopez AD, Rodgers A, et al (eds). Comparative quantification of health risks: global and regional burden of disease attributable to selected major risk factors. Geneva: World Health Organization, 2004

101. WHO. Life course perspectives on coronary heart disease, stroke and diabetes Key issues and implications for policy and research: Summary Report of a Meeting of Experts. 2001. Available from: http://whqlibdoc. who. int/hq/2001/WHO_ NMH_ NPH_ 01.4. pdf

102. Roglic G, Unwin N, Bennett PH, et al. The burden of mortality attributable to diabetes: realistic estimates for the year 2000. Diabetes Care, 2005, 28: 2130-2135

103. Wild S, Roglic G, Green A, et al. Global prevalence of diabetes: Estimates for the year 2000 and projections for 2030. Diabetes Care, 2004, 27: 1047-1053

104. Mohan V, Deepa M, Deepa R, et al. Secular trends in the prevalence of diabetes and impaired glucose tolerance in urban South India-the Chennai Urban Rural Epidemiology Study (CURES-17). Diabetologia, 2006, 49: 1175-1178

105. Berrios X, et al. Distribution and prevalence of major risk factors of noncommunicable diseases in selected countries: the WHO Inter-Health Programme. Bulletin of the World Health Organization, 1997, 75: 99-108

106. Ezzati M, Lopez AD, Rodgers A, et al (eds). Comparative quantification of health risks: global and regional burden of disease attributable to selected major risk factors. Geneva: World Health Organization, 2004 (http://www. who. int/publications/cra,accessed 27 July 2005)

107. Hossain P, Kawar B, El Nahas M. Obesity and Diabetes in the Developing World-A Growing Challenge. N Engl J Med, 2007, 356 (3): 213-215

108. Keys A, Aravanis C, Blackburn HW, et al. Epidemiological studies related to coronary heart disease: characteristics of men aged 40-59 in seven countries. Acta Med Scand, 1966, 180 (Suppl 460): 1-392

109. Menotti A, Keys A, Arvanis C, et al. Seven Countries Study. First 20-year mortality data in 12 cohorts of six countries. Ann Med, 1989, 21: 175-179

110. Dawber, Thomas R, Meadors, et al. Epidemiological Approaches to Heart Disease: The Framingham Study. American Journal of Public Health, 1951, 41, 279-286

111. Gordon, Tavia and Kannel, William B. The Prospectve Study of Cardiovascular Disease. In: Steward GT (ed). Trends in Epidemiology: Applications to Health Service Research and Train-ing. Springfiled Ill: Charles C Thomas, 1972: 198-211

112. Higgins, Millicent W. The Framingham Heart Study: Review of Epidemiological Design and Data, Limitations and Prospects. In Genetic Epidemiology of Coronary Heart Disease: Past, Present and Future. New York: Alan R Liss Inc, 1984, 51-64. Snow, John (1936), Snow on Cholera, Reprint of Two Papers, London: Oxford Press

113. Multiple Risk Factor Intervention Trial Research Group. Multiple Risk Factor Intervention Trial: risk factor changes and mortality results. JAMA, 1982, 248: 1465-1477

114. Multiple Risk Factor Intervention Trial Research Group. Mortality after 10 1/2 years for hypertensive participants in the Multiple Risk Factor Intervention Trial. Circulation, 1990, 82: 1616-1628

115. Puska P, et al. The North Karelia Project: evaluation of a comprehensive community programme for control of cardiovascular diseases in North Karelia, Finland, 1972-1977. Copenhagen, WHO Regional Office for Europe, 1981

116. Farquhar JW, et al. Effect of community-wide education on cardiovascular disease risk factors. The Stanford Five-City Project. Journal of the American Medical Association, 1990, 264: 359-365

117. Puska P, et al (eds). The North Karelia Project. 20 year results and experiences. Helsinki, The National Public Health Institute, Helsinki University Printing House, 1995

118. Puska P (ed). Comprehensive cardiovascular community control programmes in Europe. Copenhagen, WHO Regional Office for Europe, 1988 (EURO Reports and Studies 106)

119. Dowse G, et al. Changes in population cholesterol concentrations and other cardiovascular risk factor levels after five years of the non-communicable disease intervention programme in Mauritius. British Medical Journal, 1995, 311: 1255-1259

120. Vartiainen E, et al. Changes in risk factors explain changes in mortality from ischaemic heart disease in Finland. British Medical Journal, 1994, 309：23-27

121. Schooler C, et al. Synthesis of findings and issues from community prevention trials. Annals of Epidemiology, 1997, S7：S54-S68

122. Pekkanen J, Nissinen A, Punsar S, et al. Short-and long-term association of serum cholesterol with mortality：the 25-year follow-up of the Finnish cohorts of the seven countries study. Am J Epidemiol, 1992, 135：1251-1258

123. Holme I, Hjermann I, Hegleland A, et al. The Oslo Study：diet and antismoking advice：additional results from a 5-year primary preventive trial in middle-aged men. Prev Med, 1985, 14：279-292

124. Unal B, Critchley JA, Capewell S. Explaining the decline in coronary heart disease mortality in England and Wales between 1981 and 2000. Circulation, 2004, 109：1101-1107

125. Critchley JA, Capewell S, Unal B. Life-years gained from coronary heart disease mortality reduction in Scotland：prevention or treatment? Journal of Clinical Epidemiology, 2003, 56：583-590

126. Russell MW, Huse DM, Drowns S, et al. Direct medical costs of coronary artery disease in the United States. American Journal of Cardiology, 1998, 81：1110-1115

127. Stamler J. Lessons from the Helsinki Multifactorial Primary Prevention Trial. Nutr Metab Cardiovasc Dis, 1995, 5：1-5

128. Tobacco and poverty：A vicious circle. Geneva：World Health Organization, 2004 (WHO/NMH/TFI/04.01)

129. Matsudo SM, Matsudo VR, Andrade DR, et al. Physical activity promotion：experiences and evaluation of the Agita Sao Paolo Program using the ecological mobile model. Journal of Physical Activity and Health, 2004, 1：81-97

130. Barker DJ. The developmental origins of chronic adult disease. Acta Paediatrica Supplement, 2004, 93：26-33

131. Machenbach JP, Bos V, Andersen O, et al. Widening socioeconomic inequalities in mortality in six Western European countries. International Journal of Epidemiology, 2003, 32：830-837

132. Bartley M, Fitzpatrick R, Firth D, et al. Social distribution of cardiovascular disease risk factors：change among men in England 1984-1993. Journal of Epidemiology and Community Health, 2000, 54：806-814

133. Yu Z, Nissinen A, Vartiainen E, et al. Associations between socioeconomic status and cardiovascular risk factors in an urban population in China. Bulletin of the World Health Organization, 2000, 78：1296-1305

134. Preliminary estimates：Disease Costs and Impact Study (DCIS). Canberra, Australian Institute of Health and Welfare/Centre for Health Program Evaluation, 1995

135. Global strategy for the prevention and control of noncommunicable diseases. WHA/53. 14. WHO/Geneva, WHA53. 17. May, 2000

136. WHO Framework Convention on Tobacco Control. World Health Organization. WHA56. 1 May, 2003

137. Global strategy on diet, physical activity and health. WHA57/17. World Health Organization. May, 2004

138. Preventing noncommunicable diseases：A Vital Investment. World Health Organization, 2005

139. Health and the Millennium Development Goals. Geneva, World Health Organization, 2005

140. Closing The Gap In A Generation：Health Equity through action on the social determinants of health. final report of the commission on social determinants of health. World Health Organization. 2008. http://whqlibdoc. who. int/publications/2008/9789241563703_ eng. pdf

141. Action Plan for the Global Strategy for the Prevention and Control of Noncommunicable Diseases：2008—2013. Available from：http://www. who. int/nmh/Actionplan-PC-NCD-2008. pdf

142. WHO Report on the Global Tobacco Epidemic, 2008-The MPOWER package. World Health Organization；2008. Available from：http://www. who. int/entity/tobacco/mpower/mpower report full 2008. pdf

143. Stuckler, David. Population causes and consequences of leading noncommunicable diseases：a comparative analysis of prevailing explanations. Milbank quarterly. 2008, 86 (2)：273-326

144. A strategy to prevent noncommunicable disease in Europe：A focus on public health action. The CINDI vision. WHO/EURO, 2004

145. Alwan A, Maclean D & Mandil A. Assessment of National Capacity for the Prevention and Control of Noncommunicable Diseases：The Report of a Global Survey. Geneva：World Health Organization, 2001. WHO/MNC/01. 2

146. Shao R, Liu B & Legowski B. Report of the global survey on the progress in national noncommunicable diseases prevention and control. WHO, 2007

147. WHO. Diet, Nutrition and the prevention of chronic diseases. Report of a Joint WHO/FAO expert World Health Organization. Global Strategy on Diet, Physical Activity and Health. Geneva：WHO. 2004

148. Adeyi O, Smith O, Robles S. Public Policy and the Challenge of Chronic Noncommunicable Diseases. The World Bank. Washington DC, 2007

149. Dying too young. Addressing Premature Mortality and Ill Health Due to Non-Communicable Diseases and Injuries in the Russian Federation. The World Bank, 2005. http://siteresources. worldbank. org/INTECA/Resources/DTY-Final. pdf

150. Prevention of recurrent heart attacks and strokes in low and middle income populations: evidence-based recommendations for policy-makers and health professionals. ISBN 92 4 156256 7 (NLM Classification: WG 300)

151. World Health Organization. Integrated management of cardiovascular risk: report of a WHO meeting, Geneva, 9-12 July 2002. ISBN 92 4 156224 2. (NLM classification: WG 166). http://www. who. int/cardiovascular_ diseases/media/ en/635. pdf

152. World Health Organization. Global surveillance, prevention and control of chronic respiratory diseases: a comprehensive approach. ISBN 978 92 4 156346 8 (NLM Classification: WF 140)

153. Hoffman K, Jackson S, Danel I. A review of the evidence for the effectiveness and costs of interventions preventing the burden of noncommunicable diseases: how can health systems respond? Latin America and the Caribbean Regional Office, World Bank, July, 2003. Available from: http://cbpp-pcpe. phac-aspc. gc. ca/steps/index_ res_ e. cfm?step=4

154. NSW chronic disease prevention strategy: discussion paper. SHPN: (HP) 010176. ISBN: 0 7347 3344 5. Sydney, Australia, New South Wales Health Department, September 2001. Available from: www. health. nsw. gov. au

155. What policymakers need to know about cost effectiveness. partnership for prevention, 2001. http://www. prevent. org/ images/stories/files/publications/cost effectivness. pdf

156. Anna Ritsatakis, Ruth Barnes, Evert Dekker, Patsy Harrington, Simo Kokko & Peter Makara WHO Regional Publications, European Series, No 86 2000

157. Policy development and implementation process in the CINDI and CARMEN noncommunicable disease intervention programs, a comparative study. Copenhagen, World Health Organization Regional Office for Europe, 2004. Available from: http://www. phac-aspc. gc. ca/ccdpc-cpcmc/cindi/pdf/cindi_ policy_ en. pdf

158. Patrick Fafard. Evidence and Healthy Public Policy: Insights from Health and Political Sciences. The National Collaborating Centre for Healthy Public Policy (NCCHPP) at www. ncchpp. ca and Canadian Policy Research Networks(CPRN)at www. cprn. org. May 2008

159. Coleman R, Gill G, Wilkinson D. Noncommunicable disease management in resource-poor settings: a primary care model from rural South Africa. Bulletin of the World Health Organization, 1998, 76 : 633-640

160. Stjernsward J. Uganda: initiating a government public health approach to pain relief and palliative care. Journal of Pain and Symptom Management, 2002, 24 : 257-264

161. Jamison, Dean T, et al (eds). Priorities in Health, Washington, DC, The World Bank, 2006. http://files. dcp2. org/pdf/PIH/PIH. pdf,accessed 3 August 2006

162. Mulligan, Jo-Ann, D. Walker, JF Rushby, Economic evaluations of non-communicable disease interventions in developing countries: a critical review of the evidence base. Cost Effectiveness and Resource Allocation, 2006, 4 : 7

163. Rattray Tracey, W Brunner, J Freestone. The New Spectrum of Prevention: A Model for Public Health Practice

164. Preventing Chronic Disease: A strategic framework, Melbourne. National Public Health Partnership Australia, 2001

165. Fuster V, Voute J, Hunn M, et al. Low Priority of Cardiovascular and Chronic Diseases on the Global Health Agenda: A Cause for Concern. Circulation, 2007, 116 (17): 1966-1970

166. Abegunde DO, Stanciole AE. The economic impact of chronic diseases: how do households respond to shocks? Evidence from Russia. Soc Sci Med, 2008, 66 (11): 2296-2307

167. Dying too young. Addressing Premature Mortality and Ill Health Due to Non-Communicable Diseases and Injuries in the Russian Federation. The World Bank, 2005

168. Building the case for the prevention of chronic disease. Alliance for the prevention of chronic diseases. Health Canada. 2002. http://preventdisease. com/pdf/Chronic_ Disease_ P. pdf

169. Franco Sassi, Jeremy Hurst. The Prevention of Lifestyle-Related Chronic Diseases: an Economic Framework. OECD HEALTH WORKING PAPER NO. 32. DELSA/HEA/WD/HWP (2008) 2

170. Hu T, Mao Z. Economics analysis of tobacco and options for tobacco control: China case study. HNP Discussion Paper, Economics of Tobacco Control Paper No. 3. 2002

171. Applied Economics. Returns on investment in public health. An epidemiological and economic analysis. Canberra: Department of Health and Ageing, 2003

172. Suhrcke M, Nugent RA, Stuckler D, et al. Chronic disease: an economic perspective. London: Oxford Health Alli-

ance, 2006

173. Guide to analyzing the cost-effectiveness of community public health prevention approaches. partnership for prevention. Washington, dc. 2006. http://aspe. hhs. gov/health/reports/06/cphpa/report. pdf

174. World Health Organization. WHO Report on the Global Tobacco Epidemic, 2008: the MPower Package. Geneva: WHO, 2008

175. WHO-CHOICE. Choosing interventions that are cost effective. Geneva: World Health Organization, 2002

176. Narayan KM, Zhang P, Kanaya AM, et al. Diabetes: the pandemic and potential solutions. In: Jamison DT, Breman JG, Measham AR, et al (eds). Disease control priorities in developing countries. 2nd ed. New York: Oxford Investment Press, 2006: 591-604

177. Prevention of recurrent heart attacks and strokes in low and middle income populations: evidence-based recommendations for policy-makers and health professionals. (NLM Classification: WG 300)

178. World Health Organization. Integrated management of cardiovascular risk: report of a WHO meeting, Geneva, 9-12 July 2002. (NLM classification: WG 166). http://www. who. int/cardiovascular_ diseases/media/en/635. pdf

179. World Health Organization. Global surveillance, prevention and control of chronic respiratory diseases: a comprehensive approach. (NLM Classification: WF 140)

180. Hoffman K, Jackson S, Danel I. A review of the evidence for the effectiveness and costs of interventions preventing the burden of noncommunicable diseases: how can health systems respond? Latin America and the Caribbean Regional Office, World Bank, July, 2003. Available from: http://cbpp-pcpe. phac-aspc. gc. ca/steps/index_ res_ e. cfm?step=4

181. NSW chronic disease prevention strategy: discussion paper. SHPN: (HP) 010176. Sydney, Australia, New South Wales Health Department, September 2001. Available from: www. health. nsw. gov. au

182. Prevention of Cardiovascular Disease: Guideline for assessment and management of cardiovascular risk. World Health Organization, 2007. http://www. who. int/cardiovascular_ diseases/guidelines/Full%20text. pdf

183. Avoiding Heart Attacks and Strokes-Don't be a victim Protect yourself. World Health Organization, 2005. http://www. who. int/cardiovascular_ diseases/resources/cvd_ report. pdf

184. Prevention of recurrent heart attacks and strokes in low and middle income populations: evidence-based recommendations for policy-makers and health professionals. World Health Organization 2003. (NLM Classification: WG 300)

185. Integrated management of cardiovascular risk: report of a WHO meeting, Geneva, 9-12 July 2002. World Health Organization. (NLM classification: WG 166). http://www. who. int/cardiovascular_ diseases/media/en/635. pdf

186. WHO CVD-Risk Management Package for low-and medium-resource settings. World Health Organization, 2002. http://whqlibdoc. who. int/publications/2002/9241545852. pdf

187. New Guide on palliative care services for people living with advanced cancer. World Health Organization, 200187. http://www. who. int/cancer/media/FINAL-Palliative%20Care%20Module. pdf

188. The World Health Organization's Fight Against Cancer: Strategies That Prevent, Cure and Care. World Health Organization, 2007. http://www. who. int/cancer/publicat/WHOCancerBrochure2007. FINALweb. pdf

189. Preparing for the introduction of HPV vaccines: policy and programme guidance for countries. World Health Organization. 2007. http://www. who. int/reproductive-health/publications/hpvvaccines/text. pdf

190. Cancer control: Knowledge into action: State-of-the-art guide to effective and feasible interventions World Health Organization. 2006. http://www. who. int/cancer/modules/en/index. html

191. Comprehensive cervical cancer control: A guide to essential practice. World Health Organization. 2006. http://www. who. int/reproductive-health/publications/cervical_ cancer_ gep/text. pdf

192. National cancer control programmes: policies and managerial guidelines. World Health Organization. 2nd ed. 2002. http://www. who. int/cancer/media/en/408. pdf

193. World Health Organization Diabetes Web Site http://www. who. int/diabetes/en/index. html information on prevention and control of diabetes

194. Screening for Type 2 Diabetes. Report of a World Health Organization and International Diabetes Federation meeting, 2003. WHO/NMH/MNC/03. 1. http://www. who. int/diabetes/publications/en/screening_ mnc03. pdf

195. Implementing national diabetes programmes: report of a WHO meeting. King H, Gruber W, Lander T (eds), World Health Organization, Geneva, 1995. WHO/DBO/DM/95. 2

196. Guidelines for the development of a national programme for diabetes mellitus, 1991. http://whqlibdoc. who. int/hq/1991/WHO_ DBO_ DM_ 91.1. pdf

197. Definition and diagnosis of diabetes mellitus and intermediate hyperglycaemia. http://www. who. int/diabetes/publica-

tions/Definition%20and%20diagnosis%20of%20diabetes_ new. pdf

198. Global Surveillance, prevention and control of chronic respiratory diseases: a comprehensive approach. World Health Organization, 2007. http://www. who. int/gard/publications/GARD%20Book%202007. pdf

199. Global surveillance, prevention and control of chronic respiratory diseases: a comprehensive approach. World Health Organization. (NLM Classification: WF 140) http://www. who. int/gard/publications/GARD%20Book%202007. pdf

200. WHO report on the global tobacco epidemic, 2008-The MPOWER package. World Health Organization. 2008. http://www. who. int/tobacco/mpower/mpower_ report_ full_ 2008. pdf

201. A WHO / The Union monograph on TB and tobacco control: joining efforts to control two related global epidemics. World Health Organization, 2007. http://www. who. int/tobacco/resources/publications/tb_ tobac_ monograph. pdf

202. Sifting the evidence: gender and tobacco control. World Health Organization, 2007. http://www. who. int/tobacco/resources/publications/Sifting%20the%20evidence. pdf

203. Gender and tobacco control: a policy brief. World Health Organization, 2007. http://www. who. int/tobacco/resources/publications/general/policy_ brief. pdf

204. Building blocks for tobacco control: a handbook. World Health Organization, 2004. http://www. who. int/tobacco/resources/publications/tobaccocontrol_ handbook/en/index. html

205. WHO Report on the Global Tobacco Epidemic, 2008-The MPOWER package. Available from http://www. who. int/tobacco/mpower/2008/en/index. html

206. WHO Report on the Global Tobacco Epidemic, 2009: Implementing smoke-free environments. Available from http://www. who. int/tobacco/mpower/en/

207. Diet, nutrition and the prevention of chronic diseases. Geneva: World Health Organization; 2003 World Health Organization Technical Report Series 916. http://www. who. int/hpr/NPH/docs/who_ fao_ expert_ report. pdf

208. Promoting fruit and vegetable consumption around the world: http://www. who. int/dietphysicalactivity/fruit/en/index1. html

209. Reducing salt intake in populations: http://www. who. int/dietphysicalactivity/reducingsalt/en/index. html

210. Marketing of food and non-alcoholic beverages to children: http://www. who. int/dietphysicalactivity/marketing-food-to-children/en/index. html

211. Framework to monitor and evaluate the implementation of the Global Strategy on Diet, Physical Activity and Health: http://www. who. int/dietphysicalactivity/Indicators%20English. pdf

212. Preventing Noncommunicable Diseases in the Workplace through Diet and Physical Activity: http://www. who. int/dietphysicalactivity/workplace/en/index. html

213. Implementing DPAS: Member State Experiences: http://www. who. int/infobase/dpas/dpas. aspx

214. Second report / WHO Expert Committee on Problems Related to Alcohol Consumption. WHO technical report series; no. 944. 2006

215. Alcohol, gender and drinking problems: perspectives from low and middle income countries. WHO, 2005

216. Global Status Report: Alcohol Policy. WHO, 2004

217. Sania Nishtar. Process, Rationale, and Interventions of Pakistan's National Action Plan on Chronic Diseases. Prev Chronic Dis, 2006, 3 (1): A14

218. Nishtar S. The National Action Plan for the Prevention and Control of Non-communicable Diseases and Health Promotion in Pakistan-Prelude and finale. Journal of the Pakistan Medical Association, 2004, 54 (12 Suppl. 3): S1−8

219. Countrywide integrated noncommunicable diseases intervention (CINDI) Programme. Copenhagen, WHO Regional Office for Europe, 1995

220. Puska P, Vartiainen E, Laatikainen T, et al (eds). The North Karelia Project: From North Karelia to National Action. bHelsinki: National Institute of Health and Welfare, 2009

221. Holder Y, et al (eds). Injury Surveillance guidelines. Geneva: World health Organization, 2001 (WHO/NMH/VIP/01. 02

222. Richard A Gosselin, David A Spiegel, Richard Coughlin, et al. Injuries: the neglected burden in developing countries. Bulletin of the World Health Organization, 2009, 87: 246−246

223. Lopez AD, Mathers CD, Ezzati M, et al (eds). Global burden of disease and risk factors. New York, NY: The World Bank and Oxford University Press, 2006

224. World Health Organization. The global burden of disease: 2004 update. Geneva: World Health Organization, 2008. Available at http://www. who. int/evidence/bod

225. Mathers CD, Loncar D. Updated projections of global mortality and burden of disease, 2002—2030: data sources, methods and results. Geneva: World Health Organization, 2005

226. Peden M, McGee K, Krug E (eds). Injury: A leading cause of the global burden of disease, 2000. Geneva: World Health Organization, 2002

227. Doll LS, Bonzo SE, Mercy JA, et al (eds). Handbook of injury and violence prevention. Atlanta: Springer, 2007

228. Finkelstein EA, Fiebelkorn IC, PS Corso, et al. Medical Expenditures Attributable to Injuries-United States, 2000. Morbidity and Mortality Weekly Report, 2004, 53 (01): 1-4. Available at http://www.cdc.gov/mmwr/preview/mmwrhtml/mm5301a1.htm

229. Surveillance for Fatal and Nonfatal Injuries-United States, 2001

230. Holder Y, Peden M, Krug E, et al (eds). Injury surveillance guidelines. Geneva: World Health Organization, 2001

231. World Health Organization. WHO Training, Educating, Advancing, Collaboration in Health on Violence and Injury Prevention. Geneva: World Health Organization, 2000

232. British Medical Association. Injury prevention BMA: London, 2001

233. Vic S Sahai, Mary S Ward, Tim Zmjowskyj, et al. Quantifying the Iceberg Effect for injury. Canadian Journal of Public Health, 2005, 96 (5): 328-332

234. Michael C Wadman, Robert L Muelleman, J Arturo Coto, et al. The pyramid of injury-Using Ecodes to Accurately Describe the Burden of Injury. Annals of Emergency Medicine, 2003, 42 (4): 468-478

235. Peden M, Oyegbite K, Ozanne-Smith J, et al (eds). World report on child injury prevention. Geneva: World Health Organization and UNICEF, 2008

236. Krug EG, Dahlberg LL, Mercy JA, et al (eds). World report on violence and health. Geneva: World Health Organization, 2002

237. Peden M, Scurfield R, Sleet D, et al (eds). World report on road traffic injury prevention. Geneva: World Health Organization, 2004

238. WHO. Child and Adolescent Injury Prevention: A WHO Plan of Action 2006—2015, 2006

239. Bettcher D, Wipfli H. Towards a more sustainable globalization: The role of the public health community. Journal of Epidemiology and Community Health, 2001, 55: 617-618

240. Bettcher D, Lee K. Globalization and public health. Journalof Epidemiology and Community Health, 2002, 56: 8-17

241. Labonte R, Schrecker T. Globalization and social determinants of health: Analytic and strategic review paper. Ottawa, Institute of Population Health, 2006 (http://www.who.int/social_determinants/resources/globalization.pdf, accessed 21 January 2008)

242. Roberts I. Injury and globalization. Injury Prevention, 2004, 10: 65-66

243. World urbanization prospects: The 1999 revision. New York, NY: United Nations Population Division, 2000 (http://www.un.org/esa/population/publications/wup1999/urbanization.pdf, accessed 22 January 2008)

244. World population policies 2003. New York, NY: UnitedNations Department of Economic and Social Aff airs, Population Division, 2004. (http://www.un.org/esa/population/publications/wpp2003/Publication_index.htm, accessed 22 January 2008)

245. Chowla L. Growing up in an urbanising world. London: Earthscan Publications, UNESCO, 2002

246. Stark O. Th e migration of labour. Oxford: Blackwell, 1991

247. Chaplin SE Cities. sewers and poverty: India's politics of sanitation. Environment and Urbanization, 1999, 11: 145-158

248. McMichael AJ. The urban environment and health in a world of increasing globalization: Issues for developing countries. Bulletin of the World Health Organization, 2000, 78: 1117-1126

249. 卫生部疾病预防控制局，卫生部统计信息中心，中国疾病预防控制中心. 中国伤害预防报告. 北京：人民卫生出版社，2007

250. Gracey M. Child health in an urbanizing world. Acta Paediatrica, 2002, 91: 1-8

251. Kopits E, Cropper M. Traffic fatalities and economic growth. Washington, DC, The World Bank, 2003 (Policy Research Working Paper No. 3035)

252. Tunali O. The billion-car accident waiting to happen. World Watch, 1996, 9: 24-39

253. Lowe MD. Alternatives to the automobiles: transport for livable cities. Washington, DC, World Watch Institute, 1990 (World Watch Paper No. 98)

254. Vasconcellos EA. Urban transport, environment and equity: the case for developing countries. London: Earthscan Publications, 2001

255. Margie P, et al. World report on road traffic injury prevention. WHO, 2004

256. Tunali O. The billion-car accident waiting to happen. World Watch, 1996, 9：24-39

257. United Nations. Dept of Economic and Social Affairs, World economic and social survey 2007. Development in an ageing world, New York：United Nations, 2007

258. Houghton J. Global warming：The complete briefi ng, 3rd ed. Cambridge：Cambridge University Press, 2004

259. Haines A, et al. Climate change and human health：Impacts, vulnerability and public health. Public Health, 2006, 120：585-596

260. Roberts I, Hillman M. Climate change：the implications for injury control and health promotion. Injury Prevention, 2005, 11：326-329

261. McCarthy J, et al (eds). Climate change 2001：Impacts, adaptation and vulnerability. Cambridge：Cambridge University Press, 2001. (http://www. grida. no/climate/ipcc_ tar/wg2/index. htm, accessed 21 January 2008)

262. WHO. Training, educating, advancing collaboration in health on violence and injury prevention curriculum

263. Ozanne-Smith J, Heffernan CJ. Child injuries associated with nursery furniture. Melbourne, Monash University Accident Research Centre, 1990：16

264. Zimmerman N, Bauer R. Injuries in the European Union：statistics summary 2002-2004. Vienna, European Association for Injury Prevention and Safety Promotion (EuroSafe), 2006

265. Watson W, Ozanne-Smith J, Lough J. Consumer product related injury to children. Melbourne：Monash University Accident Research Centre, 2000

266. Dekker R, et al. Long-term outcome of equestrian injuries in children. Disability and Rehabilitation, 2004, 26：91-96

267. Ugboko VI, et al. Facial injuries caused by animals in northern Nigeria. British Journal of Oral and Maxillofacial Surgery, 2002, 40：433-437

268. Margie P, et al. World report on child injury prevention. WHO, 2008

269. Delgado J, et al. Risk factors for burns in children：crowding, poverty, and poor maternal education. Injury Prevention, 2002, 8：38-41

270. Hijar-Medina MC, et al. Accidentes en el hogar en ninos menores de 10 anos：Causas y consequences (Home accidents in children less than 10 years of age：Causes and consequences). Salud Pública de México, 1992, 34：615-625

271. Munro S-A, van Niekerk A, Seedat M. Childhood unintentional injuries：The perceived impact of the environment, lack of supervision and child characteristics. Child：Care, Health and Development, 2006, 32：269-279

272. The Canadian Collaborating Centres for Injury Prevention and Control. (n. d.). Canadian Injury Prevention Strategy：Developing an Integrated Canadian Injury Prevention Strategy. Canada：7

273. 世界卫生组织. 预防伤害与暴力：卫生部使用指南, 2007

274. Haddon W, et al. A Controlled Investigation of the Characteristics of Adult Pedestrians Fatally Injured by Motor Vehicles in Manhattan. Journal of Chronic Disease, 1961. 14 (6)：655-678

275. Haddon W. On the escape of tigers：An ecologic note. American Journal of Public Health, 1970, 60：2229-2234

276. Runyan CW. Using the Haddon matrix：introducing thethird dimension. Injury Prevention, 1998, 4：302-307

277. Krug E, et al (eds). World report on violence and health. Geneva：World Health Organization, 2002, 346

278. WHO. Training, educating, advancing collaboration in health on violence and injury prevention curriculum, 2005

279. WHO. Training, educating, advancing collaboration in health on violence and injury prevention curriculum

280. 王声涌. 伤害流行病学. 北京：人民卫生出版社, 2003

281. Alexander Butchart, Alison Phinney Harvey, et al. Preventing Injuries and Violence：A Guide for Ministries of Health. Geneva：World Health Organization Press, 2007

282. Dean T Jamison, Joel G Breman, et al (eds). Disease Control Priorities in Developing Countries (2nd ed), New York：Oxford University Press, 2006

283. Hawton K, et al (eds). Prevention and treatment of suicidal behaviour：From science to practice. Oxford：Oxford University Press, 2005

284. Swedish National Road and Transport Research Institute, 2000 (VTI Report 62-2000)

285. Swedish National Road Administration, 2003. (http://www. vv. se/for_ lang/english/publications/C&C. pdf, accessed 10 December 2003)

286. Lie A, Tingvall C. Governmental status report, Sweden. In：Proceedings of the 18th Experimental Safety of Vehicles Conference, Nagoya, Japan, 19-22 May 2003

287. Washington, DC, National Highway Traffi c Safety Administration, 2003. (http://www-nrd. nhtsa. dot. gov/pdf/nrd-

01/esv/esv18/CD/Files/18ESV-000571. pdf,accessed 10 December 2003）

288.　Marques PR, et al. Support services provided during interlock usage and post-interlock repeat DUI: outcomes and processes. In: Laurell H, Schlyter F (eds). Proceedings of the 15th International Conference on Alcohol, Drugs and Traffi c Safety, Stockholm, 22-26 May 2000. Stockholm, Swedish National Road Administration, 2000 (http:// www. vv. se/ traf_ sak/t2000/908. pdf,accessed 12 December 2003)

289.　Elvik R, Mysen AB, Vaa T. Handbook of traffic safety. 3rd ed. Oslo, Institute of Transport Economics, 1997

290.　Shults RA, et al. Reviews of evidence regarding interventions to reduce alcohol-impaired driving. American Journal of Preventive Medicine, 2001, 21：66-88

291.　Zaal D. Traffi c law enforcement: A review of the literature. Melbourne: Monash University Accident Research Centre, 1994 (Report No. 53). (http://www. general. monash. edu. au/muarc/rptsum/muarc53. pdf, accessed 12 December 2003)

292.　South DR, et al. Evaluation of the red light camera programme and the owner onus legislation. Melbourne: Traffi c Authority, 1988

293.　Heiman L. Vehicle occupant protection in Australia. Canberra: Australian Transport Safety Bureau, 1988

294.　Zaza S, et al. Reviews of evidence regarding interventions to increase use of child safety seats. American Journal of Preventive Medicine, 2001, 21：31-43

295.　Thompson DC, Rivara FP, Thompson RS. Effectiveness of bicycle helmets in preventing head injuries: a case-control study. Journal of the American Medical Association, 1996, 276：1968-1973

296.　Thompson DC, Rivara FP, Thompson R. Helmets for preventing head and facial injuries in bicyclists. Cochrane Database of Systematic Reviews, 2000, (2)：CD001855

297.　Sosin DM, Sacks JJ, Webb KW. Pediatric head injuries and deaths from bicycling in the United States. Pediatrics, 1996, 98：868-870

298.　Ichikawa M, Chadbunchachai W, Marui E. Effect of the helmet act for motorcyclists in Thailand. Accident Analysis and Prevention, 2003, 35：183-189

299.　Whittaker A. Public awareness campaign 'Play it Safe by the Water' campaign. Victoria (Australia). In: Bierens J (ed). Handbook on drowning. Prevention, rescue and treatment. Netherlands: Springer

300.　American Academy of Pediatrics Technical Report: Prevention of drowning in infants, children and adolescents. Pediatrics, 2003, 112 (2)

301.　Li F, Harmer P, Fisher KJ, et al. Tai Chi and fall reductions in older adults: A randomized controlled trial. Journal of Gerontology, 2005, 60A (2)：187-194

302.　Lord SR, Castell S, Corcoran J, et al. The effect of group exercise on physical functioning and falls in frail older people living in retirement villages: A randomized, controlled trial. Journal of the American Geriatric Society, 2003, 51 (12)：1685-1692

303.　Nikolaus T, Bach M. Preventing falls in community-dwelling frail older people using a home intervention team (HIT): Results from the Randomized Falls HIT Trial. Journal of the American Geriatrics Society, 2003, 51 (3)：300-305

304.　Clemson L, Cumming RG, Kendig H, et al. The effectiveness of a community-based program for reducing the incidence of falls in the elderly: A randomized trial. Journal of the American Geriatrics Society, 2004, 52 (9)：1487-1494

305.　Beautrais A, Fergusson DM, Horwood LJ. Firearms legislation and reductions in firearm-related suicide deaths in New Zealand. Australian and New Zealand Journal of Psychiatry, 2006, 40：253-259

306.　Katenies Research and Management Services. Injury Prevention for First Nations. 2006. 2. National Public Health Partnership (NPHP). The National Injury Prevention and Safety Promotion Plan: 2004—2014. Canberra: NPHP, 2004

307.　Schopper D, Lormand JD, Waxweiler R (eds). Developing policies to prevent injuries and violence: guidelines for policy-makers and planners. Geneva: World Health Organization, 2006

308.　Schopper D, Lormand JD, Waxweiler R (eds). Developing policies to prevent injuries and violence: guidelines for policy-makers and planners. Geneva: World Health Organization, 2006

309.　Peden M, McGee K, Sharma G. The injury chart book: A graphical overview of the global burden of injuries. Geneva: World Health Organization, 2002

310.　WHO. Available at: http://whqlibdoc. who. int/publications/2010/9789241599375_ eng. pdf. Access at July 5,2010

311.　Close J, Ellis M, Hooper R, et al. Prevention of falls in the elderly trial (PROFET): A randomized controlled trial. Lancet, 1999, 353 (9147)：93-97

312.　Stevens M, Holman CD, Bennett N, et al. Preventing falls in old people: Outcome evaluation of a randomized controlled trial. J Am Geriatr Soc, 2001, 49 (11)：1448-1455

313. Tinetti M, Powell L. Fear of falling and low self-efficacy: A case of dependence in elderly persons. J Gerontol, 1993, 48:35-38

314. Kong KS, Lee FK, Mackenzie AE, et al. Psychosocial consequence of falling: The perspective of older Hong Kong Chinese who had experienced recent falls. J Adv Nursing, 2002, 37 (3):234-242

315. Lilley JM, Arie T, Chilvers CE. Accidents involving older people: a review of the literature. Age Aging, 1995, 24 (4):346-365

316. Myers AH, Young Y, Langlois JA. Prevention of falls in the elderly. Bone, 1996, 18 (1 Suppl):87S-101S

317. Feder G, Cryer C, Donovan S, et al. Guidelines for the prevention of falls in people over 65. The Guidelines' Development Group. BMJ, 2000, 321 (7267):1007-1011

318. Margaret SB, Colleen CW, Nancye P, et al. A sustainable programme to prevent falls and near falls in community dwelling old people: result of a randomized trial. J Epidemiol Community Health, 2000, 54 (3):227-232

319. Day L, Fildes B, Gordon I, et al. Randomised factorial trial of falls prevention among older people living in their own homes. BMJ, 2002, 325 (7):128-134

320. WHO. World report on child injury prevention. Geneva: World Health Organization, 2008

321. Jeffrey W. Britton. Kids Can't Fly. Preventing Fall Injuries in Children. Wisconsin Medical Journal, 2005, 104 (1):33-36

322. Langlois JA, Rutland-Brown W, Thomas KE. Traumatic brain injury in the United States: emergency department visits, hospitalizations, and deaths. Atlanta, GA, Centers for Disease Control and Prevention, National Center for Injury Prevention and Control, 2006

323. Pickett W, Streight S, Simpson K, et al. Injuries experienced by infant children: A population-based epidemiological analysis. Pediatrics, 2003, 111:e365-370

324. Williamson LM, Morrison A, Stone DH. Trends in head injury mortality among 0-14 year olds in Scotland (1986-95). Journal of Epidemiology and Community Health, 2002, 56:285-288

325. Brookes M, MacMillan R, Cully S, et al. Head injuries in accident and emergency departments. How different are children from adults? Journal of Epidemiology and Community Health, 1990, 44 (2):147-151

326. Tiret L, Hausherr E, Thicoipe M, et al. The epidemiology of head trauma in Aquitaine (France), 1986: a community-based study of hospital admissions and deaths. International Journal of Epidemiology, 1990, 19 (1):133-140

327. Jiangxi injury survey: child injury report. Jiangxi, Jiangxi Center for Disease Control, The Alliance for Safe Children, UNICEF-China, Jiangxi Provincial Health Bureau, Chinese Field Epidemiology Training Program, 2006

328. Norton R, et al. Unintentional injuries. In: Jamison DT, et al (eds). Disease control priorities in developing countries, 2nd ed. New York, NY: Oxford University Press and the World Bank, 2006

329. Charlotte N Spiegel, Francis C Lindaman. Children can't fly: A program to prevent childhood morbidity and mortality from window falls. American Journal of Public Health, 1997, 67:1143-1147

330. WHO. http://www.who.int/features/factfiles/roadsafety/facts/en/index.html. Access at July 5,2010

331. Nantulya VM, Reich MR. The neglected epidemic: road traffic injuries in developing countries. BMJ, 2002, 324 (7346):1139-1141

332. Hayakawa H, Fischbeck PS, Fishhoff B. Traffic accident statistics and risk perceptions in Japan and the United States. Accid Anal Prev, 2000, 32 (6):827-835

333. Norris FH, Matthens BA, Raid JK. Characterological, situational, and behavioral risk factors for motor vehicle accident: A prospective examination. Accid And Prev, 2000, 32 (4):505-515

334. Krug E. Injury-A leading cause of the global burden of disease. Geneva: World Health Organization, 1999

335. Rio MC, Gonzalez-Luque JC, Alvarez FJ. Alcohol-related problems and fitness to drive. Alcohol Alcohol, 2001, 36 (3):256-261

336. Heng K, Hargarten S, Layde P, et al. Moderate alcohol intake and motor vehicle crashes: the conflict between health advantage and at-risk use. Alcohol Alcohol, 2006, 41 (4):451-454

337. Xinua News Agency. Traffic accidents in Vietnam rise. Hanoi, 5 November, 2001. Vietnam News List. http://coombs.anu.edu.au/~vern/vnnews-list.html; List owner: Stephen R Denney sdenney@ocf.berkeley.edu (accessed July 5,2010)

338. WHO. Global Burden of Disease: 2004 update. 2008

339. U.S. CPSC. http://www.cpsc.gov/cpscpub/pubs/drown.html. Access at July 5,2010

340. U.S. CPSC. http://www.cpsc.gov/cpscpub/pubs/359.pdf. Access at July 5,2010

341. Brenner RA. Childhood drowning is a global concern. BMJ, 2002, 324 (7345)：1049-1050

342. Dowd MD, Keenan HT, Bratton SL. Epidemiology and prevention of childhood injuries. Crit Care Med, 2002, 30 (11 Suppl)：S385-392

343. King WJ, Klassen TP, LeBlanc J, et al. The effectiveness of a home visit to prevent childhood injury. Pediatrics, 2001, 108 (2)：382-388

344. Pitt WR, Balanda KP. Childhood drowning and near-drowning in Brisbane：The contribution of domestic pools. Med J Aust, 1991, 154：661-665

345. WHO. http://www.who.int/violence_injury_prevention/violence/en/. Access at July 5,2010

346. Browm CR, Civil ID. Severe blunt assault injuries at Auckland Hospital. Injury, 1993, 24 (1)：25-26

347. Clapperton A, Ashby K, Cassell E. Injury profile, Victoria 2001. Available at：http://www.monash.biz/muarc/VISU/hazard/haz54.pdf

348. Stromeyer SJ, Weiss HB, Forjuoh SN, et al. Assaultive injuries in Pennsylvania, 1995. Pittsburgh, Pennsylvanian：Center for Violence & Injury Control (CVIC), Department of Emergency Medicine, Allegheny University of the Health Science, 1998

349. Clapperton A, Ashby K, Cassell E. Injury profile, Victoria 2001. Available at：http://www.monash.biz/muarc/VISU/hazard/haz54.pdf

350. Mollen CJ, Fein JA, Localio AR, et al. Characterization of inter-personal violence events involving young adolescent girls vs events involving young adolescent boys. Arch Pediat Adolesc Med, 2004, 158 (6)：545-550

351. Wilson SJ, Lipsey MW, Derzon JH. The effects of school-based intervention programs on aggressive behavior：A meta-analysis. J Consult Clin Psycho, 2003, 71 (1)：136-149

352. Mytton JA, Diguiseppi C, Gough DA, et al. School-based violence prevention programs：Systematic review of secondary prevention trials. Arch Pediat Adoles Med, 2002, 156 (8)：752-762

353. WHO. Global Burden of Disease：2004 update, 2008

354. Isomets, Erkki T. Suicide. Current Opinion in Psychiatry, 2000, 13 (2)：143-147

355. Heil H, Isomets ET, Henriksson MM, et al. Antecedents of suicide in people with schizophrenia. Br J Psychiatry, 1998, 173：330-333

356. Scribante L, Blumenthal R, Saayman G, et al. A retrospective review of 1018 suicide cases from the capital city of south Africa for the period 1997-2000. Am J Forensic Med Pathol, 2004, 25 (1)：52-55

357. Isacsson G, Holmgren P, Druid H, et al. Psychotropics and suicide prevention. Implications from toxicological screening of 5281 suicides in Sweden 1992-1994. Br J Psychiatry, 1999, 174：259-265

358. Murray CJ, Lopez AD. Global mortality, disability, and the contribution of risk factors：Global Burden of Disease Study. Lancet, 1997, 349：1436-1442

359. Schocmarker MJ, Barreto SM, Swerdlow AJ, et al. Non-fatal work related injuries in a cohort of Brazilian steelworkers. Occup Environ Med, 2000, 57 (8)：555-562

360. Bull N, Riise T, Moen BE. Mechanisms of occupational injuries reported to insurance companies in Norway from 1991 to 1996. Am J Ind Med, 2001, 39 (3)：312-319

361. Leigh JP, Cone JE, Harrison R. Costs of occupational injuries and illnesses in California. Prev Med, 2001, 32 (5)：393-406

362. Okun A, Lentz TJ, Schulte P, et al. Identifying high-risk small business industries for occupational safety and health interventions. Am J Ind Med, 2001, 39 (3)：301-311

363. Sarma BP. Epidemiology and man-days loss in burn injuries amongst workers in an oil industry. Burns, 2001, 27 (5)：475-480

364. Bhattacher JA, Chau N, Sierra CO, et al. Relationships of job and some individual characteristics to occupational injuries in employed people：A community-based study. J Occup Health, 2003, 45 (6)：382-391

365. Gauchard GC, Mur JM, Touron C, et al. Determinants of accident proneness：a case-control study in railway workers. Occup Med, 2006, 56 (3)：187-190

366. Zwerling C, Sprince NL, Davis CS, et al. Occupational injuries among older workers with disabilities：A prospective cohort study of the health and retirement survey 1992 to 1994. Am J Public Health, 1998, 88 (1)：1691-1695

367. Bhattacher JA, Bertrand JP, Meyer JP, et al. Relationships of physical job tasks and living conditions with occupational injuries in coal miners. Ind Health, 2007, 45 (2)：352-358

368. Svanstrom L. Safe Communities on the move, one-decade of policy development. The 2nd International Course on Global

Burden of Injury. Karoliska Institute, Stockholm, Sweden, 2001

369. Zhao Z, Svanstrom L. Injury status and perspectives on developing community safety promotion in China. Health Promot Int, 2003, 18：247-253

370. Leon AP, Svanstrom L. Differences in child injury hospitalizations in Sweden：The use of time-trend analysis to compare various community injury-prevention approaches. Scand J Public Health, 2007, 6：1-8

371. Bjerre B, Schelp L. The community safety approach in Fulan, Sweden-is it possible to characterize the most effective prevention endeavours and how long-lasting are the results. Accid Anal Prev, 2000, 32：461-470

372. Lindqvist K, Timpka T, Schelp L. Evaluation of inter-organizational traffic injury prevention in a WHO safe community. Accid Anal Prev, 2001, 33：599-607

373. Lindqvist K, Timpka T, Schelp L, et al. Evaluation of an inter-organizational program for prevention of work-related injuries in a WHO safe community. Work, 1999, 13：89-96

374. Lindqvist K, Timpka T, Schelp L. Evaluation of an inter-organizational prevention program against injuries among the elderly in a WHO safe community. Public Health, 2001, 115：308-316

375. Lindqvist K, Timpka T, Schelp L, et al. Evaluation of a child safety program based on the WHO safe community model. Inj Prev, 2002, 8：23-26

376. Lindqvist K, Timpka T, Schelp L, et al. The WHO safe community program for injury prevention：Evaluation of the impact on injury severity. Public Health, 1998, 112：385-391

377. Bangdiwala SI, Anzola-Perez E. The incident of injuries in young people：I. methodology and results of a collaborative study in Brazil, Chile, Cuba and Venezuela. International J Epidemiology, 1990, 19（1）：115-124

378. Soori H, Naghavi M. Childhood deaths from unintentional injuries in rural areas of Iran. Inj Pre, 1998, 4（3）：222-224

379. Petridou E, Anastasiou A, Katsiardanis K, et al. A prospective population based study of childhood injuries：The Velestino town study. European Journal of Public Health, 2005, 15（1）：9-14

380. Scheidt PC, Harel Y, Trumble AC, et al. The epidemiology of nonfatal injuries among US children and youth. American Journal of Public Health, 1995, 85（7）：932-938

381. Grossman DC. The history of injury control and the epidemiology of child and adolescent injuries. Future Child, 2000, 10（1）：23-52

382. Jaquess DL, Finney JW. Previous injuries and behavior problems predict children's injuries. J Pediatr Psychol, 1994, 19（1）：79-89

383. Timpka T, Lindqvist K, Shigren M. Community-based injury prevention：effects on health care utilization. Inter J Epidemiol, 1999, 28：502-508

384. Waern M, Rubenowitz E, Runeson B, et al. Burden of illness and suicide in elderly people：case-control study. BMJ, 2002, 324（7350）：1355

385. WHO. Global Burden of Disease：2004 update, 2008

386. Rivara F P. An overview of injury research, in Injury control：A guide to research and program evaluation, F P Rivara, et al（eds）. Cambridge, New York：Cambridge University Press, 2001

第四章　健康相关联的危险因素及其应对策略

第一节　生态环境与公共卫生

一、概述

生态环境是影响人类生活和生产活动的各种自然条件的总和，既包含空气、水分、土壤等物质资源，也包含风能、水能、太阳能等能量资源。生态环境是庞大而复杂、多样且协调的系统，涵盖了包括人类在内所有生命体的生存、活动和发展。生态环境由众多因子构成，可分为生物因子和非生物因子。各因子之间及因子与人类间通过生物圈和食物链形成相互联系。一定时间内，生态环境中的各因子通过物质、能量和信息交换达到高度适应、协调和统一的状态，即为生态平衡。平衡和谐的生态环境是人类的健康发展的基本前提。

人类在工业革命以来几百年间的发展进程超越了以往发展的总和。近百年来随着社会经济发展推进，工业化、城市化加剧，人类社会生产和生活活动规模扩大，向自然索取的能力和对自然环境改造的能力与日俱增，资源消耗和废弃物排放大量激增。尽管生态环境自身有一定的调节功能，一定范围内环境中的污染物可通过自净作用得以降解，生态环境得以恢复。但是，当污染物超过了环境生态系统的承载能力，生态环境则难以恢复。生态环境恶化已从19、20世纪初期的局部区域破坏与失衡，发展到区域性甚至全球性问题。气候变暖、荒漠化、环境污染、缺水与不安全饮水、生物多样性锐减和动植物濒危灭绝加速成为全球发展过程共同关注的问题，也是影响、制约人类生存和发展的关键问题。

荒漠化是生态环境恶化的重要表现：荒漠化威胁了全球20亿人口，我国荒漠化土地面积已达262万平方公里，继续以每年2 460平方公里的速度扩展。我国的统计数据显示：人均耕地面积锐减；草场面积逐年缩小，草地质量逐渐下降，中度退化程度以上的草地达1.3亿公顷，且每年还以2万平方公里的速度蔓延；森林资源总体质量下降，生态功能严重退化；全国水土流失面积扩大已达367万平方公里，并以每年1万平方公里的速度递增。

水体污染与不安全饮水是全球面临的共同问题：全球50%以上的江河水量减少或被严重污染，100多个国家严重缺水。全世界有近20亿人缺乏安全饮水，仅中国就达3.2亿人。全球每年有500万5岁以下儿童因不安全饮水产生的健康问题而死亡。

大气污染与室内空气污染：空气污染是人类生产和生活活动的直接产物。石油、煤炭等化石燃料的消耗是形成空气污染的重要原因。室内空气污染则主要来自于室内取暖、烹调、装修和外界大气污染物的扩散。WHO估计全球有6亿人暴露在大大超过安全水平的SO_2浓度中，超过 10 亿人暴露在超出 WHO 规定的允许限值的飘尘（TSP）中。空气污染是导致肺炎、慢性阻塞性肺部疾病和肺癌的重要危险因素。室内空气污染主要来自于室内取暖、烹调、装修和外界大气污染物的扩散。

气候变暖是目前面临重大挑战：由于人类生产和生活活动造成地球表面大气中的温室效应气体，导致环境气温上升。1860—2000 年全球平均气温上升 0.4～0.8℃。气候变化导致的热浪、洪水、暴风雨等气候异常事件和海平面上升等，直接影响人类的健康和生命，气候变化也影响淡水资源的供应，加重空气污染，对健康产生间接的影响。全球气候变暖，极端气候频发加剧了生态环境的恶化和环境污染对人群健康的影响。

公共卫生是关系到国家或地区公众健康的公共事业。1923 年 Winslow 定义公共卫生是通过有组织的活动改善环境、预防疾病，延长生命和促进心理和躯体健康的科学和艺术。确保人群健康发展和安全是公共卫生重要宗旨，也是人类安全和社会可持续发展的重要保障之一。而生态环境平衡与公共卫生安全息息相关，近 25% 的公共卫生问题被认为是由于全球性环境污染造成的。工业革命 200 多年以来，人类的生产、生活方式发生巨大变化，环境污染物也有着明显的变化，对公共卫生的影响也发生了改变。

（一）污染引起的生态环境改变与公共卫生

1. 环境污染物变化

空气污染在 19 世纪以前主要来自生活污染，工业革命以后伴随石油、煤炭等化石能源的大规模使用，工业污染成为重要来源。20 世纪中后期，汽车工业的发展导致空气污染成为以工业污染和交通污染及生活污染共存的局面。空气污染的类型和污染物的种类趋于复杂。污染物由传统颗粒物、二氧化硫、氮氧化物为主体的工业污染物逐渐转变为颗粒物、碳氢化合物、氮氧化物、硫氧化物、苯并（a）芘等混合型污染物。

饮用水污染在 19 世纪以前主要表现为生物因素引起的霍乱、副霍乱、甲型肝炎等介水传染病。20 世纪后饮用水污染的重要变化是化学性污染与生物性污染共存。由于化学性污染严重，某些区域原水水质日益恶化。现有自来水常规处理工艺难以有效去除水中的某些污染物。此外，在饮水消毒处理中又形成了有害的消毒副产物。

土壤污染主要来自工业生产和生活过程产生的污染物。早期的土壤污染主要是金属和重金属污染，随着合成化学物的增加，有机化学性污染物成为土壤污染的重要因素。土壤化学性污染主要来自农药等合成化学物的使用。土壤中的污染物可以通过生物富集作用和生物放大作用逐级的传递，在机体脂肪组织聚积，最终会对生物体和人体产生不利的影响。

2. 生态环境污染对公共卫生的影响

环境污染与健康的关系极为密切。业已证明环境污染与肿瘤、心血管疾病和出生缺陷等有关，污染物的长期持续暴露也将对人群健康产生重要影响。

环境中的污染物可通过生态环境中物质、能量的流动不断地从空气、水体、土壤、生物体中进行再分配和再分布。生态毒理学为环境污染物监测、危险度评价提供了基础数据。生态环境污染的监测从单纯检测空气、水、土壤等环境介质中污染物含量，发展到利用多种生物体污染物含量水平反应污染物的暴露水平（Conti ME，2001）。应用生态毒理学还可进行动物行为及环境长期变化的定量预测，管理生态环境并为恢复受破坏的环境提供了可能。

当前环境中测得的污染物种类及含量更多的是取决于该环境前一阶段污染物暴露水平。Burt 在其研究中指出，当前水中的污染物浓度与其之前的污染事件、水文特点、气候变化、土地利用条件改变等因素有关。污染物浓度的变化可能是长期的趋势、周期循环，亦或是偶发事件，甚至重大生态环境改变等引起的（Burt TP，2010）。因此，通过长期监测获取数据资料，有助于更真实地阐释物质在环境中的迁移和转归，可以更好地进行环境变化趋势预测、发现轻微的污染变化。

（二）全球化引起的生态环境改变与公共卫生

船舶、航空业的发展拉近了人与人之间的空间距离，人口流动与迁移成为常态，地球已然成为一个村落，但随之而来的是公共卫生问题跨国界传播概率和速率大幅攀升。猪在甲型流感病毒生态分布和遗传进化中占有重要地位。从1998年开始，古典猪H1N1、"人-猪-禽"三源基因重配H3N2、H1N1和H1N2病毒共存于北美的猪群中，其遗传变异日趋复杂。我国猪群中流感病毒主要是古典猪H1N1和类人H3N2病毒，但近年来也分离到遗传上与欧洲和北美SIV高度相关的病毒（祁贤，2009）。2009年甲型H1N1流感最初发现是在墨西哥，但是由于人口流动，最终全球五大洲均发现了甲流患者。豚草属菊科一年生草本植物，别名艾叶破布草，原产美国和加拿大。近200年来，豚草迅速在世界范围内蔓延，研究表明其花粉是过敏性鼻炎和季节性哮喘的主要病源（Creticos PS，1996）。类似的由于人口流动将一种病原体或致病原输入到另一地点的例子屡见不鲜。

人类活动能力的增强以及范围的扩大也有意或无意地引入非本源地的物种，从而引起的外来物种入侵问题也日益普遍。船舶运行时为满足稳性要求需装入压载水，同时许多细菌和动植物也被吸入并被转移到下一个挂靠的港口。在合适的条件下，它们会迅速地繁殖起来从而对当地的生态、经济和公众的健康构成威胁。20世纪80年代末，澳大利亚发生了多起麻痹性神经中毒症（简称PSP），经确认是因患者食用了富集有毒甲藻毒素的牡蛎、扇贝等。而这些甲藻则是通过船舶压载水转移的外来物种。1991年在秘鲁暴发的流行性霍乱是血清型为Inaba的亚洲霍乱弧菌所致，同样也是通过船舶压载水由亚洲带来的（Hallegreaff GM，1997）。

环境污染在水、空气等环境介质中可以通过物质流动由局部转向区域甚至全球。全球趋于一体化也加深了各国在公共卫生领域的交流与合作。比如，在大气卫生领域，越来越多学者关注洲际间的污染物迁移。地面监测站、飞行器以及卫星数据均显示污染物在对流层间能自如迁移，从而使得一地的污染影响扩散（Zhang L，2010），而开展多中心、跨国界的研究合作无疑能更好地认识污染物在环境中的转归规律，开展综合治理工作。

（三）气候变化与公共卫生

工业化与城市化排放了大量的温室气体，被认为是导致目前气候变化的主要原因。近年来各国、各地区极端气候事件频频发生：热浪、洪水、暴风雨……严重影响了人类的正常生活和健康，对人身造成了极大的伤害，甚至夺走了宝贵的生命。2003年，印度安得拉邦逾千人被热浪夺走生命；2007年，巴基斯坦出现52℃高温，有百余人因酷暑而死。2009—2010年冬季，我国新疆北部出现了连续暴雪天气，使得北疆北部冬季最大积雪深度在60cm以上。

气候变化还引起了全球温度带的变化，从而影响节肢动物、病因体、中间宿主等生物体分布的改变。尽管全球气候变暖仍有争议，但是气候的变化还是会引起虫媒传播的地理分布变化，导致地区性虫媒性疾病的危险性增加。

此外，气候变化所引发的物种减少、冰河消退、越来越多的暴雨；海平面的加速上升可能引起粮食减产、人口分布改变，还可能威胁社会和政局的安定。

（屈　陈）

二、生态环境变化对传染病暴发流行的影响

生态环境与人类的健康密切相关，历史上大规模的传染病暴发流行常常伴有环境的急剧变化。人为因素对环境的干扰超过了生态系统的自我调节功能，导致生态系统的结构和功能被破坏，能量、物质的平衡被打破，造成生态环境中系统成分缺少、结构变化、能量流动受阻，生态环境反而变得不适合人类生存。

许多新型传染病包括莱姆病、汉坦病毒肺综合征、西尼罗河病毒和埃博拉出血热等几乎在同一时间出现。它们或是新近被认识，或是传播到新的地区，或是更具致命性。仅 2003 年就有 SARS、禽流感和猴痘成为新型传染病。伴随着新型传染病产生，疟疾等传统传染病每年导致 300 万人死亡，感染者至少在 3 亿以上。近年来世界范围内的传染病分布的扩散趋势、新型传染病的发现已引起人们的关注。虽然导致这一趋势的原因复杂多样，但生态环境的恶化却很容易被人忽视。生态环境和生态平衡的破坏使得病原微生物对某些易感人群侵袭力更强。全球气候变暖，大气污染、水污染、人口变迁等等，在一定条件下都会成为传染病肆虐的重要因素。

（一）全球气候变化与传染病

气候变化主要与大气中温室气体的排放有关，大气中的 CO_2 可吸收地表射出的波长较长的辐射，从而对地球起保温作用，故称"温室效应"（greenhouse effect）。人类生产和生活活动造成地球表面大气中的温室效应气体，如：CO_2、N_2O、O_3、CFC（氯氟烃类）等含量增加，导致环境气温上升。工业革命前，大气中 CO_2 浓度仅为 $503mg/m^3$，到 1990 年 CO_2 浓度已达 $634mg/m^3$ 增加约 26%，到 21 世纪中叶，CO_2 浓度可达工业革命前的 1 倍，全球全年平均气温比现在可能要高 $1.5 \sim 4.5℃$，世界气象组织（WMO）和联合国环境规划署（UNEP）联合建立的政府间气候变化专门委员会（IPCC）指出，1860—2000 年全球平均气温上升 $0.4 \sim 0.8℃$。

气候变化除导致的热浪、洪水、暴风雨等气候异常事件和海平面上升等，直接影响人类的健康和生命，气候变化也影响淡水资源的供应，加重空气污染，对健康产生间接的影响。更为重要的是，原本已基本控制的传染病如结核病等有重新流行的趋势，而且不断出现新的传染病，威胁着人类的生命安全，全球气候变暖，极端气候频发加剧了生态环境的恶化和环境污染对人群健康的影响；当前中国西南干旱少雨，华北降雪频繁，南方持续低温等等，从北京刮到上海的沙尘，从冰岛飘至北欧其他国家的火山灰尘，极端气候其大的影响着人类的生活方式和生活质量，这些极端气候也给微生物的发布、存活、变异及流行特征带来了突出的改变。1995 年，南美洲哥伦比亚夏季的热浪和一场 50 年一遇的大暴雨带来了登革热和委内瑞拉马类脑炎的流行；而 1994 年鼠疫在印度的大暴发，也与酷热的夏季和不寻常的季风气候条件密不可分。

现阶段全球气候变暖已经是不争的事实，能导致某些疾病的复苏和传播，气候变暖导致冰雪消融，长期冻存于冻土下的病原微生物有可能释放从而感染毫无免疫力的人类。气候变暖也能使得昆虫传播媒介的地理分布更加广泛，增加虫媒的繁殖速度与侵袭力，从而导致更

多地区虫媒性疾病的危险性增加，使得原本分布于热带地区的虫媒向寒冷地区扩张，导致越来越多的人可能感染一些传染病，比如疟疾、丝虫病、登革热、裂谷热、脑炎等。登革热，一种由伊蚊引起的发热性急性传染病，有时还会并发成死亡率很高的登革出血热，近几十年发病率急剧上升，全球约 25 亿人面临登革热的危险，而且不断向新的地区和国家传播，这可能跟伊蚊的更广泛分布有关。1970 年之前，登革热流行只在 9 个国家出现过，而到了 1995 年这一数字达到 36 个以上。另一个跟蚊虫相关的传染病疟疾，近些年更是在热带地区肆虐，目前每年有 5 亿人感染，100 多万人死亡。据大气环流模型估计，如果气温上升 3 ~ 5℃，热带疟疾发病人数可能增加 2 倍，而温带地区则可能增加 10 倍，而且耐药性问题也越来越严重。

近年来，厄尔尼诺现象是大范围内大气和海洋相互作用失去平衡产生的一种气候现象，每隔一段时间就开始出现，其带来的海水温度异常升高，引起洪水、干旱，可能导致传染病的暴发。1995—1996 年厄尔尼诺带来暴雨被证明跟马瑞河谷脑炎、罗斯河病毒及澳大利亚、南非等国的疟疾有关。

（二）空气污染与传染病

空气中粉尘、飞沫带有细菌、病毒等生物性污染物，可通过呼吸道传播感染易感人群。空调使用在改善室内微小气候的同时，也能产生、加重室内空气污染，引发呼吸道疾病，甚至引发军团菌病暴发。全球军团菌病暴发流行事件中，多数是由空调冷却系统的冷却塔中滋生嗜肺军团菌引起。室内空气如不注意通风、清洁，可能有病菌的滋生，从而引起传染病的暴发。空气中生物性污染的传播不易防护，极易引起暴发，2003 年的 SARS 病毒就是通过空气经呼吸道传播，从而在全球暴发。

公共场所中的公共交通和地铁内的空气生物性污染也可能导致疾病的传播，因而备受关注。公共交通内的人群密度大，空气不易流通，容易滋生病原微生物，增加了感染的概率。气候异常和大气污染可推动传染病暴发。气候变暖、持续干旱，可能加剧污染水平。大气中的污染物不能被雨水冲刷而稀释，干旱也会在一定程度上削弱人体的呼吸道防御功能，降低对呼吸道病毒的反抗力，使得人群对细菌、病毒更加易感。

（三）人类活动范围与传染病

森林砍伐、垦荒、兴修水利等人类活动，使得原有的生态屏障被破坏，一些野生动物被迫离开原先的栖息地。人与野生动物的直接或间接接触越来越多，原本只存在于动物身上的致病微生物就比较容易感染人群。在某些局部区域，人口剧增导致的土地利用的变化是造成传染性疾病发生的重要影响因素。城市化、水库修建、森林砍伐与火灾和环境污染均在莱姆病、利什曼病、登革热、血吸虫病等传染性疾病的传播中有着不可推卸的责任。2003 年暴发的 SARS，一开始似乎怀疑是来源于果子狸，但最新的研究表明，SARS 病毒可能来源于蝙蝠，蝙蝠作为唯一拥有飞翔能力的哺乳动物，可以更密切在人群中散播病毒。人口的集中化和爆炸性增长，也是传染病大流行的危险因素。人口密集度高，容易导致空气、饮水以及直接接触传播。城市中贫困人口聚居在拥挤的空间加速了结核病的流行。过去认为贫穷和不良的卫生条件是结核病流行的原因，然而以前人们更加贫困却没有流行。而大而拥挤的城市在欧洲兴起的同时，结核病开始流行。室内相对密闭的空间，一次喷嚏可产生一百万粒飞沫，其沉降缓慢。在室外飞沫中的结核菌被吹散或者被阳光杀灭，而在室内可存活若干星期。某些病原体，因为环境变化得以改变，也能引起严重后果。20 世纪以前儿童多在一岁以前感染肠道病毒，通常病情轻微，而如今卫生条件的改善，使发病年龄推迟，但病情很严重。

三、环境污染导致的生态恶化及其健康影响

自然因素和人为因素都可导致生态环境的恶化，从而给人类生命和财产安全带来巨大灾难。然而，自然因素导致的影响常具有地域性强、低频、短暂等特点，其造成的后果相对易于消除；而人为因素对生态系统的破坏常具有地域性广、高频、持久等特点，其造成的后果相对更加严重并难以恢复，因而是导致生态环境恶化的主要因素。人为因素所导致环境问题的发生具有深刻的经济根源和社会根源。世界经济的快速增长需求、经济全球化进展、南北经济的不平等关系、消费社会的兴起以及全球人口的增长对生态环境产生了巨大的压力。概括讲来，目前由人为因素所导致的环境问题有温室效应、臭氧层破坏、酸雨、生物多样性减少、森林锐减、土地荒漠化、资源短缺、水环境污染严重、空气污染严重及固体废弃物成灾等。一方面，这一系列的环境问题可导致各种规模突发公共卫生事件的爆发，在短期内即可对人类健康、生命安全及生态环境造成严重威胁，如农药不合理使用而导致的食物中毒和大气、水体、土壤污染事件等。另一方面，还可能对各种生物体和生态环境产生难以估量的远期影响，不仅对接触个体造成危害，而且对其后代造成永久性损伤。例如，持久性有机污染物（persistent organic pollutants，POPs）的暴露可致"三致"效应、出生缺陷及不良生殖结局发生频率增加、内分泌系统功能失调、代谢紊乱相关疾病发生增加等。人为因素所导致环境灾难的发生往往是全人类的集体行动的后果，而其对生态环境的破坏也不局限于某个国家或地区，其不良影响或是转嫁给其他的国家或地区，或是以全球的生态环境恶化为代价。例如，全球范围内的危险废物的越境转移使得废物接纳国的水源、土壤、大气严重污染，人民的健康安全受到严重威胁；二氧化碳排放增加导致的全球气候变暖和海平面上升，大批气候难民的出现以及其生存和安置问题，是全人类已经面临的严峻课题和道德考验。

排入环境中的废弃物数量或浓度超过了环境的自净能力，造成环境质量下降和恶化并影响到人类健康，即为环境污染（environment pollution）。将环境污染按所在的环境介质划分，可分为大气污染、水体污染及土壤污染。下面将分别介绍不同环境介质中的污染物导致的生态环境改变及对人类健康所造成的影响。

（一）大气污染与健康影响

造成大气污染的自然因素包括火山喷发、天然森林大火、植物花粉传播等；人为因素主要为日常生活、工业活动、交通运输中排放的废烟、废气等。引起健康危害的物质主要有悬浮颗粒物、氮氧化物、硫氧化物、酸雨、碳氧化物、臭氧层空洞等。

1. 悬浮颗粒物污染与人体健康

悬浮颗粒物是指悬浮于大气中的固体、液体颗粒状物质的总称。从环境与健康的角度，颗粒物按空气动力学等效直径（Dp）大小可分为：总悬浮颗粒物（total suspended particulates，TSP）、可吸入颗粒物（thoracic particulate matter，PM10）及细粒子（fine particulate matter，PM2.5）。TSP 是指悬浮在空气中的粒径小于 $100\mu m$ 的颗粒物；粒径小于 $10\mu m$ 的属于 PM10；粒径小于 $2.5\mu m$ 的称为 PM2.5。近年来，PM10 和 PM2.5 因粒小体轻，成分复杂，在大气中长期飘浮不断蓄积，对人体健康和大气能见度影响很大，因而其污染受到广泛关

注。颗粒物可随呼吸空气而进入呼吸道，并以碰撞、扩散、沉积等方式滞留在呼吸道不同部位，且其沉积部位与粒径大小紧密相关。大于 $5\mu m$、多沉积在上呼吸道的颗粒物可与进入人体的二氧化硫等有害气体联合作用，刺激和腐蚀黏膜，从而使黏膜、纤毛损伤，引起炎症和增加气道阻力，长期作用可使呼吸道防御功能受损，从而导致慢性鼻咽炎、慢性气管炎发生。小于 $5\mu m$、多沉积在细支气管和肺泡的颗粒物也可与二氧化氮等联合作用，损伤肺泡和黏膜，引起支气管和肺部炎症发生，长期作用可诱发慢性阻塞性肺部疾患并出现继发感染，最终导致肺心病死亡率增高。颗粒物可能含有致癌物质，致癌物对肺泡支气管的长期刺激可促进肺癌发生。除呼吸系统疾病外，悬浮颗粒物还能直接接触皮肤和眼睛，阻塞皮肤的毛囊和汗腺，引起皮肤炎和眼结膜炎或造成角膜损伤。在发展中国家的贫穷家庭，由固体燃料燃烧生成的烟尘细小颗粒是导致室内空气污染的重要来源。在通风不良的住所，室内烟雾可超过可接受的微小颗粒含量，比室外空气高 100 倍，并且由于妇女和儿童在炉边时间较长而暴露极高，导致这部分人群患呼吸系统疾病风险较高。近期冰岛火山爆发，形成的灰云含有类似于通过其他来源排放的颗粒物的细微颗粒，估计约有 25% 的颗粒粒径小于 $10\mu m$。这类小颗粒更具危险性，可以渗透到肺部的更深位置，当火山灰出现在低层大气且浓度很高时，那些患有哮喘、肺气肿或支气管炎等慢性呼吸系统疾病的病人可能更易受到刺激。

2. 氮氧化物（NOx）污染与人体健康

大气中的 NOx 污染主要是指二氧化氮（NO_2）和一氧化氮（NO），其来源主要为机动车尾气、石油化工、燃煤发电、供热排放的废气。由于人类对化石资源需求急剧增加和不合理使用，导致 NOx 的污染问题日益严重。目前有关 NOx 的健康影响多是基于 NO_2 的研究结果，NO_2 毒性比 NO 高 $4\sim5$ 倍，因此 NO_2 污染对机体的呼吸系统可产生急性或慢性的不良影响。NO_2 较难溶于水，故对上呼吸道和眼睛等含水丰富器官的刺激作用较小，主要作用是侵入深呼吸道、细支气管及肺泡，并缓慢地溶于肺泡表面的水分中，以亚硝酸和硝酸的形式作用于肺组织，并产生强烈的刺激和腐蚀作用，破坏肺泡组织的胶原纤维，严重时引起肺水肿。亚硝酸盐进入血液后，与血红蛋白结合生成高铁血红蛋白，导致组织缺氧。患有呼吸系统疾病如哮喘的人对 NO_2 较为敏感，其对 NO_2 的接触阈值远低于一般健康成人；NO_2 与 NO 的比例不同，NOx 所导致的健康危害也不尽相同。一般情况下，当 NOx 以 NO_2 为主时，肺部损害较明显，支气管哮喘发病有所增加；当以 NO 为主时，高铁血红蛋白症和中枢神经系统损害则比较明显。此外，在特定气候条件下 NO_2 与烃类共存时可形成光化学烟雾。世界上最早的光化学烟雾事件发生于 20 世纪 40 年代的美国洛杉矶。每年在夏季晴天的中午或午后，洛杉矶城市上空会弥漫一种浅蓝色烟雾，这种烟雾使人咽喉疼痛、呼吸障碍、头晕头痛、眼睛发红；大片松林枯死，柑橘减产；老年人对这种烟雾更加敏感，更易死于呼吸系统衰竭等疾病。此后随着工业的迅速发展和城市机动车数量的激增，全球范围内光化学烟雾事件时有发生，对生态环境和社会秩序造成严重的影响。20 世纪 90 年代之后，中国公路建设和汽车产业迅速发展，汽车油耗大大增高，而污染控制水平较低，以致汽车尾气污染日益严重。部分大城市交通干道 NOx 等有害气体严重超过国家标准，一些城市汽车排放浓度严重超标，在特定的气候条件下，可导致光化学烟雾的发生。

3. 硫氧化物（SOx）污染与人体健康

大气中的 SOx 主要是指二氧化硫（SO_2）和三氧化硫（SO_3），其来源主要为化工、冶炼、发电等行业含硫化石燃料如煤炭、石油、天然气的燃烧。另外，我国居民家庭传统小炉灶和北方居民冬季取暖用炉的使用也是大气 SOx 污染的重要来源。SO_2 与水作用可生成亚硫酸，易被眼睛、上呼吸道黏膜吸收，对黏膜产生刺激作用，长期接触可诱发慢性炎症；更重要的是 SO_2 与空气中的颗粒物、金属离子的联合作用。SO_2 可吸附于颗粒物表面而进入呼吸道深部，吸入浓度低时可造成气道狭窄、呼吸阻力增加、呼吸道抵抗力减弱，诱发慢性支气管炎、支气管性哮喘、肺气肿的发生；吸入浓度高时可引起急性支气管炎、肺水肿发生；极高浓度可因肺水肿而窒息死亡。动物实验研究表明，SO_2 和醋酸铅均可引起小鼠组织细胞的DNA 损伤，它们对脑、肺、脾、肾的损伤程度不同，在一定条件下存在明显的协同效应，可以增强彼此的毒性作用。这意味着 SO_2 和铅均有引起哺乳动物细胞基因突变的潜在危险，大气 SO_2 污染与铅的污染可能加剧某些疾病的发生与发展。除呼吸系统疾病外，SO_2 暴露还具有一定的生殖毒性。孟紫强等人研究表明，SO_2 气体能够显著影响小鼠雄性生殖细胞谷胱甘肽氧化还原系统和造成雄性生殖细胞 DNA 的损伤。当大气中含有高价铁、锰金属离子时，SO_2 可被氧化成 SO_3，与水作用形成硫酸雾，其危害比 SO_2 大 10 倍以上，主要表现为呛咳、喉头水肿、气管和支气管水肿及肺水肿等呼吸道急性刺激症状，以及结膜炎、鼻黏膜萎缩、嗅觉减退或消失、慢性支气管炎、肺气肿等慢性疾病。1952 年发生于伦敦的烟雾事件，是 SOx 大气污染所导致的一次灾难性事件。由于冬季燃煤产生的大量 SO_2 和粉尘在特殊天气条件下于城市上空大量蓄积，引发了连续数日的"毒雾"。而粉尘中的三氧化二铁成分催化 SO_2 生成 SO_3，形成硫酸雾滴，使"毒雾"毒性极大增强，数以千计的人和牲畜因吸入"毒雾"而导致严重的呼吸系统疾病发生，甚至死亡。

4. 酸雨与人体健康

大气中存在的 SOx 和 NOx 在降雨过程中溶于雨水，形成 pH 小于 5.6 的酸性降雨称为酸雨。工业生产、民用生活燃烧煤炭排放出来的 SO_2，燃烧石油以及汽车尾气排放出来的 NOx，是形成酸雨的主要来源。酸雨可导致水体污染和土壤污染，也可影响污染物在环境介质中的迁移、转归和形成，并对相应环境要素中的生态系统平衡造成严重危害。对自然界而言，它可直接使大片森林死亡，农作物枯萎；抑制土壤中有机物的分解和氮的固定，淋洗与土壤离子结合的钙、镁、钾等营养元素，使土壤贫瘠化；使湖泊、河流酸化，并溶解土壤和水体底泥中的重金属进入水中，毒害鱼类、虾类、贝类、螺类等水生生物。"北美死湖事件"便是酸雨造成环境危害的例证。美国东部和加拿大东南部等工业密集地区每年排放 SO_2 数千万吨，使得这一地区成为世界上最大的酸雨降落区，两国近 10 万平方公里地域范围内的水域被酸化，数以百计的湖泊鱼虾绝迹，湖滨树木枯萎，生态环境受到毁灭性破坏。对人类而言，酸雨一方面可加速建筑物和文物古迹的腐蚀和风化过程，另一方面酸雨中和从土壤中溶出的重金属离子，都会增加水体金属离子的含量，通过生物富集和生物放大作用，使生物体内该物质的浓度超过环境中的浓度，并可通过食物链的延长和营养级的增加，在高级营养体内逐级富集、浓度越来越大，从而对人类和其他生物的健康造成急性和慢性危害。

5. 一氧化碳（CO）污染与人体健康

CO 是含碳化学物不完全燃烧的产物，可来自机动车尾气、冶炼、采暖、民用炉灶、固体废弃物焚烧等。除燃烧外，CO 不易与其他物质发生化学反应，可在大气中停留较长时间，并通过呼吸道进入人体。CO 易通过肺泡进入血液循环。CO 与血液中血红蛋白的亲和力是氧与血红蛋白亲和力的 200 ~ 300 倍，因此进入血液的 CO 能够很快与血红蛋白结合成碳氧血红蛋白（COHb），影响血液的携氧能力；并且 COHb 还影响氧合血红蛋白的解离，阻碍氧的释放，从而引起组织缺氧。CO 中毒主要决定于血液中 COHb 的饱和度。当 COHb 饱和度从 7% ~ 25% 增加时，头痛从轻度反应至重度反应，伴有不同程度眩晕；当 COHb 饱和度为 45% ~

60%时，可发生恶心、呕吐、昏迷；COHb 饱和度达 90% 可导致死亡。长期低浓度接触 CO 可致患心脏瓣膜疾病和动脉粥样硬化性心脏病的概率增加。

6. 臭氧层空洞与人体健康

臭氧（O_3）占空气总量的 0.4%，绝大部分集中分布在距地面 20～25km 的高空，形成臭氧层。单位面积上臭氧层的厚度仅有 3mm 左右，它却可以吸收太阳辐射中的紫外线。然而，由于人类活动中氯氟烃（如氟利昂）、含溴卤化烷烃（如哈龙）、四氯化碳、1，1，1-三氯乙烷、甲基溴、一氧化二氮等消耗臭氧层物质（substances depleting the ozone layer，ODS）的大量排放，而导致全球臭氧层减薄和南极臭氧层空洞出现，严重影响了全球生物安全和生态平衡。对于陆地生物，长期受到过量紫外线辐射，可导致细胞 DNA 损伤，自我修复功能减弱，机体免疫功能下降，皮肤发生癌变的概率增加；强烈的紫外线还可诱发包括人类在内的各种动物白内障的发生，以致失明；对于农作物，可也导致产量和质量降低。对于海洋生物，过量紫外线可引起在海水浅层生存的浮游生物大量死亡，最终通过食物链的作用破坏海洋和全球生态平衡。

（二）水体污染与健康影响

安全供水、清洁卫生和良好的水资源管理对全球卫生至关重要。然而，全世界范围内的大洋、湖泊、江河正在成为各种污染物的倾泻场所。少量的污染物进入水体后，水体本身可通过物理、化学、生物作用逐渐降低污染物的浓度，水质可恢复到污染前的状况。污染物大量进入水体，超出了水体的自净和纳污能力，从而导致水体及其底泥的物理、化学性质和生物群落组成发生恶变，破坏了水中固有的生态系统和水体的功能，降低水体使用价值，从而发生水体污染。随着工业生产的发展和社会经济的繁荣，大量的工业废水、生活污水、农业污水等污染物大量排入水体，水污染日益严重。接触或饮用被有毒化学品、放射性危害和传染因子污染的水可产生健康风险。因此，按污染物的性质分类，水体污染可分为化学性污染、物理性污染及生物性污染。

1. 化学性污染与人体健康

水体污染后，水中的各种有毒化学物质可通过饮水或食物链传递使人体发生急、慢性中毒。化学性污染可分为重金属污染、无机物污染、有机物污染等。重金属污染包括汞、铬等污染。汞污染的主要来源为汞矿的开采冶炼、化工、仪表、电子、颜料等企业排出的废水以及含汞农药的使用，在水中的存在形式受水环境多种因素的影响。甲基汞可通过生物富集进入鱼、贝类体内，并可通过食物链导致动物和人类急性和慢性甲基汞中毒，表现为走路不稳、言语不清、四肢末端麻木和狂躁不安等症状，即为"水俣病"。铬主要来自电镀、冶金、化工制药、机电等工业企业排出的废水和废渣。六价铬易于被人体吸收蓄积，通过细胞膜进入血细胞，使血红蛋白变成高铁血红蛋白，造成缺氧；此外，六价铬还有致突变性和潜在致癌性。无机物污染包括砷、氰化物、硝酸盐等污染。砷主要来自矿产、冶金、化工等企业排出的废水及燃烧富含砷煤炭排出的废渣。消化道摄入砷可引起急性砷中毒，主要表现为剧烈腹痛腹泻、恶心呕吐，抢救不及时可造成死亡。慢性中毒主要表现为末梢神经炎和神经衰弱综合征的症状，导致皮肤角化、癌变和全身慢性中毒，最终死亡。2007 年底至 2009 年初，中国已在贵州、湖南、云南、广西、河南、山东等地发生六起水体砷污染事件，致使水质砷浓度严重超标，大批群众出现不同程度砷中毒，极大威胁了人民的身心健康。氰化物主要来自炼焦、电镀、化工、合成纤维等工业企业排出的废水。氰化物进入机体后分解出剧毒的氰离子（CN-），氰离子能抑制组织细胞内细胞色素氧化酶、过氧化物酶等多种酶的活性，使组织细胞不能利用血液中的氧而造成机体死亡。吸入高浓度氰化氢者，可在数分钟内呼吸停止，呈"电击样"死亡。硝酸盐主要来源为生活污水、工业废水、施肥后径流和渗透、土壤中有机物的生物降解等。硝酸盐在胃肠道内可还原为亚硝酸盐，后者可与血红蛋白结合形成高铁血红蛋白，造成缺氧；此外，亚硝酸盐可与仲胺反应生成亚硝胺，可能导致食管癌的发生。有机物污染包括酚类、苯类等污染。酚类污染主要来源于炼焦炼油、造纸制革等企业排放的废水，农业上杀虫剂、除莠剂、灭螺剂的使用以及医学上消毒剂苯酚的应用等。酚类可经皮肤、消化道大量进入机体，对中枢神经系统产生抑制作用，引起全身反应，发生急慢性中毒；有研究表明五氯酚及其钠盐对实验动物有致畸作用。苯类可包括纯苯、甲苯、二甲苯、苯胺、硝基苯、多氯联苯（polychlorinated biphenyls，PCBs）等。主要用于纤维、塑料、橡胶合成；油漆、粘胶剂、封闭剂制造；或用于变压器的绝缘液体、生产润滑油及农药等，随工业废水和城市污水进入水环境中。苯是一种强烈致癌物质，短时间内吸入高浓度的甲苯或二甲苯可导致中枢神经系统麻醉症状，严重者可出现昏迷甚至因呼吸衰竭而死亡；长期接触苯可导致再生障碍性贫血和白血病发生。苯胺和硝基苯可引起高铁血红蛋白血症、溶血性贫血和肝、肾损害。PCBs在水环境中极为稳定，是一类公认的POPs，可通过生物富集和生物放大作用而对高等生物产生危害。动物实验中可见PCBs导致的发育毒性和致癌作用；流行病学调查发现人类接触PCBs可致免疫功能受损，生长发育障碍。近年来水源苯污染事件时有发生，2005发生的"松花江苯污染事件"使得水中硝基苯含量超标29倍，哈尔滨全市断水4天，而从长远来看，硝基苯可在鱼贝类等水生物体内富集，通过食物链传播，有可能使沿江动物和人类食用后身体遭受损害；并且硝基苯不易被微生物分解，有毒物质长期残留在江水和底泥中，因此短期内江水不宜用作饮用水源。近年来，饮用水消毒副产物（disinfection by-products，DBPs）、环境中的药品和个人护理用品（pharmaceuticals and personal care products，PPCPs）日益受到广泛关注。饮用水的安全性和可及性是全世界关注的一大问题。氯、臭氧、二氧化氯、氯胺等消毒剂在杀灭水中细菌的同时，可与腐殖酸、富里酸、藻类及其代谢物、蛋白质等发生反应，从而导致各中DBPs的生成。实验动物研究表明，许多DBPs具有致癌、致畸、致突变效应；其中某些种类的DBPs在饮用水中含量极低，仅在ng/L水平，即可表现出强烈的致突变性和潜在的致癌性。流行病学调查研究显示，饮用含DBPs水，人群膀胱癌、直肠癌的发病风险增高。目前在全世界范围内普遍使用的药品有数千种，包括镇痛药、抗生素、抗糖尿病药物、β-受体阻滞药、避孕药、油脂调节剂、抗抑郁药、治阳痿药、细胞生长抑制剂等。通常这些药物在人体内都会生物代谢，而未转化的药物和代谢物的结合体由人体排出。同时，激素被人类用作药物，同样也被大量排泄。通过尿液、粪便以及对药品的不恰当处理，大量的药物和激素进入水体。个人护理用品包括洗涤剂、沐浴液、护肤产品、护牙产品、肥皂、防紫外线产品、头发造型产品等。个人护理用品主要通过清洗和沐浴过程进入水循环系统。目前已在地表水、地下水及饮用水中检测到PPCPs的存在，这对于城市水资源管理来说是一个挑战，因为城市污水处理厂目前采用的处理工艺起初设计时并未考虑去除这些极性污染物。已有研究表明，低剂量的PPCPs在水中、可对水生生物产生严重的雌性化或雄性化影响。PPCPs可在鱼类或其他生物体内富集，最终通过食物链进行生物放大，对人类产生严重危害。然而，目前世界上任何饮用水法规中尚未考虑纳入地表水和饮用水中检测到的PPCPs。

2. 物理性污染与人体健康

物理性污染主要包括热污染和放射性污染。火力发电厂、核电站和炼钢企业的冷却水，以及石油、化工、造纸等企业排出的废水均含有大量废热，进入水体后使水温升高，危害水生物的生长和繁殖，从而对人体健康造成直接或间接危害。水温升高可加速水中氧溶解度降低、改变水生物原有生活环境，加速藻类繁殖，影响鱼类及其他生物的生存和产卵孵化以及加剧水体富营养化程度。除宇宙射线等天然放射性来源外，人工放射性污染主要来自原子能工业排放的放射性废物、核武器试验的沉降物以及医疗、科研排出的含有放射性物质的废水、废气、废渣等。放射性污染对人体的损伤呈现明显的致癌、致畸、致突变等"三致"效应，可诱发白血病、肺癌、甲状腺癌、乳腺癌、骨癌等多器官恶性肿瘤的发生，以及胎儿出生前死亡率增加、胎儿发育迟缓和畸形及出生后的精神发育障碍和智力低下等。

3. 生物性污染与人体健康

生物性污染主要包括介水传染病传播和藻类污染。由存在于人畜粪便、污水和垃圾中的病原体污染水源，人们接触或饮用后所导致的传染病即为介水传染病（water-borne infection disease）。据报道有40多种传染病可通过水传播，如霍乱、痢疾、伤寒、副伤寒等肠道传染病，肝炎、脊髓灰质炎、眼结膜炎等病毒性疾病和血吸虫病、阿米巴痢疾等寄生虫病等。介水传染病一旦发生，则通常来势凶猛，波及面广，危害较大，对人类的生产生活和社会秩序造成严重影响。当含磷洗涤和含氮、磷工业废水未经处理排入水体时，或施用氮肥磷肥的农田经地表径流流入地面水体时，水体中磷、氮含量过多，使藻类等浮游生物获得丰富营养而大量繁殖、生长、死亡，以致造成水质恶化，危害水生物生存和人群健康的现象为藻类污染。在富营养化的水体中，以蓝藻毒性最大，其产生的微囊藻毒素具有很强的肝毒性，可促进肝癌的发生。流行病学研究发现某些肝癌高发区的水体中微囊藻毒素污染严重。近年来，中国内陆湖泊和近岸海域藻类暴发事件时有发生。2007年夏季太湖流域高温少雨、水位偏低，太湖蓝藻大规模暴发，导致无锡城区大量居民家用自来水受到污染而无法饮用；2008年6月北京奥运会青岛奥帆赛开幕之际，青岛近岸海域浒苔大规模暴发，耗费大量人力物力才得以清除；内蒙古西部最大淡水湖——乌梁素海于2008年夏季暴发大面积黄藻，对栖息在此的水禽构成严重威胁，渔业资源遭到严重破坏。

（三）土壤污染与人体健康

近年来，由于人口急剧增长，工业迅猛发展，固体废弃物不断向土壤表面堆放和倾倒，有害废水不断向土壤中渗透，大气中的有害气体及飘尘也不断随雨水降落在土壤中，导致了土壤污染。土壤污染会使污染物在植物体中积累，并通过食物链富集到人体和动物体中，危害人畜健康，引发癌症和其他疾病等。据报道，广州市某污水灌溉区的癌症死亡率比对照区（清水灌溉区）高10多倍。沈阳某污水灌溉区的癌症发病率比对照区（清水灌溉区）也高10多倍。其他城市也有类似的土壤污染导致疾病的零星报道。以下将从生物性污染、重金属污染及农药污染等三个方面描述土壤污染的危害。

1. 生物性污染与人体健康

土壤生物性污染仍是当前土壤污染的重要危害，主要模式有三种：一是人-土壤-人模式，人体排出的含病原体的粪便污染土壤后，生长在被污染土壤中的蔬菜瓜果又被人类食用而引起肠道传染病和寄生虫病；二是动物-土壤-人模式，含有病原体的动物粪便污染土壤后，病原体通过皮肤或黏膜进入人体而引起钩端螺旋体病和炭疽病；三是土壤-人模式，人接触天然土壤中含有的破伤风杆菌可致破伤风。

2. 重金属污染与人体健康

土壤中的重金属类污染主要是通过农作物的富集作用进入人体从而引起健康损伤。如金属镉对农作物生长和人体发育均为非必需金属元素，通过含镉废水排入稻田或灌溉，镉被稻米生物富集，居民长期食用含镉量高的稻米（镉米）可致"痛痛病"的发生，主要表现为早期腰背痛、膝关节痛，以后遍及全身的刺痛，镇痛药无效。这种慢性镉中毒在日本富山县神通川两岸曾发生，在我国的广西某矿区也有发生，并且病情严重，经骨骼透视后确定，已经达到"痛痛病"的第三阶段。2009年7月，湖南"浏阳镉污染事件"发生，由于某化工厂废渣、废水排放以及部分村民使用废旧包装材料等，致使该化工厂周围数百米土壤中镉含量超标，一方面导致部分村民血镉含量超标，健康受到影响；另一方面致使当地农业受到严重破坏，部分村民断耕，受污染的农田只能改为花卉种植。

3. 农药污染与人体健康

农药不合理使用的现象在世界范围内存在，特别是在粮食缺乏地区，人们对粮食产量极度渴望，而相对忽视了粮食安全问题以及过量使用农药或使用违禁农药对生态环境造成的严重损害。目前，我国是世界上使用和生产农药的大国，并且所产农药有一半为国外已经弃用的高毒、高残留品种，通过生物富集和食物链，土壤中痕量水平的农药残留浓度可以在生物体内提高千倍以上，并对生物体的酶系统、免疫功能、内分泌系统、生殖系统产生毒害作用；研究显示，某些种类的农药残留或其代谢物在生物体内可产生致癌、致畸、致突变效应，从而产生严重的远期危害。近期发生的"海南毒豇豆"事件虽未直接指出土壤被高毒禁用农药水胺硫磷污染，但恰恰反映出目前农药使用的混乱现状及由此带来的高健康风险。

四、生态环境与地方病

（一）生物地球化学性疾病与地方病

地方病是指发生于某一特定地区的疾病。造成某种疾病在一个地区高发的原因可能是：①当地地壳表面元素分布不均；②当地特殊的饮食风俗等生活习惯；③当地居民的生活水平、经济条件等其他因素。

生物地球化学性疾病是指由于地壳各元素分布不均导致某些地区土壤或水中某些元素过多或过少，机体过多摄入或缺乏这些元素而引起的某些特异性疾病。生物地球化学性疾病具有明显的地区性差异，所形成的疾病往往流行年代久远，且患者病变有共同特征。

1. 缺碘引起的生物地球化学性疾病

碘是甲状腺合成甲状腺激素的必需元素。甲状腺激素主要作用有：①促进生长发育；②维持正常的新陈代谢；③影响蛋白质、糖、脂类的代谢；④维持神经系统正常功能。

成人碘的生理需要量约为 $100\sim300\mu g/d$，我国推荐每日碘供给量 $150\mu g$。碘缺乏可引起地方性甲状腺肿、地方性克汀病等疾病。碘缺乏主要流行在山区、丘陵以及远离海洋的内陆。过去全世界除冰岛外，各国都有程度不同的流行。亚洲的喜马拉雅山区、拉丁美洲的安第斯山区、非洲的刚果河流域等都是著名的重病区。

我国制定的碘缺乏病病区划分标准（GB16005-1995）包括：①尿碘中位数低于 $100\mu g/L$；水碘低于 $10\mu g/L$；②8~10岁儿童甲状腺肿大率大于5%或7~14岁儿童甲状腺肿大率大于

10%（B 超法）。碘缺乏病在我国除上海外都有不同程度的流行，病区主要分布在东北的大小兴安岭、长白山山脉；华北的燕山山脉、太行山、吕梁山、五台山、大青山一带；西北的秦岭、六盘山、祁连山、武当山、大巴山、桐柏山等；华南的十万大山等地带。这些地带的共同特点是地形倾斜，洪水冲刷严重，降雨量集中，水土流失严重，碘元素含量极少。

2. 缺硒引起的生物地球化学性疾病

硒是机体必需微量元素，其生理需要量和中毒剂量范围很窄。硒具有抗过氧化、免疫调节、抗癌、维持生殖功能、保护心血管系统等作用。环境低硒被认为与克山病、大骨节病有关。

地球的南北半球各呈现一条东西走向的低硒带，范围基本上位于 30°以上的中高纬度且有不连续的特征。我国的低硒带自东向西南延伸，包括东北平原、黄土高原以及干旱的塔里木盆地和准噶尔盆地。

3. 氟过量引起的生物地球化学性疾病

氟是构成骨骼和牙齿的重要成分，适量的氟有利防止龋齿。但过量氟可引起氟斑牙、氟骨症及其他非骨相氟中毒。

地方性氟中毒流行于 50 多个国家和地区，亚洲是氟中毒最严重的地区。根据机体所接触氟途径的不同，我国氟中毒可分为饮水型、燃煤型和饮茶型氟中毒。

我国制定的氟中毒病区划分标准（GB17018-1997）包括：①当地出生成长的 8～12 周岁儿童氟斑牙患病率大于 30%；②饮水含氟量大于 1.0mg/L；燃煤污染总摄氟量大于 3.5mg。

饮用高氟水而引起的饮水型氟中毒是最主要类型。饮水型氟中毒主要分布在淮河-秦岭-昆仑山以北的广大平原和盆地。浙江、河南、云南、辽宁、四川等，因存在萤石矿或磷灰石矿也形成了局部高氟。燃煤污染型病区主要是由于居民燃用含高氟煤而引起的氟中毒，主要在陕西、四川、湖北、云南、贵州、湖南、江西等地区，以西南地区病情最重。由于茶叶可富集氟，内蒙古、西藏、四川、青海、甘肃、新疆等有饮用砖茶习惯的少数民族是氟中毒的高发人群。

（二）微量元素分布与地方病的分布

地方病有些与元素的自然分布有关，有些与人为环境污染改变了环境中元素的分布有关。本节着重阐述在我国广泛分布的跟元素的自然分布有关的地方病，如地方性甲状腺肿、克山病、大骨节病、地方性氟中毒等分布情况，而与人为环境污染有关的地方病则见第三部分。

1. 碘与地方性甲状腺肿

人体碘摄入不足引发甲状腺代偿性增生，因为碘是甲状腺制造甲状腺素的主要原料之一，碘缺乏则影响甲状腺素的合成，甲状腺素合成减少，经反馈作用使腺垂体的促甲状腺素分泌增加，致使甲状腺代偿性增生、肿大。世界卫生组织数据显示，全世界患地方性甲状腺肿的病人不少于 2 亿，我国大概不少于 2 千万，主要流行区是亚洲的喜马拉雅山区、南美的安第斯山区、非洲的刚果河流域、大洋洲的新几内亚等。我国除上海市外，都有不同程度的地方性甲状腺肿流行区。我国新疆乌什县 1964 年甲状腺肿发病率为 64.3%，经过 12 年的食盐加碘后于 1975 年复查，发病率降到 10.6%。青海贵德县 1974 年甲状腺肿发病率为 33.9%，通过 3 年食盐加碘后，1976 年复查发病率降到 9.7%。1975 年陕西省是加碘防治此病的先进单位，该省内若干县的发病率都降到 0.8%～4.2%。在西藏、新疆等地区当地居民买不起碘盐，碘盐覆盖率低，该地区仍有儿童甲状腺肿大率大于20%的中、重病区。目前碘缺乏病的新发病例主要分布于新疆、宁夏、云南、甘肃等省、自治区。通过实施以食盐加碘为主的综合防治措施，有24个省、自治区、直辖市实现或基本实现消除碘缺乏病目标。

但也有研究表明，在自然界含碘丰富的地区也有地方性甲状腺肿流行，主要是因为摄入碘过多，从而阻碍了甲状腺内的碘有机化过程，抑制 T_4 的合成，促使 TSH 分泌增加而产生甲状腺肿，称为高碘性地方性甲状腺肿。食源性高碘性地方性甲状腺肿首先发现于日本北海道沿海居民中，我国也有发现，主要分布于河北和山东省的沿海，以及内陆一些地区发现。

2. 地方性氟中毒

地方性氟中毒是同地理环境中氟的丰度有密切关系的一种世界性地方病，主要流行于印度、苏联、波兰、捷克斯洛伐克、德国、意大利、英国、美国、阿根廷、墨西哥、摩洛哥、日本、朝鲜、马来西亚等国；在中国主要流行于贵州、陕西、甘肃、山西、山东、河北、辽宁、吉林、黑龙江等省。它的基本病征是氟斑牙和氟骨症。氟斑牙就是牙釉质受损，轻的表现为牙面无光、粗糙，或牙面有黄褐斑，重的则发生牙釉质花斑样缺损或脱落。氟骨症患者更是痛苦，他们会四肢和脊柱关节疼痛，活动受限制，严重时胸腰椎弯曲呈畸形。饮水型氟中毒由于长期饮用含氟量高的水而患病，此型分布广，90%的患者属此型。截至2003年底，全国有氟斑牙患者3 877万人、氟骨症患者284万人。随着对饮水氟中毒地区饮水的改造，地方性氟中毒流行有所缓解，但受自然、经济等因素影响，2004—2005年在甘肃省重点村落调查显示，监测村的儿童氟斑牙患病率分别为36.65%和28.14%；2008年山东高密等5县市的监测显示8~12岁儿童氟斑牙总检出率84.31%，缺损率17.29%，地氟病形势仍比较严峻。

3. 地方性砷中毒

地方性砷中毒是由于外环境中砷含量过高，居民长期摄入过量的砷，导致人体慢性蓄积性中毒的一种新的严重危害人民健康的地方病。该病的发生是由于居住在高砷地区的人群长期经饮水、空气和食物摄入过量砷所致。砷中毒不仅可引起常见的皮肤损害、周围神经损伤、肝坏死和心血管疾病等，更为严重的是可导致皮肤癌和多种内脏癌。我国地方性砷中毒最早于20世纪60年代在台湾发现，目前发现该病涉及该省台南县、嘉义县等7县市56个乡镇，涉及大约15万人；80年代以后在新疆准噶尔西南部发现高砷水带，涉及人口将近10万；后来相继发现内蒙古河套地区、山西存在严重的饮水型砷中毒，随着病区渐渐被发现，我国高砷区和病区基本查明，截至2003年底，115万饮水型地方性砷中毒病区人口需要改水。

4. 大骨节病与克山病

大骨节病是一种与环境硒水平过低有关的生物地球化学性疾病，以骨关节增粗、畸形、强直、肌肉萎缩、运动障碍等为主要临床表现，高发人群为8~15岁学龄儿童。大骨节病的主要病因可能与环境硒水平过低、真菌毒素中毒以及饮用水中有机物中毒有关。克山病，亦称地方性心肌病（ECD），1935年在我国黑龙江省克山县发现，因而命名克山病，主要病变是心肌实质变性、坏死和纤维化交织在一起，心脏扩张，心室壁不增厚，附壁血栓常见，光镜下可见心肌变性坏死。

克山病和大骨节病在地理分布上病因以及相关地理环境特征上都有着相似之处，有着极强的地域性。30多年来，通过大规模调查研究，克山病和大骨节病主要分布在我国东北到西南的温带森林和森林草原地带内，并发现我国存在一个地理低硒带，其分布与这两种病的分布相吻合；同时证实 1980 年代以来，两病的大幅下降与病区人群生活水平提高、硒的摄入量明显提高密切相关。截至 2003 年底，大骨节病患者 81 万人（其中 12 岁以下患者 5.59 万人），潜在型克山病患者 2.99 万人、慢型克山病患者 1.09 万人。

（三）环境污染引起的地球化学性疾病

1. 氟中毒

我国陕西南部、四川、湖北、贵州、云南、湖南和江西等地区的居民采用敞灶无烟囱的燃煤方式燃烧含氟量高的劣质煤炭，导致室内空气、粮食蔬菜、饮水被严重污染，居民经呼吸道、消化道摄入可导致氟中毒发生。有研究报告指出，经高氟煤烘烤的粮食、蔬菜、茶叶中含氟量超过卫生标准几倍到几十倍。居民通过长期吸入污染的空气、食用污染的食物、饮用被污染的水而中毒，对生产活动和生活质量造成严重影响。目前地方性氟中毒的发病机制尚未完全阐明，但一般认为与体内过量氟抑制某些酶活性、破坏钙磷正常代谢、损害细胞原生质以及抑制胶原蛋白合成等有关。通过改良炉灶、减少食物氟污染、不用或少用高氟劣质煤，以减少氟的摄入量，可减轻或避免氟中毒发生。

2. 砷中毒

燃烧高砷煤造成空气、食物污染也可导致砷中毒。燃煤型砷中毒是指长期吸入或食用被燃烧高砷煤污染的空气或食物而导致的慢性砷中毒。近年来，由于砷矿和含砷金属矿的不合理开采以及砷在其他工业企业中的应用导致含砷废水、废渣的排放日益增多，使得砷中毒涉及的地域更加广泛，危害更加严重，并已成为一种世界范围内的公害病。据世界卫生组织数据显示，孟加拉湾和西孟加拉湾发生的由地下水砷污染造成的砷中毒事件是"人类历史上危害最严重的、规模最大的中毒事件"。20 世纪 90 年代，当地政府为了解决因常年洪涝灾害所导致的介水传染病高发的公共卫生问题，倡导居民饮用"清洁"的地下水代替地表水，然而之前却忽视了对高于世界卫生组织规定值 5 倍的地下水砷含量的检测，从而导致了近年来该地区砷中毒的大规模发生。据统计，目前在孟加拉国和印度的西孟加拉湾地区，共有 1 亿左右的人口生活在高砷水区，数以千万的人已出现砷中毒症状，其造成的灾难性影响不可估量。中国大陆现已发现新疆、内蒙古、贵州等 10 个省（区）有地方性砷中毒病区，其中贵州为燃煤污染型，其余为饮水型砷中毒。贵州省燃煤型砷中毒于上世纪 60 年代发现，因患者有皮肤损害改变而被当地居民称为"癞子病"。环境流行病学调查结果显示，病区砷污染严重，室内空气和食物含砷量超过国家标准数倍至数十倍。

3. 碘缺乏病和碘过多病

生态环境的恶化，特别是植被的破坏或沙化、土壤表层被风沙、雨水、河流带走，使碘大量流失，更加剧了碘缺乏地区此病的发生。中国是受碘缺乏严重威胁的国家，有超过一半的人口生活在缺碘地区，病区学龄儿童智商普遍偏低，亚克汀病病人众多。长期碘摄入量过高或一次性摄入相当高剂量的碘可致碘过多病，主要包括高碘甲状腺肿、碘致甲亢、碘致性甲减、桥本甲状腺炎、甲状腺癌、碘过敏和碘中毒等。因此，碘的摄入量与甲状腺肿的发生呈"U"型剂量-反应关系，碘摄入量过少或过多都会导致"大脖子病"的发生。目前高碘摄入或高碘性甲状腺肿的流行已构成公共卫生问题。在我国河北、山东、广西等省（区）滨海地区以及新疆、山西、内蒙古等内陆地区，均发现了高碘甲状腺肿。

（屈卫东）

参 考 文 献

1. ME Conti，G Cecchetti．Biological monitoring：ichens as bioindicators of air pollution assessment— a review．Environmental Pollution，2001，114（3）：471–492

2. TP Burt，NJ K Howden，F Worrall，et al．Long-term monitoring of river water nitrate：How much data do we need？Journal of Environmental Monitering，2010，12：71–79

3. 祁贤，陆承平．猪流感病毒进化方式及其流行特点．微生物学报，2009，49（9）：1138–1145

4. Creticos PS，Reed CE，Norman PS，et al．Ragweed immunotherapy in adult Asthma．J A llergy Clin Immunol，1996，334（8）：501–506

5. Hallegreaff GM，Valentine JP，Marshall J，et al．Temperature tolerances of toxic dinoflagelate cysts：Application to the treatment of ships'ballast water．Aquatic Ecology，1997：126

6. Zhang L．Intercontinental transport of air pollution．Frontiers of Environmental Science & Engineering in China．2010，4（1）：26

7. Butler CD，Harley D．Primary，secondary and tertiary effects of eco-climatic change：The medical response．Postgraduate Medical Journal，2010，86：（1014）

8. Suzuki H，Higuchi T，Sawa K，et al．Endemic coast goiter in Hokkaido．Japan Acta Endocinol，1965，50：161

9. 于志恒．中国高碘地方性甲状腺肿的发现历程和分布概况．中华预防医学杂志，2001，35（5）：351-352

10. 武娟．甘肃省地方性氟中毒重点监测报告．甘肃科技纵横，（01）：76–77

11. 侯少范，王五一，李海蓉，等．我国地方性砷中毒的地理流行病学规律及防治对策．地理科学进展，2002，（04）：391–400

12. 光磊，邢秋菊．引发克山病和大骨节病的地理环境因素分析．山西师范大学学报（自然科学版），2004，（02）：81–86

13. 石碧清，赵育，间振华，主编．环境污染与人体健康．北京：中国环境科学出版社，2006：7–24

14. Brandy E．Fisher．Most unwanted．Environmental Health Perspectives，1999，107（1）：A18–A23

15. Jérôme Ruzzin，Rasmus Petersen，Emmanuelle Meugnier，et al．Persistent Organic Pollutant Exposure Leads to Insulin Resistance Syndrome．Environmental Health Perspectives，2010，118（4）：465–471

16. 武冬梅，孟紫强．二氧化硫和铅联合染毒对小鼠遗传物质的损伤．中国环境科学，2003，23（5）：526–530

17. 张波，刘承芸，孟紫强．二氧化硫气体对小鼠雄性生殖细胞的毒性作用研究．卫生研究，2005，34（2）：167–169

18. 陈学敏主编．环境卫生学．5版．北京：人民卫生出版社，2004：144–145

19. 周雪飞，张亚雷译．人类药品、激素和香料——城市水资源管理中微污染物的挑战．上海：同济大学出版社，2009：1–6

第二节　病原体感染

　　对人类健康而言，病原体的感染一直是最主要的危害之一。在传染病预防控制理论中，三个环节二个因素，即传染源、传播途径、易感人群和自然因素、社会因素，一直是指导人们预防控制传染病的基础，几乎所有的策略和措施都是基于这一理论，其对人类战胜传染病做出了巨大的贡献。但是，长期以来，我们对于病原体——这一传染病的元凶重视不够。随着科学的发展和人类的进步，人们对病原体的认识越来越深入，逐步认识到病原体的类别、生物学特征以及自然和社会环境对其的影响等都与人类感染性疾病的发生、发展等有着非常密切的关系，需要我们在防治策略和措施上认真考虑这一因素；同时人类对健康的要求越来越高，不仅要预防控制传染病的流行，对于传播力不强的感染性疾病，如日益严重的医院感染等危害人们健康和病人康复的疾病，同样受到人们的重视；再者，新病原体的不断出现、病原体耐药的严峻形势等，也凸显了病原体对健康危害的严重性。

一、病原体的分类及其生物学特征

人类的病原体，也称病原生物，主要是微生物和寄生虫。按照生物的分类系统，生物分为六个界，即病毒界、真菌界、原核生物界、原生生物界、植物界和动物界。其中，微生物属于病毒界、真菌界、原核生物界，寄生虫属于原生生物界。事实上，地球上绝大多微生物对人是不致病的，甚至是有益的或必需的。能够引起人类发生疾病的微生物称为病原微生物，病原微生物和人体寄生虫称为病原生物或病原体。然而，病原体和非病原体并不是绝对的，有时是可以转变的。比如，当机体抵抗力下降时，有些原来不致病的细菌可以引起疾病，这些细菌称为条件致病菌或机会致病菌。再比如，有些病原体获得某个（些）基因可能变成致病的，而失去某个（些）基因，可能变成不致病的。

（一）病原体的分类

人类感染性疾病的病原体大致可以分为如下几类：

1. 病毒

属于非细胞微生物，没有典型的细胞结构，由核心和蛋白质衣壳组成，是最小的微生物。其核心中只有 RNA 或 DNA 一种核酸。病毒没有产生能量的酶系统，只能在活细胞内生长繁殖。完整成熟的病毒颗粒称为病毒体，具有典型的形态结构和感染性。病毒体的直径介于 $20 \sim 250$nm 之间，绝大多数病毒都在 100nm 左右。根据病毒核酸的组成及其转录、翻译等特性，病毒可以分为双链 DNA 病毒、单链 DNA 病毒、单正链 RNA 病毒、单负链 RNA 病毒、反转录病毒和双链 RNA 病毒等。朊粒，也称朊病毒，是一种小的蛋白感染颗粒，不包含核酸，缺乏单元结构。朊粒可以引起人类疾病，曾一度被归类为病毒类的致病因子，但近年的研究提出其列入病毒的范畴不适宜，其生物学地位尚未确定。

病毒的特点是体积微小，可以通过除菌滤器；结构简单，只含有一种类型的核酸，专性胞内寄生；对抗生素不敏感，对干扰素敏感。

病毒与人类健康密切相关，统计显示，人类的传染病 75% 是病毒引起的，除急性感染外，有些病毒可以引起持续性感染或长期隐性感染。此外，有些病毒与肿瘤和自身免疫性疾病的发生密切相关。

2. 细菌

属于原核细胞型微生物，分化程度较低，仅有原始核质，呈现环状裸 DNA 团块结构，无核膜和核仁。细胞质内细胞器不完善，只有核糖体。细菌是原核细胞型微生物的统称，包括古细菌、真细菌和蓝细菌；而我们通常所说的细菌是狭义的概念，指真细菌的一部分，即真细菌包括：细菌、支原体、衣原体、立克次体、螺旋体和放线菌等。根据革兰染色，细菌可以分为革兰阳性和革兰阴性菌。依据细菌的外形，可分为球菌（直径约 $1.0\mu m$）、杆菌（长约 $2.0 \sim 3.0\mu m$，直径 $0.3 \sim 0.5\mu m$）、螺形菌。

细菌的种类很多，也很复杂，可以引起人类多种疾病，如感染、毒素中毒、过敏等。有些细菌还与人类的肿瘤等有关。

3. 真菌

属于真核细胞型微生物，具有细胞壁和典型细胞核，不含叶绿素，不分根、茎、叶。真菌有十万余种，与医学有关的真菌有 4 个亚门：接合菌亚门、子囊菌亚门、担子菌亚门、半知菌亚门，有 100 余种。真菌大小差别很大，大到木耳、蘑菇，小到肉眼不可见。按真菌的形态、结构又可以分为单细胞真菌、多细胞真菌。

真菌很容易发生变异，对热的抵抗力不强。对干燥、阳光、紫外线及多种化学药物的耐受性较强，对众多抗生素不敏感。

真菌可以引起人类的感染、中毒和过敏反应等疾病。

4. 寄生虫

一种生物在其生命中的某一阶段或者终生与另一种生物密切联系，称为共生，此两种生物称为共生生物。在共生中，如果一方受益，而另一方受害，则称为寄生。通常把两者中个体较小而受益的生物称为寄生物，如果寄生物是动物者称为寄生虫，被寄生而受害的生物称为宿主。人体寄生虫的种类很多，大小不一。

寄生虫侵入人体并能生活或长或短一段时间，这种现象称为寄生虫感染。有明显临床表现的寄生虫感染称为寄生虫病，其他只有感染而没有明显的临床表现者，称为带虫者。

（二）病原体的基本生物特征

病原体的生物学特征直接影响着感染性疾病的发生和流行。因此，了解不同病原体的生物学特征，对于感染性疾病预防控制和促进人类健康具有重要意义。

1. 生长代谢与繁殖

病原体作为生物，体内时刻进行着物质代谢，同时为了生存，也时刻保持着和外环境的物质交换。病原体的生长及其与外环境的物质交换是导致人类疾病的重要因素，比如细菌在生长过程中对人体细胞、组织的侵害，在代谢过程中分泌的毒素物质等。病原体的繁殖能力也有很大差别，有些病原体繁殖能力强、条件要求不高，而有些病原体繁殖能力较弱，对环境的条件要求也较高。病原体繁殖力的差异对人类感染性疾病的发生和流行有着重要影响。繁殖能力强的细菌常引起疾病的暴发或流行，如痢疾、霍乱等，而繁殖能力较弱的细菌，一般只引起个体感染，如幽门螺杆菌等。

2. 结构与功能

不同病原体具有的结构也相差较大，同样都是细菌，其结构也有很大差异，而这些结构的差异导致病原体的功能和致病力的差异，有些结构也导致疾病流行形式的不同，例如霍乱弧菌的鞭毛可以使细菌快速移动，加上霍乱弧菌较强的繁殖能力，这可能是霍乱容易造成流行或大流行的重要因素。寄生虫的结构更是与其致病力密切相关。

3. 遗传变异

生物的最基本特征是遗传和变异。遗传的基本生物学意义是保持生物性状的相对稳定，生物种得以繁衍；而变异的生物学意义却要复杂得多，一是变异在不导致生物种改变和死亡的情况下，有助于生物种的繁衍，如对环境因素的适应性和抵抗力增强、耐药性的产生等，都有利于生物的生存；二是变异可以导致生物的进化和多样化，是自然生态升级与平衡的基本法则。

对人类健康而言，遗传导致的生物性状稳定性使人类易于产生免疫，也有利于药物和疫苗等的研发。变异则对人类健康带来众多挑战，主要表现在：①新病原体产生；②病原体耐药；③疫苗预防失效；④诊断试剂失灵。

4. 生物间遗传物质的传递

由于病原体多为低级生物，如细菌、病毒等，它们之间可以频繁地进行遗传物质的传递和交换，如质粒、噬菌体、转座子等。这种传递和交换可以引起病原体的生物性状改变和耐药性的产生，都与人类的健康有着密切的关系。

5. 选择压力与适应

在外界环境的选择压力下，如温度变化、湿度变化、环境污染、药物使用等，微生物和寄生虫等生物都会发生适应性改变，如细菌外膜通透性的改变、某种（些）蛋白质（酶）的高表达，甚至基因突变等等，这些改变使生物能够适应环境的变化而生存，但这种改变也是新病原体产生和病原体耐药的重要机制之一。

二、病原体感染的影响因素与健康危害

（一）病原体感染的影响因素

这里主要是指病原体生物学形状改变和人体易于感染的影响因素，而不是指传染病的流行因素。当然，人体感染的影响因素某种程度上也是传染病的流行因素，但二者并不完全一致。

1. 自然因素

该因素对病原体的影响，一是自然环境的改变可以导致病原体变异或耐性增强，使人们更容易感染而难于治疗；尤其是近年来，人类对自然物质的掠夺性开采、使用和无节制性改造自然，造成了无数的环境灾难；这些灾难不仅对人类造成直接的危害，也使生物群落发生变化，新病原体不断涌现；据统计，近30年来已有40多种新的病原体被发现，人类平均每年发现约1.5种新病原体。二是有些自然因素可以促进病原体的流动，如下雨、刮风等，增加人们接触病原体的机会，为感染带来便利条件；三是像气温、气湿及环境污染等自然环境有利于病原体的繁殖，为病原体的扩散和感染提供了条件。

2. 社会因素

社会因素对人类感染病原体的影响也是全方位的，主要表现：一是人类过度医疗行为，如抗生素的应用等，可以导致病原体耐药性大量增加，对于常见、多发的传染性疾病，如结核、痢疾等，目前已经很难分离到不耐药的菌株；二是人类广泛的社会活动，使人们更容易接触病原体，如旅行、探险、集会等；三是人类个体的不健康行为有利于病原体在人间的传播，如性生活混乱等。

3. 机体因素

不同个体感染病原体的过程和结局常常有很大差别，例如流感病毒感染，一些人表现为强烈的发热、流涕等症状和体征，另一些人则表现为隐性感染；这些不同的情况，一方面是病毒差异造成的，另一方面是源于机体的素质和状态，如当感染同样类型的结核杆菌后，一些体质较弱的人表现为肺结核等疾病，另一些体质强壮的人则表现为隐性感染。再比如，机会性感染更是与个体的体质、免疫状态密切相关。当然，机体对病原体感染的影响还包括该个体体内是否已有特异抗体，包括自然感染和免疫预防等。

4. 感染途径

不同病原体通常具有不同的感染途径，例如流感病毒是呼吸道感染、轮状病毒是肠道感染。同一种病原体由于感染途径不同也可能造成不同的感染性疾病，如结核杆菌经呼吸道感染形成肺结核，经消化道感染则可发生肠结核。病原生物的感染途径不同，造成的疾病危害程度差异很大。一般经呼吸道、肠道感染的传染病利于病原体的传播，常常引起疾病较大范围的流行或局部暴发，如流感、流脑、麻疹、鼠疫、霍乱、痢疾等，其他途径感染的传染病常呈现散发或低水平流行。

（二）病原体感染的健康危害

1. 传染病流行

病原体感染的社会特征和人群危害主要是传染病流行，流行的强度可以分为散发、暴发、流行或大流行，而病原体因素在传染病的发生、发展进程中起着至关重要的作用，主要表现是：

（1）病原体种类和生物学特性不同导致的疾病流行状态明显不同　例如，霍乱弧菌、鼠疫杆菌、流脑球菌、流感病毒等通常引起传染病的流行或大流行；虽然有传染源和传播途径因素的影响，但病原体的因素也非常重要，例如腹泻病原体很多，但都没有像霍乱弧菌那样引起世界性大流行。因此，在传染病的预防和控制中，必须对病原体进行深入地了解，以此制定有效的预防控制策略和措施。

（2）新病原体的出现常常导致疾病的流行或大流行　一种新病原体的出现，由于群体没有免疫力，如果出现流行，通常是大流行，如 SARS、O139 霍乱、新型流感等。新病原体一般有几层含义：一是既往没有检测到该病原体，也没有相似的疾病流行的记载，如 SARS 病毒；二是既往有该病的发生或小流行，但没有检测到病原体，新近发现了病原体，如流行性出血热病毒，过去一直有疾病发生或流行的记载，但多年后才分离到病原体；三是既往有该病相似疾病的发生或流行，但新的流行中分离到不同类型的病原体，如 O139 霍乱弧菌、新型流感病毒等；四是该病原体在动物等群体中流行，但新近在人群中发生病例或流行，如人致病性禽流感等。

（3）传染病的主要传播途径　所谓传播途径是指病原体从传染源排出后，侵入宿主之前，在外环境中停留和转移所经历的全过程。主要有：①经空气传播：病原体污染空气而感染人体及造成传染病流行，包括飞沫传播、飞沫核传播、尘埃传播等；②经水传播：一是饮用了被污染的水源而感染；二是直接接触疫水，病原体通过皮肤或黏膜感染人体；③经食物传播：病原体污染食物而感染人体及造成传染病流行；④经土壤传播：病原体污染土壤而感染人体及造成传染病流行；⑤媒介生物传播：一是某些节肢动物通过机械性携带传播病原体；二是媒介生物感染病原体后再传播给人体；⑥医源性传播：病原体污染医疗器械或血液、生物制品、药物等而造成人体感染及传染病流行；⑦接触传播：一是没有外界因素参与，传染源直接与易感者接触而传播，如性传播疾病；二是易感者接触被污染的日常生活用品造成的间接接触传播；⑧垂直传播：也称围生期传播，接触病原体发生于宫内或分娩过程中的传染病传播方式。

2. 个体感染性疾病

感染性疾病和传染病在疾病预防控制中不是一个对等的概念。严格从科学意义上说，任何感染性疾病或传染病都是由病原体引起，而任何病原体由于其生物学特征都应当是可以播散或传染的，从这种意义上说，感染性疾病和传染病也是可以划等号的。但在现实意义上，我们常常把感染性疾病中病原体在人群间具有明显传播特征的一类疾病称为传染病，比如艾滋病、病毒性肝炎、鼠疫、霍乱、痢疾等。因此，与传染病相比，感染性疾病的范围要广泛得多。除传染病之外，个体感染的主要形式如下：

（1）一般感染：有很多的病原体，可以引起人类的感染性疾病，但在通常情况没有明显的人群中的传播关系，如胃部幽门螺杆菌感染、一些寄生虫感染等。

（2）特殊感染：很多微生物在日常生活中并不会引起人类疾病，而在特殊的环境或环境改变后，可以引起人类的疾病。比如，皮肤受损以后，皮肤表面或空气中的微生物可以引起创伤部位的感染；肠道菌群中，正常情况下不致病的微生物，当菌群失调时可以引起腹泻等疾病；再有，在创伤性医疗过程中可以导致医院感染等。

3．恶性肿瘤

已有研究表明，病原体的感染可以引起恶性肿瘤的发生。例如，EB 病毒感染与鼻咽癌、HPV 感染与子宫颈癌、乙肝病毒感染与肝癌、幽门螺杆菌感染与胃部肿瘤等。

三、针对病原体的应对策略

（一）建立病原体监测体系

人类病原体在不断发生着进化和变异，病原体和非病原体之间也在时刻发生着转变。因此，人类要想消灭所有病原体是不可能的，也是没有必要的，而避免或减少病原体的感染，进而减少疾病、促进健康，是我们必须认真研究的课题。只有掌握病原体的变化规律，及时发现病原体新的特征及新的病原体，人类才可能避免或减少感染，要达到这一目标，最好的办法就是建立全面、系统、灵敏的病原体监测体系。

1．病原体分布和变异监测体系

主要任务是对已有病原体在人群和环境中的分布状态、变异情况等进行全面监测；监测对象的重点是重要/重大传染病的病原体，如鼠疫、霍乱、痢疾、流感、病毒性肝炎、艾滋病等；监测体系组成主要是疾病预防控制系统和传染病医院等。

2．病原体耐药监测体系

主要任务是对已有病原体的耐药情况、耐药基因变化等进行监测；监测对象的重点主要是常见、多发感染性疾病的病原体，如结核杆菌、痢疾杆菌、大肠杆菌、肺炎球菌、金葡菌等；监测体系组成主要是疾病预防控制系统、医院、畜牧业有关单位。

3．新病原体发现监测体系

主要任务是新病原体的发现和动态分布；监测对象一是在动物等群体中流行，偶尔引起人类感染的病原体；二是既往病原体可能发生变异而产生的新病原体；三是人类既往没有达到，而近期有可能到达区域的微生物群落；四是人群中出现既往不曾流行而近期发生流行且可能具有传染性的疾病病原体。监测体系组成：疾病预防控制系统和农、畜牧、鱼、林等行业单位。

建立完善和有效的病原体监测体系，一方面可以获得病原体和病原体谱完整的分布资料，为制定感染性疾病的预防控制策略和措施提供科学依据；另一方面，也有利于研究病原体变化规律，从而进行传染病流行预测，及时制定预防控制措施。

（二）易感人群防护

1. 疫苗和免疫预防制剂的应用

疫苗和免疫预防制剂的应用是人类避免感染病原体或减少人类感染病原体的有效办法之一。目前，针对一些重要传染病的疫苗和免疫预防制剂的应用也很普及，如我国计划免疫的疫苗；还有一些疫苗，虽然没有列入计划免疫的序列，但正在较大范围内使用，如流行性出血热疫苗等。然而，就人类病原体的种类和感染方式而言，这些应用的疫苗仅仅是预防感染的很小一部分，绝大多数病原体目前没有可以利用的疫苗或预防性制剂，如众多的可以引起人类感染的病毒、细菌、寄生虫等。而且，在已有的疫苗中，大多是单价苗，也就是一种疫苗可以预防一种病原体的感染，多价联合苗的研制和应用是未来的发展方向。

2. 养成良好的行为和卫生习惯

人类感染病原体首要的条件是接触病原体。良好的行为和卫生习惯可以减少病原体感染，例如饭前便后洗手、外出归来洗手、不随地吐痰、不吃不洁食物、经常开窗通气、保持室内环境清洁等，这些良好的卫生习惯，可以大大降低人们感染病原体的机会。再者，保持良好的行为方式也是预防病原体感染的有效方法，例如避免不洁的性行为可以减少性传播疾病。

（三）环境卫生与食品卫生

1. 环境保护虽然受到世界各国的广泛重视，但是环境问题仍很严峻，局部地区的生态失衡有可能会引发大范围的生态灾难，从而导致感染性疾病的大量发生。保护环境是为了维护地球生态系统平衡，换句话说，保护环境也就是保护人类。

2. 搞好环境卫生可以减少环境中病原体的数量，降低病原体的传播，从而减少病原体感染。例如保持生活环境清洁、搞好垃圾处理、及时处理积水减少蚊虫等，都对减少病原体感染或传染病流行具有重要意义。

3. 消毒和杀虫。人类的生存环境中，微生物无处不在，因此病原微生物的出现也无定所。在传染病预防控制中，对疫源地的消毒就是防止病原微生物传播的有效手段。对于寄生虫病来说，消灭媒介生物也可以有效地减少或消除一些寄生虫感染。

消毒和杀虫的原则是对已造成或可能造成感染性疾病发生或流行的环境进行必要的卫生处理。但在实践中，经常忽视这一点，消毒的范围有时过大，尤其是预防性消毒，不但造成浪费，还可能会引起一些环境问题。

4. 继续加强食品安全和食品卫生是预防和控制感染性疾病发生和流行的重要内容。

（四）加强医院感染控制和合理使用抗生素

1. 控制医院感染也成当务之急

目前全球医院感染发生率为5%～10%，医院感染不仅造成了巨大的经济损失，也增加了病人治疗难度和痛苦。虽然我国成立了医院感染监控网，但医院感染的控制还没有引起足够的重视，机构不健全、人员不落实、措施不到位的现象广泛存在。因此，加强医院感染的控制仍是今后相当长的时间内需要做好的工作。

2. 合理使用抗生素

抗生素的广泛应用甚或滥用使病原体耐药形势日益严重，"超级细菌"、细菌广泛耐药等不断发生，有些病原体，耐药率已经达到 60%～80% 甚或更高，例如结核杆菌、痢疾杆菌等，人类已经到了必须认真思考"如何正确使用抗生素?"这一简单而又复杂的问题。加强抗生素的管理、制定抗生素使用规范对于预防和控制病原体耐药显得越来越重要。

　　总之，病原体感染严重危害人类健康，是重大公共卫生问题；而避免和减少病原体感染需要全社会的努力，政府、医疗卫生行业、社会及每一个人都可以在预防和控制病原体感染中找到自己的位置，并做出应有的贡献。

（段广才）

参 考 文 献

1. 段广才. 传染病的预防与控制. 见：傅华主编. 预防医学. 北京：人民卫生出版社，2008

2. 段广才，黄志刚. 流行病学进展. 见：预防医学学科发展蓝皮书. 中华预防医学会，2006

3. 段广才. 传染病防治中的新问题及其对策. 中华流行病学杂志，2002，23（增刊）：5-7

4. 段广才. 感染与消化道疾病. 胃肠病学和肝病学杂志，1999，8（2）：81-82

5. 翁心华，潘孝章，王岱明主编. 现代感染病学. 上海：上海医科大学出版社，1997

6. 闻玉梅主编. 现代微生物学. 上海：上海医科大学出版社，1999

7. 徐建国. 从 SARS 看新发传染病. 见：阚飚主编. 新发现传染病. 北京：化学工业出版社，2004

8. 张习坦，周育森. 绪论. 见：北京预防医学会编. 新发传染病的预防与控制. 北京：中国协和医科大学出版社，2002

9. 李立明主编. 流行病学. 6 版. 北京：人民卫生出版社，2007

10. 段广才主编. 临床流行病学与统计学. 郑州：郑州大学出版社，2006

第三节　营养与公共卫生

　　膳食营养是人类生存的基本条件，是维持生命和健康的物质基础。因此，可以说国民营养与健康状况是反映一个国家或地区经济与社会发展、卫生经济水平和人口素质的重要指标。良好的营养和健康状况不仅是社会经济发展的基础，也是社会经济发展的重要目标。

　　营养问题不仅会影响我国居民健康和身体素质，也会给国家造成巨大的经济损失。据世界银行的一项估计，发展中国家由于营养不良造成的劳动力损失约占 GDP 的 3%～5%，以 2005 年 GDP 总额 18 亿人民币推算，我们此项损失达 5 400 亿；而营养不良诱发疾病给社会、家庭和个人带来的痛苦、折磨更是无法用金钱来计算的。若加上微量营养素缺乏和慢性疾病对我国国民经济的影响更是巨大的。

　　当前，我国居民的膳食结构正处在转型的关键时期，挑战和机遇共存。解决不好我国营养膳食领域目前存在的问题，在不远的将来，农村贫困地区儿童营养缺乏的问题将依然存在，或更加突出；城镇地区及富裕农村居民的代谢性疾病，将和西方发达国家一样，将在我国迅速上升并居高不下。因此，居民营养健康状况不仅是公共卫生问题，也是影响国民经济可持续发展的关键因素；关系到我国人口素质、人民健康和经济发展，与民族昌盛和国家富强息息相关。国际营养基金会主席斯奎姆肖也曾在 2007 年 5 月出席《中国公众营养政策与规划》成果报告会时指出，营养是中国实现"全面建设小康社会"的关键问题之一。

一、膳食营养变迁及对公共卫生问题的影响

过去10年，我国社会经济处于快速发展、急剧变革的时期，也是居民膳食结构、营养状况和疾病模式发生重大改变的时期。社会与经济的发展一方面为消除营养缺乏提供了经济基础，另一方面也导致了生活方式、膳食模式及疾病谱的转变。2002年结果显示，我国城乡居民生活质量和健康水平伴随国民经济和社会发展得到了较大程度提高，营养状况有了明显的改善。大量数据说明了我国城乡居民的温饱得到了保证，膳食结构逐步优化合理，人们营养需要得到了基本满足，一些营养缺乏病大幅度减少。但是，我国居民营养缺乏和营养失衡并存：一方面由于膳食结构和经济发展不均衡，一些地区和人群仍然存在营养缺乏性疾病，如缺铁性贫血、维生素A缺乏等；另一方面随着经济收入和生活水平不断提高，城乡居民食物消费结构和生活方式发生了变化，已经出现营养失衡或"过度营养"问题，导致肥胖、高血压、糖尿病、血脂异常等慢性疾病患病不断增加。因此，我国同时仍面临着营养缺乏与营养失衡的双重挑战。在地域分布上，我们曾经将营养摄入不足的主要关注对象放在农村，将营养摄入失衡的主要关注对象放在城市。现在根据2002年的调查，实际情况比过去更加复杂，城市中也有"不足"，农村中也有"过剩"，甚至这种"二元化特征"可同时并存于同一地区、同一人群甚至同一个体。

（一）营养不良及相关公共卫生问题

营养不良从广义上可划分为四种类型：能量、蛋白质缺乏引起的基本营养不足型营养不良，微量元素缺乏型营养不良，过剩和不足并存的失调型营养不良，过剩型营养不良。发展中国家，包括中国突出存在的是前两种营养不良，可导致居民身体素质下降、体力不足，降低劳动能力、减少收入甚至导致贫困，而贫困也会恶化营养状况，进而形成营养不良和贫困之间的恶性循环。世界银行2006年报告中指出，营养不良对经济影响的3个途径是：营养不良所导致的健康和体质问题造成直接损失；所导致的不良认知和学习能力造成间接损失；增加医疗卫生开支的损失。

我们这里重点讨论的是前两种营养不良及其带来的相关公共卫生问题。而对后两种失衡型及过剩型"营养不良"将在后文另行讨论。

1. 儿童营养不良是重大意义的公共卫生问题和公共政策问题

严重的营养不良本身就是一种可致死的疾病，可以直接引起死亡。世界卫生组织的研究人员估计，儿童营养不良已经成为儿童的首要死因，在幼儿死亡的个案中，有52.5%与营养不良有关。诺贝尔经济学奖获得者阿马蒂亚·森指出："印度每年大约有400万人因为营养和相关问题丧生，比孟加拉大饥荒中丧生的人还多。"

此外，营养不良还会提高患者对其他疾病的易感性：单病种研究表明，营养不良占腹泻死亡病例的60.7%、疟疾儿童时期的营养不良会影响人的一生。越来越多的证据表明，胎儿营养不良严重影响了儿童的生存、成长和发展，并会增加他们成年后得慢性病的风险。营养不良还会影响人的智力发育：蛋白质缺乏可使智商降低10～15分，缺铁性贫血可使智商降低5～8分，碘缺乏可使智商降低10～12分，成人碘缺乏也可使智商降低10.5分。

此外，儿童营养不良导致的疾病负担也非常巨大，如果得不到控制，甚至会阻碍发展中国家的经济社会可持续发展。有数据显示，儿童重度营养不良可导致成年后劳动能力损失

2%~9%，儿童轻度营养不良可导致成年后劳动能力损失 2%~6%，这会降低整个社会的劳动生产率。

世界银行的研究表明，发展中国家由于营养不良造成的智力发育障碍，劳动能力丧失、免疫力下降以及各种疾病造成的直接经济损失约占 GDP 的 3%~5%。死亡病例的 57.3%、肺炎死亡病例的 52.3% 以及麻疹死亡病例的 44.8%。

但是，临床实践和许多项目的经验表明，只要给予必要的投入，营养不良是可以预防和治疗的。美国临床营养期刊的研究指出，让所有的儿童有足够的饮食，每年将可以救回 250 多万人，可以避免 100 万人死于肺炎、80 万人死于腹泻、50 万人死于疟疾和 25 万人死于麻疹。世界卫生组织的研究表明，如果解决儿童营养不良问题，发展中国家可以减轻 1/3 的疾病负担。因此，在我国进入全面建设小康社会的今天，加强对儿童营养的投资应作为人力资源发展的重要战略方针，是功在当代、代代受益的战略。

2. 我国仍面临严重的儿童营养问题以及因此带来的巨大的双重疾病负担

我国三次全国营养调查的数据显示，不论是儿童膳食营养的摄入，还是儿童生长发育的增长，都提示我国儿童营养状况已得到极大改善。2005 年，我国儿童发育迟缓率为 14.2%、低体重率 10%，在发展中国家处于中上水平，但低于拉美国家 11.8% 和 5% 的平均水平，但与发达国家相比，还有很大差距。儿童的营养不良依然是一个重要的公共卫生问题。

我国目前还存在一些亟待解决的儿童营养问题，其中以微量营养素缺乏最为突出，发育迟缓是中国最主要的营养不良的表现。

（1）基本营养不足型营养不良（蛋白质/能量摄入不足）

我国贫困地区儿童营养不良依然流行，城乡差别显著：0~5 岁阶段是儿童生长发育的关键时期，在这一时期患营养不良将会产生诸多健康问题和长远的不良影响。因而 0~5 岁儿童的营养状况是衡量整个人群营养状况的敏感指标。世界各国也都将 5 岁以下儿童营养不良患病率作为评价国家社会发展进步的重要指标。2002 年中国居民营养与健康状况调查表明：城市 5 岁以下儿童生长迟缓为 4.9%，农村为 17.3%，约是城市的 3.5 倍，其中重度生长迟缓仍占 5.2%。贫困的四类农村（29.3%）显著高于其他农村地区，重度生长迟缓约占 8.4%。值得注意的是，生长迟缓率以 1 岁组最高，农村平均为 20.9%，贫困农村则高达 34.6%。此外，虽然我国新生儿出生体重有了明显的改善，但婴儿在 6 个月以后营养不良状况仍出现急剧上升，24~36 个月时生长迟缓率达高峰，特别是四类农村的 3 岁儿童的生长迟缓率达 34.6%。

除农村贫困地区外，我国城市贫困人口、流动人口儿童和"留守儿童"普遍存在能量及主要营养素摄入不足的状况，能量摄入不足率在 50% 以上，蛋白质摄入不足率达 80% 以上。蛋白质来源中，优质蛋白质摄入量仅占总蛋白质摄入量的 35%，而植物蛋白质占 65%。

儿童基本营养不良的原因：早期儿童发育的迟缓，母乳喂养和辅食添加的适时和质量是关键。调查显示，农村婴儿迟至 6~8 个月时没添加辅食的还有 1/4，应给予极大的关注。

儿童基本营养不良的影响：营养不良儿童即使幸存下来，也常常因营养缺乏而导致体能和智力发育迟缓。世界卫生组织指出，在发展中国家，5 岁以下儿童死亡原因中 49% 与营养不良有关，营养不良可使儿童智商降低 15 个点，导致成年后收入及劳动生产率下降 10%。因此，解决贫困农村营养不良，使该类地区居民的体格与智力得到充分发展，从而提高其劳动创造和参与竞争的能力，应作为政府的一项重要职责。

（2）儿童微量营养素缺乏（铁、碘、维生素 A）及潜在饥饿我国儿童微量营养素缺乏现状：我国 0～5 岁儿童微量营养素缺乏的患病率仍主要集中在人口众多的农村，尤其是贫困农村地区，其中缺铁性贫血、维生素 A 缺乏较为严重。2007年我国农村地区 0～5 岁儿童营养不良的统计结果为：缺铁性贫血 32％；其中 6～24 个月是儿童营养不良和缺铁性贫血患病率的高峰期，在 12 个月时达到最高值。2002 年我国 3～12 岁儿童维生素 A 缺乏率为 9.3％，其中城市为 3.0％，农村为 11.2％；维生素 A 边缘缺乏率为 45.1％，其中城市为 29.0％，农村为 49.5％。据 2000 年世界卫生组织统计，受碘缺乏病威胁的国家达 130 个，受威胁人口约 22 亿，缺碘人群平均损失的智商达 13.6 个智商点。目前，全球还有 47 个国家未消除碘缺乏病，有 1/3 的人口处于碘缺乏状态，有 2.64 亿学龄儿童碘营养不足，在局部散在地区仍存在重度缺碘。据中国预防医学科学院（现中国疾病预防控制中心）与国家统计局估计，我国碘缺乏病（IDD）占全世界的 40％（中国疾病预防与控制中心，2007）。但实施食盐加碘后，IDD 患病率大幅下降，我国总体水平上实现了消除碘缺乏病目标，防治工作进入了持续和稳步发展阶段。

儿童微量营养素缺乏的影响：贫血可以使儿童学习能力下降、行为偏异以及免疫功能降低，更重要的是即使是轻度的贫血也可能对婴幼儿的认知发育造成不可逆转的损害。WHO指出，铁缺乏可使儿童少年认知能力降低 5～7 个点，缺铁造成的经济损失，约为国民经济生产总值的 1％。儿童缺铁性贫血造成成年时期劳动生产率下降，由于儿童数量每年都在增加，其损失尤大，由于儿童目前的铁缺乏，在其成年以后的损失以 2001—2010 年净现值计算为 23 787 亿元。仅按 2001 年的损失估算，约占国内生产总值的 2.9％。如果采取措施使我国贫血率降低 30％，则成人及儿童成年以后的劳动生产率提高所得经济效益，以 2001—2010年的净现值计算是 4 553 亿元。

对于婴幼儿，轻度维生素 A 缺乏虽然不会出现夜盲症、干眼病、角膜软化和角膜溃疡等临床症状，但是可以影响儿童的免疫功能，降低儿童的抗感染能力，使呼吸道和消化道感染性疾病的发病率和死亡率上升。这两类疾病严重威胁我国儿童的健康，也是导致儿童死亡的主要原因之一。此外维生素 A 缺乏还可通过干扰铁的转运和利用而增加贫血的发生。

1992 年我国学龄儿童总甲状腺肿率（TGR）是 20.3％，如不改善，因儿童碘缺乏造成的成年后劳动生产率的损失，以 1992—2000 年净现值计算为 4 486 亿元。自 1993 年至今我国实行了碘盐政策以来，碘缺乏率大幅度下降，2000 年的 TGR 已降到 8.3％，由此带来的劳动生产率提高的经济效益，以 1992—2000 年净现值计算为 1 416 亿，已减少了 32％损失。说明儿童营养改善与否的确与经济发展息息相关，提示了今天的改善措施能为今后 10 年、20年的经济发展提供优质的人力资源，能够创造更大的社会财富。如不投资于营养，潜在的经济损失将持续发生，今后 10 年、20 年的发展将受累。

儿童微量营养素缺乏的原因：贫困地区儿童抚养人营养知识匮乏，儿童喂养行为不合理是贫困地区儿童营养不良率偏高的主要原因。《婴幼儿喂养全球战略》中提出"关于适宜食品和喂养方法的知识补充往往是一个比缺乏食品更重要的营养不良决定因素。应向婴幼儿的母亲提供有针对性的正确营养知识和咨询，并建议尽可能广泛地利用当地食物资源。"此外，孕妇乳母的营养，如贫血也是幼小儿童贫血的重要原因。贫血对于成年人的劳动生产能力有着直接的影响，而妇女贫血关系到健康及生育。多项研究显示，我国育龄妇女和孕产妇的营养健康问题依然严重。2002 年中国居民营养与健康状况调查结果表明，我国育龄妇女贫血患病率城市为 22％，农村为 24％。对孕妇来说，贫血不仅危害自身健康如贫血增加了分娩时发生大出血的危险是导致产妇死亡的一个重要原因，同时大量证据表明，孕期贫血可导致胎儿肝脏贮存的铁量不足，这除了能影响婴儿早期血红蛋白合成导致贫血外，如不及时纠正还有可能增加流产、早产、低体重儿甚至死胎的发生率，以及对智力发育产生不可逆性影响。

（3）胎儿营养受损和慢性病预防

慢性疾病的胚胎起源学说：除上述 2 种常见的儿童期营养不良外，人们更是将预防营养不良的关口前移到了胚胎时期。近年，诸如高血压病、2 型糖尿病、冠心病等成年期慢性疾病可能起源于宫内发育迟缓（intrauterine growth retardation，IUGR）的"疾病胎儿起源学说（fetal origin hypothesis）"，在多个国家范围内获得了越来越多流行病学和动物实验研究结果的支持。大量研究表明，人类早期营养与后续生命健康有着密不可分的关系。生命早期营养不良可增加心血管疾病死亡率、发病率，还可使心血管疾病生物危险因素的危险度增加。WHO 和 FAO 专家组在 2003 年发表的《关于膳食营养与慢性病预防的报告》中将子宫内发育迟缓和"胎儿营养受损"正式列为成人罹患某种慢性病的重要危险因素。

低出生体重与慢性病患病风险存在高度相关：低出生体重是反映宫内营养的粗指标。发达国家低出生体重儿主要因早产引起，而发展中国家低出生体重儿主要是由于母体营养不良所致。与国外类似流行病学研究结果一致，在首次对一个中国出生队列人群研究中同样发现，以低出生体重为标志的宫内发育迟缓与成年期脑血管病患病风险存在相关性；低出生体重（2 500~3 000 g）是成年期脑血管病的危险因素，高出生体重（>3 500 g）是成年期脑血管病的保护因素。且这种相关性排除了可能由于早产、出生后早期家庭经济状况、成年期生活方式、社会经济地位等因素可能产生的混杂影响。此外，低出生体重与成年后的胰岛素抵抗也有关，后者可导致糖尿病的发生，也可使动脉粥样硬化性疾病的风险增加。其机制可能不仅局限在几个常见的脑血管病危险因素上，很可能还有我们目前尚不太清楚的致病机制，这一推断也与国外的相关研究结果一致。如北芬兰的一组大样本（n＝5 619）群体队列前瞻性观察性研究中发现，出生及 1 岁时体重最低组成年后（随访至 31 岁）其白细胞总数及 CRP 水平更高，二者呈负相关，即生命初期生长不良个体成年后伴有系统性低度炎症过程。提示炎症机制可能与这些个体成年后冠心病、糖尿病发病风险的增加有关。

预防宫内发育迟缓与慢性病预防：当前，成年后许多疾病的易患倾向是基因、宫内环境和出生后生活方式等相互作用的结果。目前来说，基因是不可改变的，而我们的任务是营造良好的宫内生长环境，注重生命早期的营养，改变不良生活方式来减少各种高危因素，从而降低相关疾病的发生和孕妇营养对出生早产婴儿的影响。世界卫生组织在 2004 年有关健康的全球战略草案中特别指出孕产妇和早期婴儿的营养与健康的重要性，强调其对整个生命历程的影响，从而为我们的临床医学和预防医学领域揭示了一个崭新的研究方向，将会显著影响公共卫生和健康干预的政策。当前诸多研究结果提示通过提高孕妇健康水平，降低新生儿低出生体重发生率，有可能成为早期预防成年期脑血管病新途径和思路之一。1990 年"儿童问题"首脑会议指定的目标是在 2000 年以前将低出生体重率降低到<10%，而目前据统计发展中国家低出生体重率为 16%。毋庸置疑，低出生体重仍将是 21 世纪公共卫生事业面临的巨大挑战。

（4）儿童常见疾病（腹泻）与营养不良

儿童常见疾病与营养不良的相互作用：儿童患病一方面会影响食欲使食物摄入减少，而且某些疾病如肠道寄生虫病等也会影响营养素的吸收和利用，另一方面疾病本身对营养素的消耗和利用增加，从而导致营养不良。而营养不良导致的免疫力下降和某些营养素的缺乏又会使儿童易感染各种疾病，加重营养不良从而形成恶性循环。对儿童营养不良影响因素的系统评价结果显示，疾病因素对营养不良的相对危险度 *OR* 值为1.43。

儿童腹泻和呼吸系统疾病是中国农村地区5岁以下儿童死亡和营养不良的两个主要原因，尤其是对2岁以内的婴幼儿。有数据显示凡患有呼吸系统与腹泻的婴幼儿平均身高与体重都显著低于正常儿童，24个月以内患有腹泻的婴幼儿，平均身长比正常儿童低3.2cm，体重低0.7kg。24～72个月儿童，身长低3.6cm，体重低1kg。近年来研究发现腹泻儿童中有63.7%血中维生素A含量低于1.05μmol/L，腹泻组儿童血中维生素A含量显著低于健康组的儿童。同时2岁以内营养不良婴幼儿的呼吸系统与腹泻患病率都显著高于正常儿童。

疾病不仅给儿童的健康带来很大的损害，同时给家庭和社会带来巨额经济损失，包括医疗费和家长误工的损失。采用成本效益方法，对1998年400例6岁以下儿童按其2周呼吸系统与腹泻患病率估算的经济损失城市为11 793元，农村5 458元。

我国儿童目前的腹泻患病率现状：随着国家经济的发展，儿童营养的改善以及人们卫生保健知识水平的提高，尤其是农村饮水条件的改善，儿童腹泻患病大大降低。1998年城市儿童腹泻患病率在各个年龄段都低于1992年，下降最多是在24个月龄以内，平均下降3.3个百分点。农村儿童主要在12～48月龄之间，平均下降3.4个百分点。但我国贫困农村，6岁以下儿童腹泻患病率仍很高，如宁夏中卫县6岁以下儿童腹泻患病率为10.8%，云南广南县16.1%，四川南部15.6%，广西靖西18.9%。6岁以下儿童2周腹泻患病率农村高于城市，分别为7.0%和4.31%，而贫困农村最高为10.36%。儿童腹泻患病率随年龄上升而下降，患病高峰在6～12个月，各个年龄段患病率农村均高于城市。1998与1990年相比，城市从9.4%下降为4.3%，农村从13.0%降为7.0%。

此外，一项针对3 028名居住在杭州市和北京市的5岁以下流动儿童的调查显示，他们过去两周内腹泻的患病率分别为16.5%和13.3%，咳嗽的患病率分别为34.2%和30.4%。在控制了各种可能的危险因素后，流动儿童的年龄是影响流动儿童过去两周内腹泻和咳嗽的主要危险因素，其中3～5岁流动儿童腹泻的患病率是小于1岁儿童组的0.53倍（95% *CI*：0.42～0.68），但1～2岁和3～5岁儿童咳嗽的患病率分别是小于1岁组的1.40倍（95% *CI*：1.12～1.75）和1.78倍（95% *CI*：1.46～2.16）。

影响我国儿童腹泻患病率的主要因素：儿童患病与儿童营养状况、母乳喂养、辅食添加、安全饮水、生活环境、计划免疫，以及家长对儿童的看护习惯等因素均密切相关。

（二）营养相关慢性病及其公共卫生问题

1. 膳食结构变迁及对健康的影响

近20年来，随着国民经济的持续快速发展，我国居民膳食质量明显提高，城乡居民能量及蛋白质摄入基本得到满足，肉、蛋、禽等动物性食物消费量明显增加，优质蛋白质比例上升。但与此同时，我国居民食物消费及膳食模式不合理也日渐突出，成为膳食相关慢性病的主要危险因素。具体表现在：

动物性食物摄入大幅增加，谷类消费呈下降趋势，是导致近年来我国居民慢性病增加的危险因素。从1982年至2002年间，我国城市、农村居民谷类食物的摄入量与1982年全国营养调查结果相比分别下降20%和22%。相比之下，我国居民动物性食物摄入量大幅度增加，从52g上升到132g，增加了79g。

奶类、豆类及其制品摄入增加不多，是引起我国居民钙摄入不足的主要原因。2002年我国居民干豆类摄入量为4g，豆制品摄入量12g。过去的20年间城乡居民干豆类食物摄入量没有明显变化，和《中国居民膳食指南》推荐的数量仍然差距很大。虽然城乡居民奶类及其制品的摄入量由10g增加到66g，但同《中国居民膳食指南》推荐的摄入量平均每日300g相比仍相差很多，而农村则只增加了4g，增加幅度很小，这也是我国居民钙摄入量普遍低的根本原因之一。

蔬菜水果仍摄入不足，是膳食相关疾病的危险因素之一。2002年我国居民蔬菜平均摄入量为276g，其中深色蔬菜91g，浅色蔬菜185g。与1992年相比表现为下降趋势。农村深色蔬菜的摄入量下降较多，由107g降到92g；城市浅色蔬菜的摄入量下降较多，10年间下降了51g。2002年我国居民水果平均摄入量为45g，与1992年相比有所下降。无论蔬菜还是水果，其摄入量与《中国居民膳食指南》推荐摄入量相比都有较大差距。

食用油摄入量持续增加，部分人群远远超过了建议的消费量，增加了我国居民超重肥胖及其他慢性疾病的危险。2002年我国居民食用油平均摄入量为42g，近20年来呈不断增加，其中植物油摄入量增加了10.5g，增幅46.9%。动物油摄入量增加了3g，增幅64.1%，其中城市居民动物油摄入量呈下降趋势，而农村居民摄入量则呈上升趋势。

食盐摄入量偏高，是导致我国居民高血压患病率增加的危险因素。全国城乡居民平均每标准人日食盐摄入量为12g，虽然比1992年相比下降了2g，但已经超过世界卫生组织推荐量（6g）的2倍，并且超过这一推荐量的居民人数比例已达到了81.6%。

食物消费的变化带来膳食模式的变化。2002年全国居民谷类食物提供能量占总能量58%，与1992年相比下降了9个百分点。来源于动物性食物的比例为13%，与1992年相比增加了3个百分点。纯能量食物增加了6个百分点。2002年我国居民食用油摄入量已经超过膳食指南推荐的25~30g，超出推荐量的人数比例已达到37%。动物性食物和油脂消费的过度增加，使膳食脂肪供能比急剧上升。城市居民脂肪功能比已经超过了世界卫生组织建议的30%的上限。特别是大城市居民，脂肪的供能比已经高达38%。全国约有45%的居民膳食脂肪功能比已经超过30%，城市居民高达65.3%，农村也有37.2%。我国居民优质蛋白摄入虽然有所增加，但蛋白质摄入总量仍呈下降趋势，脂肪摄入量呈快速增加趋势，20年来增加了28g，碳水化合物摄入量下降较快，与1982年相比下降了122g，并且城市近10年来的下降速度明显快于农村。

膳食结构不合理引起人群超重和肥胖的患病风险增加。脂肪供能比越高，人群超重及肥胖及其他慢性疾病的患病风险也越高。同时，由于都市化和生活现代化，久坐少动、身体活动不足的比例越来越高，也是造成肥胖和多种慢性病的主要行为危险因素。

2. 我国居民膳食结构变化与膳食相关慢性病密切相关

对人群膳食结构相关因素的分析结果表明：膳食总能量摄入、脂肪供能比和食盐摄入量与高血压、糖尿病和血脂异常的患病风险呈正相关，碳水化合物和谷类食物呈负相关。脂肪供能比越高，空腹血糖、血浆总胆固醇、血浆甘油三酯水平均显著升高。相应地，人群超重及肥胖、糖尿病、高胆固醇的患病危险也越高。碳水化合物供能比越高，人群BMI、空腹血糖、血浆总胆固醇水平越低。

与碳水化合物供能比小于55%者相比，碳水化合物供能比在55%~65%之间的人群超重/肥胖者减少8%，糖尿病减少12%，高胆固醇减少18%；碳水化合物功能比大于65%的人群的超重/肥胖减少31%，糖尿病减少22%，高胆固醇减少31%。随着粮谷类食物摄入量增高，各种相关慢性病患病风险均呈下降趋势。与每日粮谷类食物摄入量少于200g相比，大于600g者高血压患病风险减少19%，高胆固醇减少66%，高甘油三酯减少17%。

食盐量越高，人群血压越高，与每日食盐摄入量少于 6g 者相比，每日食盐摄入量超过 12g 者患高血压的风险增高 14%，每日食盐摄入量超过 18g 者患高血压的风险增高 27%。

美国 2005 膳食指南中还特别强调了增加身体活动的重要性。随着生活的静态化，我国居民身体活动不足的问题日益突出。2000 年全国体质调研和 2002 年中国居民营养与健康状况调查结果一致表明，我国居民每周参加 3 次以上体育锻炼的比例不足 1/3，尤其以 30～49 岁的中年人身体活动量最少。因此，《中国居民膳食指南》（2007）强调了加强身体活动的内容，并在膳食宝塔中增加了每天身体活动 6 000 步的图像，以强调其重要性。但我国居民对身体活动的健康益处的了解仍有待提高，尤其是对膳食结构、身体活动水平与慢性病患病风险关系的联合分析表明，二者与慢性病之间存在各自独立又相互协同的作用。

3. 我国当前的营养相关慢性病现状及经济负担

2002 年我国成人高血压患病率为 18.8%，估计全国现患人数为 1.6 亿，比 1991 年增加 7 000 多万。农村高血压患病率上升迅速，城乡差距已不明显。我国成人血脂异常患病率为 18.6%，估计全国血脂异常现患人数 1.6 亿。我国成人超重率为 22.8%，肥胖率为 7.1%，估计现有超重和肥胖人数分别为 2.0 亿和 6 000 多万。大城市成人超重率与肥胖率分别高达 30.0% 和 12.3%，儿童肥胖率已达 8.1%。与 1992 年全国营养调查资料相比，成人超重率上升 39%，肥胖率上升 97%。由于超重人数比例较大，预计今后肥胖率将会有较大幅度增长。北京、上海和沿海大城市已进入（或接近除美国外的）多数发达国家行列，并预期中南部富裕乡村、中下水平乡村将先后在 5～10 年、10～15 年后开始全面流行。肥胖加大了健康风险，尤其是儿童青少年的超重和肥胖问题更是一个关系生命全过程的公共卫生问题。高血压、糖尿病、冠心病有 11%～37% 归因于肥胖和超重。

慢性疾病可导致沉重的经济负担。以超重和肥胖为例，据估计，我国由超重和肥胖造成的高血压、糖尿病、冠心病和脑卒中等四种疾病的直接经济负担合计高达 211.1 亿元人民币，占四病合计直接疾病负担的 25.5%，占 2003 年国家卫生总费用的 3.2%，占 2003 年国家医疗总费用的 3.7%，而理论上这部分的费用可以通过控制超重和肥胖而节省下来。

（三）其他营养相关公共卫生问题

饮食和龋齿

现状及危害：婴幼儿龋是严重危害乳牙列健康、营养吸收、生长发育的一种破坏性疾病。1994 年美国疾病预防控制中心定名为 Early childhood caries（ECL，婴幼儿龋）。近年来，由于生活水平的不断提高，儿童龋病及龋齿所引起的继发病越来越多，这不仅影响儿童的身体健康，而且对恒牙的发育和萌出也有影响。当前缺乏婴幼儿龋患病率的全国性数据，1995 年第二次全国口腔健康流行病学资料表明，我国 5 岁儿童乳牙患龋率为 76.5%。

行为危险因素：研究表明儿童含糖食品的消费量与龋病的发生呈正相关。糖类是细菌代谢的产物，在细菌代谢糖类过程中，为细菌生存提供了营养，其代谢的终末产物如乳酸、甲酸、乙酸、丙酸、丁酸、琥珀酸又可造成釉质脱矿，导致龋病的发生。另外，虽然有调查显示儿童消费饮料的频率和龋齿的发生没有显著关系，但是最近研究表明中国是碳水化合物软饮料消费最具增长潜力的市场之一，饮用饮料已与中国的风俗文化紧密结合，成为儿童患龋的潜在危险因素。因此，在口腔预防保健措施相对缺乏的地区限制含糖食品和饮料的消费是相当重要的。

在所有的社会行为危险因素中，最危险的因素是餐间吃甜食行为。进食糖类的频率和方式对龋病发生具有很大的影响，Custafsson 等对人类龋齿与饮食的关系的研究得出餐间吃蔗糖是引发龋病的主要原因。国内其他文献亦有报道，餐间吃糖加正餐吃糖危险度明显高于正餐吃糖。体外实验表明，接触时间相同、pH 值相同的外环境形成的人工龋因其接触酸的频率不同其结构存在差异，每日多次较每日 1 次在脱矿液中浸泡者釉面结构损伤更为严重。由于每日多次吃糖导致口腔中的氢离子出现多次高峰，吃甜食频繁且不能及时清洁牙齿的儿童更易发生龋病。

二、防治策略

（一）针对营养不良的应对策略

1. 国际组织针对营养不良的干预策略

UNICEF 1990 年制定了"改善发展中国家妇女儿童营养策略"，提出"三 A 过程"，即评价（assessment）妇女儿童的状况，分析（analysis）问题原因、职责、模式和能力，基于分析和可利用资源采取行动（action），它是对目标人群制定和实施营养干预的基础过程。1998 年 UNICEF 在"地区技术援助项目"中提出，针对 7 个亚洲国家儿童的社区基础干预活动应包括：生长促进（生长监测、母乳喂养促进和适宜辅食添加促进）；疾病管理（腹泻前后的喂养、口腔卫生状况等）；微量营养素补充（儿童 6 月龄开始的维生素 A 补充、贫血流行地区的铁补充）；促进碘盐食用；驱虫；食物补助。2008 年《柳叶刀》杂志组织该领域权威专家撰写了"妇女和儿童营养不良系列文章"，其中第 3 篇《干预才能解决妇女和儿童营养不良以及生存问题》分析了影响妇女和儿童营养不良的干预措施及营养相关结局。这些干预措施包括母乳喂养，辅食添加，微量营养素补充，改善家庭和社区营养的支持政策，降低疾病负担（如推广洗手以及降低孕期疾病负担策略）。该文还选取了 36 个国家（这些国家中有 90% 的儿童生长发育迟缓）进行队列研究，评价对这些地区母亲和儿童进行营养干预的效果。结果显示，实施营养干预能降低 36% 的 3 岁儿童生长迟缓，防止大约 25% 的 3 岁以下儿童死亡，降低 25% 的与营养不良相关的 DALY 损失。为了从长远角度消除生长迟缓，还应该对潜在的危险因素进行干预，如贫困、受教育程度差、疾病负担以及妇女社会地位低下。

2. 当前营养改善策略的国际动态

2002 年全球改善营养联盟（GAIN）建立

食物强化是全球公认的经济、有效、易行的针对营养缺乏的改善方法，包括主食强化、辅食强化、调味品强化和婴幼儿食品强化等。目前，世界上已有 30 余个国家进行了强制性的食物强化，近百个国家进行了市场性的食物强化。

2002 年成立了全球改善营养联盟（GAIN），其宗旨就是通过食物强化及其他以改善高危人群的健康和营养为目的的策略降低营养不良。其目标是使 10 亿人可得强化食物，5 亿目标人群（如妇女儿童）可得强化食物。

2004 年哥本哈根共识

在丹麦哥本哈根商学院设有《哥本哈根共识中心》，是为政府和慈善家的援助和发展资金的最佳使用的智库。2004 年 8 位全球最优秀的经济学家受邀组成专家组，其中 3 位是诺贝尔奖金获得者。其讨论的命题是：如在各政府的支持经费上增加 500 亿美元资金，怎样使用是提高全球福利，特别是发展中国家福利的最好途径？专家组从联合国确定的挑战问题中选出10个需要解决的重要问题，其中有关饥饿与营养不良的解决方案如下——最优：提供微量营养素；优：发展新农业技术；一般：改进婴幼儿营养、降低低出生体重率。

2008年《柳叶刀》杂志系列文章

2008年权威杂志《柳叶刀》组织科学家对多年来的研究和现场文献报道进行了系统的汇总和分析，总结了大量的证据和经验，得出以下结论：

营养干预已证明是高效的干预方式，可以解决营养不良带来的系列问题而挽回数百万生命；营养干预以孕前至儿童2岁为焦点，此时是"机遇之窗"，其回报最高并可避免不可逆的伤害；研究证明了营养可得到从个人收入到国家经济增长的高回报。

2008年哥本哈根共识

2008年8位专家中有5位诺贝尔奖金获得者经济学家；以750亿美元为基础。以成本效益分析对30多个方案进行从优到差排序，与营养不良相关的干预措施的排序如下：第一：儿童微量营养素补充（维生素A和锌）；第三：微量营养素强化（铁和碘盐）；第五：生物强化；第九：社区为基础的营养项目。

一些国家的动态举例

2010年5月11日美国国务卿希拉里·克林顿在世界援助与救援合作组织大会上的演讲中明确提出美国政府将第一次投资予以解决生命开始的1000天的儿童营养不良，使他们有一个更高的起跑线；并承诺6年630亿美元的全球健康创意行动计划和3年35亿美元的喂养未来计划，汇合各方力量使伙伴国家儿童营养不良降低30%；他们将对国内婴幼儿营养状况跟踪3年；并探讨从检测到补充品和生物强化作物等技术突破口。

3．我们的应对策略

当前在发展中国家及我国贫困地区0~5岁儿童营养不良仍很严重，生长迟缓和微量营养素缺乏问题最为突出。营养不良由于其产生、发展和现状的复杂性及特定性，营养干预方案的制定和实施需要社会多方面力量的支持及多种方法途径的全面分析才能达到理想效果。

2008年《柳叶刀》"妇女和儿童营养不良系列文章"之4——《在国家层面采取行动来解决妇女和儿童营养不良问题》中就总结了7条在国家层面上解决营养不良所面临的挑战：将营养列为工作的重点，并保持下去；做当做之事；不做错事；行动有一定规模；到达那些需要的人群；做决策时要有数据支持；建立策略和行动能力。对于那些已经被证明行之有效的干预措施要尽快大规模的实施。因此，营养资源不应用于那些在目前的情况下不能取得成效的国家或者地区，也不应该用于支持那些未能证明与改善营养不良有直接关系的行动，如独立进行的生长监测和学校喂养项目。因此我们在营养干预中要明确重点人群，突出重点问题，并筛选出最符合成本效益的干预措施。

对于0~5岁儿童营养不良干预，应重点针对0~2岁儿童，采取以社区为基础的营养干预方式。加强国家营养政策和计划的制定，通过改善经济状况、规范管理儿童疾病等方面，对大范围、持续减少儿童营养不良起到环境支持和推动作用。深入研究制定和实施效能及成本效益高的营养干预，对于有效开展0~5岁儿童营养干预十分重要。

对于改善妇女儿童营养状况的另一项有效措施——食物强化，国内外有很多成功的模式，中国疾病预防控制中心营养食品所推广实施的铁强化酱油项目，在贵州试点中取得了很好的效果；在甘肃等西部省区进行的面粉强化铁、叶酸以及B族维生素项目正在开展。维生素A胶囊补充项目在西部地区取得了成效。此外，针对0~2岁儿童推出的贫困农村地区儿童营养包也在多个试点省份取得了很好的效果。这些为实施健康产业提供了经验。

（二）针对营养相关慢性病及其危险因素的应对策略

包括肥胖在内的营养相关慢性病已是发达国家的首要公共卫生问题，同时也是发展中国家的主要杀手，并在快速发展为首要的公共卫生问题。国内外经过多年实践，已积累了大量有效干预的措施和经验。实践也证明，这些预防策略是高效益、可负担、并可在短时间内改变人群健康状况的策略。无论在群体水平还是个体水平，包括肥胖在内危险因素的控制和减少均能够带来令人难以置信的健康改善效果，而社区（包括功能社区）是实施干预的最佳场所。

世界卫生组织等国际机构制定了一系列促进健康的政策，倡导各国政府做出承诺，对促进全球健康策略的制定起到了指导作用。发达国家的营养政策的制定和营养干预项目的实施，改善了国民营养与健康状况，促进了社会经济发展，同时为其他国家营养工作的开展作出了典范。

1. 国际组织提出的应对策略

当前，大部分的慢性病都已有可行的预防和干预措施，关键在于使其成为全社会的整体行动。为此，世界卫生组织于在《膳食、身体活动与健康全球战略》中指出，致力于在整个人群中、全生命过程减少风险因素是当前的预防策略，应当鼓励居民一生实践均衡膳食和经常性的身体活动。《2002 年世界卫生报告》报告的主题是"减少危险，促进健康的生活方式"。在这份报告中，WHO 首次全面系统地分析全球疾病负担和主要危险因素，指出非传染病的重要危险包括高血压、血液中胆固醇浓度高、水果和蔬菜摄入量不足、体重过重或肥胖、缺乏身体活动和使用烟草。这些因素中，有 5 个都与饮食和身体活动密切相关。2004 年 5 月，第 57 届世界卫生大会通过了 WHO《饮食、身体活动与健康全球战略》。在这份报告中，WHO 指出，平衡膳食和增加身体活动是控制慢性病的有效措施，各成员国应积极参与到其中。在国外，芬兰、德国和荷兰提倡骑自行车运动；挪威在学校中实行每天至少运动 60 分钟的活动；瑞典也在社区中向慢性病病人开出身体活动处方。

2010 年 5 月世界卫生大会批准了《WHO 全球控制有害饮酒战略》。该战略的目的是促进和支持国家、区域和全球行动，预防和减少有害使用酒精，降低因有害饮酒导致的发病率和死亡率并减少随后产生的社会后果。

此外，WHO 还制定了 2008—2013 年慢性病的控制策略和计划，其原则包括：①掌握流行状况和分析社会经济，行为，政治因素，作为为提出政策、项目、法规和财务措施的基础；②降低人群可控危险因素的暴露——烟草、不健康膳食、活动少、酒精的有害饮用的策略方针；③与此同时增强个人和人群的健康选择和遵循健康的生活方式的能力；④制定科学循证的标准、规范及干预措施成本效益指南，以及通过以有效慢性病管理为导向的卫生机构的改革，提高慢性病保健服务。

2. 国际有关营养相关慢性疾病干预策略的成功范例

在芬兰实施的"北卡勒尼亚研究方案"（北卡项目），被誉为"全球成功的典范"。项目高度重视以社区为基础的、有社区领导和居民支持和广泛参与的心血管病干预活动，从而取得巨大成功。北卡的经验揭示，正确、有效的措施并不是通过筛选高危人群和劝说高危人群去改变不良生活习惯，而是通过综合行动并强化社会和环境的支持，使整个社区人群采取健康生活方式并逐渐形成习惯而坚持下去。

近些年美国提出"社区健康促进模式"，致力于在社区范围内控烟和改变不良生活行为。

美国把健康促进与医疗保险相结合，促使保险公司、医院和诊所积极开展健康促进活动，主要项目集中在与慢病密切相关的控烟、减肥活动、应付精神压力、防治高脂血症和合理营养等。多年努力的结果是美国冠心病和脑血管病死亡率分别下降了近40%和50%。

日本在65岁及以上老年人，以及40岁及以上成年人中也分别开展了为期1年（TAKE10!）和2年（LiSM10!）的，以增加步行等身体活动和促进健康膳食为主要内容的干预活动，结果表明，两个干预项目均成功的控制了目标人群的肥胖和相关慢性病发生率，参与者血清蛋白、HDL、LDL胆固醇等指标均显著改善。

在美国科罗拉多州开展的"American On the Move"也是一次成功的肥胖干预范例。该行动号召本州居民通过小改变，获得改善健康的大效果。以每天多增加2 000步步行和减少100千卡能量摄入的方法，使科罗拉多成为美国超重肥胖患病率最低的州，并开始推广到美国其他州。

此外，米歇尔奥巴马政府还成立了儿童肥胖工作组，旨在这一代人中解决儿童肥胖。其目标是在2030年将肥胖率降到5%（即70年代末开始上升前水平），具体策略包括：①制定行动计划，明确相关各部门责任，调动一切机构的资源和能力；②提出70项建议，其中许多是立即可行的，如：保证健康生命开端；父母具有简单、可行动的信息和营养选择；为学校提供可负担的食物、重新配方校内校外体力活动，创造利于走路、骑车的环境；立即行动——暑假开展"Let's read，Let's move"运动。

3. 我国的干预策略及效果

我国从90年代开始也在社区水平上进行了许多慢性病防治研究，研究涉及的病种多为与肥胖直接相关的慢性疾病，包括：高血压、糖尿病、脑卒中等。这些研究虽然不是直接针对控制肥胖，但所采取的干预方案均包括增加身体活动，促进平衡膳食等与体重控制直接相关的措施。大庆市通过健康教育、增加体力活动、保持膳食平衡的综合干预，6年间使糖耐量低减（IGT）人群发展成为糖尿病的比例下降了46%。1987—1995年在首都钢铁厂进行心血管病危险因素的综合干预试验，8年后随访结果表明，单纯强化干预人群平均收缩压较干预前下降3.4mmHg，舒张压下降1.9mmHg。1992—2000年在脑卒中高发城市约30万人群中开展社区综合性预防研究，实施积极控制高血压为主的干预措施，9年后使干预社区脑卒中发病率男性下降51.5%，女性下降52.7%；而同期对照社区男女分别下降7.3%和15.7%。

此外，为减少慢性病的发生和发展，我国于2007年9月1日，由卫生部疾病控制局、全国爱国卫生运动委员会办公室和中国疾病预防控制中心倡导、由卫生部陈竺部长启动了以"和谐我生活，健康中国人"为主题的《全民健康生活方式行动》，并呼吁广泛动员社会力量，积极创建支持性环境，科学传播健康知识，正确引导全民健康生活。明确提出"健康一二一"的口号，指出"日行一万步，吃动两平衡，健康一辈子"。自"全民健康生活方式行动"启动以来，"吃动两平衡，健康我一生"的理念得到了大力的宣传和推广，目前该项目在我国多省市开展。

随着我国社会经济的快速发展，我国城市化速度将逐步加快，与膳食营养相关的慢性疾病对我国居民健康的威胁将更加突出。与此同时，营养不良性疾病的危害也将长期存在。在改善我国居民营养健康的关键时期，适时干预，会起到事半功倍的效果。因此，营养工作者必须从社会经济可持续发展的战略高度，针对本次我国国民营养与健康状况的调查结果，着手加强公共营养，改善膳食结构和预防慢性疾病，加强公众教育，倡导平衡膳食与健康生活方式，提高居民自我保健意识和能力。最终达到改善全民营养与健康状况，控制和减少慢性病的目的，为全面建设小康社会奠定坚实的人口素质基础。

参 考 文 献

1. 程义勇. 胎儿—婴幼儿营养不良：成人慢性病的危险因子. 中国食物与营养，2008，50-53
2. Morley R. Fetal origins of adult disease. Semin Fetal NeonatalMed. 2006, 11：73-78
3. Rinaudo PF, Lamb J. Fetal origins of pefinntal morbidity and／oraduh disease. Semin Reprod Mad, 2008, 26：436-445
4. 胡洪涛，张振馨，温洪波，等. 胎儿宫内发育与成年期脑血管病患病风险的相关性. 中华神经科杂志，2009，42（9）：619-623
5. Canoy D, Pouta A, Ruokonen A, et al. Weight at birth and infancy in relation to adult leukocyte count：a population-based study of 5619 men and women followed from the fetal period to adulthood. J Clin Endocrinol Metab, 2009, 94：1916-1922
6. Ross J, Chen CM, He W, et al. Effects of malnutrition on child Survival in China, as estimated by PROFILES, Biomedical and Environmental Sciences, 2003, 16
7. 傅罡，赖建强，陈春明. 中国居民 2002 年营养不良及贫血对未来劳动生产力的影响. 中华流行病学杂志，2006，27（8）：651-654
8. 叶运莉，李爱玲，张俊辉，等. 儿童营养不良危险因素研究的系统评价. 现代预防医学，2007，34（24）：4672-4673
9. 富振英，何武，陈春明. 中国6岁以下儿童呼吸系统疾病与腹泻患病情况及经济损失. 卫生研究，2000，29（5）：283-287
10. 段丹辉，朱明元，罗家. 中国部分农村地区 2~7 岁留守儿童膳食营养现况研究. 中华流行病学杂志，2009，30（4）：326-330
11. 黄爱群，潘晓平，杜清，叶健莉. 城市流动儿童腹泻和咳嗽患病及影响因素分析. 中国妇幼健康研究，2008，19（1）：1-3
12. Wang X, Wang Y, Kang C. Feeding practices in 105 counties of rural China. Child Care Health Dev, 2005, 31（4）：4172 423
13. 黄薇，江汉，台保军，等. 社会行为危险因素与儿童龋病的关系初探. 临床口腔医学杂志，2003，19（6）：343-344
14. Zulfiqar AB, Tahmead A, Rohert EB, et al. Maternal and Child Undernutrition 3：What works？Interventions for maternal and child undernutrition and survival. Lancet, 2008：371：417-440
15. Jennifer Bryce, Denise Coitinho, Ian Darnton-Hill, et al. Maternal and Child Undernutrition 4：Maternal and child undernutrition：effective action at national level. Lancet, 2008：371：510-526

第四节　全球酒相关问题及研究现状

一、概述

考古发现，大约在 9000 年前新石器时代的中国已经用粮食和水果酿酒，在古代埃及和两河流域同时代也已经开始用水果和大麦酿造果酒和啤酒。饮用酒基本分为酿造酒和蒸馏酒两大类，蒸馏酒在历史上出现较晚，是将酿造酒经过蒸馏浓缩，酒精含量较高的酒。

酒的酿造基本是将含糖的物质中的糖，经过发酵转化为乙醇的过程按照其使用的原料区分，大致有：①葡萄糖、果糖以及混合单糖等为原料，直接将糖由酵母菌转化为乙醇、水和二氧化碳，生产的葡萄酒、香槟、各种果酒（苹果酒、梅酒等）、蜂蜜酒、白兰地等；②麦芽糖、蔗糖和乳糖等双糖为原料，经特殊的酵母菌或植物发芽产生的酶首先将双糖裂解再发酵，生产的各种啤酒、威士忌、杜松子酒（gin）、龙舌兰酒（tequila）、马奶酒等；③以多糖为原料，需要由一些特定的真菌（酒曲）产生酶将原料降解，然后再发酵，以淀粉为原料，发酵酒为黄酒、日本和韩国的清酒等，蒸馏酒为各种中国白酒、伏特加等；以纤维素为原料，一般用于生产工业酒精以及代替生物燃料等。

酒作为标准饮食，早自史前就被世界各地的人们广泛饮用。人类使用的酒精的原因归纳起来大致可以分为出于饮食、医疗用途、放松和产生快感、娱乐、催情、宗教、社交等用途。在中世纪欧洲，酒精饮料（特别低酒精含量或类似啤酒的）被相信是避免传染疾病的一个方法（例如霍乱）。航海时为确保水源，因为酵母可以消灭其他微生物以及对氨基苯甲酸等其他可能成分，酒精饮料被几个月或几年存放在简单的木头或黏土容器内都不会坏，为此酒被作为帆船远距离航行的重要水源。在寒带地方，强酒精饮料如伏特加酒被普遍饮用，可以使身体充血祛寒，原因在于酒精是食物能量中一种能迅速被吸收的来源，并致外周血管扩张，身体发热。酒也有宗教色彩的神秘用途，如希腊罗马宗教酒神祭拜仪式（也称 Bacchus 或 Dionysus），认为喝酒可以与神一起狂欢；在基督徒圣餐中和犹太教特殊逾越节也使用酒。

二、酒精的消费情况概览

一般以 15 岁以上的成人人均消费的纯酒精的量来衡量一个国家或地区酒精的消耗（图 4-1）。人群中的酒精消费信息来源于两个途径：①作为市场上商品的酒精生产和销售的统计分析；②对人群饮酒行为的流调查 WHO（2004 年）数据，全球约有 20 亿人使用酒精，约 66% 女性和 45% 男性不饮酒，全球人均消费 6.2L 纯酒精，不同国家、地区之间酒精消费差异很大，东欧、中亚和某些发达国家酒精消费相对较高。亚洲数据，有的国家官方报道年人均消费不足 1 L（如不丹、文莱、柬埔寨、印度、印度尼西亚、缅甸、尼泊尔、巴基斯坦、斯里兰卡），孟加拉国为 0；消费较高的国家，日本 7.38 L、朝鲜 7.71 L、老挝 6.72 L、泰国 8.47 L。与欧洲和欧亚大陆相比，该地区因为文化、信仰等方面的差异，酒精消费量低，但

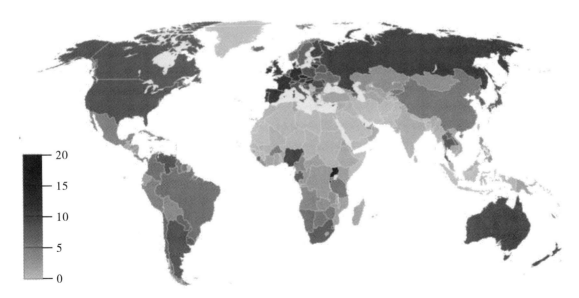

图 4-1　15 岁以上人群人均纯酒精消费量（L）（2009 年 2 月 7 日）

（引自：http://en.wikipedia.org/wiki/File：Alcohol_by_Country.png accessed in Dec，2010）

是正在快速上升。在调查前一年内不饮酒率较高国家有印度尼西亚（94.8%）、巴基斯坦（94.5%）、柬埔寨（85%）、印度（79.1%）、新加坡（74.5%）和缅甸（69.5），而且女性不饮酒率比例高于男性。

但是世界范围内的未被统计的酒精消耗（unrecorded alcohol consumption，UAC）也不容忽视。常见情况有：①家庭酿制；②走私、旅行（超限额）携带入境、跨境购买；③（国外）旅行期间的消费；④工业或医用目的酒精的被食用；⑤因酒精含量过低未纳入统计。比如印度次大陆（Indian subcontinent）酒精总消费量的2/3、非洲1/2、东欧和拉丁美洲的1/3，被认为是没有记录的酒精消费。2001年中国5个地方社区调查提示：14.9%酒精总消费属于UAC。

三、饮酒模式（drinking patterns）

饮酒模式可简单划分为：不饮酒者（alcohol abstainers）、重度或危险饮酒模式（heavy or hazardous drinking）、高危或问题饮酒（high risk or problem drinking）、间断暴饮或豪饮（heavy episodic drinking or binge drinking）和酒依赖饮酒模式。

不同国家或地区、不同人群（尤其是多文化组成、多种族社会）不饮酒者比例有很大的差异。比如卢森堡2.5%的成人、埃及99.5%的成人为不饮酒者。终生不饮酒（成人）比率，拉脱维亚9.4%、科摩罗98.4%。较一致的规律：男性不饮酒的比例低于女性；宗教信仰对饮酒模式影响极大，比如伊斯兰教国家的不饮酒比例高。重度饮酒是与适度饮酒或社交性饮酒显然不同的饮酒模式，某些场合饮酒超过一定量或每天饮酒。持续重度饮酒模式，常常导致酒相关的急、慢性健康或社会问题。

豪饮或发作性的大量饮酒与"酗酒"意义比较接近。一般指一次饮酒超量或饮酒时间比预计的时间长，常导致中毒，是高危的单次饮酒行为，常见于酒的有害使用者或酒依赖者。2003年新西兰调查发现19%的男性饮酒者和9%的女性饮酒者通常为此种饮酒模式。

依赖者常见的饮酒模式，对饮酒行为失控，冲动性的饮酒。为了饮酒常常放弃其他有意义的活动，此外还有出现酒精耐受和断饮后出现戒断症状。

四、饮酒相关健康问题和与疾病负担

WHO数据（2004年），全球约有20亿人使用酒精，7 630万人不同程度受酒精使用相关障碍的困扰。全球2002年，酒精导致1 800万人死亡（占到死亡的3.2%，其中1/3是由于酒相关无意识的伤害造成的）和58 300万个DALYs（disability-adjusted life years）丧失，（占全年DALYs 4%，其中40%是由于酒相关的神经-精神障碍所致）。饮酒与60多种疾病和伤害相关，已经构成当今社会严重的医学和社会问题。

酒精使用可致躯体、精神以及社会功能方面的广泛障碍和损害。这些不良后果相关的疾病负担与使用者的饮酒量和饮酒模式相关，机制主要是酒精的直接生物学效应、中毒和依赖等。

酒精的直接生物学作用：有害作用，如对胰腺腺泡细胞的毒性作用，介导胰腺的损害。中毒作用，主要为饮酒所致的急性的严重后果，表现为酒影响认知功能和躯体共济运动，导致事故，有意的攻击行为，导致家庭内部的冲突或暴力等。酒依赖，是一组心理、行为和认知症状群。其本身是饮酒严重后果表现，也是维持酒精使用的最强的机制，是酒精慢性和急性损害的重要的原因。

酒精的消费总量和平均消费量往往是研究酒精使用和健康关系的重要的因素。一般而言，酒精平均消费量与酒精的慢性后果关系密切。饮酒模式往往与酒精的急性后果更紧密，被认为涉酒死亡和伤害较好的预测因子。当然，饮酒模式也同冠心病、心源性猝死等慢性酒相关疾患紧密相关。

酒的不当作用可以导致多种躯体和精神疾病/症状，躯体方面常见的有：肝硬化、胰腺炎、癫痫发作、多发性神经疾病、痴呆、心脑血管疾病、营养缺乏、肿瘤发生、性功能障碍以及酒精性的酮症酸中毒等，女性中还可出现停止排卵、月经不规律甚至提前进入更年期。精神方面：男性酒相关障碍者常见与自恋性和反社会人格障碍、双相障碍、精神分裂症、冲动障碍及注意缺陷和多动障碍等共病；而女性常与重性抑郁发作、焦虑和惊恐障碍、暴食症和创伤后应激障碍（PTSD）以及边缘性人格障碍等共病。此外，酒精相关的痴呆也十分常见，约占到10%。

不同疾病发生和进展与酒相关性是不同的，也就是说酒在其中的"贡献率"是有区别的。例如，酒依赖完全是由饮酒所致，而酒在女性乳癌发生贡献率只有约10%左右。常见完全归因于酒精的疾患有：酒精所致的精神病、酒依赖、酒滥用、酒精性肝硬化、酒精性胃炎等。

（一）饮酒与肿瘤

根据荟萃分析，酒精显著增加胃、结肠、直肠和卵巢等发生肿瘤的风险。另外，饮酒可增加口腔、咽喉、食管、肝脏和女性的乳腺等部位肿瘤的发生，且与酒精使用量显著正相关。推测，酒精可能也是涎腺、卵巢、子宫内膜以及膀胱等部位肿瘤的危险因子。最近证据，酒精与肿瘤的扩散相关联，潜在机制：酒精能刺激上皮细胞间的传递性，使癌症细胞变得更具有攻击性，从而扩散到人体全身各处。

（二）饮酒与肝硬化

酒精是肝硬化重要的原因之一，肝硬化主要与饮酒的量有关而与饮酒的模式关系不大。不同国家，酒精与肝硬化相关性有较大差异，如在中国和印度等国家肝硬化首要原因是病毒感染而酒"贡献率"只占10%作用，在芬兰则可达到90%。酒与病因未明的非特异性的肝硬化关系，尚存分歧。在美国和美洲的中部和南部有些国家，发现被曾认为与酒无关的一些肝硬化所致的死亡病例中，最终也有证据支持酒在其中的作用。

（三）围生期饮酒

孕妇使用酒精可以对胎儿产生一系列的不良后果。除了对胎儿产生致命性的后果，如自发性流产、早产、低体重儿以及宫内生长迟缓等，还可以导致胎儿先天性异常和胎儿酒精谱系障碍（fetal alcohol spectrum disorders，FASD），包括胎儿酒精综合征在内的，单一的或全面性的神经生物学异常，如精神发育迟滞等。

（四）饮酒与抑郁障碍

酒依赖与精神障碍共病现象十分常见。其中，酒与抑郁相关研究较多，相关性得到证据支持。人群中酒依赖和抑郁发作的共病比例明显增高，在需要治疗的酒依赖患者中，重性抑郁发作发生率明显高于对照，在需要治疗的抑郁发作的患者中，酒精使用的比例也高于对照，这些均无法用偶然的巧合来解释。酒精消耗量与抑郁发作的症状多寡明显正相关，酒依赖者戒断后，抑郁症状也随着好转。实际上就具体单个共病的病例而言，很难确定两者的因果关系：是酒的使用导致了抑郁发作，还是抑郁发作导致了酒精的使用，或两者均是其他源于其他原因，如遗传易感性等。不过，先有抑郁发作再继发酒的有害使用和酒依赖得到重视，并用自我治疗（self-medication）机制来解释，即通过酒的使用来缓解抑郁症状（负性强化过程），从而产生严重酒相关问题。

（五）饮酒与心脑血管疾病

适量、规律性饮酒者，比不饮酒者和过量饮酒者，心脑血管疾患发病低。尤其酒在冠心病（coronary heart disease，CHD）中的保护作用备受关注，少量的饮酒对缺血性的卒中有类似保护作用。究因：饮酒对血小板的聚集有抑制作用，升高高密度的脂蛋白，此外促进纤维蛋白溶解、降低胰岛素抵抗、含醋酸基团（酒精代谢产物）扩血管作用以及酒中含有的抗氧化的成分等均可能是酒的保护作用的原因。相反，不规律、过量饮酒可以增加心源性猝死和心血管所致的死亡的危险性，究因：血液凝结特性改变、血栓形成危险升高、心室颤动的阈值降低、导致低密度脂蛋白的浓度升高等。此外，饮酒模式对心脑血管疾病的影响也不容忽视，如佐餐饮酒不仅减少酒精吸收入血，还可以降低餐后的血压、促进纤维蛋白溶解、改变血液中的脂蛋白特性。另外，饮酒对高血压、心律失常、心衰等是没有保护作用，就出血性卒中而言，即使是少量的饮酒证明也是有害的。

（六）饮酒可能的其他潜在益处

适当的饮酒对冠心病和梗死性脑卒中有一定的保护作用外，有证据，酒精对糖尿病和胆石症也有一定的保护作用。证据支持适量饮酒通过对胰岛素的敏感性的调节，继而影响葡萄糖耐受和胰岛素抵抗，降低糖尿病的发病风险，但过量饮酒则有害。另外，发现酒精使用可以降低胆石症的发病率。

（七）酒精使用导致急性不良后果

常见的为事故所致伤害、自杀、中毒以及暴力、攻击行为等。在不同环境，酒精的使用可增加使用者受伤害危险，如交通事故、摔伤、火灾、酒后运动和娱乐行为所致的伤害、自伤以及源于人际暴力相关的伤害。通常，饮酒量与伤害发生风险相关联，体内的酒精浓度是饮酒所致伤害的决定性因素，与伤害的严重程度和预后不良相关；饮酒模式，经常过度饮酒或醉酒与伤害的发生相关联，尤其是暴力所致的伤害。酒精所致急性伤害的机制可能主要在于：酒精影响警觉水平、反应时间、认知过程以及躯体协调功能。

（八）有意识的伤害（intentional injuries）

有证据表明，酒精与暴力犯罪显著相关，暴力犯罪前常有饮酒行为，并且饮酒量与犯罪的严重后果相关。可能源于酒精对 5-羟色胺（5-HT）和 γ-氨基丁酸（GABA）受体的作用，从而降低饮酒者对行为本身的社会、法律和躯体后果的焦虑和担心。此外，酒还对认知功能产生影响，从而有损冲突情况下解决问题的能力以及情绪控制的能力等。

五、酒精使用相关的社会问题

酒精使用与交通事故、职场问题、家庭问题以及人际暴力等关系颇受关注。酒精使用的社会后果主要涉及他人而非饮酒者本人，如交通事故中的乘客、路人，家长因酒履行义务困难被忽视的儿童，涉酒暴力的受害者等。最终，这些酒所致社会问题将从整体上对生产效率、刑事司法介入、健康照看体系以及其他相关部门产生不同程度影响。

（一）饮酒与职场

酒过度使用、有害使用和依赖，通常导致劳动效率下降、涉酒者告病假和/或失业的机会增加，如拉脱维亚（Latvia）一项估算因酒精使用可降低生产效率达10%左右，且导致了旷工事件明显的增加；哥斯达黎加（Costa rica）估计有30%的旷工和职场事故可以归因于酒依赖，同样来自印度数据：15%～20%的旷工和40%意外事件可归因于酒的使用。可见酒的不当使用给社会带来额外的负担，英国2003年数据，职场中酒相关问题带来的年消耗高达64亿英镑。

（二）饮酒对家庭的影响

饮酒者在社会中各种角色功能往往受到严重影响，家庭环境中酒的不当使用，可给其伴侣和孩子带来不良的影响，如因饮酒减少履行操持家务的时间；家庭暴力和意外事件；孕期酒精使用可以导致胎儿酒精综合征，父母酗酒致儿童虐待、其他心理、经济上和其他社会方面对儿童成长环境产生的不良后果，如因酒的花费给家庭生活带来的经济压力，如斯里兰卡一研究，7%男性饮酒者每天酒的支出超过其收入；酒相关医疗支出（疾病和意外伤害）增加；工作表现打折扣、效率降低甚至旷工、就业机会丧失、致经济来源减少；涉法的经济支出增加以及获得贷款的机会降低等涉酒贫困对儿童的成长严重不利。精神方面不良后果亦不容忽视，如墨西哥一项对参加酒中毒者匿名组织（alcoholic anonymous，AA）配偶和家庭成员调查发现：73%受访者报告有焦虑、恐惧和抑郁负性情绪，62%受访者曾受到涉酒配偶言语或躯体的攻击，31%家庭因经济或孩子等问题导致家庭解体。

（三）饮酒与家庭暴力

饮酒行为既可以发生在施暴者（offenders）也可发生在受害者（victims）。酒对家庭暴力起到直接的推波助澜的作用，研究发现酒是丈夫对妻子实施家庭暴力强烈的危险因子。此外，家庭暴力的发生不仅与饮酒的频率相关而且受饮酒模式的影响，如过量的酒精使用是强烈和一致的婚内暴力的相关因素。如在瑞士 Zurich 地区报警的家庭暴力中40%中可以找到酒的原因的证据，办案警官相信26%案件中酒精与暴力关系清晰可判，同时也发现过度饮酒者和酒依赖者更容易发生家庭内的暴力。另有证据表明，如果配偶在性行为前饮酒将导致家庭暴力发生率增加5倍之多。

（四）酒精使用的经济社会代价

综上所述，酒相关的问题广泛，对社会带来严重负担。在过去的三十年间，尤其在工业化的国家中，曾试图评估这些消耗占到相应 GDP 的份额，但是由于某些概念上的界定问题，相关资料的缺乏，实际上操作很难，未能获得公认的结果。但准确评估涉酒问题带来的社会、经济上的支出意义重大，如较准确地制定/修订涉酒政策，并判断其预防酒危害的有效性。另外，此类研究可帮助我们掌握认识上和真实之间的差异，催生按社会需求设计的科研，并促进国家统计报告系统对相关资料的精确表达。如澳大利亚最近一项研究提示：酒所致的社会支出明显大于其他非法精神活性物质，从而使政策制定者和社会公众给予合法精神活性物质更多的关注和重视。

六、降低酒精相关危害有效的策略、措施

（一）宣传与教育

目前常采用的办法为：在酒精产品上标识标准饮酒模式和酒精使用相关警告；在校教育、利用主流媒体以及新近出现的网上互动等方式，在人群中宣传饮酒指南，关于饮酒的规范、消费的规范和准则教育。

（二）减少酒精的可获得性

曾被广泛采用的办法就是酒精生产、批发和零售等环节均要获得特许，同时加强酒市场监管，尤其规范私人利益在酒市场上的运作。不管是在低收入还是高收入的国家，减少酒精的可获得性重要的是要让酒的生产和批发依法流通，酒饮料的零售采取专卖的办法等，得到了证据的支持。此外，减少酒精零售网点、缩短卖酒营业时间也是被证实有效的减少酒精可获得性和酒相关危害的措施。

（三）酒的定价和税收

通常情况下，酒消费者对酒价格的反应和其对待其他商品一样，如果其他因素保持不变，高价格将导致消费量的减少从而实现减少危害的目的。证据显示，尤其是青年酒精消费群体对价格尤为敏感，升高价格可以减少年轻人总体上或单次豪饮的酒的消费量，并能延迟青年开始尝试饮酒的时间以及他们向过量饮酒过度。增加酒的税收也是被广泛采用的减少酒精使用和减少相关危害的办法，控酒的同时还可以增加税收，只不过加税后要注意加强对黑市的有效监管，否则加税的作用将有可能会被非法的交易、走私或跨国境购买等抵消。

（四）限制酒的销售

穆斯林人口占绝大多数的国家和很多国家的土著社区是全面禁止酒销售的。大多数国家禁止在公园、街道上或在工作场所饮酒，这些措施对降低酒的危害起到积极的作用。此外，限制购买或饮酒的最小年龄也是被广泛采用的控制酒销售的手段，证据显示，此举能显著降低醉驾的死亡率和饮酒的频率。

（五）饮酒场所的管理

包括加强场所的安保措施，对服务人员的培训使其能够拒绝向明显醉酒或低龄的使用者提供酒，此举对减少酒驾和暴力效果显著。有人建议对酒具采用使其不能被当做攻击别人武器的设计，也可能是酒场管理的一个值得借鉴的措施。

（六）酒广告监管

同广告对人群吸烟和儿童的饮食偏好影响一样，无论是传统的广告，还是主流媒体、网络、影视作品、酒相关企业对体育、文化活动等的赞助或是实物摆放等，这些广告的长期累积效应、铺天盖地的可及性，均对青年的（过度）饮酒有显著性的影响。证据，暴露于酒广告多的青少年酒精消耗量有增加趋势，反之，暴露少者则有下降趋势。故专家建议加强涉酒广告管理，对酒相关公司或企业适当调控，来降低酒对公共健康的危害。

（七）针对酒驾的措施

酒后驾驶机动车辆肇事肇祸是酒相关的问题中常见死亡和伤害的原因。确定最高血液酒精浓度（maximum blood alcohol concentration，BAC），针对年轻的或者新手设定更严格标准，随机检测驾驶员 BAC 或者通过增加呼吸酒精检测，对于违反者采取吊销驾照等措施，惯犯者采取强制性的治疗或要求其驾驶的车辆安装当空气中的酒精浓度超过一定值后，机动车辆将不能点火启动的装置等，均是较好的防醉酒驾车的措施，可有效降低酒驾的相关的死亡。设定驾车的最低年龄限制，加强对驾车者培训也可以降低酒驾相关的死亡率

（八）早期治疗干预

证据支持，对于酒相关问题发生率较高的国家和地区，恰当的专业治疗和干预，可节约社会支出。酒相关障碍发生率较低的国家，简单的干预则更符合成本-效益。此外，对饮酒相关问题进行必要的干预不仅可以降低酒相关健康照料的支出，也是基于轻饮酒者的痛苦人道角度。

七、酒相关问题的历史变迁和展望

过去的 30 年，人们对酒依赖的基因背景、长期过度饮酒的神经可塑性变化仍知之甚少，酒依赖被认为是一种中年的疾病；戒酒硫是酒依赖唯一可采用的治疗药物，大部分的酒依赖者未得到有效的治疗。目前，酒依赖的风险基因和保护基因相关研究已经有了一些线索；酒依赖的神经生物学的机制部分已经阐明，认为多种神经递质系统、神经调质、激素均可对饮酒行为产生影响，也为相关的药物开发提供了候选的靶点，涉酒问题新药开发也取得了重要进展；相关动物模型出现给酒相关问题研究奠定了实验动物基础；临床上，高危饮酒行为的筛查工具和简单干预措施已经广泛应用，除了戒酒硫、纳曲酮和阿坎酸（acamprosate）等药物已经被批准临床应用，并被证实有效。另外，动机强化、认知行为等心理治疗也被证明是行之有效治疗酒依赖的备选方法。展望未来，由于遗传学和遗传药理学的进展，酒依赖预防、个体化治疗成为可能，大量因各种原因未能得到治疗和干预的酒依赖患者将得到专业化的服务，循证有效、初级保健机构、学校、教堂、工作场所等均可使用的简单干预办法，如动机强化心理治疗将被广泛推广；其他基于技术革新、互联网、电话等相关酒问题预防和干预措施将对降低酒相关的危害起到积极的作用。

（李 毅 郝 伟）

参 考 文 献

1. The World Health Report: WHO global status report on alcohol. Geneva: World Health Organization, 2004

2. 赵成正，赵苓，曾岚，等. 2008 全球降低危害状况：亚洲情况. 中国药物依赖性杂志，2010，19（1）：71-76

3. Rehm J, et al. The global distribution of average volume of alcohol consumption and patterns of drinking. European Addiction Research, 2003b, 9：147-156

4. Hao W, et al. Drinking and drinking patterns and health status in the general population of five areas of China. Alcohol and Alcoholism, 2004, 39（1）：43-52

5. Habgood R, et al. Drinking in New Zealand: National Surveys Comparison 1995 and 2000

6. Wellington, New Zealand, Alcohol Advisory Council of New Zealand and the Health Research Council of New Zealand, 2001

7. Http://en. wikipedia. org/wiki/Alcoholism Accessed in Dec. 2010

8. Single E, et al. Morbidity and mortality attributable to alcohol, tobacco, and illicit drug use in Canada. American Journal of Public Health, 1999, 89（3）：385-390

9. International Guide for Monitoring Alcohol Consumption and Related Harm. Geneva: World Health Organization, 2000

10. Haberman PW, Weinbaum DF. Liver cirrhosis with and without mention of alcohol as cause of death. British Journal of Addiction, 1990, 85（2）：217-222

11. Ashley MJ, et al. Beyond ischemic heart disease: Are there other health benefits from drinking alcohol? Contemporary Drug Problems, 2000, 27：735-777

12. Flanagan DEH, et al. Alcohol consumption and insulin resistance in young adults. European Journal of Clinical Investigation, 2000, 30（4）：297-301

13. Chen CY, et al. The risk factors for gallstone disease among senior citizens: an Oriental study. Hepatogastroenterology, 1999, 46：1607-1612

14. Eckhardt MJ, et al. Effects of Moderate Alcohol Consumption in the Central Nervous System. Alcoholism: Clinical and Experimental Research, 1998, 22（5）：998-1040

15. Sayette MA, Wilson T, Elias MJ. Alcohol and aggression: A social information processing analysis. Journal of Studies on Alcohol, 1993, 54：399-407

16. Trapenciere I. Statistics on alcohol, drugs and crime in Latvia. In: Leifman H & Edgren-Henrichson N（eds）. Statistics on alcohol, drugs and crime in the Baltic Sea regions. Helsinki, Nordic Council for Alcohol and Drug Research（NAD）, 2000

17. Pan American Health Organization（PAHO）. Epidemiologic report on the use and abuse of psychoactive substances in 16 countries of Latin America and the Caribbean. Bulletin of PAHO, 1990, 24（1）：97-139

18. Saxena S, Sharma R, Maulik PK. Impact of alcohol use on poor families: A study from North India. Journal of Substance Use, 2003, 8（2）：78-84

19. Prime Minister's Strategy Unit. Interim Analytical Report. London, Stationary Office, 2003（http://www. pm. gov. uk/output/page4498. aspAccessed 8 March 2004）

20. Baklien B, Samarasinghe D. Alcohol and poverty in Sri Lanka. FORUT（Solidaritetsaksjon for utvikling [Campaign for development and solidarity]）, 2001

21. Maffli E, Zumbrunn A. Alcohol and domestic violence in a sample of incidents reported to the police of Zurich City. Substance Use and Misuse, 2003, 38（7）：881-893

22. Koenig MA, et al. Domestic violence in rural Uganda: Evidence from a community-based study. Bulletin of the World Health Organization, 2003, 81（1）：53-60

第五章　　传播学基本理论

　　传播学是研究社会信息系统及其运行规律的科学。自从有了人类社会就有了信息在人与人之间、人与组织之间、组织与组织之间的传播，没有传播就没有人类社会。人们生活在社会上，要依靠传播消除对环境的不确定性，获取维持个人生存、社会交往和发展的信息、知识和技能，传承人类文化，共享改造自身和客观世界的经验，传播是人类社会的基本属性。虽然人类传播活动纷繁复杂，但仍然有其自身的、本质的规律可循。数百年来，通过大量的社会学者和传播学者的研究和总结，形成了许多具有广泛社会影响的传播学理论，这些理论对于深刻理解传播活动的本质和内涵，指导开展有效的社会传播活动，具有重要的参考和应用价值。

　　传播学理论是公共卫生体系的重要组成部分，是公共卫生管理和专业技术人员的必修课，是开展各种公共卫生工作的重要工具。在公共卫生领域，需要通过广泛、细致地收集疾病危险因素的信息实施监测；需要对公众进行健康政策的普及，促使社会公众承担对健康的责任；需要开展广泛的社会动员，促进社会公众对公共卫生行动的参与；需要向大众宣传和推广适宜的防病和健康促进知识及技术；公共卫生专业人员还需要不断地学习新知识和新技术，提高保护和促进公众健康的能力。公共卫生的各个环节都离不开传播学理论和方法的运用。

第一节　传播学的基本概念

一、信息、讯息与符号

（一）信息

　　信息（information）是用于消除对客观事物认识不确定性的符号、信号或消息，是指客观事物运动的状态和规律的表征或知识，是客观世界的基本属性，普遍存在于自然界、人类社会和人的思维之中，没有信息就没有人类社会。1950 年控制论创始人 N. 维纳认为，信息是人们在适应客观世界的过程中与客观世界进行交换的内容。20 世纪 80 年代哲学家们提出广义信息的概念，认为信息是描述客观世界的，把信息作为与物质并列的概念范畴纳入哲学体系。

（二）讯息

　　讯息（message）是指信息与表达或承载信息的载体（符号）的结合体，是表达或承载所要传递的信息的符号系统，如一个传单、一段录像、一幅图画等。信息总是经过编码（符号化）成为讯息以后，才能经由媒介传播，而受传者接收到讯息后总是经过译码（读解）才能获取其中的信息。

（三）符号

符号（symbol）是指信息表达、传播的外在形式和载体。人类语言是听觉符号系统，文字是视觉符号系统，动表情、体态、音调、图形、图片、影像等同样是符号系统。符号是人类传播的基本介质，没有符号就不可能进行传播。符号在人类传播中发挥着三种功能，一是表述和理解功能，二是传达功能，三是思考功能。人与人之间的传播活动实质上是符号化和符号解读的过程。人们要把信息或意义传播出去，必须首先把需要传递的信息或意义变成符号，如语言、声音、文字、影像等，即符号化。受传者在接收到传播符号后，必须对符号进行阐释和理解，弄清楚符号所承载的实际意义和信息，即对符号进行解读。符号的传达功能主要表现在，信息必须变为符号才能突破空间和时间的限制，使信息能够被记录、保存和传播。人类的思维活动正是构建符号和解读符号的过程，人类必须借助于符号才能进行思考。

二、传播过程与传播要素

人类传播的过程由传播者、讯息、传播渠道、受传者和反馈五个基本要素构成，缺少任何一个要素，传播过程就不可能完成。

（一）传播过程

是指社会信息的传递或社会信息系统运行的过程，包括信息在人与人之间、人与组织机构之间、组织机构与组织机构之间的交流、互换和扩散，即信息共享。传播是在社会关系系统中运行的，会受到社会关系的制约，通过传播，既可使现有的社会关系得到维持，也会建立新的社会关系，没有传播就没有社会，没有社会也没有传播。传播是一种社会互动，传播者在向受传者传播信息的同时，也会收到受传者的反馈信息。传播过程的完成需要传受双方具有共同的经验域，对承载信息的符号具有相同的理解，具有相似的文化背景或生活经验，否则传播过程是不可能实现的。

语言的产生标志着真正意义上的人类传播活动的开始，随着人类社会的不断发展和进步，人类传播活动的工具、渠道和手段也在不断完善和多样化，人类传播经历了口语传播、文字传播、印刷传播和电子传播四个时代。

（二）传播者

传播者是指发出传播信息的个人、组织或群体。传播者也指信源，是讯息的生产者和发布者。传播者并非都是从事媒体传播工作的专业人员，任何个人、组织或群体都可以成为传播者。

（三）传播媒介

是指传播信息的渠道、工具或载体。如电视、广播、报纸等大众传播媒介，邮政系统、电话、互联网等。

（四）受传者

是指接受讯息的个人、组织或群体。受传者在接受信息的过程中并不是完全被动的，在接受到传播者发出的信息的同时也会向传播者发出反馈信息。

（五）反馈

是指受传者在接受到传播者发出的讯息后所作出的反应，传播者进行传播的目的就是希望受传者发出反馈信息，反馈是传播过程的重要环节之一，没有反馈，传播过程是不完整的，反馈体现了传播过程的双向性和互动性。反馈可以是行为的，也可以是态度、情绪、情感等各个方面。

第二节　传播活动的类型

一、人内传播

（一）人内传播的概念

人内传播（intra-personal communication）是指人接收外部信息并进行自我分析处理的过程，也叫自我传播。人体本身是一个具有信息接收（如视听触觉）、信息分析、记忆、存储器官（大脑）和信息输出（态度、情感、行为）功能的自我信息传播系统，人体的自我信息传播系统是社会传播系统的基本子系统之一，没有自我传播，就不可能有社会传播系统。人内传播系统实际上是一种心理活动，其过程包括感觉、知觉、记忆、概念、判断、推理等六个要素，同时伴随着复杂的情感反应。

（二）人内传播的特点

人内传播实际上是一个人对信息进行分析处理的心理过程，具有4个特点：

1．人内传播不是孤立地进行的，而是与外部世界保持着密切的输入和输出连接关系。人的心理活动不可能是孤立运行的，与外界有着密切的信息互动关系。

2．人内传播本质上是对社会实践活动的反映，具有鲜明的社会性和实践性。

3．人内传播不是对外部世界的消极、被动反应，而是具有生产性和创造性的积极能动反应。

4．人内传播是一切其他社会传播活动的基础，并会对其他传播类型的传播活动产生重要的影响。

二、人际传播

（一）人际传播的概念

人际传播是指人与人之间面对面的信息沟通和情感交流活动。人们通过人际传播在相互之间传递和交换知识、意见、情感、愿望、观念等信息，从而产生了人与人之间的互相认知、互相吸引、互相作用的社会关系网络。人际传播是社会生活中最直观、最常见、最丰富的传播现象。人际传播包括直接传播和间接传播两种形式。所谓直接传播，指的是通过口头语言、类语言、体态语的传递进行的信息交流。间接传播是指借助电话、网络、信件等媒介进行人与人之间的信息交流与沟通，人际传播不再受到距离的限制，可以通过这些传播媒体进行远距离交流，大大拓展了人际传播的范围。

（二）人际传播的动机和目的

人与人之间之所以会发生传播活动，具有其自身的动机和目的，主要包括：

1. 获得生产、生活和社会活动所需要的信息。

2. 建立与他人的社会协作关系。人在社会中只有与他人建立协作关系才能生存。

3. 进行自我认知和相互认知。美国社会学家 C. H 库利的"镜中我"概念认为，人的行为取决于对自我的认识，而对自我的认识主要是通过社会互动和通过他人对自己的评价、态度反映出来的，人正是通过这面"镜子"认识和把握自己。人通过人际传播也可以了解他人的能力、人品、态度和个性等，也是对他人认识的需要。

4. 满足社会性的精神和心理需求，包括建立人际关系。

（三）人际传播的特点

人际传播主要具有以下特点：

1. 传播和接收信息的渠道多，方法灵活，简便易行，传播效果好，方便使用语言、表情动作等技巧，在传播过程中也可以运用情感的感染力以增强传播效果。

2. 信息的意义更丰富和复杂。即使是一句话，其声调高低、表情如何都会产生不同的传播效果。

3. 双向性强，反馈及时，互动频度高，传播者能够直接获取受传者的反馈信息，能够及时调整自己的传播技巧。

4. 是一种自发性、自主性和非强制性的传播关系。

5. 人际传播更容易达到一定的深度，如就某一话题进行深入访谈，从而挖掘出现某现象的本质原因。

6. 人际传播活动也存在明显的不足，如传播覆盖面小、传播速度慢等。

（四）人际传播的社会功能

人际传播的社会功能主要包括：①是人类传播活动的基础，没有人际传播就没有其他社会传播；②是社会成员交流信息的重要渠道和方法；③是个体从"自然人"成长为"社会人"的社会化过程，包括学习语言、知识、技能、行为准则、社会规范，并最终形成符合社会文化需要的态度、价值观的社会适应的第一步；也是社会观念形成的必由之路；④是实现社会协作的重要纽带；⑤是传承社会文化的重要工具。

三、群体传播

（一）群体的概念

群体是指具有共同的目标、价值观念、归属感和社会诉求、相互联结、相互影响的社会集合体，包括组织群体和非组织群体两类。

群体是个人与社会联系的纽带和桥梁，是个人实现社会化、分配社会角色、形成社会规范和准则、调控个人行为的平台，单个人只有组成群体才能维持正常的社会秩序，群体中的个人只有借助于群体，通过相互协作和配合才能够达到单个人无法实现和完成的社会目标。

另外，群体是满足个人需求的重要手段，是个人信息和社会安全感的提供者，也是个人表现和实现自我的场所。

（二）群体传播的概念

群体传播主要是指群体内部或外部的信息传播活动。群体传播在促成群体意识和群体结构方面起着重要的作用，而这种意识和结构一旦形成，又反过来成为群体活动的框架，对个人的态度和行为产生制约，以保障群体的共同性。群体意识不仅包括共同的群体目标和规范，也包括群体感情和归属感。个人在群体中会受到群体压力的影响，最终形成"个人服从集体、少数服从多数"的局面。群体传播也会受到群体暗示、群体感染、群体模仿等因素的影响。

（三）群体传播的特点

群体传播主要有以下特点：

1. 信息传播在小群体成员之间进行，是一种双向性的直接传播。

2. 群体传播在群体意识的形成中起重要作用。群体意识越强，群体的凝聚力就越强，越有利于群体目标的实现。

3. 在群体交流中形成的一致性意见会产生一种群体倾向，从而构成群体压力，这种群体压力能够改变群体中个别人的不同意见，从而产生从众行为。

4. 群体中的"舆论领袖"对人们的认知和行为改变具有引导作用，往往是开展健康传播的切入点。

四、组织传播

（一）组织的概念

组织是指人们为实现共同目标而组成的、具有统一的管理和指挥系统的社会集体，为了实现共同的目标，每个个体在这个集体中会有着不同的分工、承担不同的职责、扮演不同的角色。

组织在结构上具有专业化的部门分工、明确的职务分工、岗位责任制和分明的阶层制或等级制等特点。

（二）组织传播的概念和特点

组织传播是指一个组织为了实现组织目标而开展的信息传播活动。组织传播既包括组织内传播，也包括组织外传播。组织内传播通过组织内各部分之间的信息传递使各部分形成一个有机的整体，以保障组织目标的实现和组织的生存发展。组织外传播是组织为了实现组织目标而开展的对外信息传播活动。概括地说，组织传播的功能主要包括内部协调、指挥管理、决策应变、达成共识等。

组织内传播的渠道包括下行传播、上行传播和横向传播 3 种。下行传播是指有关组织目标、任务、方针、政策的信息，自上而下得到贯彻执行的过程，是一种指示、教育、说服和灌输为主的传播活动。上行传播是下级部门向上级部门或部下向上司汇报情况、提出建议、愿望与要求的信息传达活动。横向传播是指组织内同级部门之间或成员之间互通情况、交流信息的活动，其目的是为了相互之间的协调和配合。

组织内的传播通过多种媒体或形式进行，主要包括书面媒体（如文件、报告、信件、通知、请示、报告等）、会议（如工作布置会议、研讨会等）、电话、互联网、闭路电视系统等。

组织外传播首先是对外部信息的收集、分析、处理，并做出应对性反应的过程，也包括对外宣传活动，包括公关宣传、广告宣传和组织形象宣传。

五、大众传播

（一）大众传播的定义和概念

大众传播是指专业化的媒介组织运用一定的传播技术和手段，以社会大众为主要传播对象而进行的大规模信息生产和传播活动。大众传播的传播者是有一定规模的传媒组织，如报社、电视台、电台、出版社等。大众传播运用了先进的传播技术和产业化手段大量生产、复制和传播信息。其对象是一般社会大众，而非特点群体。其传播的内容（信息）即具有商品的属性又具有文化的属性。大众传播是一种以单向传播为主的信息传播活动，尽管传播速度快、覆盖面广，但也有难以得到反馈的缺点。

（二）大众传播的社会功能

传播学者主要提出过 3 个关于大众传播的社会功能的理论，主要包括拉斯维尔的"三功能理论"、赖特的"四功能说"和施拉姆的功能学说。

1. 拉斯维尔的三功能理论　拉斯维尔认为，大众传播具有环境监视、社会协调和社会遗产传承等三个基本功能。环境监视是指对社会环境变化的了解、监督。社会协调是指其发挥的社会联络、沟通和协调作用。社会遗产传承是指对社会经验、智慧、知识进行记录、积累和保存并进行传承。

2. 赖特的"四功能说"　赖特在继承了拉斯维尔"三功能说"的基础上提出了"四功能说"，即大众传播具有环境监视、解释与规定、社会化和提供娱乐等四个社会功能。环境监视是指大众传播是在社会中收集和传达信息的活动。解释与规定是指，大众传播并非单纯的将事实"告知"公众，还通常伴随着对事件的解释，并提示人们应该采取什么样的行为反应，具有一定的倾向性和导向性。社会化功能是指大众传播在促使人们掌握知识、形成态度和价值观，以及行为规范方面具有重要的作用，具有社会教育或教化的功能，与拉斯维尔的"社会遗产传承"功能相对应。大众传播媒介所传播的内容还有一项重要功能就是为公众提供娱乐和消遣，如电视娱乐节目。

3. **施拉姆的功能学说** 施拉姆认为大众传播具有政治、经济和一般社会功能三个方面的功能。政治功能是指，大众传播可以通过社会监视、协调、社会遗产传承、法律和习俗的传递从而实现其政治功能。大众传播的经济功能主要表现在对商业信息的发布和传播、对经济政策施加影响、创造新的经济行为等。一般社会功能包括对社会规范有关信息的传播、评判、引导公众的意愿、行使社会控制、娱乐等。

第三节 有关传播媒介的主要理论模式

一、自由主义媒介规范理论

17、18世纪，在资产阶级同极权主义制度作斗争的过程中，在资产阶级自由主义思想的影响下，产生了自由主义媒介规范理论，也称为报刊的自由主义理论，该理论的代表人物包括弥尔顿、米尔、托马斯·潘恩和托马斯·杰弗逊。该理论的核心观点是报刊是"观点的自由市场"。其理论观点主要包括：

1. 人人都拥有自由出版的权利，人们可自由行使此种权利而不必事先取得政府当局的特别许可。

2. 媒体拥有对政府和官员进行任何形式的批评的合法权利。

3. 新闻出版有权拒绝任何第三者所提出的事先检查的要求，其出版内容不受来自任何方面的强制。

4. 在观点与意见的传播问题上，真理和"谬误"拥有同样的权利。

现代自由主义理论除了认为大众传媒是"观点的公开市场"外，还认为媒介具有"自我修正过程"，认为报刊能够在各种观点的碰撞中得出最为合理的意见。

二、麦克卢汉的媒介理论

加拿大著名传播学家麦克卢汉于20世纪60年代在其出版的《理解媒介》一书中，提出了媒介就是讯息，以及媒介是由人类器官延伸出来的工具、技术和活动的理论。该理论认为，媒介除了可以通过其传递的信息内容影响公众外，一种媒介的产生本身就会在社会中促发新的社会行为标准和生活方式。这一点被"电视时代"、"网络时代"的现实所印证。媒介是人的延伸理论认为，媒介（技术）创造了新的社会环境，而环境又影响着人们的生活和思维方式，所以实际上是人们通过媒介反过来影响自身的社会行为。另外，麦克卢汉认为，媒介之间是互相关联的，一种媒介同时也是另一种媒介的内容。

三、作为社会组织者的大众传媒

大众传播媒介是信息采集、选择、加工、复制和传播的专门机构，传播规模巨大，覆盖人群广泛。在社会信息传播活动中，具有明显的优势和稳固的地位。但正因为其专业化的信息加工功能，也使其成为一种独立的社会组织，有其自身的运行规律和组织目标，它不但会受到其经营目标和宣传目标的制约，同时也会受到其公共性和公益性特点的制约。

大众传媒的经营目标是指，大众传媒本身也是一种信息产品，必须依靠广告收入和信息产品销售收入维持其自身的正常运行，所以大众传媒选择、加工和传播信息时也要考虑自身的生存和发展，追求收视率和发行量。

大众传媒的宣传目标是指，任何大众传媒都有其社会、经济、政治和意识形态的背景和倾向性，服务于特定的利益。大众传媒作为信息的传播者，其主要职能是要传播知识、信息、引导社会理念、促成人们的价值观、培养意识形态，对社会公众施加影响力，对社会意识和社会行为起着重要的引导和控制作用，达到潜移默化地影响公众的目的，即实现其宣传目标。这就注定了其在传播信息时具有选择性和倾向性。

大众传媒的公共性与公益性主要体现在，大众传媒是现代社会必不可少的信息生产者和提供者，其主要目标是满足公众的信息需求，具有公共服务的性质。大众传媒通过信息传播活动能够对社会生活秩序、文化、价值观甚至政治、经济产生广泛而强大的影响。同时，作为传媒资源的使用者，其对社会和公众承担相应的义务和责任。作为大众传媒，一方面拥有采访权、言论权、编辑权和刊载权，并有行使舆论监督的权力，但其传播活动也必须符合社会公共利益。

四、传媒组织在传播中的"把关人"理论

在社会生活和工作中，人们之所以关注新闻是因为要借助于新闻了解新近发生的事件，消除关于环境变化的不确定性，调整自身的应对性心理和行为反应。大众传媒并非会把所有新近发生的事实作为新闻进行报道，大众传媒具有自己的筛选标准，在新闻被传播出去之前要经过记者、编辑等的层层把关，这就是新闻的"把关人"理论。"把关人"的概念最早由美国社会心理学家、传播学的奠基人之一库尔特·卢因提出，他指出只有符合群体规范或"把关人"价值标准的信息才能进入传播渠道。1950年，传播学家怀特将这一概念引入新闻研究领域，明确提出新闻筛选过程的把关模式（gate-keeping）。

新闻价值是指对一个新闻是否具有报道和传播价值的判断，新闻价值决定于两个客观属性，一是是否真实，二是是否有时效性。根据把关人理论，以下九种要素影响着新闻的选择、加工和发布的过程：

1. 时间跨度（time-span） 媒介更关注适合自己时效特点的新闻事件，如电视、日报、周报等都会更倾向于报道不同的新闻事件。

2. 强度或阈值（intensity or threshold value） 有震动性或轰动性的新闻事件，或重要性在短期内突然增加的新闻事件，更能引起媒介的关注。

3. 明晰性（clarity） 事件的意义越清晰、模糊性越低，越适合做新闻报道。

4. 文化近似性（cultural proximity） 媒介更关注接近受众文化特点或兴趣的事件。

5. 预期性（consonance） 符合受众心理期待或预想的事件更容易被报道。

6. 出乎预料性（unexpectedness） 事件越不同寻常，出乎意料，越容易被报道。

7. 连续性（continuity） 一旦某个事件被认为有新闻价值，就会引起媒介的持续关注和报道。

8. 组合性（composition）　与某些新闻事件相呼应的事件会得到与新闻事件一样的报道。

9. 社会文化价值（socio-cultural values）　受众或"把关人"的社会文化价值观会影响对新闻的选择。

第四节　传播过程的主要理论模式

随着传播学的发展，20世纪40年代以来，国际上发展出了各种关于传播过程的模式，主要包括基本传播模式、微观影响传播模式和宏观影响传播模式3种。

一、基本传播模式

（一）线性传播模式

1. 拉斯维尔5W传播模式　1948年，美国政治与心理学家拉斯维尔（Harold D Lasswell）提出了著名的5W传播模式（1948年，哈罗德·拉斯维尔），从而使其成为现代传播学的奠基人。5W模式把信息（information）的传播过程和传播要素用一句话高度概括出来，即："谁通过什么渠道说了什么并产生了什么效果？"（who says what in which channel to whom with what effect?）概括地说，一个完整的传播活动的实现必须具备传播者、信息、媒介、受传者和效果五个要素。

（1）5W模式包括了传播过程的三要素　一个传播活动的完成离不开完成传播的三个要素，即传播者、传播渠道和受传者。其中传播者是传播活动的发起人，传播者在确定一个传播活动前，首先要对传播对象—受传者进行分析，以找出保证产生最佳效果的传播渠道、传播方式、传播材料等，并据此制定出传播策略和传播计划。根据不同传播活动的目的和要达到的目标，受传者分析至少应包括受传者的年龄、性别、职业、经济收入、文化程度、心理偏好、价值观、文化背景、宗教信仰、风俗习惯等，只有深入细致地做好受传者分析，才能较好地了解和掌握受传者的不同需求，从而制定出更有针对性的、更有效的传播方案。

（2）5W模式提出了对传播效果的重视　传播活动都有明确的传播目标，这个目标要么是希望改变传播对象的知识水平，要么是为了改变或强化受传者的某种意识或观念，要么是为了使受传者的行为发生改变。但是在传播活动中，受传者并非只是被动地接受传播者发出的讯息，相同的信息在不同社会特征的人群中可能会产生迥然不同的效果，受传者总是依据自己的心理定势对所接到的讯息进行再整合，传播过程实际上是讯息与受传之间相互作用的过程。

（3）传播效果及其影响因素　传播效果是指受传者在接受信息后，在情感、思想、态度和行为等方面发生的反应，根据其程度不同，传播的效果可被分为四个层次，分别是知晓健康信息、健康信念认同、形成有利于行为转变的态度以及采纳健康的行为和生活方式。在传播活动的各个环节都会受到各种因素的影响，并最终影响传播活动的最终效果。如传播者的专业素质、传播技巧，信息的科学性、准确性、通俗性和针对性，媒介的适用性、可获得性，受传者的社会文化特征、心理特点，传播活动所处的社会和自然环境等均可能对传播的效果产生显著的影响。

2. 香农–韦弗传播模式（1949年，信息论的创始人香农及同事韦弗）　香农—韦弗传播模式是香农（Claude Shannon）与韦弗（Warren Weaver）合作研究提出的第一个关于传播过程的理论模式，该模式用于确定并分析传播过程的各个重要阶段和传播要素。

香农–韦弗传播模式把传播过程描述为一种从信息源，通过发射器，经过一定的信道，到达接收器，最终让信息接受者接受的直线性的单向过程，在这个过程中会受到信噪的干扰和影响。信噪是指一切传播者意图以外的、对正常信息传递的干扰，包括影响传播过程的噪声、不需要的图像等。在这个过程中，发射器和接收器起着编码和译码的功能。

根据这个模式，在信息的直线传播过程中，信源负责发出将要传播的讯息。此后讯息会经发射器编码而采用与所经渠道相适应的信号形式到达接收器。接收器的功能与发射器相反，它将接收到的信号还原为讯息并发送到传播的目的地即信宿。

在传播过程中，之所以会产生"信噪"，既可能是机器本身的故障，也可能是来自外界的干扰。克服信噪的办法是重复某些重要的信息。这样，传播的信息中就不仅仅包括"有效信息"，还包括重复的那部分信息即"冗余"。传播过程中出现信噪时，要力争处理好有效信息和冗余信息之间的平衡。冗余信息的出现会使一定时间内所能传递的有效信息有所减少。

因为这个理论模式是在电话、电报技术的基础上发展起来的，强调的是一种信息借助机械进行传播的单向传播过程，因而不能用它来解释人的全部社会传播行为。这个传播模式忽视了人类社会传播过程中传受双方之间的转化和互动。

在这个模式基础上，一些传播学者又提出了其他类型的传播模式。例如奥斯古德–施拉姆的循环模式、格伯纳的传播总模式、德弗勒的互动过程模式。

3. 格伯纳传播总模式　为找出一种具有广泛适用性的模式用以解释和描述千变万化的传播现象，在香农–韦弗单向直线传播模式的基础上，美国传播学者乔治·格伯纳提出了传播总模式。这个模式把传播过程描述为一条由感知到生产再到感知的信息传递链，即"某人→对某事有所感知→做出相应的反应→在某种状况下→通过一定的途径或借助于某种工具→获取某些可资利用的材料→采取某种形式→在一定的环境和背景中→传达某些内容→得到某种效果"。

格伯纳等人通过对一系列电视暴力对受众态度的影响的研究，发现观众的态度和行为会明显受到电视节目的影响和诱导，对人们的思维方式和社会价值观起到培养作用，即所谓的"培养理论"，主要包括"主流效果"和"回响效果"理论两个内容。格伯纳认为，电视等大众传媒能够通过对主流舆论的长期、反复的报道，最终对人们多样化的价值观产生潜移默化的显著的影响而最终趋于一致，这一理论被广泛应用到新闻媒介的舆论引导中，这就是"主流效果"理论。该模式中的"回响效果"理论指当电视世界的经验与个人经验趋于一致时，培养效果会如同空谷回音一样显著扩大。这就要求新闻媒介的报道与宣传应极力贴近实际，贴近社会，贴近群众，这样才能使媒介效果达到最大。

上述3个主要线性传播模式拥有共同的理论基础，即信息是由传播者通过一定的传播渠道向受众单方向流动的过程，忽视了受众对传播过程的参与以及传播环境对传播活动的影响。

（二）控制论传播模式

1. 奥斯古德–施拉姆人际传播循环模式　1954年，施拉姆在奥斯古德的基础上，在《传播是怎样运行的》一文中，提出了传播过程的循环模式。

　　这一模式强调了信息传播过程的循环性，即信息在传播者和受传者之间会产生反馈，并为传播双方所共享。传受双方的传授角色会相互转化，传播者既是信息的传播者，也是信息的受传者。受传者既是传播的接受者，也是信息的传播者。没有绝对的传播者和受传者，传播双方互为主体，通过讯息的授受处于你来我往的相互作用之中。它的出现打破了传统的直线单向模式一统天下的局面。但该模式只适合于面对面的人际传播过程的解释，但却忽视了在实际的社会传播过程中，传受双方的地位差别，也不适合于大众传播过程的解释。

　　2. 施拉姆大众传播模式　威尔伯·施拉姆（Wilbur Lang Schramm，1907—1987）是当代传播学的创始人，被尊称为"传播学之父"。他于1949年编撰出版的《大众传播学》收录了多学科专家对传播学的研究成果，成为美国大学传播学专业普遍采用的教科书。

　　施拉姆大众传播模式认为：

　　（1）大众传播媒介（机构）在获取或接到信息源发出的信息后，要经过译码者、释码者和编码者的加工和整理，从而变成可以被传播出去的符号（讯息）。

　　（2）受传者都属于一定的社会群体，他们在接受和传播该信息时会受到其他群体成员的影响，信息传播是双向循环的过程，每个成员既是传播者也是受传者。

　　（3）信息在群体中的传播过程中，会得到再解释或加工。

　　（4）大众传播的受传者在接到信息后，会向传播者发出反馈信息。

　　（5）每个受传者和传播者都扮演着译码、编码和释码的角色。

　　与传统的单向线性传播模式相比，施拉姆的传播模式虽然有了突破，强调了信息传播的双向性，信息在传播过程中会得到再加工，受传者在接到讯息后会对传播者产生反馈，但施拉姆的传播模式仍然属于线性传播模式（图5-1）。

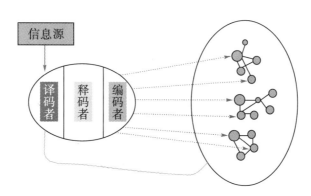

图5-1　施拉姆大众传播模式

（三）系统论传播模式

　　1. 赖利夫妇模式（1959年，赖利夫妇）　美国社会学家赖利夫妇于1959年从社会学的角度出发，提出传播过程是庞杂的社会系统的一个子系统，传播系统与社会系统之间是一种互相影响、相互作用的互动关系。该模式认为，所有的传播过程都是一个系统的活动，传播系统既与社会中其他系统相联系，又具有自身相对的独立性。传播过程中传授双方都是具有自身特点的人内传播个体传播系统；这些个体传播系统之间相互影响，构成人际传播；个体系统又不是独立存在，而是从属于各自的群体，这样，群体系统之间又形成群体传播；而个体、群体又都是社会的组成部分，他们总是在社会中运行，因而又与总的社会系统有着互动关系。

　　赖利夫妇这一模式的提出意义极为深远。以前的直线模式和循环模式探讨的都是传播过程系统内部的微观环节和要素；而赖利夫妇的系统模式则开始着眼于传播过程的宏观环境，并更多地对社会系统的整体环境加以研究，将传播过程放到整个社会系统运行的大框架中去把握。因此，这一模式开启了大众传播研究的新面貌（图5-2）。

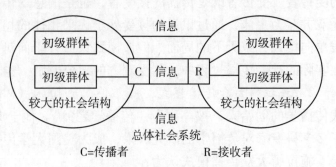

图 5-2　赖利土地公妇的传播结构模式

　　2. 马莱茨克模式　德国学者马莱茨克于 1963 年在其《大众传播心理学》一书中提出了"大众传播场"模式。该模式应用了"场论"的研究思想，强调社会环境内复杂的因素和变量相互之间的影响。"大众传播场"是指大众传播过程中各种社会关系的群集和总和，无论是传播者还是接受者的行为，都是在一定的"社会磁场"中进行的，而在与社会的互动中显示其传播的性质和作用。

　　传播过程中，影响传播者行为的有关具体因素包括：

　　（1）来自社会环境的约束。社会道德规范、社会文化规范和法律起着控制和制约传播者的作用。

　　（2）来自受传者的约束。群众的舆论反映出对传播者的态度。

　　（3）来自媒介组织的约束。各种大众媒介组织的思想宗旨、所有制形式和政策倾向性，对传播者来说都是重要的环境因素。

　　（4）来自工作群体的约束。大众传播媒介是一种社会组织群体，传播活动受到组织群体的制度、政策、规范和价值观的限制。

　　（5）来自传播者的个性倾向性和自我形象的约束。传播者都有自己的人格意志和个性倾向性，在开展传播活动时要考虑自己的行为在公众中的形象以及将会产生的影响，制约着传播者如何对信息进行选择和制作。

　　这个模式认为，信息接收者心目中的媒介形象导致接收者对媒介内容的期望，因而可以认为这种形象将影响到接收者对内容的选择、感受和反应的方式。媒介的知名度和可信性是这一形象的重要组成部分。

二、大众传播对微观个体影响有关的理论模式

（一）拉扎斯菲尔德的两级传播模式

　　美国著名社会学家保罗·F·拉扎斯菲尔德（Paul F. Lazarsfeld，1901—1976），提出了"两级传播理论"，后又发展为"多级传播"学说，为传播效果、传播机制研究开辟了道路。他还提出了"既有政治倾向的作用"、选择性接触机制和意见领袖等概念。

　　拉扎斯菲尔德于 1940 年主持的一项研究发现，人们的选举意向、购物、时尚、观念、生活方式等并不是听从了大众传媒的宣传或劝服，而主要是因为家庭、亲戚、朋友、团体的

劝服影响。在总统选举中，选民们政治倾向的改变很少直接受大众传媒的影响，人们之间直接的面对面交流即人际传播似乎对其政治态度的形成和转变发挥着更为关键的作用。有关候选人和选举的信息和想法都是先从某一个信息源（如某一个候选人）那里通过大众媒介达到所谓的"意见领袖（opinion leader）"那里，然后再通过意见领袖把信息传播到普通民众那里。前者作为第一个阶段，主要是信息传达的过程，后者作为第二阶段，则主要是人际影响的扩散。信息从大众传媒到意见领袖，再由意见领袖传播给其他人，构成两级传播（two—step flow hypothesis），说明大众传播媒介和人际传播渠道在人们信息获取、态度形成和转变以及具体的行动中扮演着不同角色，发挥着不同的作用。大众传播主要在信息传播的广度上发挥作用，而人际传播主要在传播的深度上发挥作用。人们对信息的获知主要靠大众传播，但发生态度和价值观的转变，并最终产生行为，主要是人际传播在发挥重要的作用。

意见领袖又叫舆论领袖，是指在信息传递和人际互动过程中少数具有影响力、活动力，既非选举产生又无名号的人，他们是在人际传播中经常为他人提供信息，同时对他人施加影响的"活跃分子"，他们在大众传播效果的形成过程中起着重要的中介或过滤的作用，由他们将信息扩散给受众，形成信息传递的两级传播。社会知名人士、技术专家、各类名人和明星、教师及生活经验丰富的普通老百姓等等都可以充当意见领袖，他们在社会群体中有较高的威望和影响力，其观念、态度、行为习惯和生活方式往往是其他人追随和效仿的对象。

意见领袖作为媒介信息的中介和过滤环节，对大众传播效果产生了重要的影响。许多人的信息来源往往是那些意见领袖而不是大众传媒。有的信息即使直接传达到受众，但由于人的依赖、合群、协作心理，促使他们在态度和行为上发生预期的改变，还须由意见领袖对信息作出解释、评价，在行为上作出导向。意见领袖并不集中于特定的群体或阶层，而是均匀地分布于社会上任何群体和阶层中，每一个群体都有自己的意见领袖，他们与被影响者一般处于平等关系，而非上下级关系，并且意见领袖也是不断发生变化的。时空条件的变换、人际关系的变化、社会地位的升降、社会参与频率的增减、人员背景的改变等等，都可能促使此时此地此事的意见领袖成为彼时彼地彼事的被影响者。

一般来说，意见领袖具有以下特征：

1. 具有较高的社会经济地位　能成为某特定人群中的意见领袖者一般具有较高的社会经济地位，他们的行为和生活方式会经常受到人群的关注，他们的意见和建议易于被其他人所接受和采纳。

2. 与公众联系密切，有较高的威望　意见领袖一般博才多学、见多识广，常常是某个领域的权威，经常对社区成员提供重要的信息和意见，在社区中有较高威信，拥有较大的影响力和号召力。

3. 社会阅历广，公信力高　意见领袖一般具有较广的社会阅历和丰富的生活经验，能对社会问题作出合理判断和解释，处理问题较为理智和恰当，对媒介信息比较敏感，易得到别人信任，容易说服别人。

4. 具有创新思想　意见领袖思想活跃，勇于创新和接受新生事物，常常是新观念、新产品的带头者、尝试者和鼓动者。

（二）创新与扩散理论

创新扩散（diffusion of Innovation）指一项新事物（新理论、新方法、新技术等）通过一定的传播渠道在社区或某个人群内扩散，逐渐被社区成员或该人群成员所了解与采纳的过程。法国社会学家盖布莱尔·塔德（Gabriel Tarde）曾经指出：社会学就是研究人们之间的心理互动，特别是模仿（imitation）和创新（innovation）的科学。1962年，埃弗瑞特·罗杰斯（Everett Rogers）在此基础上创建了创新扩散理论模型。罗杰斯研究认为，根据对新的发明或理念的接受情况，可把人们分为先行者（innovators）、早期少数（early adopters）、早期多数（early majority）、晚期多数（late majority）和滞后者（laggards）5种。先行者受过良好教育、有探索精神、信息来源广泛、勇于冒险，对新生事物非常敏感，他们最早注意到并很快接受这些新的发明和理念，这些人约占人群的2.5%。早期少数一般是受过良好教育的领导者或公众人物，他们也能够较快地接受新的发明或理念，这些人占全人群的（13.5%）。早期多数（34%）在面对新生事物的时候会表现得谨慎小心、深思熟虑，但他们会有很多非常规的社会交往活动，会接触到创新。晚期多数（34%）是人群中的怀疑派，他们乐于保守传统，一般来说他们的社会经济状况较低。滞后者的主要信息来源是邻居或朋友，对新生事物和改变现状有着恐惧心理。

1. 罗杰斯提出了从对信息的知晓到接受的五阶段创新扩散理论模型

（1）知晓　知晓创新（新理论、新观念等）的存在和功能。

（2）说服　理解创新的价值决定，做出接受创新的承诺。

（3）实施　把创新理论付诸实践。

（4）确认　全面接受（或彻底拒绝）创新。

（5）维持　维持对创新的实践。

罗杰斯认为创新的社会传播符合S型曲线的变化规律，早期的接受者首先选择新的观念、理论或技术，被多数人追随，最后被公众所普遍接受。新的信息和技术的采纳决定于接纳开始时的速度和晚期采纳的速度。如果一个信息比较简单，很容易做到，那么会很快被人们接纳，如果一个信息相对比较复杂，开始时的传播速度不一定很快，但随着社会网络的传播作用，后期的传播速度会很快。

2. 传播扩散理论的主要观点

（1）大众媒介与人际传播的结合是新观念传播和说服人们利用这些创新的最有效的途径，大众传播可以较为有效地、有力地提供新信息，而人际传播对改变人的态度与行为会发挥重要的作用。

（2）认为"创新扩散"的过程至少包括四个环节：知晓（了解）、劝服、决定（决策）、确认（证实）。

（3）认为大众传播在传播活动的早期比晚期更有影响，传播过程呈S形曲线，即在采用开始时速度很慢，当其扩大至目标人群的一半时速度加快，而当其接近最大饱和点时又慢下来。

（4）大众传播和人际传播的结合是新事物的传播和说服人们采用它们的最有效途径。

创新扩散理论提示我们在创新扩散过程中，最初应尽量发挥大众传播媒介及时、迅速、广泛的传播长处，而当人们对新事物普遍了解充分把握以后，尽量调动人际渠道的积极性，借助人际网络传播劝服性信息，以产生预期效果。传播活动应把大众传播与人际传播有机结合，发挥传播活动的最大效果。

罗杰斯的创新扩散理论试图揭示传播活动的规律，其在健康教育领域得到了广泛的应用，是开展健康传播活动的重要理论模式。但是，由于缺少反馈环节和与实际情况不吻合等原因，创新扩散理论也有着一定的局限性（图5-3）。

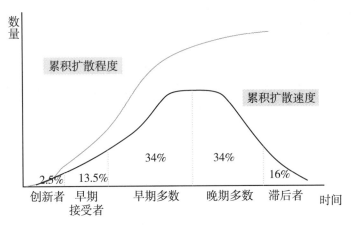

图 5-3 创新扩散理论模型示意图

（三）"知识沟"假说

20 世纪 60 年代，美国政府试图通过大众传播手段改变贫困儿童受教育的条件，其中《芝麻街》节目是其中的一个重要项目。在播出一段时间以后，人们发现，尽管该节目对贫富儿童都产生了良好的教育效果，但是因为富裕家庭的儿童对节目接触和利用更多，产生效果更好，贫富儿童的受教育水平的不平等不但没有缩小，反而被扩大了。根据这一现象，蒂奇纳等人于 1970 年在《大众传播流动和知识差距增长》一文中提出了"知识沟"的概念，并提出了大众传播实际上会扩大社会不同阶层成员间的知识差距，称为"知识沟"假说。

该假说认为，尽管大众传播媒介具有广泛的人群覆盖性，社会各阶层都能够接触到大众传播媒介，但社会经济状况好的人比社会经济状况差的人获取信息的速度更快，随着传播活动的增加，两类人群之间的知识差距在不断扩大，而不是缩小。在一段时间内，媒介大量宣传某话题，文化程度高的人会比文化程度低的人以更快的速度吸取与该话题相关的知识，所获知识的多少和程度与教育程度有更高的相关性。

"知识沟"假说认为，正是由于文化程度的差异，使得个人的阅读、理解和记忆等处理信息的能力存在差异，而这种差异来自于受教育程度的高低，一般来说，社会经济状况好的人，会接受到更多的教育，对某些问题已经有了预先的了解或更深入的理解。另外，社会经济状况好的人有更多的相关社会联系，交往范围广，获得知识速度快，渠道更多，范围更广。相反，社会经济状况差的人很难找到与其价值观和态度相协调的媒介信息，获取、阅读、理解信息的兴趣降低。也说明，大众媒介自身的本质上是为较高社会阶层人群服务的。

知识沟并不仅仅存在于社会经济状况和文化程度不同的人群之间，也存在于不同政治倾向、不同年龄的人群之间，大众传媒传播的信息，既会扩大知识沟，也会缩小知识沟，因传播而出现的"知识沟"，不仅仅是知识的差距，也可能涉及态度和行为。

三、大众传播对宏观社会的影响模式：议程设置模式

麦克姆斯和肖于 1972 年提出了议程设置理论，该理论中的议程设置是大众传播媒介影响社会的重要方式，其主要观点包括：

1. 大众媒介往往不能决定人们对某一事件或意见的态度和看法，但是可以通过有意识

地提供某些方面的信息和安排特定的相关议题来有意地影响人们关注某些事实和意见，并引导他们谈论这些话题的先后顺序。

2．大众传媒对某些事物和意见的报道和强调程度与受众对这些事物和意见的重视程度成正比，该理论强调受众的态度和行为会受到大众媒介设置的议题的左右和影响。

3．经常接触大众传媒的受众会更多地受到大众媒介议程设置的影响，其态度与大众媒介具有更多的一致性。

4．受众不仅关注媒介强调的议题，而且关注媒介对这些议题的主观倾向性和态度。

应用议程设置模式，能够通过议程设置在不同的团体和群体之间建立共识、实现对话，能够实现对公众的舆论引导，并能够通过对报道和新闻事件的构造，被应用于公共传播活动对人们注意力的吸引。

"议程设置"理论重新揭示了大众传媒对受众的影响力，重新提出了大众传播过程背后的控制问题，即可以通过传播议程的设置达到引导社会舆论的目的。

四、以受众为中心的模式：使用与满足理论模式

使用与满足理论通过分析受众对媒介的使用动机和获得需求的满足来考察大众传播给人类带来的心理和行为上的效用，它强调受众在大众传播过程中所发挥的作用和重要地位，认为受众完全根据自身的需求和愿望来选择并影响着媒体的传播。

传统的传播理论认为媒介在传播过程中发挥着说服受众的主导作用，受众是被动的，而"使用与满足"理论则认为受众根据自身的"需求"接触或选择媒体，并通过接触和选择特定的媒体使自己的特定需求和动机得到"满足"（gratification obtain）。

现代使用与满足理论的代表人物 E·卡茨认为，受众对媒体的选择和接触可以表述为："（社会因素+心理因素）→媒介期待→媒介接触（选择）→需求满足"的因果连锁过程，其主要观点包括：

1．人们使用媒介的目的都是为了满足自己的需要，这种需求和社会因素、个人的心理因素有关，如年龄、职业、家庭背景、受教育程度等社会因素，以及个人的意愿、需求、动机以及行为等心理因素。

2．人们接触和使用传媒需具备两个条件：①媒介的可及性；②媒介印象，即受众对媒介是否能够满足需求的评价，是在过去媒介使用的经验基础上形成的。

3．人们通过对媒介是否能够满足自己的需求的评价，决定了今后对媒介的接触和选择。

第五节　受传者主要理论模式

传播的目的是为了使信息的接收者——受众的知识、态度、信念、价值观和行为发生改变，一切传播活动都是围绕受众而开展的，没有受众就不可能完成传播的过程，可以说，受众是大众传播的核心，在由传媒、社会与人的复杂关系建构起来的大众传播环境中，受众是一切问题的交叉点。围绕受众研究，国际上发展出了多个理论模式。

总体上说，主要有受众附属论、受众主动论和受众中心论3种核心理论思想。受众附属论强调了大众媒介在传播过程中所占据的主导地位，认为受众对于大众传播媒介传播的信息

只会被动地接受。受众中心论则强调了受众在传播过程中的主导作用，认为大众媒介传播什么、怎么传播都是由受众所决定的。受众在传播过程中扮演着大众媒介消费者、媒介信息的接收者、传播活动的参与者和传播效果的反馈者四种角色，影响着传播者对传播内容的选择、传播风格的形成、传播策略的制定和媒介形态的确定，在一定程度上也影响着大众传播方针的制定。传播活动是一个复杂的过程，传播者和受传者都是这个过程中的重要组成部分，缺一不可。

一、关于受众的主要理论

（一）受众附属论

1. "靶子论"　"靶子论"出现于大众传播媒介刚刚兴起和普及的时代，在那时的传播学者看来，受众对于大众传播媒介传播的信息没有辨别力和免疫力，在传播的过程中，公众完全是被动的、无知的、丧失自我的，是缺乏凝聚力和抵御力的"乌合之众"，像一个一个的"靶子"。只要接收到大众传播媒介传播的信息，受众就会像中弹的"靶子"一样应声而倒。在大众传播媒介巨大的威力面前，传播者可以把各种各样的思想、知识、情感任意灌输到受众的头脑中，而受众只能被动接受、"惟命是从"。这就是"靶子论"，又称"刺激-反应"理论或"皮下注射理论"。今天看来，这种理论片面夸大了大众传播媒介在传播过程中的作用，高估了大众传播媒介对公众的影响力，忽视了受众对传播过程的参与和主观能动性，也忽视了社会客观因素对传播活动的制约，不符合传播活动的客观规律。

2. "商品论"　受众"商品论"认为，在资本主义社会中，大多数大众媒介都是商业组织，其广告收入是最主要的经济来源。大众传媒向公众发布新闻、传播信息、制作播出娱乐节目，都是把观众吸引过来的饵料，受众被捕获后，就成为商品被出售给广告商。斯麦兹的经典论文《传播：西方马克思主义的盲点》代表着这一理论的正式确立，此后受到了许多学者的关注，并且其学生进一步发展了该理论。当前在传媒业界颇为流行的"媒体二次售卖规律"实际上就是对商品论的印证。现代商业媒体的市场运作普遍遵循二次售卖原则，第一次售卖是指大众媒介将制作加工好的信息产品以较低的价格出售或者是免费提供给受众，然后将受众卖给广告商以换取利润，即进行第二次售卖。在这个理论中，受众完全成了媒体用于赚广告费的工具和商品，受众完全成为被媒体和广告商操纵的对象。

（二）受众主动论

1. 个人差异论　个人差异论以"刺激-反应论"的心理学模式为基础，认为受众是由具有不同个性心理特点、职业归属、文化背景、宗教信仰的个体所组成的，受众对大众传播媒介传播信息的接收情况主要决定于受众的特性。这一理论的意义在于认识到了受众的主观能动性，引导传播学者从分析受众成员的心理入手开展对受众的研究。

2. 社会分类论　社会分类论又称社会类别论或社会范畴论。该理论认为社会是由具有不同特点的群体所组成的，同一个群体具有相似的社会文化背景、经济水平、职业性质、宗教信仰、价值观、行为准则和归属感，这些特点使他们成为区别于其他群体，具有独特的意识形态、信息偏好和生活方式，所以会具有不同的媒介信息接受行为，对大众传播内容会作出大致相同的反应。该理论以社会学为基础，注重各社会群体的特性差异对受众成员的媒介信息接受行为的影响，这一理论的意义在于指导人们研究分析可变因素与受众信息接受行为之间的联系，进而指导传播机构根据不同受众群体的不同特点设置和制作信息产品。

3. 社会关系论　社会关系论认为，社会是由不同的关系链所组成的，人们的行为会受到各种社会关系的深刻影响，如师生关系、上下级关系、朋友关系等，同样也左右着人们对媒介信息的选择和反应，从而制约着大众传播的效果。

4. 社会参与论　社会参与论又称社会介入论，认为大众传播媒介是公众的讲坛，而不是少数人用来传播信息的工具和话筒，大众和社会团体既是讯息的接受者，又是讯息的传播者；他们参与报刊的编写、广播电视节目的制作和演播的自我表现欲望正在增长。让受众参与信息的制作和传播，正是为了让他们积极接受传播；参与传播也是受众表达权的具体体现。

5. 文化规范论　媒介传播会促使公众的价值观、思维方式和行为习惯发生变化，并能促使受众产生新的观点，对事物产生新的看法，并按照媒介所倡导的文化道德规范行事，进行是非判断。在这个过程中，受众并非是完全被动的，而是具有主动的选择和参与性。现有社会规范既可影响媒介的信息传播行为和内容，也会被媒介的传播行为所改变，或产生新的价值观。

（三）受众中心论

1. 受众顽固论　受众顽固论认为，大众传媒虽然每时每刻都在传播着海量信息，但公众只关注、选择和接受那些自己感兴趣的、与自己的观念、立场、价值观和信仰符合的信息，相反的信息对他不起作用。与受众兴趣和价值观一致的信息又进一步强化他们的立场和观点，这样，受传者便会变得越来越顽固。尽管该理论强调了传播过程中受众的选择性接受的重要性，但认为公众的观念和立场完全无法改变显然不妥。

2. 使用满足理论　又称"自助餐理论"，该理论认为受众在选择信息时完全是为了满足自身的需要，所以总是会主动地选择自己所偏爱的和所需要的媒介内容，而且不同的受众还可以通过同一个媒介信息来满足不同的需要。

二、传播过程中受传者的心理现象

受众研究是传播学的重要研究领域之一，因为信息传播的最终接受者和实践者是受众，受众在接受到信息之后会根据自己的经验对信息进行归纳、整合、分析，做出判断，并发出自身的反应，这是一个连续的心理过程。

在传播过程中，受众主要具有以下心理特点：

1. 认知心理　公众之所以关注信息、接触传播媒介，是为了减少或消除环境中的不确定性从而更好地生存发展，并希望对所获得的信息进行验证，是人的一种本能。

2. 猎奇心理（喜新心理）　人们天生具有探求的心理需求，总是乐于接受反常的、新奇的、罕见的信息，以期获得更大的信息量。

3. 遵从性心理（从众心理）　人是社会的，随时渴望被群体接纳、肯定，避免被抛弃和否定，从而使他们希望拥有更大的信息量。

4. 表现心理　希望在群体中显示自己优势的一种欲望，希望自己得到群体的肯定或奖励。

5. **移情心理**　受传者对自己无能为力、无法实现的欲望或不存在的经历会通过对信息内容的角度置换，借以达成心理的满足。

6. **对抗心理（逆反心理）**　当一个人的观念、意见和需求与周围环境严重不一致的时候，就会产生对抗的心理状态，表现为对信息的回避、拒斥、怀疑和曲解。

认识传播过程中的受众心理特点，对于制定更有效的传播计划和策略，提高传播效果十分重要。

第六节　关于传播效果的主要理论模式

一、传播效果

传播效果是指传播者发出的信息经媒介传递给受众，引起受众思想观念、行为方式等的变化。由于传播过程会受到种种因素的制约，传播效果与传播者的初始传播动机和目的可能相同或不同，也会出现不同的传播效果。传播效果可能是短期的，如通过传播可在短时间内起到告知和获知的效果，也可能产生长期的影响，如引起社会规范、文化与价值观的转变等。

二、大众传播的效果

大众传播既可产生个人和群体的影响，也会产生长期的社会文化影响。

（一）对个人和群体的影响

1. **对个人社会化的影响**　人们通过从大众传播活动中获取信息，强化、消除或形成思想观念和行为方式，是人社会化的重要过程。人们终生都要通过各种传播活动，获取有关他人和群体的信息，学习社会规范、继承社会文化、形成和完善自我意识。

2. **影响公众对现实问题及其重要性的认识**　媒体对某一信息或新闻事件的关注程度、报道的频率和强度，是公众对这件事的重要性做出判断的重要影响因素。媒介通过议程设置来制造、引导舆论，在潜移默化中左右人们的言论、话题和今后行动的方向。比如，在2003年SARS疫情暴发期间，大众媒体对SARS疫情报道的强度和频率都达到了空前的程度，使人们产生了空前的关注，并做出疫情严重的判断，减少了前往公共场所的行为，促使佩戴口罩，咳嗽、打喷嚏时遮掩口鼻等个人卫生行为的形成。

（二）对社会与文化的影响

媒介的社会文化影响是一个潜移默化的过程，大众传播媒介通过长期的宣传报道，会对社会文化的变革、社会规范的形成和文化传承起着重要的作用。其社会文化影响主要包括：①大众传媒通过传播有关新思想和新技术的信息，促进人们逐渐接受，并变成自己的思想观念和行为，最终推动了整个社会的变革；②大众传播制造和传播各种文化，对文化产生影响，统一或形成新的文化规范；③大众传媒所传播的文化被受众接受并内化，从而使文化得以延续和发展，起到文化传承的作用。比如，大众传媒通过对SARS疫情的长时间报道以及后续的预防措施的报道，通过潜移默化，最终使不随地吐痰、打喷嚏或咳嗽时遮掩口鼻、勤洗手等行为逐渐变成人们的文明习惯，成为一种健康文化。

三、关于传播效果的主要理论模式

传播学者对传播效果的研究主要经历了 4 个阶段，从靶子论到有限效果理论，再发展到适度效果理论和强大效果理论。靶子论片面强调了传播媒介的强大效果，忽视了公众对传播过程的选择能力和主动参与。有限效果理论是对靶子论的否定，包括个体差异论、社会关系论、多级传播理论等。适度效果理论以受众为中心进行研究，并着力于大众传播的长效作用，主要包括创新与扩散理论、使用与满足理论、议程设置理论和文化规范理论等。有关前3 个阶段的主要传播学理论已在上几节中作过介绍，此处主要介绍强大效果理论。

20 世纪 70 年代后传播学者重新发现了传播媒介的强大效果，逐步形成了大众媒介的"强大效果理论"，但该理论并不是枪弹论的恢复，而是在适度效果论的基础上发展起来的，从受众出发，探讨媒介间接、潜在、长期的影响，同时将传播过程置于整个社会政治经济环境中，进行多元化的宏观分析。具有代表性的强大效果理论包括"沉默的螺旋理论"和"教养理论"。

（一）"沉默的螺旋"理论

德国女传播学家伊丽莎白·诺埃勒-诺依曼（E·Noelle-Neumann）于 20 世纪 70 年代提出了一种描述社会舆论形成的理论假设。诺依曼发现，人们在表达自己想法和观点的时候，如果发现自己的观点得到了其他人的广泛赞同，就会对这类观点更加大胆地发表和扩散。相反，如果发觉某一观点无人或很少有人理会，即使自己内心赞同它，也会保持沉默。一方的沉默会造成另一方意见的增势，如此循环往复，便形成一方的声音越来越强大，另一方越来越沉默下去的螺旋发展过程。

沉默的螺旋理论认为，个人意见或态度的表明是一个社会心理过程。人作为一种社会动物，需要在社会中生存，所以总是力图从周围环境中寻求支持，避免陷入孤立状态。意见的表明和"沉默"的扩散是一个螺旋式的社会传播过程。也就是说，一方的"沉默"造成另一方意见的增势，使"优势"意见显得更加强大，这种强大反过来又迫使更多的持不同的意见者转向"沉默"。如此循环，便形成了一个"一方越来越大声疾呼，而另一方越来越沉默下去的螺旋式过程"。大众传播通过营造"意见环境"来影响和制约舆论。根据诺依曼的观点，舆论的形成不是社会公众"理性讨论"的结果，而是由"意见环境"的压力作用于人们惧怕孤立的心理、强制人们对"优势意见"采取趋同行动这一非合理过程的产物。"意见环境"的形成来自于所处的社会环境和大众传媒，而大众传媒的作用更强大。

诺依曼通过"沉默的螺旋"理论，重新揭示了大众传播的强效性，认为，社会舆论的形成是大众传播、人际传播和人们对"意见环境"的认知心理三者相互作用的结果。经大众传媒强调提示的意见由于具有公开性和传播的广泛性，容易被当作"多数"或"优势"意见所认知。这种环境认知所带来的压力或安全感，会引起人际接触中的"劣势意见的沉默"和"优势意见的大声疾呼"的螺旋式扩展过程，并导致社会生活中占压倒优势的"多数意见"——舆论的诞生。"沉默的螺旋"理论强调了舆论的社会控制功能，强调了大众传播具有强大的社会效果和影响。

（二）教养理论

以美国批判学者伯格纳为代表的传播学者认为，大众传播会对社会公众产生长期潜移默化的影响，对于电视观众来说，随着电视节目的普及和收视率的提高，电视节目实际上成为了社会人群信息、观念和意识的主要来源。反复和持续播出的电视节目教导了人们共同的世界观、角色观和价值观，即教养作用。在现代社会，大众传媒提示的是"象征性现实"，对人们认识、理解客观世界发挥着巨大的影响，这种影响不是短期的，而是一个长期的潜移默化的"教养"过程，它在不知不觉中制约着人们的现实观。大众传播的内容具有特定的价值和意识形态倾向，这些倾向不是以"说教"，而是以"报道事实"、"提供娱乐"等形式传达给受众的，它们在潜移默化中塑造着人们的现实观、社会观。电视媒介在形成现实观和社会意识的主流中，发挥着重要作用，但是这种"主流"作用并不是对所有人都有影响，其效果因传播内容而异。

教养理论强调大众传播在促使社会成员对社会形成"共识"中发挥着巨大的作用，大众传媒所提供的"象征性现实"与客观实现之间是有差距的，传媒的倾向会带来或好或坏的社会效果。

（田向阳）

参 考 文 献

1. 彼得斯. 交流的无奈—传播思想史（美）. 何道宽译. 北京：华夏出版社，2003

2. 李普曼. 公众舆论（美）. 阎克文，江红译. 上海：上海人民出版社，2002

3. A. Mattelart. Theories of Communication, Biddies Ltd, 1998

4. 博伊德-巴雷特，纽博尔德编. 媒介研究的进路—经典文献读本. 汪凯，刘晓红译. 北京：新华出版社，2004

5. 罗杰斯. 传播学史（美）. 殷晓蓉译. 上海：上海译文出版社，2002

6. 埃里克·麦克卢汉，秦格龙. 麦克卢汉精粹（加）. 何道宽译. 南京：南京大学出版社，2000

7. 菲德勒. 媒介形态变化（美）. 明安香译. 北京：华夏出版社，2000

8. 梵·迪克. 作为话语的新闻（荷）. 曾庆香译. 北京：华夏出版社，2003

9. 麦克尔·罗洛夫. 人际传播社会交换论（美）. 王江龙译. 上海：上海译文出版社，1997

10. 王怡红. 人与人的相遇—人际传播论. 北京：人民出版社，2003

11. Julia T. Wood, Communication Mosaics, Wadsworth, 2001

12. Steve Duck. Interpersonal Communication in Developing Acquaintance. In：Gerald R Miller（ed）. Exploration in Interpersonal Communication. Sage, 1976

13. John Stewart, Bridges Not Walls. A book about interpersonal communication. McGraw-Hill, 1999

14. Miller K. Organizational Communication：Approaches and Process（3rd ed）. Belmont, CA：Wadsworth, 2003

15. 张国良. 现代大众传播学. 成都：四川人民出版社，1998

16. 丹尼斯·麦奎尔，等. 大众传播模式论（英）. 祝建华，武伟译. 上海：上海译文出版社，1997

17. 萨默瓦，波特. 跨文化传播（美）. 闵惠泉，王纬，徐培喜译. 北京：中国人民大学出版社，2004

18. 李彬. 符号透视：传播内容的本体诠释. 上海：复旦大学出版社，2003

19. 斯蒂文·小约翰. 传播理论（美）. 陈德民，叶晓辉译. 北京：中国社会科学出版社，1999

20. 麦克卢汉. 理解媒介-论人的延伸（加）. 何道宽译. 北京：商务印书馆，2000

21. 凯瑟琳·米勒. 组织传播（美）. 袁军等译. 北京：华夏出版社，2000

第六章 | 健康教育与健康促进

第一节 概 念

一、健康教育

（一）健康教育的概念

世界卫生组织在 1948 年指出：健康不仅是免于疾病和虚弱，也包括生理的、心理的和社会适应能力的完好状态（wellbeing）。新的健康概念强调了从生理、心理和社会的综合角度看待健康状态，强调了健康是人类生物学因素、心理行为与生活方式因素、环境因素和卫生服务因素相互作用的结果，使人类第一次形成了整体的健康观（holistic well-being），构成了新的生物-心理-社会医学模式。新的健康观是人类历史上一次真正意义上的对疾病与健康的认识上的质的飞跃。半个多世纪以来，医学实践活动正是围绕新的健康的概念而开展。

健康教育（health education）以重点解决健康四类影响因素中的心理行为与生活方式因素并通过促进人们对卫生服务的合理利用而保护和促进健康，所以，就其本质来看，可以说，健康教育是通过改变人们的健康相关行为与生活方式，保护和促进健康的科学。健康教育也是这样一种过程，即通过健康信息的传播（health communication）和行为干预（behavioral intervention），帮助个人和群体掌握卫生保健知识，树立健康观念，自愿采纳有利于健康的行为和生活方式的教育活动。其目的是消除影响健康的行为危险因素（health behavioral risk factors），预防疾病，保护和促进健康，提高生活质量。解决影响健康的相关行为就必须研究不同人群和个体健康相关行为发生、发展、分布、流行和改变的规律、其影响因素及其变化规律，也必须研究行为如何对健康产生影响、影响的程度、途经、方式和规律。

从本质上说，健康教育可以被理解为健康传播活动，因为防病保健知识和技能的传播，有赖于传播学的基本原理和方法的全面应用。健康教育又是一种以防病保健知识和技能为主要内容的社会教育活动，只不过其教育对象更广，更复杂，教育学的直观性原则、因材施教的原则等都要在健康教育工作中充分应用。健康教育也可以被理解为是一种有计划的社会行为干预和社会治疗，因为通过健康教育使人们的行为发生改变，减少了疾病的危险因素，达到了预防疾病、降低流行、促进康复，改善健康，提高生活质量的目的。

国际上有关健康教育的定义主要有以下几种：

1. 美国 健康教育是一个持续地激发人们获取如何达到或维持良好健康状态的信息的

过程，也包括改善环境和生活方式从而促使他们达到健康的目标。

2. 新西兰卫生部　提供健康信息，教给人们如何做才能保证行为安全、促进和维护健康。

3. 澳大利亚　健康教育是指为了人们提高自己的健康素养而有意识地创造学习机会或开展健康传播活动，包括促进对知识的掌握、发展对个人和社区可能产生健康效益的生活技能。

4. 美国 Pearson education　健康教育是为了提高人们的健康意识而进行的有关健康行为的教育活动。

（二）健康教育的研究领域

1. 研究行为对健康的影响　不同的行为对健康会产生不同的影响，一个行为的发生和发展可能会对人的健康产生促进和改善作用，也可能有害于人的健康。会对健康产生影响的行为统称为健康相关行为，健康相关行为又可被分为健康危害行为、健康保护行为和健康促进行为。健康教育的目的是促使人们的行为朝着有益于健康的方向改变，所以，必须研究健康相关行为对健康产生影响的基本规律，包括影响的方式、途径、程度，其发生、发展和分布的规律，及影响健康相关行为的环境和学习因素。

2. 研究不同场所的健康教育　不同的场所有不同的特点，对健康教育活动的内容、方式方法和措施也会有不同的要求，这些场所包括社区、医院、学校、工作场所、公共场所等。

3. 研究不同人群的健康教育　包括儿童青少年、劳动力人群、老年人、妇幼人群、职业人群等。

4. 研究不同目的的健康教育　包括疾病防治、营养、环境保护、心理卫生、生殖、安全、药物滥用、疾病康复与突发性公共卫生事件防控的健康教育等。

（三）健康教育的主要任务

1. 普及健康知识，开展健康传播（health communication）　科学的健康知识和准确的信息是促使人们树立健康意识和观念，改变不健康的行为和生活方式，消除行为危险因素，树立有益于健康的行为和生活方式的必要前提条件。健康教育的重要任务之一就是开展健康传播。健康传播的主要目的是传播防病保健知识，帮助人们确立健康观念，提高人们的健康素养（health literacy），培养正确的健康技能（health skill）和做出健康选择的能力。通过社区诊断（community diagnosis）和需求评估（needs assessment），找出人们的主客观健康需求，利用不同的渠道、方式把这些知识和信息传播给大众。如合理营养、妇幼保健知识和技能的传播、基本卫生防病知识和技能的传播等。

健康教育的健康传播活动应用了传播学的有关理论和方法（如拉斯维尔的 5W 传播模式），研究传播对象的需求和特点、传播渠道的有效性、传播方式和内容的适用性，并研究传播活动的效果。

2. 实施行为干预，消除行为危险因素（behavioral risk factors control through intervention）　健康教育促使人们的行为朝着有益于保护和促进健康的方向发生改变，所以要采取知识传播的手段、教育的手段、环境改变的手段等方法和措施对人们的行为进行干预。行为干预是健康教育的核心，实施行为干预的目的是要消除行为危险因素，预防疾病的发生、发展和流行，提高人们的健康水平。当前，我国的主要健康问题十分复杂，既有慢性病的逐年高发问题，也有传染病的暴发流行问题，既有伤害的预防问题，也有心理的健康促进问题，如何针对这些健康问题，找出引发健康问题的行为危险因素，并开展行之有效的干预，对于健康问题的最终解决和控制具有重要的意义。如解决高血压的高发问题需要对人们的过咸饮食行为进行干预，使人们的过咸饮食行为发生有益于高血压预防和控制的改变，而要想使人们的过咸饮食行为发生改变，首先要通过健康传播向受众人群传播钠盐与高血压的有关知识，促使人们形成过咸饮食有害的意识和观念；通过培训和健康讲座教会人们掌握正确控制食盐摄入的方法和技能；在社区销售低钠盐，提供免费血压测量等公共卫生服务；这些措施的采取都是行为干预的重要措施。

3. 组织指导（organization and direction）　健康教育是一项系统的社会工程，需要动员、组织、协调和指导社会各层面、各部门、各方面的人参加，形成覆盖全人群和各场所的健康教育工作网。健康教育要完成政府的健康教育工作任务，也要和有关政府领导和决策部门密切联系，提供政策性调研、提出健康教育的计划和实施方案。健康教育要协调社区、学校和工作场所开展健康教育工作，也要组织、发动医务人员参与到健康教育工作之中。

4. 促进个人和社会健康责任　履行对健康所负有的责任是公民社会的基本特征。健康责任首先体现在健康道德层面，包括避免自身疾病传播给他人、避免危害他人健康的行为。我国有很多传染病之所以长时间以来难以得到控制，在很大程度上是因为一些传染病患者没有很好地履行自己对社会和对别人所负有的健康责任。医务人员同样负有不可推卸的健康责任，要告知和教育患者不要把病菌传染给别人。健康责任也体现在对自己的健康负责，一个人健康与否并不仅仅是自己的私事，疾病不但会对患者自己，也会对家庭、社会和国家造成影响。对自己的健康负责，主动地保护和促进自己的健康，就是对家庭负责、对社会负责、对国家负责。健康责任还体现在，不要为了实现自己的利益而以损害他人的健康为代价。健康教育与健康促进致力于通过传播、教育和干预的方法，促进人们承担对自身和他人健康所负有的责任。

5. 开展健康相关行为的科学研究（health related scientific research）　在不同人群和不同场所所开展的健康教育工作，其内容、方法和效果也会有很大的不同。健康教育的重要任务之一就是，研究不同情况下，开展健康教育的内容、方法和效果，研究内容的适用性、可理解性、可接受性等，探讨健康教育方法的合理性、有效性，研究效果评价指标、评价方法等，通过开展这些研究，寻求有效的健康教育措施，为制定健康政策、制定科学、有效合理的计划、方案和策略提供决策依据。

二、健康促进

（一）健康促进的概念

"健康促进"一词最早出现在 20 世纪 20 年代的公共卫生文献中，80 年代得到较大发展。1986 年，世界卫生组织在加拿大首都渥太华召开了第一届国际健康促进大会，发布了《渥太华宪章》（Ottawa Charter），并提出了健康促进的定义、内涵、工作领域和基本策略。《渥太华宪章》指出：健康促进是提高人们改善自身和他人健康能力的过程。1995 年，西太区世界卫生组织代表处在其《健康新地平线》（Health New Horizon）中指出："健康促进是指个人及其家庭、社区和国家一起采取措施，鼓励健康行为，增强人们改变和处理自身健康问题的能力。"

健康促进可看成是一个为了保护和促进人们的健康而采取的社会行动，它强调的是政府倡导、跨部门合作和人人参与，并通过健康政策的出台、健康环境的改善和卫生服务的提供，保障人们能够为了保护和促进自身和他人的健康而掌握健康技能，改变自身的行为和生活方式，并合理有效地利用健康服务资源。健康促进明确了政府、社区、机构、家庭和个人所应承担的保护和促进健康的责任。多年的健康促进实践表明，健康促进是促使人们形成健康行为和生活方式，提高健康水平的有效社会行动。

世界卫生组织把健康促进列为 21 世纪人类疾病预防控制三大策略之一，20 世纪 80 年代以来，世界各国纷纷把健康促进作为解决健康问题、促进全民健康的国家战略。如今健康促进已逐渐发展成为一个系统的学科体系。

关于健康促进的其他定义还有以下几种：

健康促进对个人、家庭和社区提供信息和教育，这种信息和教育鼓励家庭成员共同努力、社区做出承诺、宗教机构参与，为了促进人们的健康做出积极的贡献［美国健康与人类服务部（US department of health and human services）］。

健康促进是一种策略，这种策略为个人、集体和社区提供做出健康决定的工具。与传统的疾病和伤害治疗不同，健康促进的重点主要放在影响健康的社会、物质、经济和政治的因素上，也包括对减肥、健康的生活方式和合理营养的宣传倡导［加拿大卫生部（Health Canada）］。

健康促进是一切促进健康和预防疾病的活动。这些活动包括降低疾病的危险因素、早发现、预防不可逆的并发症发生以及预防疾病复发。健康促进是健康教育、疾病预防和健康保护的综合运用。健康促进是旨在改变健康的影响因素的行动，而不是针对某种疾病所采取的具体措施［澳大利亚卫生部（Ministry of Health，AU）］。

健康促进是鼓励人们采纳有可能减少患病危险因素的行为的活动［英国卫生部（National Health Service，UK）］。

健康促进是一门科学和艺术，它帮助人们改变生活方式从而达到理想的健康状态。理想的健康状态是指生理、情绪、社会、精神以及智力的平衡状态。生活方式改变要通过提高健康意识、改变行为以及创造对健康行为有支持作用的环境条件而实现，其中环境条件的改善对于行为改变的持续性具有最大的影响［美国健康促进杂志（Am J of Health Promotion）］。

（二）健康促进的五大工作领域-渥太华宪章（Ottawa Charter）

1986 年召开的第一届国际健康促进大会，在综合了各国健康促进的实践经验后，提出了健康促进的五大工作领域。

1. 开发促进健康的公共政策（healthy policy）　政策是人们做出有关健康的选择的重要保障，一条有益的政策可以规范和改变千百万人的行为和生活方式，为他们接受更多的健康信息提供制度保障。保护和促进健康的法律、法规、条例是健康促进的政策，如《传染病防治法》、《环境保护法》、《计划免疫法》、《公共场所禁止吸烟的规定》等都是，一个机构和部门制定的有益于健康的规章制度也是健康促进的政策，如关于鼓励人们加强体力活动的规定、工作场所禁止吸烟的规定、关于定期体检的规定等都是。作为国家战略，澳大利亚对水果销售采取补贴政策，保证人们可以买到廉价的水果，鼓励人们对水果的消费，而在同时，通过增加烟草税收，提高烟草价格，限制人们的烟草消费，这些都是鼓励人们做出健康的生活方式选择的政策。

2. 改善促进健康的支持性环境（health-supportive environment）　社会人文环境、治安和安全环境、居住环境、生活和休闲环境、体育活动设施、社区卫生服务的提供，以及自然生态环境都是影响人们健康的重要环境，良好的环境是人们获取健康的重要资源和保证。改善社会和物质两方面的环境状况，都将起到预防疾病、促进健康、提高生活质量的重要作用。

3. 发展个人健康技能（health skill）　健康技能是人们做出健康的选择、保护和促进自身健康的技术和能力，而科学、健康的信息和知识是提高技术和能力的基础。健康教育通过健康知识和信息的传播，提高人们的健康素养，是促使人们掌握健康技能的重要措施。

4. 加强社区行动（community participation）　社区是人们获取健康信息和保健服务、做出有益于健康的决定的重要场所，健康促进的重点是社区，这就要积极发动社区的力量，充分挖掘社区资源，共同参与卫生保健计划的制定和执行，帮助社区人群认识自己的健康问题，并提出解决问题的办法。

5. 调整卫生服务的方向（health service re-orientation）　卫生部门的作用必须超越临床治疗服务的意识，把以疾病治疗为中心的工作模式转变为以健康促进为中心的工作模式。卫生服务的责任应该由个人、社区团体、卫生专业人员、医疗保健部门、政府机构共同承担。

（三）健康促进的基本策略

《渥太华宪章》也提出了健康促进的三大基本策略，分别是倡导、赋能和协调。

1. 倡导（advocate）　健康是社会、经济、个人发展的重要资源，也是生活质量的重要组成部分。政治、社会、文化、环境、行为和生物因素等都有可能对健康产生有益的和有害的影响。健康促进通过倡导使这些因素朝着有利于健康的方向发展。

2. 赋能（enable）　健康促进着眼于促进人们健康公平的获得。健康促进行动旨在减少健康差别、保证公平的机会和资源以促使所有的人发挥他们最大的健康潜能。包括投入资金创建一个支持性的环境、开辟使人们更好地获取信息的途径、生存技能、为他们创造做出健康选择的机会。除非人们能够较好地控制那些影响他们健康的因素，否则就无法实现健康的潜能。

3. 协调（mediate）　控制健康的影响因素，实现健康的愿望，仅仅靠卫生部门是不能达到的。重要的是，健康促进需要协调利益各方，包括政府机构、卫生部门和其他社会经济部门，非政府和志愿者组织，地方权威机构，企业和媒体等。无论是个人、家庭还是社区都应该参加进来。为了促进人们的健康，专业人员、社会机构和卫生服务人员负有主要的社会协调责任。健康促进的策略和项目的实施应该切合当地、本国或本地区的实际需要，并考虑到不同的社会、文化和经济系统。

健康促进的策略也包括社会动员（community mobilization）和赋权（empowerment）。社会动员是促使人们关注健康、自觉积极地参与到健康促进行动中的重要策略，也是健康促进的核心策略之一。社会动员包括个人动员、机构动员、社区动员和资源动员等。社会动员的重要目标之一是促使每个人、每个机构和社区成员形成健康观念，共同努力，开发一切可利用的资源，控制健康危害因素，做出有益于健康的选择，保护和促进健康。赋权是提高人们查找影响他们自身健康的因素，并针对这些因素做出健康的选择和决策的能力的过程。为社区赋权是健康促进的重要策略之一。

三、健康教育与健康促进

（一）健康教育与健康促进的联系和区别

健康教育是通过健康保健知识的传播、教育和干预，促使人们自觉改善行为，建立有益于健康的行为习惯和生活方式。健康促进通过实施倡导、赋权和社会动员等策略，通过有益于健康的政策的出台、环境的改善、健康技能和服务的提供等，促使社会行为和个人行为朝着保护和促进健康的方向发生改变。健康教育与健康促进都需要通过激发人们的自身积极性，促使社会和个人为了保护和促进健康而改变自身行为。两者所运用的策略和方法不同，但目标一致，互相联系，密不可分。健康促进是健康教育的发展和高级形式，健康教育是健康促进的重要内容和方法。当前，健康教育与健康促进已发展成为一门独立的学科体系。在国外，大多数综合性大学都有健康教育与健康促进的专业或相关专业的设置。在我国，健康教育与健康促进已发展成为公共卫生下的二级学科。在公共卫生领域，健康教育与健康促进作为一个专业体系，其独特性主要体现在，他以医学理论体系为基础，用社会学、心理学和行为学等多学科的理论和方法，用跨学科的方法解决健康问题。

健康促进从健康教育发展而来，两者既有紧密的联系，又有所区别，其区别主要表现在：

1. **主体不同** 开展健康教育需要深厚的临床医学和预防医学专业知识基础，否则无法从事健康教育工作，所以开展健康教育工作的主体必然是那些受过医学教育的临床医生或公卫医师。而健康促进工作重在社会学的理论和方法，其重点是社会动员、组织发动和协调管理，所以开展健康促进的主体是政府或机构的领导、决策者或政策制定人。

2. **核心策略和方法不同** 健康教育通过健康知识的传播，健康技能的教育和普及，以及行为干预的开展，消除行为危险因素和健康危害因素，促使人们形成健康的行为习惯和生活方式，其核心策略是传播、教育和干预，而健康促进主要通过社会各系统的动员，激发社会各系统倡导健康理念、出台健康政策、提供健康服务、改善健康环境，并承担对自身和他人健康所负有的责任，其核心策略是社会动员。

3. **工作目标不同** 健康教育的工作目标是人们行为和生活方式的改善，衡量健康教育工作是否取得效果，要靠监测人们的行为是否发生改变。而健康促进的工作目标是健康支持环境的改善，观察健康促进工作的效果，要看有益于健康的政策的出台情况、环境的改善情况和服务的提供情况。当然，无论是健康教育还是健康促进，其最终的目标都是要消除健康危害因素，促使人们采取有益于健康的行为和生活方式，保护和促进健康。

4. **高度和层次不同** 健康促进可以说是健康教育的高级阶段，有赖于政府领导和决策者承担起对于人们的健康所负有的责任，需要有高度的政治承诺。健康教育则只是健康促进的基础性工作，是健康促进的组成部分之一。

（二）公共卫生人员应该掌握的健康教育与健康促进的基本技能

随着社会的发展和疾病谱的转变，人们越来越认识到，解决当代的健康问题，仅靠传统的生物医学模式是无法实现的，当代人们健康问题的解决既需要运用传统的生物学的方法，也需要运用社会学的方法，两者均不可偏废，健康教育与健康促进正是社会学的方法在医学领域中的具体应用。健康教育与健康促进不但自身就是解决健康问题的重要方法，同时也为公共卫生的其他专业领域提供重要的理论模式和工作方法。健康教育与健康促进、流行病及卫生统计三门学科一起构成了公共卫生的基础，为公共卫生提供了重要的理论、方法和策略，是公共卫生人员的必修课。总的来说，公共卫生人员至少应了解和掌握以下健康教育与健康促进的理论和方法：

1. 社区诊断和需求评估的知识与技能　社区诊断和目标人群需求评估是任何公共卫生活动的第一步，通过社区诊断和需求评估，将明确所要解决的问题，为了解决这些问题需要改变的影响因素，并根据问题解决的难易程度和可利用资源的情况，确定优先，制定计划、确定最佳方案。

2. 健康传播的基本理论和技能　公共卫生的重点是要体现卫生措施的公共性、公益性和公众性，作为公共卫生人员，应该较好的掌握健康教育的健康传播技能，包括大型传播活动的策划与实施、健康科普写作技巧、咨询和演讲的技能、传播材料的设计制作与评价技能等。

3. 社会动员技能　公共卫生需要全社会的参与和配合，作为公共卫生人员也应该较好的了解和掌握健康教育与健康促进的社会动员技巧，包括政策开发、对不同社会机构和群体的动员等。

4. 行为干预的基本理论与技能　行为本身是健康的重要决定因素（health determinants），通过改变人们的行为促进和保护健康，是公共卫生的重要策略；同时，行为又是公共卫生实现其功能的重要前提条件和载体，公共卫生措施的实施，需要人们的配合和遵从，需要人们的行为朝着有益于健康的方向发展。

5. 健康促进项目的计划设计与评价技能　PRECEDE-PROCEED 计划设计与评价模式是找出健康问题，确定优先，制定解决方案，并对效果进行评价的重要理论模式，掌握健康教育与健康促进项目的计划设计与评价技术，对于公共卫生项目的实施具有重要的实用价值。

四、健康教育与国民健康素养

（一）健康素养的定义和内涵

健康素养（health literacy）是指人们获取、理解和实践健康信息的能力。一个人的健康素养直接影响其是否能够做出正确的、有益于健康的决定或选择以及其对卫生服务的利用能力。具有较高健康素养的人能够主动地寻求、获取和学习有益的健康知识、信息和技能，能够较好地理解健康信息的含义，并根据健康信息的指导做出正确的判断，通过改善自己的行为，最终促进和保护自身的健康。健康素养与人们的健康状况和疾病发生情况密切相关。一般来说，健康素养较高的人其健康水平也处在较高的水平。有关研究表明，健康素养较低的人群，其新生儿及孕产妇死亡率、感染性疾病的发病率、住院率等高于健康素养较高的人群。目前，世界各国把健康素养作为健康教育与健康促进效果的评价指标之一，加拿大、美国等国家先后开展了全国性的健康素养监测，美国还把提高公民健康素养写入国家健康规划《健康的人民2010》中。

根据定义，健康素养包括三个层面的涵义：①具备基本的健康保健和防病知识；②具备基本自我保健的技能；③具有健康保健意识和能够做出健康选择的能力。健康素养的高低受文化程度、年龄、性别、文化背景、价值观、个人经历等多种因素的影响，但在同等情况下，健康传播是提高健康素养的最重要策略之一。

（二）我国界定的健康素养的基本内容

2008 年 1 月，卫生部向全社会发布了《中国公民健康素养——基本知识与技能》的公告，标志着作为公民健康素质的重要组成部分，我国正式界定了普通公众应具备的基本健康素养标准。健康素养标准的内容涵盖基本知识与理念、健康生活方式与行为和基本技能三个部分。因为我国已普及九年义务制教育，基本生理卫生知识、儿童青少年生长发育知识等已作为中小学生的正式课程进行讲授，所以相应内容未被包括在内。

基本知识与理念部分主要介绍了作为普通公民所应掌握的基本的健康和防病保健常识和个人所应具有的基本的正确的健康理念。主要包括健康的概念和含义、个人对健康所应负有的责任、健康生活方式的主要内容、烟草使用、保健食品、环境保护、义务献血、血压、体温、呼吸、脉搏等生理指标的正常值、注射安全、职业防护、免疫接种、流感、结核病、艾滋病、肝炎的防治、癌症的早期信号、心理健康、中毒等意外伤害的预防等。健康生活方式与行为部分主要包括个人卫生习惯、合理营养与平衡膳食、科学运动等。基本技能包括急救、互救、逃生方法等。

（三）开展健康素养促进工作的作用及意义

2007 年初我国公布的《国家人口发展战略研究报告》中指出，提高人口健康素质，需要从提高出生人口素质、提高全民健康素养、建立以预防为主的公共卫生体系三方面着手。2005 年的第六届世界健康促进大会通过的全球健康促进的《曼谷宪章》，将提高人们的健康素养作为健康促进的重要行动和目标之一。

提出我国健康素养的基本标准，逐步促进和提高我国公民的健康素养水平，是医疗卫生体系改革发展目标的重要组成部分，对于建设和谐社会、贯彻"科学发展观"和实现小康社会目标具有重大意义，主要表现在：

1. 健康素养是健康素质的重要组成部分　世界卫生组织认为，健康不仅是指免予疾病和虚弱，也包括生理的、心理的和社会适应的完好状态。不具备基本卫生知识、理念、健康的生活方式和行为习惯，就无法保证身体、心理和社会适应的全面健康，更无从实现完好状态的健康目标。

2. 健康素养是精神文明建设的重要内容　长期以来，因为基本的医学科学知识普及不够，曾一度出现了迷信"法轮功"的悲剧，也出现过"林光常事件"，有的农村地区甚至还存在生病就是鬼神附身，需要求神拜佛的愚昧思想。采取各种措施，大力倡导科学健康观念，深入普及健康素养知识，全面提高我国公民的健康素养水平，对于破除迷信，移风易俗，促进全民建立科学文明健康的生活方式，抵制不良和错误信息，防止封建愚昧思想侵蚀，提高中华民族的文明素质将会起到重要的促进作用。

3. 提高健康素养促进和谐社会建设　健康素养强调了生理、心理和社会三个方面的基本要求，强调了个人维护和保持健康所应具备的基本健康知识和理念，也强调了心理平衡和人与环境和谐相处的重要性以及为了保证社会、部门和家庭成员的健康个人所应承担的责任。全面提高健康素养将有益于和谐社会的建设。

4. 健康素养是加强医患沟通的重要内容　多年来，医患之间一直存在信息严重不对称的现象，医务人员在诊治过程中，缺乏与病人的起码沟通，特别是加上病人不具备起码的健康常识，常常引起误解，导致医疗纠纷，严重影响正常的诊疗秩序，并进而影响社会稳定。在加强医务人员医德医风建设的同时，加强基本健康素养知识的普及，将提高公众的基本医学常识，促进其与医疗卫生人员的更好配合，减少医患矛盾纠纷，建立和谐融洽的医患关系，促进社会稳定。

5. 改善健康素养是解决看病难、看病贵的根本策略　国际上的多项研究已经证实了健康素养对于预防疾病、减少患病率所发挥的重要作用。减少疾病发生无疑将抑制个人的病伤费用损失和全社会的疾病负担，从根本上解决看病难，看病贵的社会问题，保护劳动生产力，提高健康水平。

6. 普及健康素养对于实现医疗卫生改革的健康公平目标将发挥重要作用　全民健康素养水平的提高，是公共卫生体系建设和发展的重要目标之一，是建立覆盖城乡的公益性医疗卫生体系的基础性工作。通过健康素养的普及工作，将会极大提高公众选择健康的生活方式和做出健康的决定的能力，从根本上消除健康危害因素，实现医疗卫生体制改革提高健康公平的目标。

（四）我国健康素养相关工作的进展

我国早在20世纪90年代就已引入健康素养的概念，卫生部于2007年组织编写了《中国公民健康素养：基本知识与技能》，作为中国公民健康素养的基本要求，由卫生部正式向全国发布。2008年，我国开展了第一次全民健康素养监测工作，取得了中国公民的基本健康素养现状，并在此基础上，开展了全民健康素养的宣传推广和普及工作，这些工作的开展将为提升我国公众的健康素养，提高公民健康素质和健康水平打下坚实的基础。

当前，我国公民的健康素养水平不容乐观，中国疾控中心健康教育所承担的科技部863课题，在全国开展了健康素养的调查，初步分析结果发现，我国2/3的公众不具备基本的卫生知识和理念，不具备基本的健康技能，健康素养水平低下，严重影响全民健康水平的提高和经济社会的协调可持续发展，尽快启动我国公民的健康素养行动迫在眉睫。

五、健康教育、健康促进与文化

（一）文化的概念

文化是指一个社会的成员或其群体的生活方式，他们所共有的和共同遵守的信仰、观念和价值，也包括他们的服饰、婚俗和家庭生活、工作模式、宗教仪式及休闲方式。所有社会成员都是在共同文化造就的结构化的社会关系中被组织起来的。

当人类与社会世界发生互动时，价值观赋予它们意义并提供指导，价值观和规范共同塑造了一个文化的成员在其环境中的行为习惯和举止。

文化价值观常常会随着时间变化而发生改变，如，传统上，人们认为婚前性行为是不道德的，不被社会传统道德观所接受的，而在今天很多年轻人已不再把婚前性行为看作一件特别严重的错误。在20年前，肥胖被认为是营养好、经济富有、有地位和身份的象征，而今天无论是在西方世界还是在中国，肥胖都被认为是不健康的。

文化又有多样性的特点，不同种族、不同国家和不同社会群体之间的文化价值观可能截然不同。

文化又有很多亚文化现象，比如说热情好客自古以来是中国人的文化价值观，由此衍生出来的是拿出好酒给客人喝，最后形成了劝酒的行为习惯，形成了特殊的中国劝酒亚文化现象。

（二）文化与健康

1. 文化与健康的关系　不同的文化通过不同的层面作用于人的健康，如通过影响人的生活环境和生活条件影响人的健康；通过各种规范支配人们的行为健康，一些道德规范和风俗习惯鼓励人们采纳的行为可能是有害于健康的行为习惯和生活方式；此外思想文化还可以干扰人们的心理过程和精神生活影响人群健康。可以说疾病的发生和转化直接或间接地受到社会文化等因素的影响和制约。

（1）健康观是人们基本价值观的一部分　神灵主义医学观认为，患病是神灵对人的惩罚；生物医学观认为，疾病是人的基因易感性和环境微生物相互作用的结果；中医理论认为，人们之所以生病是因为受到了风、寒、暑、湿、燥、火等环境致病因素的影响或侵袭；而现在健康观认为，健康是生物学因素、环境因素、行为和生活方式因素与卫生服务因素共同作用的结果。这些不同的健康观正是人类历史不同阶段的社会文化影响的产物，而不同的健康观又影响了人们对健康与疾病的认识、保健行为和求医行为。

（2）文化是影响健康的社会环境因素之一　在健康的四个影响因素中，文化因素是社会环境因素的一部分，生活在不同文化背景中的人有不同的宗教信仰、行为习惯和生活方式，伊斯兰教不吃猪肉、反对抽烟，印度教不吃牛肉。到现在为止一些非洲国家还在流行妇女"割礼"。"天人合一"的儒家思想可能会使人的个性得不到释放而引起一些心理健康问题，而西方强调个性张扬的文化导致性自由的一度泛滥，为艾滋病的流行创造了条件。日本等东方企业强调员工对企业的忠诚，由此导致的巨大工作压力使一些人出现"过劳死"。

2. 文化与健康教育和健康促进　健康教育的目的是通过健康知识和技能的传播、行为干预和社会动员等，消除旧的、不科学和不文明的健康观念，移风易俗，促使人们形成科学、文明和健康的健康观，养成健康的行为习惯和生活方式，积极维护和促进自身健康，培植崇尚健康的文化。通过交通法的实施和交通安全教育，使人们自觉养成佩戴安全带的安全驾驶文化；通过立法、健康促进等促使人们不要在公共场所吸烟，倡导公共场所无烟的文化。

健康传播是健康教育和健康促进的主要方法之一，健康传播的重要目的之一就是提高人们的健康素养，本质上也是世界卫生组织倡导的健康赋能（enable），本质上是最大可能地调动人们维护和促进自身健康的主动性、积极性，其本质上也是一种健康文化的传播过程。健康促进是促使人们提高改善自身和他人健康能力的过程，其本身就是一种有益于健康的社会价值取向，即保护和促进人们的健康，需要个人、家庭、社会和政府都能认识到各自承担的责任，并共同做出努力。

第二节　健康教育与健康促进基本理论

一、健康相关行为理论

健康教育的核心是开展行为干预和促进行为改变，无论是知识的传播还是教育策略的实施，最终总是要落实到行为的改变上，促使人们的行为朝着有益于健康的方向发展。为了促使人们的行为发生改变，必须首先掌握行为发生、发展的规律及影响因素，心理学、行为学的相关基本理论和方法是健康教育与健康促进的基础。

（一）行为与行为干预

1. 个体行为发生的心理机制　条件反射与学习理论。有两个著名的行为（behavior）形成的理论，经典条件反射行为形成理论认为，人的行为的形成是外在的条件刺激的结果，比如婴儿在第一次见到护士时，因为打针遭受疼痛而哭泣，反复几次以后，只要婴儿一见到护士就会哭泣。哭这个行为的形成与受到的外在的条件刺激（护士的出现）有关。操作性条件反射理论认为，人的行为的形成是一个试错的过程，行为的形成决定于行为的后果或对行为后果的期待。比如，一个男人抽烟，女朋友赞美说：吸烟很有男人味，真帅。那么这种表扬和鼓励就会使吸烟这种行为持续下去；相反，如果他的女朋友对他进行批评，认为吸烟很不文明，那么吸烟的行为可能就会终止。儿童如果因为不小心打破了一只杯子而被批评，他就会在下一次见到杯子时很小心，摔杯子的行为可能就不会再次出现。操作性条件反射认为，人的行为并非先天形成，而是在试错的过程中被鼓励或强化的行为后果所影响。

经典条件反射和操作性条件反射理论奠定了行为学习理论的基础，即人的行为是习得的，并受到环境条件刺激和行为后果的影响，也是可以通过改变条件刺激和行为后果而改变的。条件反射理论构成了健康教育和健康促进的行为改变理论基础。

条件反射理论在心理治疗领域得到了广泛的应用，如对恐怖症的系统脱敏疗法，精神病的代币疗法，对抑郁症和焦虑症的认知疗法，对高血压等身心疾病的生物反馈疗法等。

2. 人类行为的影响因素　行为的形成和改变是人类自身遗传因素与环境因素相互作用的结果。在遗传因素相同的情况下，单卵双胎子可能因为生活的环境不同而形成不同的行为习惯和生活方式；相反，在环境因素基本一致的情况下，人们也可能因为遗传因素的不同而表现出不同的行为。

对于预防医学和健康教育工作来说，重要的是要研究影响行为和生活方式发生及持续的环境因素，通过改变环境因素反过来促使人们的某些行为发生改变。

行为的环境影响因素又可以被分为自然环境和社会环境两种。人类行为会受到诸如气候、地理特征、居住状况等物质环境的影响。居住在城市地区的人们的生活方式与居住在农村地区的人们的生活方式不同；居住在山区和平原地区的居民也会有不同的生活方式；居住在北极高寒地区的人们与居住在赤道热带地区的居民的生活方式也会截然不同；居住在楼房里的居民的行为习惯也和居住在平房区的居民有所不同。生活在澳大利亚的居民因为强烈的阳光的照射，会采取遮阳措施而避免被阳光灼伤或引发皮肤癌，而居住在北欧地区的居民会蜂拥到野外晒太阳。居住在中国东北地区的居民因为冬季漫长缺少蔬菜而形成了吃腌菜的习惯，居住在西北干旱缺水地区的居民认为洗手是最大的浪费。

人的行为同样受到社会环境因素的深刻影响。社会环境因素又可被分为小环境和大环境两种。小环境包括家庭、学校、工作单位等，行为的形成和改变主要受到人际环境的影响。在一个家庭，如果父亲有吸烟的习惯，很可能使其儿子耳濡目染，也养成吸烟的习惯；如果其母亲有跑步健身的运动习惯，其子女也可能会养成运动的行为；如果父母都不爱洗手，其子女也很难养成饭前便后洗手的习惯；在学校，如果老师都有良好的个人卫生习惯，对学生也会产生好的影响。

社会环境中的大环境包括文化、社会制度、经济状况、就业、道德、法律法规、文化、教育、社会动荡、社会风气等。当众亲吻在西方文化背景的美国被认为是表示亲昵的行为，而在东方国家会被认为是一种不雅的行为；经济状况较好的中国南方居民的生活方式与经济状况较差的西部省份的居民的生活方式也会迥然不同；《中华人民共和国传染病防治法》的出台，规范了人们传染病的防控和报告行为。

美国格林医生提出的健康促进计划、设计与评价模式（PRECEDE-PROCEED 模式）把影响人行为的因素归纳为三大类，即倾向因素、促成因素和强化因素。

（1）倾向因素（predisposing factors） 是为行为改变提供理由或动机的先行因素。它通常先于行为，是产生某种行为的动机或愿望，或是诱发产生某行为的因素，其中包括知识、信念、价值观、态度及自信心，以及现有技能、自我效能等。

（2）促成因素（enabling factors） 是允许行为动机或愿望得以实现的先行因素，即实现或达到某行为所必需的技术和资源，包括干预项目、服务、行为和环境改变的必需资源、行为改变所需的新技能等。如：健康食品的供应情况、保健设施、医务人员、诊所等资源；医疗费用、诊所的距离、交通工具、个人保健技术；政府的重视与支持、法律、政策等。

（3）强化因素（reinforcing factors） 指个人实施某行为后所得到的加强或减弱该行为的因素，这类因素来自行为者近旁的人，如配偶、亲属、医生、教师、同伴、长辈等；也包括行为者自己对行为后果的感受，如社会效益（如得到尊重），生理效益（如通过体育锻炼后感到舒展有力、经治疗后痛苦缓解）、经济效益（如得到经济奖励或节省开支）、心理收益（如感到充实愉快）等。

3. 行为的可改变性 根据行为的可改变性又将人的行为分为高可改变行为和低可改变行为。

（1）高可改变行为 与人的本能、文化习俗关系不大、行为刚刚发生、环境不支持的行为。这些行为往往较容易通过开展健康教育与健康促进工作予以改变。

（2）低可改变行为 与人的本能、文化习俗密切相关、持续较久已形成习惯、且没有成功改变的先例的行为。开展健康教育和健康促进改变这些行为难度较大，并且需要较长的时间。

4. 健康相关行为 从行为的产生来看，可把人们的行为分为本能行为和习得（社会）行为两大类。摄食行为、性行为、睡眠行为和防御行为是人类与生俱来的行为，可以被称为本能行为。而工作行为、人际交往行为等又是在人们为了适应不同的社会环境通过学习而形成的行为，所以也可以叫社会行为。无论是本能行为还是社会行为，均会对人们的健康产生显著的影响，这些与健康相关或能对健康产生影响的行为统称为健康相关行为（health-relating behavior）。在健康相关行为中，对健康有益的行为被称为健康促进行为，而对健康有危害作用的行为又被称为健康危害行为，而能直接导致疾病的行为又被称为致病性行为模式。

（1）健康促进行为　是人们为了保护和促进自身及他人健康所主动采取的行为和生活方式，如忠于婚姻和家庭、坚持平衡膳食、适量运动、作息规律、保持充足的休息、晒太阳、讲究个人卫生、定期体检、主动接受免疫接种等，这些行为对个体而言起到了预防疾病、保护和促进健康的作用，也是健康教育与健康促进所有倡导的行为和生活方式。

（2）健康危害行为　有可能已引起健康问题、对人们的健康有直接或间接不良影响的行为统称为健康危害行为，如吸烟、酗酒、吸毒、性乱、缺乏体力活动、高脂膳食习惯、过咸饮食习惯、不良就医行为、自杀、不遵守交通法规等，而这些行为正是健康教育行为干预的目标行为。

（3）致病性行为模式　有的专家把人的行为分为 A 型行为和 C 型行为。A 型行为的特征是时间紧迫感强、争强好胜、易产生敌意和易被激惹，有关研究发现，A 型行为是高血压、冠心病、脑卒中等心脑血管病的重要危险因素。C 型行为的主要特征是外部被动、压抑、克制，内心情绪反应强烈而不外露。研究表明，C 型行为是恶性肿瘤的重要危险因素。

（二）行为干预、行为医学与行为治疗

1. 行为干预　行为干预（behavioral intervention）是通过采用不同的方法和措施，消除或增加行为的影响因素，去除或减少不利于健康的行为，培养有益于健康的行为习惯和生活方式的过程。行为干预包括个体行为矫正和群体行为干预。帮助吸烟者戒烟、支持酗酒者戒酒等都属于个体行为矫正。采取政策、环境、服务等的措施帮助某个特定人群减少过咸饮食习惯、提高体力活动参与率、增加计划免疫覆盖率等则属于群体行为干预。通过行为干预减少人群不良行为的流行率，增加有益于健康的行为习惯和生活方式，最终达到预防疾病，保护和促进健康的目的。

2. 行为干预的常用方法　个体行为矫正，通常采用咨询、劝导、同伴和家庭影响等措施。群体行为干预可采用培训、讲座、发放宣传品、利用大众传媒传播健康信息、举办参与性健康传播活动等。健康保健服务的提供、物质环境的改变、有关政策的出台等都是行为干预措施。

3. 行为指导处方　疾病患者，特别是慢性非传染性疾病患者所患的疾病与患者的行为和生活方式有着密切的关系，通过改变某些行为习惯和生活方式可以明显有利于疾病的治愈和康复，在临床实践中行为指导处方应运而生。需要强调的是，行为指导处方的使用应遵守个体化、针对性、阶段性、实用性等原则。每个患者的病情和身体状况不同，行为指导处方也要因人而异，如都是给高血压病人的运动处方，不同的病情就要区别对待，已出现心肌损害的高血压患者不适合进行中等以上强度的有氧运动。

4. 行为医学　在影响人们健康的传染病与寄生虫病、慢性非传染性疾病、伤害和精神心理性疾病四大类健康问题中，行为因素是共同的危险因素之一。如过咸饮食习惯与高血压、高热量饮食与糖尿病、缺乏体力活动与心脏病等都有着密切的关系；不合理的饮食习惯是结核病发生和流行的危险因素之一，不卫生的饮食习惯是消化道传染病的危险因素，随地吐痰是呼吸道传染病的危险因素；不遵守交通规则是道路意外伤害的危险因素，等等。总而言之，行为是健康问题发生、出现和流行的核心和关键环节，预防控制健康问题，要先解决人们的行为问题。对人们的行为的发生、发展及其对健康影响研究最终催生了行为医学。行为医学即是研究人们的行为发生、发展的规律及其对人类健康的影响的一门科学。行为医学用医学、心理学、社会学等多学科的原理和方法，通过解决行为问题最终减少或避免健康问题的发生和流行。行为医学是健康教育与健康促进专业学科体系的重要基础和组成部分。

5. 行为治疗　行为治疗（behavioral treatment）是指运用心理学和行为医学的理论与方法，对病态行为（如变态性行为）、神经症性行为、成瘾行为等进行行为治疗、矫正的过程。行为治疗的方法包括满灌疗法、系统脱敏疗法、代币疗法、生物反馈疗法等，行为治疗是个体健康教育的常用方法之一。

二、健康教育与健康促进行为改变理论

多年来，通过健康教育的实践活动和研究，围绕健康相关行为的干预，人们总结出了多个健康行为改变理论模型，为健康教育的实施找出了有效的模式，被广泛应用到各国的健康教育工作实践之中。这些健康教育相关理论模型主要包括群体行为改变理论和个体行为改变理论两类。

（一）个体行为改变理论

1. 知信行理论（KABP）　知识是人们转变态度、改变价值观、产生行为的前提和基础。反过来，要想使人们的行为发生改变，首先要让人们了解与之相关的知识和信息，并通过观念的转变，形成信念，最终把知识转化为实际的行动。比如在预防控制高血压的工作中，要想让人们放弃过咸饮食习惯，形成平衡膳食的生活方式，首先要向人们普及过咸饮食与高血压方面的知识，告诉人们高血压的危害，低盐饮食是预防高血压的重要措施等，从而使人们树立坚持低盐饮食可以预防高血压的信念，最终使人们养成低盐饮食的膳食习惯。由此看来，具备知识-转变态度-树立信念-转变行为四者之间形成了必然的逻辑关系。但是，知识并不能总是会转变为行为，在知识和行为之间往往存在鸿沟，因为一个人行为的产生、维持或改变，除了要具备一定的知识外，还要受到各种环境条件和内在心理活动的影响。比如尽管大多数吸烟者都确切的知道吸烟的危害知识，但很难放弃吸烟。试图仅仅通过传播知识来改变行为往往难以奏效。尽管如此，知信行理论仍然是健康教育与健康促进领域的重要和基础理论模型，在健康教育工作中得到广泛的应用。

2. 健康信念模型　人的行为是心理活动的结果，心理活动可以被认为是内隐的行为，而行为是心理活动的外在表现。正常人的一切行为都受到心理意识的控制，不受心理意识控制的行为只有婴幼儿的本能行为（如吮吸）、精神病行为（如自伤和伤人）和神经症行为（强迫性洗手）。

而决定人们采取某种行为的最直接心理活动就是人的知觉（perception）、态度（attitude）和信念（belief）。知觉也可以理解为"意识"，如一个人是否能够意识到过咸饮食习惯可引起高血压？是否能够意识到高血压对人的健康会产生严重的危害？是否意识到自己具有改变过咸饮食习惯的能力？态度可以理解为一个人对一件事物或一个人的看法及心理倾向，如改变过咸饮食习惯是否值得去做？预防高血压是一件很重要的事吗？信念是态度的强化，是一种稳定的心理倾向，如"高血压会对人的健康产生严重的危害，改变过咸饮食习惯对于预防高血压十分重要，所以我要尽量少吃盐"。

健康信念模型（health belief model，HBM）正是一个通过干预人们的知觉、态度和信念等心理活动，从而改变人们的行为的健康教育模型，由当时服务于美国公共卫生机构的社会

心理学家 Hochbaum 等创立于 19 世纪 50 年代，其后经过不断的充实和发展，已成为人们开展健康行为干预项目和活动的重要工作模式。

（1）HBM 的理论假设　一个人的行为会发生改变，如果他：①感到一种疾病或残疾是可以预防或避免发生的；②意识到只要采取专家建议的措施（行为）就可以避免其发生；③自信自己能够成功地改变这种行为。

（2）HBM 模型所认识的心理变化　HBM 模型认为，行为的产生或改变要经过以下三个阶段的心理变化：

1）产生"恐惧"心理　"恐惧"心理的产生，决定于两个方面的因素，一是知觉到易感性（perceived susceptibility），即如果一个人具有某种不健康行为，一是要使他感到这种行为容易引发某种不良的健康影响，如疾病、残疾等，二是要让一个人知道这种健康影响可能会导致严重的后果（perceived severity），如死亡。

2）对行为的结果产生心理期望　在使个人对某种不健康行为产生"恐惧"心理的同时，也要使他知晓不这么做的好处，即，使其知觉到益处（perceived benefits）。但在个人知觉到益处的同时，也很可能感到要改变某种行为需要克服很多障碍，即知觉到障碍（perceived barriers），如需要花费更多的时间、改变行为后会产生心理上和生理上的不适、操作起来不方便等。

到此阶段，可以说个人已经初步形成了改变行为的心理动机和期望，但其心理活动处在矛盾交织状态，还不能彻底做出行为改变的决定。

3）产生效能期望　要使一个人在前两个阶段的基础上产生行为改变的效能期望，首先要使他树立信心，感到自己完全有能力改变现状，即产生自我效能（self-efficacy）感，与此同时，也要使他知道，在做出改变行为的决定后会得到家庭成员、社区、同伴、同事等多方面的支持和帮助。

HBM 自创建以来，被广泛地应用于控烟、营养、性病/艾滋病、高血压筛查、安全带使用、乳腺自检、体育锻炼等众多的健康教育与健康促进项目和活动的计划、设计和实施工作之中。

（3）HBM 模型的缺点　主要包括：

1）到目前为止，多数健康教育与健康促进项目只用到了其中的部分内容。

2）作为一个心理学的行为改变模型，未考虑到其他因素对人们行为的影响，如环境因素、经济因素等；该模型未考虑社会规范、同伴压力对人们行为的影响。

3. 社会认知理论　社会认知理论（social cognition theory，SGT）是有关理解行为改变的认知、情感和行为本身等影响因素的理论模型，该理论认为，行为的改变是环境、人和行为之间相互作用的结果。社会认知理论解释人们如何养成并维持一定的行为习惯，为干预策略提供理论基础（bandura，1997），为健康教育的行为研究提供了新的思路，也为健康教育与健康促进行为干预项目的设计、实施和评价提供了一个理论框架。

社会认知理论中的环境是指影响行为的外部因素，包括社会环境和物质环境。社会环境包括家庭成员、亲朋好友、同事等。物质环境包括居住状况、环境温度或饮食条件等。情境与环境不同，它是指物质环境在人们的心理上引起的反应（Glanz，et al. 2002）。

环境为行为提供模板。当一个人看到别人的行为时会进行观察学习（observational learning），经过强化就成为自己的行为（bandura，1997）。行为能力（behavioral capability）是指如果一个人准备实施某个行为，它必须充分理解这个行为意味着什么，并且具有实施这种行为的技能。

社会认知理论认为一个人之所以产生或维持某种行为，主要受到以下因素的影响：

（1）环境（environment）　是指影响人们行为的外在因素，为人们实施行为提供机会和社会支持。

（2）情境（situation）　是指人们对环境的主观心理感受。正向的心理感受促使人们纠正错误观念，促进有益于健康的行为习惯。

（3）行为能力（behavioral capability）　实施某种行为的知识和技能，可通过知识传播和技能训练促使其掌握有关实施某种行为的能力。

（4）期望（expectation）　对行为结果产生的心理预期，对行为结果的良好心理预期提高实施健康行为的积极性。

（5）效能预期（expectancies）　一个人对自己是否有能力实施某种行为的心理预期，教育和引导会使一个人产生能够成功改变行为的自信和积极的效能预期。

（6）自我控制（self-control）　是一个人为了实现目标行为所进行的自我调节，如果帮助他提供自我监测的技能、分析和确定行为目标、解决问题和自我奖励的机会将有利于行为的最终实施。

（7）观察学习（observational learning）　一种新的行为会通过对他人的行为和行为的结果的观察和学习而形成。

（8）强化（reinforcements）　增加或减少行为再发生可能性的措施，如促进个人进行自我奖励，并提供外部激励等。

（9）自我效能（self-efficacy）　一个人实施某种特定行为的自信心，为此，分步骤地、逐步实施某种行为可以较好地保证最终行为改变的成功。

（10）情感应对反应（emotional coping responses）　当一个人做出了行为改变的决定或实施了某种行为后，很可能产生负性的情感反应，从而产生心理压力，阻碍行为的改变或维持，为此应为个人提供用于解决不良情感反应的策略，必要时为个人改变行为提供训练和压力管理方案。

（11）交互决定机制（reciprocal determinism）　人们在实施某种行为时，个人、行为和环境会产生持续的相互作用和影响，为使人们的行为发生变化，应考虑采用环境、技能和个人改变的各种措施。

4. 理性行为理论　理性行为理论（theory of reasoned action，TRA）认为，个人和他所处的社会的普遍观念是一个人形成态度和价值观念的重要决定因素。而个人态度和价值观念又决定了一个人是否会产生采取某种特定行为的动机，动机最终决定了某种行为是否被一个人所采纳。总之，TRA理论认为个人价值观和关于社会价值取向的信念决定了一个行为最终会不会发生。

该理论有一个重要的假设，即人们都是理性的，而且一个人是否采纳某种行为是可以被自己所控制和决定的。Fishbein于1994年描述了该理论的要素，主要包括：

（1）行为（behavior）　指在一定的时间内（time），一个人在某个环境中（context）采取的有指向性的（target）行动（action）。如一个人为了减少艾滋病传播的风险，在旅馆中（context）每次（time）与性伴（target）发生性关系时都使用避孕套（action）。

（2）意向（intention）　是一个人是否采取某种行为的直接决定因素。

（3）态度（attitude）　一个人对于采取某种行为的积极的或者负性的感觉（Feelings）。

（4）行为信念（behavioral Beliefs） 指的是一个人对某种特定行为后果的信念和对行为后果的主观估计。这些信念会随着人群的不同而不同，如已婚的夫妻之间鼓励对方使用安全套可能会被认为引起不忠，而在同性恋高流行地区这种鼓励会被认为是一种信任和关怀。

（5）观念模式（norms） 一个人关于别人对某种行为的评价的想法（perception）。如"我这么做，别人会怎么想？别人也许会认为这么做是不道德的。"

（6）遵从信念模式（normative beliefs） 指的是一个人在权衡了自己的观念模式与别人可能会产生的看法后，所持有的信念模式。如："尽管别人认为这么做不值得，但对于我来说，这么做是很重要的。"

TRA 理论的缺点主要是，没有充分考虑环境因素对人们行为的影响，另外，有的时候，人们可能先是有了某种行为，然后才改变了态度和观念。如《道路交通安全法》规定使用安全带，所以一个人在驾驶机动车时尽管感觉很不好，也不得不照做，但当他习惯了佩戴安全带后，觉得戴安全带的确是一种保证安全的、有益的行为，还是很值得的。

总之，该理论认为，人们的一切行为都是在综合了自身的价值判断、估计了别人可能会产生的看法和综合考虑了社会规范后，经过理性思考，最终做出的决定。

5. 阶段变化理论 1982 年，心理学家创建了"阶段变化理论"（trans-theoretical model of change，stages of change theory，SCT），经过 Prochaska 等人的充实，于 1992 年形成了比较完整的理论体系。SCT 理论认为，行为改变可以分为 6 个阶段，它们分别是：

阶段 1：无行为改变打算（pre-contemplation）：也许一个人意识到了某种行为的健康危害，但因为各种原因，没有要改变它的想法；也许一个人根本没有意识到某个行为的健康危害，所以根本也不可能有要改变这个行为的打算。如：一个肥胖者意识到了肥胖对身体的危害，但对自己的体型已经习惯了，所以没有要减肥的打算；也可能这个肥胖者根本就没有意识到肥胖对健康的危害，而且周围的人都已经习惯了自己的形象，所以也没有减肥的打算。也许他们还会寻找一些自认为成立的理由来自我安慰，如"减肥太浪费时间了"、"身体变瘦有很多衣服不能穿了"、"参加减肥，朋友对我可能就不会像过去一样好了"、"减肥太困难了"。

要想使一个人产生行为改变的想法（意识），走出此阶段，进入下一个阶段，必须要开展三项工作（过程）：

1）通过传播知识和信息提高行为改变的认知水平（consciousness raising） 如可以借助发放肥胖危害健康有关知识的小册子、举办有关讲座等，使干预对象产生肥胖危害健康的意识。

2）角色扮演（dramatic relief，role playing） 如可以让肥胖者参加正常的社交活动以使其产生"不方便"的感受，让肥胖者参观康复中心以使其产生肥胖会引发脑血管病等严重的健康问题的想法。

3）环境再评估（environmental reevaluation） 如让干预对象意识到，如果不改变现状会产生很多社会适应问题，比如参加社交活动的便利性受到限制、周围有很多肥胖者已经采取减肥行动等，从而使干预对象产生要进行行为改变的压力。

阶段 2：打算改变（contemplation）：干预对象已意识到了自己某种行为问题的严重性，也已经清楚改变行为所带来的好处，但也很清醒地知道要改变现状自己所要付出的代价，已考虑要改变这种行为。在此阶段，干预对象开始产生要改变行为的情感体验，在内心中对行为改变进行权衡（self-reevaluation），出现矛盾的心态。但不久，干预对象就会进入下一阶段。

阶段 3：准备改变［preparation（getting ready）］：干预对象已完全意识到某个行为问题的严重性，已决定要在下个月改变它。有的人已经打算加入减肥培训班、购买有关减肥的书籍、主动向医生咨询等。甚至一个人已经开始部分地尝试某种行为，如肥胖者已开始尝试去散步，但还没有全面实施有效的减肥行为（减少油炸食品和高糖食品的摄入、进行有效的体力活动等）。在此阶段，人们已经完全放弃了不打算进行行为改变的想法（self-liberation），并做出严肃的承诺要进行行为改变，并且也已完全相信自己有能力改变当前的行为。

阶段 4：行动（action）：干预对象开始采取全面的行为改变行动，但改变后的行为还没有持续超过 6 个月。如肥胖者已全面开始实施减肥计划：每日平衡膳食、不吃油炸食品和油料作物、每天进行有规律的中等强度的运动、每天监测体重变化情况等，但这些行动的持续时间还没有达到 6 个月以上，还不能认为已经达到了减肥的理想标准。

在此阶段，要采取以下措施以使干预对象巩固其行为改变的效果：

1）采取强化管理（reinforcement management） 如可以对其行为改变的行动进行奖励和表彰，既可以是物质的也可以是精神的；

2）帮助其建立关系（helping relationships） 如可以为干预对象建立社会支持（如社区、家庭成员、同事的支持等）、帮助其建立自助或互助小组等。

3）防止其出现反复（counter-conditioning：alternatives for behavior） 如试图恢复爱吃油炸食品的习惯等。

4）控制环境刺激物（stimulus control：avoid high-risk cues） 如家庭成员不再购买油炸食品和含糖食品，避免为干预对象提供行为反复的机会。

阶段 5：保持（maintenance）：干预对象已经达到行为改变的目标，并且已经持续六个月以上，如肥胖者的体重通过持续半年以上的减肥行动，已使体重开始有规律地下降。此阶段重要的是要不断增强干预对象的信心。

阶段 6：终止（termination：exiting the cycle of change）：一些成瘾性行为可能经历这个阶段。在此阶段，人们建立了高度的自信心，克服了由于行为改变而引起的不良情绪体验，如沮丧、焦虑、无聊、孤独、愤怒或紧张等，他们已经能够抵挡住任何诱惑不再回到过去的不健康的习惯上去。研究表明，经过这个阶段，行为就不会再复发。

行为变化阶段理论模式有其局限性，主要为：①对环境的影响作用考虑较少；②此模式是对行为变化的描述性解释，而不是原因性解释；③各阶段间的划分和相互关系不够明确。

（二）群体健康行为改变理论

1. 社会营销理论 社会市场学源自西方市场经济学理论，最初由 Philip Kotler and Gerald Zaltman 在 1971 年提出。社会市场学结合了商业推广、广告学理论和技术，其最初的定义是：旨在增加某种社会观念或行为在目标人群中可接受性的活动的设计、实施和控制。

社会营销理论运用的商业策略包括：制定可测量的目标、进行市场调研、生产和提供真正适合需要的产品和服务、通过广告宣传创造需求、最终通过营销网络以适当的价格销售出去以达到销售目标。社会市场学与商业营销的区别在于前者推广的是一种无形的观念和行为模式，而后者推广的是一种可以感知的商品和服务。健康教育与健康促进项目计划、设计与评价的过程，正是社会市场学理论的具体应用。

在斯里兰卡曾发生过麻风病的流行，开始人们认为这是上帝的惩罚，是年轻时干坏事的结果。针对这种情况，社会市场学推广两种产品：①观念：麻风病是一种传染病，并不是上帝的惩罚，麻风病不可怕；②正规的治疗完全可以治愈，麻风病患者应寻求并服从治疗。在向公众推广传播上述的观念的情况下，同时推荐 MDT 综合治疗方法。

社会市场学旨在改变目标人群的观念和行为。所以第一步就是要进行市场调研：包括经济状况、动机、价值观、行为习惯、社会心理学特征和需求。市场调研不但在计划阶段至关重要，在实施阶段也是这样，因为人们的需求会发生不断的改变。

社会营销学注重一切以人们的需求为出发点。产品、服务或观念的推销者只与对象谈论他们的需求。对于不同的人群运用不同的营销渠道，在城市地区采用的渠道与农村地区完全不同。营销方式也应该不断发展变化，以免人们对这些宣传熟视无睹。另外就是价格的适中，需要注意的是，如果因为要适应大多数人的需求而定价过低，人们就会怀疑产品的质量，所以可以采用对富人高定价，穷人低定价的办法。

如果目标是利润的最大化，应考虑不同的价格水平对消费需求的可能影响。如果目标是降低或减少需求，应采用高定价。在定价的过程中应重点考虑人们消费行为的影响因素，如时间、经济收入、传播渠道、足够的信息暴露、心理期望值等。

社会市场学理论认为，产品的设计、生产、销售过程是一个不断激发和满足人们社会、心理需求的过程。社会营销人员要研究人们的社会文化背景、价值取向、生活需要等，通过收集这方面的信息来提高产品的生产设计（product）、定价（price）、销售（place）和推广宣传（promotion），在这个过程中还要通过社会、生活和工作理念的宣传，激发和提高人们的购买欲望。围绕这个过程，社会营销理论形成了 4P 核心理论。但是 4P 理论仍是以营销者为中心的理论体系。随着社会营销理论的发展，后又逐渐形成了 4C 理论，即社会营销活动应该一切以顾客（Customer）为中心，4C 的含义是：

（1）顾客（consumer）　顾客的欲望和需求（consumer wants and needs）。

（2）成本（cost）　顾客欲望和需求的满足成本（cost to satisfy the wants and needs）。

（3）购买的便利性（convenience to buy）　消费者更注重考虑购买的便利性。

（4）沟通、交流（communication）。

健康教育与健康促进正是一种社会市场学在公共卫生领域的应用，健康教育与健康促进要对人们的健康需求进行调查了解和分析，根据调查结果，确定适合目标人群实际需求的健康教育与健康传播的内容、方式方法和措施。

2. 社区组织和组织改变阶段理论　社区组织（community organization）是指社区成员为了识别、评估和解决自身所面临的健康问题，整合社区资源、发展和实现社区目标的过程。社区组织理论的核心是赋权（empowerment），通过赋权，社区成员和个人掌握自己社区的命运，真正成为社区的主人。成功的赋权表现在人们对社区活动的积极参与，思想上达成共识，解决问题的能力得到增强，政策和支持性条件得到改善，资源被更好地利用等。在社区能力建设中，最重要的是社区中各种力量的联合、领导层开发、建立和利用有效的社会网络。

社区组织改变阶段理论（stage theory of organizational change）解释了组织如何提出新的目标、项目、技术和观点，并进行实践。该理论之所以被称为阶段理论，是因为组织的创新最终被采纳和实施，要经历一系列的步骤或阶段，为了创新在社区内发展和实施，在每个阶段都需要一套相应的策略。

组织创新的采纳和实施一般要经历如下 7 个阶段：

（1）意识到社区已经无法满足需求　社区成员觉察到问题的存在或潜在的问题。

（2）寻找解决问题的方法　社区成员尽力地寻找解决问题的办法。

（3）评价解决问题的方法　比较不同方法的可行性和预期效果。

（4）决定采纳一系列行动　从评价过的方法中选择一种，确定行动的目标和步骤。

（5）在系统内发起行动　为产生改变而形成政策或其他指导性策略，并获取采取行动所必需的资源。

（6）改变的实施　根据改变的实施对资源进行分配，创新执行开始。

（7）改变的制度化　创新在组织内得到确立，成为常规组织活动的一部分。

（三）健康促进的效果模型

自1986年第一届国际健康促进大会以来，健康促进已成为许多国家和地区的国家健康战略，并在促进健康保护政策出台、改善健康保健服务、提高人们健康技能水平等方面发挥了重要的作用。

健康促进的重点是要消除和减少影响人们健康的因素，在这些影响因素中，一部分是个人可控制的因素，如个人的健康行为、健康卫生保健服务的利用等。而社会因素、经济与环境状况、卫生保健的提供等都不是个人所能够掌控的。所以，采取行动，支持人们采纳和维持健康的生活方式、改善人们与健康相关的生存条件（环境）等正是健康促进所要追求的效果。因为不同的人会采取不同的视角，所以对健康促进是否有效的判断也是不同的。

对于政策制定者和预算管理者来说，他们更关注经济投入在短期内会产生哪些健康效益，因为这是他们做出经费投向决定的重要根据。健康促进工作者则更关注于项目实施的可行性、目标人群和机构的参与情况等，因为他们更重视是否能够实现项目的预期目标。对于健康促进的目标人群来说，他们则更关注他们的健康需求是否能够得到满足，社区成员是否有足够参与机会。学术研究人员关注健康促进方法的精确性、项目的持续性和完整性，以及预期目标的实现程度。所以，建立一个统一的健康促进效果的评价模型十分复杂。

如果在一个单一的场所开展健康促进，应该把该项目是否真正使人们的行为发了有益于健康的改变、有益于健康的政策出台情况、社会和物质环境的改变情况，以及健康保健服务的提供情况作为衡量健康促进效果的重要指标。

针对某个人群的健康促进，重要的是要解决该人群的健康问题，要看社区成员的参与情况、人们与健康问题有关的行为的改变情况以及其他人为健康影响因素的改变情况。

针对某一个具体的健康问题的健康促进，最后要看这个问题是否真正得到了解决。

为了更好地找出一个评价健康促进效果的模型，Don Nutbeam教授提出健康促进应该从健康与社会效果、中期效果及健康促进效果三个方面进行考察和评价（表6-1）。

1. 健康与社会效果　是一切医疗卫生工作的最终目标，包括生活质量的改善、社会独立性和公平性提高，以及死亡率、发病率、残疾率和失能率等降低。

2. 中期健康效果　是指健康影响因素的改变情况，这也是健康促进的基本目标。如健康的生活方式的养成情况、物质、经济和社会环境或条件等健康支持性环境的改善情况。健康保健服务的可及性以及利用情况等。

3. 健康促进效果　是指影响人们健康的个人、社会和组织机构等健康影响因素的改变情况。也包括健康素养、社会行动和社会影响、健康政策和组织机构行为改变。

表6-1　健康促进效果模型（Don Nutbeam，2000）

健康与社会效果	社会效果，包括：生活质量、社会独立性、公平性
	健康效果，包括：发病率、残疾率、可预防健康问题归因死亡率下降
中期效果 （可改变的健康影响 因素改善）	健康的生活方式，包括：烟草使用、食物选择、体力活动、饮酒和药物滥用
	有效的健康服务，包括：预防性服务的提供、健康服务的可及性（accessibility）和适宜性 （appropriateness）
	健康环境，包括：安全的物质环境、有益于健康的社会和经济条件、良好的食品供应、烟 草控制、饮酒控制
健康促进效果 （健康促进活动所产 生的影响）	健康认知力（health literacy），包括：健康相关知识、态度、动机、意向、个人技能、自我 效能
	社会行动与影响，包括：社区参与、社区赋权、社会规范、公众舆论
	健康的公共政策和机构行为，包括：政策发布、立法、规定、资源分配、组织机构开展的 活动
健康促进活动	教育，如：患者教育、学校教育、大众媒体传播、印刷媒体传播
	社会动员，如：社区发展、团队促进、技术咨询
	倡导，如：宣传（lobbying）、政府发动、多部门合作

第三节　健康传播理论

　　传播学的理论和方法是健康教育与健康促进理论的基础和核心，健康教育与健康促进实际上就是通过健康知识、技能、信息的传播从而改变人们行为的过程，其中的每个环节都离不开传播学原理的具体应用。

　　人们生活在社会中，无时无刻不在与他人和环境之间进行信息交流，个人之间、群体之间以及个人与群体之间传递、散布、交流和分享信息的过程成为传播。有关传播学的理论和方法是健康教育与健康促进理论的基础和核心，健康教育与健康促进实际上就是通过健康知识、技能、信息的传播从而改变人们健康相关行为的过程，其中的每个环节都离不开传播学原理的具体应用。

一、传播要素

　　一个完整的传播活动的实现必须具备传播者、信息、媒介、受传者、效果和反馈6个要素。其中传播者是传播活动的发起人，传播者在确定一个传播活动前，首先要对传播对象——受传者进行分析，以找出保证产生最佳效果的传播渠道、传播方式、传播材料等，并据此制定出传播策略和传播计划。根据不同传播活动的目的和要达到的目标，受传者分析至少应包括受传者的年龄、性别、职业、经济收入、文化程度、心理偏好、价值观、文化背景、宗教信仰、风俗习惯等，只有深入细致地做好受传者分析，才能较好地了解和掌握受传者的不同需求，从而制定出更有针对性的、更有效的传播方案。

二、传播效果

传播活动都有明确的传播目标，这个目标要么是希望改变传播对象的知识水平，要么是为了改变或强化受传者的某种意识或观念，要么是为了使受传者的行为发生改变。但是在传播活动中，受传者并非只是被动地接受传播者发出的讯息，相同的信息在不同社会特征的人群中可能会产生迥然不同的效果，受传者总是依据自己的心理定势对所接到的讯息进行再整合，传播过程实际上是讯息与受传之间相互作用的过程。

三、传播效果的影响因素

传播效果是指受传者在接受信息后，在情感、思想、态度和行为等方面发生的反应，根据其程度不同，传播的效果可被分为4个层次，分别是知晓健康信息、健康信念认同、形成有利于行为转变的态度以及采纳健康的行为和生活方式。在传播活动的各个环节都会受到各种因素的影响，并最终影响传播活动的最终效果。如传播者的专业素质、传播技巧，信息的科学性、准确性、通俗性和针对性，媒介的适用性、可获得性，受传者的社会文化特征、心理特点，传播活动所处的社会和自然环境等均可能对传播的效果产生显著的影响。

四、传播关系

人们在传播活动中通过信息交流和分享建立起来的互动关系成为传播关系，传播关系的建立有赖于传播双方具有共同经验范围、契约关系和反馈3个基本条件。共同经验范围是指能够有效地进行传播的双方必须具有共同的语言、知识、生活经历、经验和认识过程等。契约关系是在传播过程中，双方相互依存的一种膜切关系，传播双方以此约束各自的传播行为。

第四节 健康心理理论

心理健康是健康的重要方面，是身体健康、行为健康和良好的社会适应能力的重要基础。健康心理学是运用心理学的理论和方法，探索心理健康问题，研究心理学方法在预防和纠正不良行为及各种疾病中的作用，保护和促进心理健康的科学，是健康教育与健康促进的基础学科。健康心理学理论和方法是健康教育与健康促进理论体系的重要组成部分。健康心理学的理论体系包括应激适应理论、心身健康理论、健康行为理论、应对理论等。

一、健康心理学概述

（一）健康心理学的研究范围和内容

健康心理学的研究内容和范围包括：

1. 减少或消除疾病的心理与行为危险因素　包括：①生活事件与紧张压力应对；②矫正致病性行为模式（如 A 型行为）；③矫正有损健康的不良行为方式与习惯，如吸烟、酗酒、吸毒、变态性行为等；④心身疾病及其影响因素；⑤改善心身健康，提高心理潜能。

2. 减轻或预防因疾病导致的病理心理反应　包括：①提高个体心理应对能力，消除与缓解因心身障碍引起的情绪紧张；②研究医患心理，建立良好的健康道德与医患关系；③解决由各种有损健康的心理因素引起的家庭、工作和社会等方面的问题。

（二）心理健康的标准

人的心理活动非常复杂，但也有一定的规律可循，一个人的心理是否健康，除了可使用心理量表进行测量以外，很重的是要通过定性观察和分析。人的心理健康状况符合正态分布的特点，一是在整个人群中，大多数人的心理特征处在正常状态，只有少部分人处在正态分布的两端。尽管很难对心理健康提出一个统一的标准，但根据大多数人的心理过程和心理特征，可把心理健康的标准归纳为以下 6 个方面：

1. 认知健全适应　个体能正确认识自己，具有正常的智力水平，对自己的兴趣爱好、人格和在集体中的地位等有客观、正确和全面的评价；具有健全的心理认知过程，如良好的感知记忆能力、灵活的思维、丰富的想象和流畅的语言等等。

2. 情感饱满适度　情感热情饱满而非消极滞钝；情绪反应适度；一般情况下有乐观愉快心境。另外，情绪的表现强度和持续时间适中，能为社会所接受。

3. 意志坚强可控　健康的意志应该具有目的性。在制定和执行计划时，意志对行为的调控应符合意志的自觉性、坚韧性、果断性、自制性品质。

4. 人格的和谐统一　健康的人格表现在个体对他人、对自己、对社会的态度及所具备的信念、理想、世界观上。胸怀理想、充满信心、谦虚谨慎、待人热情、认真负责、富于创新是人格和谐统一的表现。

5. 人际关系和谐　健康的人际关系表现在乐于交往，接触他人时持积极态度，能够理解和接受别人的思想情感，并善于表达自己的思想和感情；在人际交往中既能悦纳他人，又能愉悦自己；在集体中，既有知己，又有广泛的朋友。

6. 无心理异常和心理障碍　无人格障碍、性心理障碍、成瘾及吸烟等不良行为，以及有违社会规范的行为和常人难以接受的情绪等。

二、冲突与挫折心理

所谓挫折是指人在向既定目标前进的过程中受到阻碍，无法达到目标，或达到目标的进程被延搁而产生的心理紧张状态与情绪反应。

（一）造成挫折的原因

造成挫折的原因主要包括外部环境因素和内部主观因素两个方面。外部环境因素包括：①自然环境因素：由于各种自然环境的限制，包括自然灾害等，常使个人动机不能满足，目标不能达到；②社会环境因素：由于人际关系或其他社会文化因素造成的挫折情境；③个人内部主观因素：由于个人的能力限制，或因心理生理上的缺陷，而妨碍自己达到目标。

（二）挫折的基本方式

1. 由延迟引起的挫折　由延迟引起的挫折是指个体在实施某种行为后，得不到以前通常能得到的奖励而产生的挫折，奖励的出现被延期了，从而产生情绪和行为方面的困扰。

2. 由阻挠引起的挫折　社会文化、经济因素、人际环境因素、他人的行为因素等常常会成为某个个体实现心理动机的一种障碍，从而造成心理挫折。

（三）心理冲突

心理冲突是指个体同时具有两种对立的心理动机，即心理冲突。这时，一种动机的满足就会导致另一种动机受挫。心理学家将动机冲突分为4种基本形式：

1. 双趋式冲突　个体在有目的的活动中同时有两个并存的目标，而且两个目标对其具有同样的吸引力或引起同样强度的动机。当个人因实际条件的限制（如：空间、时间、经济条件、个人能力等限制），无法同时获取两个目标，必须从中择一舍一，这时在心理上就会产生难以取舍的冲突情境。此谓"鱼与熊掌不可兼得也"。

2. 双避式冲突　当个体同时面对两个具有威胁性的事件时，尽管对两者都想躲避，但迫于情势，如果躲开一件，就无法躲开另一件，即只能接受一件，才能躲开另一件。这种选择情境即双避式冲突。

3. 趋避式冲突　即接近—回避冲突。当同一个事物既有好的一面，又有坏的一面，既让人喜爱，又让人厌恶时，个体对这一事物即同时产生了接近和回避两种对立的倾向，这种动机冲突即为趋避式冲突。如：一位姑娘爱吃糖果，但又担心吃了会发胖。

4. 双重趋避冲突　这是双趋式与双避式冲突的复合形式，也可以是两种或多种趋避式冲突的复合形式，即两个目标对个体同时具有好与恶，吸引与排斥两种力量。

（四）挫折后反应

心理挫折与心理冲突会对人的行为造成重大影响。挫折后的行为表现主要为攻击、倒退、固着、情感冷漠等。

1. 攻击　当人遇到挫折时，会产生愤怒的情绪，由此导致攻击行为，攻击有时表现为直接攻击，即直接针对作为挫折来源的人和物，其方式可以是嘲笑谩骂也可以拳脚相加。有时，由于挫折的来源太强大，直接的攻击会给自己造成更大的伤害，只好将怒气转移到弱小的事物上去。

2. 退行　人在遇到挫折时，有时会表现出与自己年龄不相称的行为，即表现出早年的一些习惯和行为方式，以简单而幼稚的方式应付挫折情境，这种现象即为退行。一个最典型的退行的例子就是一个3岁的小孩，早已学会了自己穿衣吃饭，自主地控制大小便，但在他的小弟弟出生后，他却又开始尿床了。这种退行是由于父母对小弟弟的过分关心而忽略了这个孩子，使孩子感到受挫而引起的。

3. 固着　人在遇到紧张情况时，有时会被迫重复某种无效的动作。尽管反复进行的动作无法使自己摆脱困境，无任何结果，但往往不能被更适当的行为所代替。如：当突然发生火灾时，被围困在屋里的人会拼命地推门，尽管推不开，还是不断地重复，直到精疲力竭而不会像正常情况下那样改变一下行为方式，试着拉拉门，那样他就会发现原来门是向里开的。这种变态的固执往往使人丧失摆脱困境的良机，造成许多悲剧。

4. 冷漠　尽管对挫折的普遍反应是主动攻击，但有时也会出现另一种相反的反应——情感淡漠。对挫折情境漠不关心、无动于衷、甚至退缩。对同一种情况一个人做出攻击反应还是冷漠反应，学习是一个重要因素。人们像学习其他行为那样学会对挫折的反应。一个人在其生活经历中，如果每当遇挫折后采用攻击方式能克服挫折情境，那么，以后再遇到挫折情境他多半就会采取同样的方式——攻击。而反之，如果他采用攻击未能克服挫折，甚至招致更大的挫折，则以后他再遇到挫折时，就可能采取逃避的方式，如果不能逃避，就只好以冷漠的方式来反应了。

（五）挫折耐受力

挫折耐受力因人而异。有人耐受力强，能忍受严重的挫折，坚韧不拔，百折不挠；有人耐受力则弱，稍遇挫折就意志消沉，颓废沮丧，一蹶不振；有人能忍受工作上的严重挫折，却不能忍受自尊心受到伤害等。所谓挫折耐受力是指个体遭遇挫折情境时，能摆脱其困扰而避免心理与行为失常的能力，亦即个体经得起打击或经得起挫折的能力。一个人挫折耐受力的强弱，除了受遗传及生理条件的影响外（如：身体强壮的比体弱多病的耐受力要强，而神经类型弱型和不均衡型的耐受力亦差），另外，更主要的受个人的挫折经验、个人对挫折的主观感受及生活经历的影响。一个心理健康的人，应能在生活经验中体验到挫折是现实生活中的自然现象，不必也无法逃避。应面对现实，并在可能的范围内予以克服。一个人的挫折耐受力和其他心理品质一样是可以经过学习或锻炼而获得的。个人应主动地去接受适量的挫折情境，以增强自己的适应能力。同时，加强个人的自我修养，学习有关挫折与适应的知识，练习对待挫折、适应环境的技能和技巧。

三、应激

（一）应激的概念

应激（stress）也被称为压力，是指由于紧张刺激而导致的一种心身紧张状态，是机体对有害环境刺激的一种非特异的适应性反应。应激动态发展有 3 个阶段，每个阶段机体的变化特点和易患疾病也不同。

第一阶段：警戒期。表现为体重减轻、肾上腺皮质增生、淋巴结增大、激素增加。这是为了唤起体内的防御能力，为了应付应激性处境，机体动员自身的能量，或准备战斗，或准备逃跑。例如，人被狗咬时，即全身动员，肾上腺素分泌增加，血压上升，脉搏与呼吸加快，骨骼肌血流供应增加，心、肺、脑血流量增加，血糖上升。这些警告反应使机体处于最好的态势，或战或逃。如果应激源非常严重，也可以直接引起死亡，如严重的烧伤。如果机体持续处于有害刺激影响下，则会转入下一阶段。

第二阶段：抵抗期。表现为体重恢复正常，肾上腺皮质变小，淋巴结恢复正常，激素水平保持恒定。这时以对应激源的适应为特征，机体对应激源的抵抗程度增强。若继续处在有害刺激下或刺激过于严重，机体会丧失所获得的抵抗力而进入第三阶段。

第三阶段：衰竭期。机体表现为肾上腺增大，然后耗竭，体重减轻，淋巴结增大，淋巴系统功能紊乱，激素增加，然后耗竭。此时警戒反应期的症状可再次出现。若应激源仍不能消除，这些征象将成为不可逆转，甚至造成死亡。在严重应激的各阶段，都可对机体造成损害。但应激并不总是有害的，适当的应激会调动机体的应对积极性，更好地适应新的环境或完成重要任务。

（二）应激源与应激反应

应激源指引起应激过程的各种因素，主要有躯体性、心理性、文化性、社会性因素等。其中后三种被人们统称社会心理因素。

应激一旦发生，无论它是由何类应激源引起的，一般都会导致心理和生理反应。

1. 应激的心理反应　应激引起的心理反应可分为积极的和消极的心理反应两类。积极的心理反应是指适度的皮层唤醒水平和情绪唤起，注意力集中，积极的思维和动机调整。这种反应有利于机体对传入信息的正确认知评价、应对策略的抉择和应对能力的发挥。消极的心理反应是指过度唤醒（焦虑）、紧张；过分的情绪唤起（激动）或低落（抑郁）；认知能力降低；自我概念不清等。这类反应妨碍个体正确地评价现实情境、选择应对策略和正常应对能力的发挥。具体来讲，可以将应激心理反应分为三类：情绪反应、行为反应和自我防御反应。

（1）情绪反应　应激下的主要情绪反应有焦虑、愤怒、恐惧和抑郁。

1）焦虑　焦虑是以忧虑、焦急、莫名的恐惧、担心为特征的一种复合的不愉快情绪。适度的焦虑可以提高人的警觉水平，促使人投入行动，以适当的方法应对应激源，从而有益于人适应环境。过度的焦虑则是有害的，因为它妨碍人准确地认识、分析和考察自己所面临的挑战与环境条件，难以做出符合理性的判断与决定。

2）恐惧与愤怒　如果把焦虑看作是尚未接触应激源、危险或威胁较模糊时产生的情绪反应，而恐惧则是一种企图摆脱已经明确的特定危险的逃避情绪。恐惧多发生于身体安全和个人价值与信念受到威胁的情况下。对身体安全的威胁多半来自于躯体性刺激物，如躯体性疾病、动物和理化刺激物；对个人价值和信念的威胁多来自于社会性刺激，如人际关系紧张、考试失败和不能晋升等。在这些情况下，一个人也可以产生厌恶的情绪体验，伴随着回避或逃避行为和恶心呕吐等生理反应。愤怒多出现于一个人在追求某一目标的道路上遇到障碍、受挫折的情境。尤其当一个人认为这一目标是值得追求的，而障碍是不合理的、恶意的或有人故意设置的时候，更会产生愤怒、忿恨和敌意。

3）抑郁　包括一组消极低沉的情绪，如悲观、悲哀、失望、绝望和失助等。悲观、悲哀常常是与"丧失"有关的情绪反应，所失去的是当事人所重视或追求的东西，如患病、衰老、丧亲、失业、不被重用、高考落榜和子女离家等。这类情绪反应的强度取决于当事人赋予所失去的事物的主观体验。

（2）行为反应　应激可引起不适的心身症状，因此，人们总是会采取一些行动来减轻或消除其影响，这就是适应和应对行为反应。这些行为反应可分为两类：

1）针对自身的行为反应　指通过改变自身以顺应环境的要求，包括远离应激源，或改变自身条件、自己的行为方式和生活习惯等，如应激下的人可采取逃避或回避的方式来应对应激的挑战。在现实生活中，逃避和回避并非总能做到，而且这种行为也不能从根本上解决问题。这时，有些人可能求助于烟、酒、毒品或某些药物，这种做法往往不但于事无补，反而会给自身的健康造成很大的危害。

2）针对应激源的行为反应　指通过改变环境要求（应激源）而不是改变自身的方式来处理心理应激，包括消除或减弱应激源的各种活动，如：将家搬到厂区附近，以消除长途乘车上下班这一工作应激源。

（3）自我防御反应　人在遇到应激源后，会无意识地做出认知和行为努力，以减轻应激以及应激带来的焦虑。这种在无意识中运用的心理应对策略称作心理防御机制，由此表现出的反应就是自我防御反应。即借助于自我防御机制对应激源及对自己的应对效果做出新的解释，以减轻应激所引起的紧张和内心痛苦，这样做就是自我防御反应。

2. **应激的生理反应**　为了对应激源做出适应调整，个体还会产生一系列生理反应。主要包括以下生理系统的变化：

（1）神经系统　主要是交感神经系统兴奋，从而导致一系列生理效应：心率加快，心输出量增加，血压升高，呼吸加深、加快，皮肤及内脏供血减少而脑及四肢肌肉血流量增加，糖原分解、血糖浓度升高，血液中可供利用的游离脂肪酸增多，同时凝血时间变短、儿茶酚胺分泌增多、中枢神经兴奋性增高，机体变得警觉、敏感。这些反应总的效应是为人或动物提供必要的能量，以准备战斗，或从危险中逃跑，是一种"战或逃反应"模式。一般在急性应激或应激初期，都会产生此类反应，也可称之为应激的急性反应。神经系统的变化也会有相反的情况，某些个体有时在遇到应激时，会出现副交感神经活动相对增强的反应，如：心率减慢、心排出量和血压下降、血糖降低等，可导致眩晕和休克。

（2）内分泌系统　应激时内分泌系统最主要的变化是肾上腺皮质活动的增强，分泌糖皮质激素和盐皮质激素，以升高血糖水平，增加血容量，以及调节细胞和组织液间的水分和盐类的平衡，保护机体免受应激损害。参与应激反应的，除了肾上腺髓质和皮质外，还有垂体-甲状腺、垂体-性腺和胰岛素系统。总的特点是，在应激状态下分解代谢类激素分泌增多，如：皮质激素、髓质激素、甲状腺素和生长激素；而合成代谢类激素分泌下降，如：胰岛素和睾丸素。

（3）免疫系统　应激期间免疫系统的显著变化也很引人注意。研究表明，短时而不太强烈的应激不影响或略增强机体的免疫功能，而长期的较强烈的应激会导致免疫功能的下降。应激影响免疫功能的方式，主要通过影响、损害下丘脑，导致皮质激素分泌增多，同时胸腺、淋巴组织退化、萎缩，抗体反应抑制、巨噬细胞向炎症部位移动等一系列变化，从而造成免疫功能的下降。

总之，应激的生理反应广泛涉及机体的各个系统：神经系统、内分泌系统、免疫系统等，涉及它们所控制调节的所有器官和系统。它包含一系列整合而复杂的生理反应，并不是一两个模式就能概括的。而且，不同的人对同一应激源的生理反应是有差异的，同一个人在面对不同的应激源时，其生理反应也会表现出差异。一般而言，应激越强烈越持久，其生理反应强度也越大，可能对机体造成的危害也越大。

（三）应激与健康

应激影响健康的途径是通过应激源→应激的中介机制（生理和心理）→应激的反应（心理和生理反应）而实现的。由于应激量、应激的性质及个体的心理与生理中介反应不一，从而对身体影响的表现各异。主要包括三个方面：破坏人的免疫系统，降低机体抗病毒、抗癌细胞能力；人们面对应激事件时产生激动情绪，造成血压升高，消化功能减退并容易引起疲劳，损害身体器官；人们过于专注应激，以致忽略了疾病的症状。

1. **应激造成的临床症状**

（1）急性心理应激的临床表现　急性心理应激引起较强烈的心理和生理反应，形成一些症状和体征，引起身体不适、虚弱、精神痛苦。主要有3种常见的急性应激临床综合征：①急性焦虑反应，其症状为烦躁不安、过敏、震颤、呼吸困难、心悸、出汗、厌食、恶心、腹部不适，体征为皮肤湿冷、苍白、瞳孔扩大、心动过速、气促、深大呼吸、血压升高；②血管迷走反应，其症状为虚弱、头昏晕厥、精神错乱、出汗、恶心、腹部不适，体征为面色苍白、出汗、皮肤湿冷、心动过缓、血压下降；③过度换气综合征，其症状为头昏、虚弱、呼吸困难、窒息感、胸部压迫感、心悸、指端麻木，体征为手足痉挛、Chvostek 和 Troussear 征等。

（2）慢性心理应激的临床表现　慢性心理应激的症状和体征表现为：疲劳、头痛、失眠、消瘦，出现各种各样的躯体症状和不适。慢性心理应激的典型综合征是"神经血管性虚弱"。患者感到呼吸困难、易疲劳、心悸和胸痛。胸痛常局限于心尖区。也常出现焦虑的情绪反应和交感-肾上腺髓质活动增强的现象，如：心率加快、血压升高、脉压加宽和心脏收缩期杂音等心血管功能活动加强的体征。另外，还可能出现紧张性头痛、背痛、腹泻、便秘、焦虑反应、强迫行为、癔症、神经抑郁症、恐怖症等。

2. 应激导致的疾病——心身疾病　应激除了有些一般的临床综合征表现外，还可参与导致躯体的器质性病变，形成心身疾病。应激可以引起内环境紊乱，引起过度的心理、生理反应，从而使人处于对各种疾病的脆弱易感状态。应激可导致的心身疾病很多，如：高血压、冠心病、消化性溃疡、哮喘、头痛、脑血管疾病、神经性厌食、糖尿病、甲亢、肥胖症、腰痛、关节炎、痛经、泌尿生殖系统疾病、癌症等等。

四、应对与防御

应对是人类对应激做出的有意识的认知和行为反应，而防御（又称自我防御机制或自我防御反应）则是人们对应激的一种无意识的自我保护反应。

（一）应对

应对是有意识的心理策略和行为策略，它是个体对环境或内在需求及其冲击所做出的恒定的认知和行为努力。

1. 应对的种类　人的应对可分为两类：一类是针对应激源的，以希望直接缓解应激或消除应激源为特征，另一类应对反应则是以使用经过设计的行动与计划来稳定与应激有关的情绪反应，帮助个体恢复情绪平衡的活动，所以称"情绪调节性应对"，它总的功能是通过有意识的自身情绪调节来降低烦恼并维持一个适当的内部状态以较好地处理各种信息。如：运用淡化的方式，忽略自己的情绪波动，减轻应激对自己的冲击，集中精力解决现实中的问题。这种方式就有助于维持情绪的平衡、缓解应激。而相反若运用自责的方式，往往加重自己的消极情绪反应，增加应激对自己的冲击。所以，要运用一些良好的应对方式：自控、求助、自我放松、转移注意力等，来有意地平复应激造成的情绪反应。

2. 应对方式　Ilfeld（1980 年）提出成人对日常生活应激的几种应对方式为：①对所感知的应激源采取直接行动；②合理化或回避；③接受现实而不采取任何行动。而 Stone 和 Neale（1986 年）则直接依据应对的表现形式提出了 8 种应对类别：分散精神、重新评价环境、直接行动、宣泄、接受、寻找社会支持、放松、信教。Folkman 和 Lazarus（1980 年）编制的"应对方式检查表"中更广泛地描述了个体处理应激事件时所表现的行为和认知策略。该问卷将应对方式分为 6 类：①想象/回避；②接受；③正视问题/寻找帮助；④忍耐；⑤自责；⑥成长。这是目前为止研究应对问题内容最全面的工具之一。他们认为人在遇到应激源时，首先对生活事件做出认知评价，评价分为两类：第一步，初级评价，即我们在某一事件发生时，立即通过认知活动判断其是否与自己有利害关系。第二步，再评价，即一旦是得到有关系的判断，我们立即会对事件是否可以改变，即对个人能力作出估价。伴随着再评价，我们会同时进行相应的应对活动。如果再评价是"可改变"，我们采用的往往是"问题指向性应对"，对事件本身关注，改变之；如果再评价是"不可改变"，我们则会采取"情绪调节性应对"，对我们的情绪关注，平衡情绪。可见，认知评价过程对于我们应对方式的选择及最终的应对结果起着重要的作用，它是应激中间过程中一个至关重要的因素。人类在应激中不仅有一般的、共同的一些应对方式，而且，每个人在自己的生活经历中，由于自己独特的经验，也形成了个人相对稳定的、习惯性的应对方式或风格。比如有人遇到应激事件时习惯于幽默，而有人则习惯于抗争（较真），还有人则习惯于逃避（借酒消愁等）。

（二）心理防御机制

1. **心理防御机制的概念和作用**　人们在遇到各种心理应激时，都会产生焦虑、痛苦、不安、失望等不良情绪反应。为了减轻这些消极情绪，人们会在不知不觉中（无意识）被运用心理应对策略进行自我保护，使自己求得心理平衡或稳定，减轻挫折（应激）带来的不安、焦虑和痛苦，这就是所谓的心理防御机制。

2. **心理防御机制的具体形式**　心理防御机制的主要形式包括否认、压抑、曲解和退行等。

（1）否认作用　当现实中发生的某些事情令人过分难堪、痛苦，个人不愿正视时，我们就会拒绝承认它们，借以避免内心的焦虑和痛苦。这种心理防御机制就是否认。这种否认是在无意识中进行的，否认者自己相信其否认的事情确实不存在。否认是一种较原始的防御机制，在很小的孩子身上就可以观察到。如：小孩如果闯了祸、打碎了东西，往往会用手把眼睛蒙上，"眼不见为净"，看不见就不存在。这种"鸵鸟政策"可暂缓紧张、痛苦。

（2）压抑作用　人们会把心理上不能接受的、令人感到困扰或痛苦的思想、欲望或经验，在不知不觉中压抑到无意识之中去，以致自己本人也不能觉察和回忆，这就是压抑作用。一般而言，压抑常与不愉快的、痛苦的经验所引起的焦虑有关。凡是与社会标准相抵触的内心冲动、愿望，如果任其发展，表现出来，必定为社会所不容，不可避免地遭到挫折，引起内心的焦虑和痛苦。因此，为了避免这种情况的发生，个人常常有意无意地压抑这些冲动、欲望等，以便保持内心安宁。但是这些被压抑的冲动等并未消失，只不过是在无意识中潜伏下来而已，一旦有机会它们仍会活动起来，并影响到人的行为。

（3）曲解作用　人将事实作歪曲的解释以符合自己的内心需要的潜意识机制。曲解是许多防御机制的共有的成分，故被看作一种原始的防御方法，如阿Q的精神胜利法。采用这种机制的人不仅曲解事实，而且自己确实相信事实就是如自己曲解的那样，如：少男少女被人欺负而又无力报复，便自嘲"虎落平阳遭犬欺"，"天将降大任于斯人也"，"别人欺负自己是因为嫉妒"等。如此一来便减轻了内心的痛苦，保持了心理平衡。

（4）退行作用　儿童的行为方式与成人有很大差异，他们往往直接表达自己的冲动和感情，而成人则会加以控制，按社会可接受的方式去表达，如：小孩稍不如意便放声大哭，而成人则"吞声饮泣"，甚至强为笑颜，除非在大家认为可以哭的场合才会放声哭泣。成人遇到较大挫折时也会使用幼稚的方式去应付，如形容一个人"哭得像个孩子一样"。退行现象的发生，往往是由于个人习得的成人方法因为某种原因不再适用，所以只好放弃这种方法，进而采用以前用过的曾收效的方法。

（5）幻想作用 指一个人遇到现实困难时，因为无法实际处理这些问题，就利用幻想的方法，把自己与现实分离，存在于幻想境界，凭其感情和希望，任意想象如何处理其心理上的困难，以得到内心的满足。如：一个在现实备受欺负奚落的女孩子可以想象有一天她会遇到一位年轻的王子，后者会救她脱离苦难。这是西方童话"灰姑娘型"的幻想。对于能力弱小的孩子来说，以幻想来处理心理问题是正常的。就成人而言偶尔运用幻想，可减轻精神的紧张，但如把它变成应付实际问题的常用手段，就形成病态了。

（6）投射作用 将自己所不喜欢或不能接受的，而自己却具有的性格特点、观念、欲望或态度等夸张地归于别人，说别人具有这种性格、恶念、恶习。常可见到有很多人责备别人的缺点、过错，而丝毫未觉察他自己偏偏有同样的缺点。"五十步笑百步"就是个很好的例子。因为自己觉得打仗逃跑是件很丢人的事，自己这样做了，心里很不舒服。看到别人往后多逃了几步，就大声嘲笑他是个懦夫，从而减轻自己的不安和羞愧。

（7）内射作用 投射作用是将自己的内心活动，投射到外界。而内射作用则是将外在事物内化，以符合自己的心理需要。人们的言行会不知不觉地受周围环境的影响。特别是儿童更是从学习中吸取别人（尤其是父母）的言行、态度、品质，形成自己的人格。这种在不知不觉当中，吸取外在的东西，变成自己内在的东西，成为自己性格的一部分的过程，即内射作用，也即通常所说："近朱者赤，近墨者黑。"

（8）转移作用 有时候，人们对某一对象的情感（喜爱、厌恶、憎恨等）无法向该对象直接表达、发泄，便无意中将这种情感转向其他的较安全的、能够为大家所接受的事物或人身上。"迁怒于人"，"迁怒于物"，即是转移作用的表现。如：先生在公司受了上司的训斥，怒气不便向上司发泄（会丢饭碗），忍气吞声，回到家，便向妻子大发脾气（较安全、不会丢饭碗）；妻子莫名其妙受了一顿气，不好再向先生回敬，转身给儿子一巴掌（妈妈打儿子理所当然）；儿子平白无故挨了打，无法出气（儿子总不该打妈妈），此时小狗进来了，儿子便上前踢了小狗一脚。这幅"迁怒图"非常形象地表达了转移作用的特点。

（9）反向作用 一般来说，一个人的行动方向和他的动机方向是一致的，一个人内心喜爱、需要的东西，在行动上自然也会表现喜爱的态度；反之亦然。但有时由于人的许多原始的欲望及行为是社会规范及自己理性所不能容忍、不能许可的，所以被压抑作用潜伏到无意识中去，不为自己所觉察。但这些潜意识仍在伺机蠢蠢欲动，人们因害怕它们会随时突然冒出来而不得不特意加以防范，表现出与之相反的行为，即："此地无银三百两"，欲盖弥彰，矫枉过正。

（10）隔离作用 谈论起某些事情会引起人们不愉快的体验。于是便把部分事实从意识中加以隔离，不让自己意识到，以免引起不愉快体验。被隔离的常是与情绪、感觉有关的部分。例如，把人死了叫"仙世"、"归天"，便不太让人感到悲哀与不祥。

（11）抵消作用 指用某种象征性的活动和事情来抵消已经发生了的不愉快事情，以补救心理上的不舒服感。如：过年的时候，我国的传统是最好不要打破东西，不要讲不吉利的话，否则这一年都要倒霉。如果你不小心打破了碗，家里老人会忙不迭地说上一句"岁岁（碎）平安"。

（12）合理化作用 又称文饰作用。一般来说，每种现象或事件发生后，都可以用许多方法和理由来解释。人们往往从这些理由中选择那些合乎自己内心需要的、能被社会认可的理由，来特别强调这些理由，而忽略其他理由，以此避免精神痛苦。即给自己的行为或处境寻找能为自我和社会认可的解释。

（13）补偿作用　当一个人在生理上或心理上有某种缺陷（这种缺陷可以是实际存在的，也可能是自己想象的）而感到不适时，会用种种方法来弥补这种缺陷，以减轻其不适感。这就是补偿作用。如：盲人的触觉、听觉特别灵敏，就是一种因视觉功能缺陷而进行补偿的结果；再如：有人体质不好，或有某种身体残疾，无法在运动场上逞威风，就拼命读书，在学习上扬威；有人学习不好，就在社交方面大出风头。所谓"失之东隅，收之桑榆"。

（14）升华作用　人有一些本能的欲望和冲动是为意识、社会所不容的，如果直接表达出来可能会受到处罚或产生不良反应，于是便将这些为社会所不容的本能冲动净化、提高，成为某种高尚的追求，从而保持内心安宁与平衡，这种作用即升华。升华是将人的欲望改头换面，以不同方式，但同一性质的方法来表现，同时又有利于社会，将破坏欲望改变成建设性行动。有人拥有反伦理的爱情，现实中不能实现，便将其转向小说、诗歌、绘画等文字艺术创作，使原动机冲突得到宣泄。这样不仅消除焦虑而且使个人获得成功的满足，并为人们提供了有益的精神食粮，对社会有所贡献。孔子厄而著《春秋》，司马迁腐而出《史记》都可谓升华作用的范例。

（15）幽默作用　当一个人处于尴尬或困难境地时，常以开玩笑，说俏皮话等方法来进行自我解嘲、处理问题，无伤大雅又可解除难堪的局面；或者通过幽默，间接表达其潜意识意图。如长得丑的笑星自称面孔"对不起观众"、"自然灾害"。文学家歌德有一次在一条小路上遇到一个经常与自己作对的人，狭路相逢，这个人傲慢地说："我从来不给傻瓜让路！"大文豪却回敬道："我正好相反"，微笑着谦逊地退到了一边。恰到好处的幽默把自己从困境中解脱出来，使自己转到了有利的地位。补偿、升华和幽默作用属于比较高级的、成熟的心理防御机制。人格较成熟的人，会有效地运用这些防御机制，弥补不足、化解困境、将不利转化为有利，造福于社会和人类。

（田向阳）

参 考 文 献

1. Jadad, AR and O'Grady L. How should health be defined? BMJ, 2008, 337：a2900

2. WHO. Health for all. 1979

3. WHO. Concepts of Health Behavior Research, Reg. Health Paper No. 13, SEARO, New Delhi, 1986

4. Last J M. A Dictionary of Epidemiology. Oxford University Press, 1983

5. Constitution of the World Health Organization- Basic Documents, Forty-fifth edition, Supplement, 2006

6. Lalonde Marc. A New Perspective on the Health of Canadians. Ottawa：Minister of Supply and Services, 1974

7. Dorman, Steve. The Alameda County Study：A Systematic, Chronological Review（PDF）. American Journal of Health Education（Reston, VA：American Alliance for Health, Physical Education, Recreation and Dance）, 2005, 36（5）：302-308

8. Participants at the 6th Global Conference on Health Promotion. The Bangkok Charter for health promotion in a globalized world. Geneva, Switzerland：World Health Organization, 2005 Aug 11. Accessed 2009 Feb 4

9. Bunton R, Macdonald G. Health promotion：Disciplines, diversity, and developments. 2nd ed, London & New York：Routledge, 2002

10. Minkler M. Health education, health promotion and the open society：An historical perspective. Health Educ Q 1989, 16（1）：17-30

11. American Journal of Health Promotion. Accessed 2009 Feb 4

12. Lalonde M. A new perspective on the health of Canadians. A working document. Ottawa: Government of Canada, 1974

13. Healthy people: the Surgeon General's report on health promotion and disease prevention. Washington, DC: U. S. Department of Health, Education, and Welfare, Public Health Service, Office of the Assistant Secretary for Health and Surgeon General, 1979. DHEW (PHS) Publication No. 79-55071

14. A discussion document on the concept and principles of health promotion. Health Promot, 1986, 1 (1): 73-76

15. Epp J. Achieving health for all. A framework for health promotion. Health Promot, 1986, 1 (4): 419-428

16. The Ottawa Charter for Health Promotion. First International Conference on Health Promotion, Ottawa, 21 November, 1986

17. Adelaide Recommendations on Healthy Public Policy. Second International Conference on Health Promotion, Adelaide, South Australia, 1988

18. Fourth International Conference on Health Promotion. New players for a new era-leading health promotion into the 21st century

19. Fifth Global Conference on Health Promotion. Health Promotion: Bridging the Equity Gap, Mexico City, 2000

20. de Leeuw E, Tang KC, Beaglehole R. Ottawa to Bangkok-health promotion's journey from principles to 'glocal' implementation. Health Promot Int, 2006, 21 Suppl 1: 1-4

21. Tones K, Tilford S. Health promotion: Effectiveness, efficiency and equity. 3rd ed. Cheltenham, UK: Nelson Thornes, 2001

22. Kickbusch I. The contribution of the World Health Organization to a new public health and health promotion. Am J Public Health, 2003, 93 (3): 383-388

23. Wise M, Signal L. Health promotion development in Australia and New Zealand. Health Promot Int, 2000, 15 (3): 237-248

24. McQueen DV, Kickbusch I. Health and modernity: The role of theory in health promotion. New York: Springer, 2007

25. Taylor RB, Ureda JR, Denham JW. Health promotion: Principles and clinical applications. Norwalk, CT: Appleton-Century-Crofts, 1982

26. Dines A, Cribb A. Health promotion: concepts and practice. Oxford, England & Cambridge, MA, USA: Blackwell Science, 1993

27. Downie RS, Tannahill C, Tannahill A. Health promotion: Models and values. 2nd ed. Oxford & New York: Oxford University Press, 1996

28. Seedhouse, David. Health promotion: Philosophy, practice, and prejudice. New York: J Wiley, 1997

29. Bracht NF. Health promotion at the community level: New advances. 2nd ed. Thousand Oaks: Sage Publications, 1999

30. Green LW, Kreuter MW. Health promotion planning: An educational and ecological approach. 3rd ed. Mountain View, CA: Mayfield Pub Co, 1999

31. MittelmarkM, KickbuschI, Rootman, I, et al. Health Promotion Encyclopedia of Public Health. London: Elsevier, 2008

32. Naidoo J, Wills J. Health promotion: Foundations for practice. 2nd ed. Edinburgh & New York: Baillière Tindall, 2000

33. DiClemente RJ, Crosby RA, Kegler MC. Emerging theories in health promotion practice and research: strategies for improving public health. San Francisco: Jossey-Bass, 2002

34. O'Donnell MP. Health promotion in the workplace. 3rd ed. Albany: Delmar Thomson Learning, 2002

35. Scriven A and Garman S. Promoting Health: Global Perspectives. Basingstoke: Palgrave Macmillan, 2007

36. McKenzie JE, Thackeray R, Neiger BL. Planning, implementing, and evaluating health promotion programs: a primer. 5th ed. San Francisco: Benjamin Cummings, 2009

37. Conner M & Norman P. Predicting Health Behavior. Search and Practice with Social Cognition Models. Open University Press: Ballmore: Buckingham, 1996

38. Glanz K, Rimer BK & Lewis FM. Health Behavior and Health Education. Theory, Research and Practice. San Fransisco: Wiley & Sons, 2002

39. Glanz K, Marcus Lewis F & Rimer BK. Theory at a Glance: A Guide for Health Promotion Practice. National Institute of Health, 1997

40. Eisen M, et al. A Health Belief Model — Social Learning Theory Approach to Adolescents' Fertility Control: Findings from a Controlled Field Trial. Health Education Quarterly, 1992, 19 : 37

41. Rosenstock I. Historical Origins of the Health Belief Model. Health Education Monographs, 1974, 2 (4) : 6

42. Becker MH. The Health Belief Model and Personal Health Behavior. Health Education Monographs, 1974, 2 (4) : 9

43. Champion VL. Instrument development for health belief model constructs, Advances in Nursing Science, 1984, 6 : 73–85

44. Becker MH, Radius SM & Rosenstock IM. Compliance with a medical regimen for asthma: A test of the health belief model, Public Health Reports, 1978, 93 : 268–277

45. Striano ed. Social Cognition: Development, Neuroscience and Autism. WileyBlackwell

46. Blair J, Mitchel D, Blair K. Psychopathy, emotion and the brain. Wiley-Blackwell, 2005 : 25–27

47. Cacioppo JT, Berntson GG, Sheridan JF, et al. Multilevel integrative analyses of human behavior: social neuroscience and the complementing nature of social and biological approaches. Psychological Bulletin, 2000, 126 : 829–843

48. Cacioppo JT. Social neuroscience: Understanding the pieces fosters understanding the whole and vice versa. American Psychologist, 2002, 57 : 819–831

49. Adolphs R. Social cognition and the human brain. Trends in Cognitive Sciences, 1999, 3 : 469–479

50. Shaffer DR, Kipp K. Chapter 12: Theories of social and cognitive development. Developmental Psychology: Childhood and Adolescence. Wadsworth Publishing Company, 2009

51. Fiske ST, Taylor SE. Social Cognition. McGraw-Hill Inc, 1991

52. Augustinos M, Walker I and Donaghue N. Social Cognition an Integrated Introduction. London: Sage Publications Ltd, 1996

53. Harmon-Jones E, Winkielman P. Social Neuroscience: Integrating Biological and Psychological Explanations of Social Behavior. Guilford Press, 2007

54. Damasio AR. Descarte's Error: Emotion, reason and the human brain. New York: Picador, 1994

55. Hornak J, Rolls ET, Wade D. Face and voice expression identification in patients with emotional and behavioral changes following ventral frontal lobe damage. Neuropsychologia, 1996, 34 (4) : 247–261

56. Cosmides L, Toobey J. The cognitive neuroscience of social reasoning. In: Gazzaniga MS (ed). The New Cognitive Neurosciences, 2000 : 1259–1270

57. Stone VE, Baron-Cohen S and Knight RT. Frontal lobe contributions to theory of mind. Journal of Cognitive Neuroscience, 1998, 10 (5) : 640–656

58. Brunet E, Sarfati Y, Hardy-Bayle MC, et al. A PET investigation of attribution of intentions to others with a non-verbal task. NeuroImage, 2000, 11 (2) : 157–166

59. Mazzocco MM, et al. Social Functioning Among Girls with Fragile X or Turner Syndrome and Their Sisters. Journal of Autism and Developmental Disorders, 1998, 28 (6) : 509–517

60. Stone VE, Gerrans P. What's domain-specific about theory of mind. Social Neuroscience, 2006, 1 (3-4) : 309–319

61. Bremner JG. Chapter 5: Social Development. Infancy, 1994 : 182–183

62. Ajzen I, Fishbein M. Understanding attitudes and predicting social behavior. Englewood Cliffs, NJ: Prentice-Hall, 1980

63. Fishbein M, Ajzen I. Belief, attitude, intention, and behavior: An introduction to theory and research. Reading, MA: Addison-Wesley, 1975

64. Hale JL, Householder BJ & Greene KL. The theory of reasoned action. In: JP Dillard & M Pfau (eds). The persuasion handbook: Developments in theory and practice. Thousand Oaks, CA: Sage, 2003 : 259–286

65. Miller K. Communications theories: perspectives, processes, and contexts. New York: McGraw-Hill, 2005

66. Sheppard BH, Hartwick J & Warshaw PR. The theory of reasoned action: A meta-analysis of past research with recommendations for modifications and future research. Journal of Consumer Research, 1998, 15 : 325–343

67. Ajzen I. The theory of planned behavior. Organizational Behavior and Human Decision Processes, 1991 : 179–211

68. Prochaska JO, Butterworth S, Redding CA, et al. Initial efficacy of MI, TTM tailoring and HRI's with multiple behaviors for employee health promotion. Prev Med, 2008, 46 (3) : 226–231

69. Prochaska JO, Norcross JC, DiClemente CC. Changing for good: The revolutionary program that explains the six stages of

change and teaches you how to free yourself from bad habits. New York：W Morrow，1994

70. Berry D. Health communication：Theory and practice. New York，NY：Open University Press，2007

71. Lewis D，Eysenbach G，Kukafka R，et al. Consumer health informatics：Informing consumers and improving health care. New York，NY：Springer，2005

72. Schwartzberg JG，VanGeest JB，Wang CC. Understanding health literacy：Implications for medicine and public health. Chicago，IL：American Medical Association，2005

73. Wright K，Sparks L and O'Hair D. Health communication in the 21st century. Malden，MA：Blackwell，2007

74. Armitage CJ. Is there utility in the transtheoretical model? Br J Health Psychol，2008，［Epub ahead of print］. Accessed，2009 Mar 17

75. Prochaska JO，DiClemente CC. The transtheoretical approach. In：Norcross JC，Goldfried MR（eds）. Handbook of psychotherapy integration. 2nd ed. New York：Oxford University Press，2005. 147–171

76. Marks DF，Murray M，Evans B，et al. Health psychology：Theory，research and practice. 2nd ed. London：Sage Publications，2005

77. Ogden J. Health psychology：A textbook. 4th ed，Berkshire，England：Open University Press，2007

第七章 公共卫生伦理

第一节 概 述

在讨论公共卫生伦理学之前，我们首先要讨论一下什么是伦理学，什么是医学伦理学和生命伦理学。

一、伦理学及其主要理论

科学和医学告诉我们能做什么，伦理学告诉我们该做什么，不是有可能做的都应该做。例如，我们有可能克隆人（人的生殖性克隆），但大多数科学家、伦理学家和各国政府都认为不应该克隆人，而且有些国家规定克隆人为刑事犯罪。代理母亲在技术上早就能够做到，但我国政府认为不应该做，至少目前阶段不应该做。细胞质杂合体和嵌合体都能够做，但是否应该做，目前有很大的争论，是否应该做是一个伦理问题，对此问题的讨论是伦理学讨论。

（一）伦理学与哲学

伦理学是哲学的一个分支，哲学中其他分支，例如本体论、认识论、方法论、逻辑学，探讨的对象是认识、知识，讨论我们的认识、知识如何达到"真"，伦理学的对象是行动，探讨我们的行动如何能达到"善"，即行动正确，避免错误。伦理学是人类行动的社会规范。人类行动有3个要素：行动者（agent）、行动（action）和行动后果（consequence）。某个行动者 P（1）从事某个行动（2），产生某种后果（3）。

$$P \longrightarrow +++++++++++++$$
$$(1) \quad (2) \qquad\qquad (3)$$

伦理学家对行动三要素中何者最基本意见不一，因而有不同的伦理学理论。

强调行动者及其品格最基本的，发展出德性伦理学（virtue ethics）：什么是理想的人？人应该过什么样的生活？人应具有哪些品格？如何能具备这些品格？儒家强调五德，仁义礼智信或温良恭俭让；基督教强调七德，直温勇智忠信慈，它们都是德性伦理学。

强调行动本身最基本的，发展出了道义论（deontology）。道义论规定在 C 条件下应该从事 T 类行动，决不可从事 T' 类行动。为此他们提出一组特定的伦理规则，以及当这些规则冲突时判定应该做什么的方法。

强调行动后果最基本的，发展出后果论（consequentialism）。他们提出了测定和比较不同后果的定性和定量方法，以及当不能确定何种行动能使正面后果最大化时采取的实际政策。

这些不同的伦理学理论在理论层次往往争论很大，似乎相互排斥，但在实践层次，它们是互补的。

（二）道德与伦理学

"道德"与"伦理学"均为人类行动的社会规范，但道德是一种社会文化现象，体现在该社会的教育、习俗、惯例、公约之中。伦理学是道德哲学，对道德的哲学研究，不同于传统道德依靠权威，无需论证，而伦理学依靠理性，不管是现存的规范，还是建议的规范，都必须依靠理性的论证。另外，传统的"道德"偏重于讲做人，而现代"伦理学"更强调做事，强调探讨应该做什么（实质伦理）和应该如何做（程序伦理）。但实际上在许多文献里这两个术语是互用的。

（三）伦理学的主要理论

伦理学的主要理论有：后果论和道义论。

1. 后果论

后果论认为判断人的行动在伦理上对错的标准是该行动引致的后果。如何判断一个行动的后果？后果论的最大学派效用论（utilitarianism）认为要看行动的效用（utility）如何。效用是看该行动带来快乐或幸福，还是带来痛苦或不幸。效用论的决策程序是：首先列举一切可供选择的办法，然后计算每一种办法可能产生的后果，对所有有关的人产生多少幸福（快乐）和不幸（痛苦），最后比较这些后果（即衡量利弊得失），找出导致最大量幸福（快乐）和最小量不幸（痛苦）的办法。这样就很容易根据"最大多数的最大幸福"这一标准来衡量我们的行动。我们在实际工作甚至在日常生活中普遍应用后果论方法来考量我们应该采取何种行动。成本/效益分析、风险评估等的发展和应用都体现了这一点。但后果论有它的困难。例如，假如5名院士分别患了心脏衰竭、肺脏衰竭、肝功能衰竭、左肾衰竭和右肾衰竭疾病，我们能杀死一名智商为20的非常健康的年轻人来提供移植器官并挽救这5名院士的生命？虽然这样做的社会效益极大，即后果极好，但没有一个现代社会会允许这样做，因为我们绝不能杀死一个无辜的人，不管效益有多大，而且人们也担忧尽管我们是为了社会效益去杀死一个无辜的人，但允许杀死一个无辜的人将会给社会带来严重得多的负效益。这个反例说明，在考虑我们采取何种行动是正确的时候，仅仅根据行动后果是不充分的。另外的困难有：后果或效用难以定量和计算，也难以预测；有可能导致社会不公正。例如，如果我们仅考虑社会总效益（如GDP、人均收入），就有可能掩盖社会不同群体成员之间的不平等和不公正，这也就是我们要提出科学发展观的理由之一。

2. 道义论

道义论认为对一个行动的对错的评价不能诉诸行动的后果，而是决定于是否履行了体现在规则中的义务（"不许说谎"、"必须遵守诺言"），不管后果如何都必须履行这些义务、执行这些规则。这些神圣的义务来自事物本身的性质（"医疗卫生是公益事业"、"胎儿是人"、"动物有内在价值"）或来自一些特殊的关系，如亲子关系、医患关系、雇主与雇员关系、契约关系。在这种关系中双方互有义务。尤其是德国哲学家康德提出"人本身是目的，不能仅仅当作手段对待"这一命题作为我们对待他人和自己的"至上命令"（绝对义务）。但道义论也有自己的困难。如果两项义务之间发生矛盾，我们应该怎么办？艾滋病病毒阳性病人要求医生不要告诉他的女友，医生应该怎么办？这时医生就面临一个道德难题，即"为病人保密"与"保护第三者生命"这两项义务发生了冲突。

在中国哲学界发生的义利之辩，就是后果论与道义论辩论的一例。墨家"尚利"，主张"兴天下之利，除天下之害"（《墨子·兼爱下》）。法家提出"审公私之分，明利害之地"（《韩非子·八经》）。叶适说："仁人正谊不谋利，明道不计功，此语粗看极好，细看全疏阔。古人以利与人，而不自居其功，故道义光明。后世儒者行仲舒之论，既无功利，则道义乃无用之虚语耳。"他们主张后果论。而孔子认为："君子喻于义，小人喻于利"（《论语·里仁》）。孟子见梁惠王，王曰："叟不远千里而来，亦将有以利吾国乎？"孟子对曰："王何必曰利，亦有仁义而已矣"（《孟子·梁惠王上》）。荀子说："义与利者，人之所两有也。……义胜利者为治世，利克义者为乱世"（《荀子·大略》）。董仲舒认为："仁人者，正其道而不谋其利，修其理而不急其功"（《春秋繁露·对胶西王越大夫不得为仁》）。这些儒家大师都是道义论者。

在思考和讨论伦理问题时伦理学理论起着指导、论证的作用。在选择某个应该采取的行动时我们应该考虑，如果采取这个行动会有什么样的后果，以及是否遵循了我们应该履行的义务。当证明我们所选择的行动正确，或证明其他行动选项不正确时，我们要运用伦理学理论进行论证和反论证。

二、医学伦理学与医生的专业精神

从西方古希腊的希波克拉底和中国的《黄帝内经》起，医学有数千年的历史，至于医疗实践则几乎与人类的历史一样久远。从"神农尝百草"这一传说，可以清楚看到医学本身是一门道德的事业，利他主义的事业，神农作为人类最早探寻有医疗作用的药草的远古治病者的代表，他尝百草不是为了自己，而是为了他周围的人。医学作为本身具有道德性质的事业，"医德"也就随着医学的产生而产生，而"医德"就是现代医学伦理学的起源。"医德"与"医学伦理学"的区别，也就是上面说的"道德"与"伦理学"的区别，"医德"与"医学伦理学"都是有关医生行为规范，尤其是处理医患关系的规范，但"医德"的规范是来源于医学权威的言论和医学经典的论述，而"医学伦理学"探讨的规范要根据伦理学理论和原则对所建议和现存的规范进行批判论证。

医学伦理学最早是探讨医生与病人以及医生与社会的关系。最早的医学没有社会化，有经验的医生对未来年轻医生的培养采取"带徒弟"的方式，因此我们可以看到"希波克拉底誓言"非常重视师徒关系。随着医学知识的系统化和专门化，这种"带徒弟"方式越来越显现它的局限，因此社会逐渐采取医学院教学的方式培养年轻医生。不管是以医学院教学方式培养还是后来实施的医生执照制度，都是对医学知识使用的社会控制。因为医学知识的使用"决人生死"，必须加以社会控制。

在传统意义上，人们接纳医师这种职业为专业。专业（profession）与职业（occupation）不同。职业是指作为人们常规谋生手段的一项活动，某种行当。专业（profession），在词源学上来自于拉丁语"profession"，意思是对公众承诺的声明。"profession"是指一群对公众所期待的社会责任有公开承诺的执业团体，他们与委托人之间的利益关系被界定为信托关系。专业通常是要求严格训练和专门学习的职业，如法律、医学和工程专业。社会学家认为，专业是这样一种能自我调控的职业，它要求通过系统的、有既定目标或学院式的训练，使执业者拥有专业技能知识，从而提供有伦理准则约束的、规范的服务，而这种服务远比利益需求的定位要高。

专业具有对内和对外两种社会学功能：对内，是一种自存自卫的本能——专业共同体通过严格的自省自律，采取集体行动来维护专业的垄断权（执照行医），以及在公众心目中不可替代的地位（公众的社会期待），诸如设定和强制实施高水平的行业标准、严格的专业准入制度等，从而保持专业的诚信。对外，体现服务社会的责任。它要求个体和专业共同体的行为能增加社会福利，推动社会进步，从而强化这种不可替代的社会地位。

为什么专业精神要强调本身对于社会的责任呢？根据社会契约论的观点，权利和义务是一种类似契约的平衡关系。而专业所以要强调对于社会的责任，是因为在行业领域中，专业拥有排他性的垄断特权，以及由此获得的社会尊重与信任。专业对社会贡献的高品质服务也是建立在社会给予的尊重信任和垄断特权基础之上的。支撑和引导专业来实现它内在的高品质社会服务功能的正是伦理法则。正是基于信托关系的伦理法则内在规定了专业对于社会所肩负的责任。在传统上，医学一直高度强调并践行专业精神：李杲（1180—1251）："汝来学觅钱医人乎？学传道医人乎？"；赵学敏："医本期以济世"；徐大椿："救人心，做不得谋生计"。"医学界是一个道德共同体，医学实践是一项道德事业，而专业精神则是一种道德承诺。从希波克拉底誓言以来，医师专业精神一直是医学专业的核心内涵。"（Frederic W. Hafferty）

医学存在最根本的理由是一个人在沮丧和危机中呼吁帮助，另一个人怀着关切的心情想来帮助他。这种求助的愿望和提供帮助的愿望促成了最初的医患关系。直至今日，医学的实践远不止把医学科学的知识运用于患者的异常情况。医学实践注意中心是病人，为病人谋福利是它不变的宗旨。治疗病人并不是只把病人的痛苦当作我们对抗的敌人而已，更重要的是在纾解他们的痛苦时，也能帮病人感受到有人关怀他们，使他们更能承担这个痛苦。"对病人的同情心和责任感是每一个医生的灵魂"[1]。对患者的同情心源自医生对人类遭受疾病痛苦的敏感性，对患者的责任感源自医学的专业精神。从本质上看，医患关系强调医患双方都是主体，都是战胜疾病和痛苦的主体。在医学院校的课堂上，学生们常常会听到老师们这样的告诫："对医患间亲密关系重要性的强调永远不会过分。"

医学家长主义模型在医疗中有很长的历史。医学中的家长主义视医患关系为家长与子女式的关系。为了子女的利益可不考虑子女的决定或者代子女作决定，由医生决定患者的医疗问题。家长主义模型的基础是"有益"的伦理原则。医患关系的重点在于医务人员的知识和权威。患者的生命和健康靠医务人员的医学知识、技能和良知来保证。家长主义模型的决策过程集中于医务人员的权力和控制。医务人员的经验和价值不受质疑，医患之间的讨论非常有限。决策最终是医务人员的责任，病人是被动从属的。

20世纪中期，社会和医学都已经改变，医学家长主义在应用于这个瞬息万变的时代时不断受到挑战。人们认识到，我们生活在多元的价值观时代，不同的文化、民族、种族、信仰与精神、社会经济地位以及个人和集体认同的其他方面，形成了病人以及医生在个人层面上的不同的价值观。价值和优先权的多样性使得自我决定权几乎成为社会的一项普遍信念，因此对医学家长主义的批评也越来越多。认为家长主义破坏了对患者自主权的尊重和对患者的

---

[1] 北京协和医院著名内科专家方圻教授。

价值观的考虑，忽视了患者"境遇"在伦理决策中的作用，要么把患者所有的价值特别是生活价值取向全都包含在医疗价值之内，要么就是以医生的价值观取代了患者的价值观。结果可能是：治愈了患者，但患者最珍视的价值、生活计划/生活种类以及与别人的关系等可能都会遭到破坏。不过需要指出的是，在抢救危重病人的生命时（life-saving），医学家长主义仍然是有效的，有时甚至是唯一有效的模式。

针对家长主义的弊端人们提出了契约模型。契约模型认为：医患是平等的合伙人，患者是自主的，能够对自己的想法和行动作出独立判断，并将其付诸实施。契约模型是用契约形式把交易双方的要求明确起来。医务人员是具有权威力量的人，这种力量培植了医疗中的家长主义作风。为克服它，要把病人看做一个自主的实体。即，以契约模型来缩小拥有力量的医务人员与脆弱的病人之间的差距。契约模型强调医患关系以病人为中心和病人的自主性。患者的优先考虑和目标是医疗决策时首先要考虑的；患者的经验和价值是主要的。契约模型承认病人的独立和控制权，因此有时又被称为"患者独立选择模型"。

不过，契约模型有两个重大缺陷。第一个缺陷是它忽视了一个事实：需要帮助的、处于担忧焦虑的病人实际上不可能与拥有知识和技能的医生处于平等地位，医患之间确实存在知识拥有上的不平等。这种不平等，使得一个病人实际上不可能完全通过协商谈判与医生达成一个契约。患病、疼痛、痛苦、药物治疗和患者的情绪状态，更增加了病人的脆弱性和医患之间事实上的不平等。这种模型的第二个缺陷是它忽视了"信任"在医患关系中的作用，缩小了医患双方的伦理学要求，只限于用法律来规定双方义务，甚至陷入了法律的"条文主义"。单纯强调法律的程序，甚至使得程序正义超越了实体正义，而忽视了程序正义恰恰是为了维护实体正义。结果就有可能出现这样的悖论：为了实现保护患者最佳利益（实质正义）而坚持某种程序（程序正义），其结果恰恰是极大损害了患者的利益。

医患关系具有如下的特点：

（一）在医患关系中病人处于脆弱和依赖的特殊地位

大多数病人在大多数情况下并不拥有使他们自己恢复健康的知识和技能。他们不得不依赖医生的专门知识和技能，并且不能判断医生所提供的医疗服务的质量。在这个意义上，病人与医生之间确实存在着事实上的、知识拥有上的不平等。正是由于这种事实上的即医学知识上的不平等，使病人处于脆弱的不利的地位。这种地位使得病人不得不依赖医生：不得不假定给我治病的医生是能够胜任的，是为我的健康着想的，他对我说的一切是完全可靠的，能够治好我的病的。正是病人的这种脆弱和依赖的地位，使病人拥有若干正面的权利，医生负有若干正面的义务。病人有权得到医生提供的合适的医疗服务，医生则有义务提供必要的医疗服务。

（二）当病人求医时自己的健康、命运，甚至生命处于危险之中

为了有益治疗，病人常常需要把自己的一些隐秘私事告诉给医生。这些隐秘私事可能从未告诉过任何人。这就使得病人与医生之间形成比较密切的关系，与顾客/售货员之间的陌生人关系已是大相径庭。这种密切关系也使病人拥有若干正面权利，如要求医生和医院保护他的隐私，保守他的秘密；同时也使医生负有为病人保密的正面义务。

（三）病人的求医行为隐含着对医生的信任

病人向医生求助，意味着病人相信医生会把涉及他健康和生命的利益，而不是医生本人的利益或其他人的利益放在优先的地位。因而他把自己的健康、生命托付给了医生，这使医务人员肩负许多正面的义务和重大的责任，反之，也使病人拥有许多正面的权利。中国古代医生早就指出，医生手中掌握着"决人生死"的知识，用之不慎，就会杀人（凌之调）。因此"不仁不可托，不智不可任，不廉不可信"（杨泉），要求医生在品格和行为上真正值得病人的信任托付。

医患之间这种关系，被称为"信托关系"。病人的权利和医生的义务就是从这种信托关系中产生出来的。在这种信托关系中，医生要把病人的利益放在首位。医生和医院除了为某个病人直接提供医疗服务外，还有其他的活动和目标。如：为公众健康服务的活动，教学研究活动，节约医院开支和加速病床周转率，增加医院和医务人员的收入等。这些目标或活动可以与向病人提供医疗服务一致，可以与它并行不悖，可以与它有些矛盾但是可以协调解决。但有的时候这些活动会与病人的利益发生冲突，损害病人的利益。但一旦按医院规定将病人收住入院，就应把病人的利益放在首位。西方的医学之父希波克拉底说：医生对病人要"提供帮助，至少不伤害病人。"中国历史上（《瘟疫篇》）的医家也早就指出"医本仁术"（沈金鳌、王清任），"医道以济世为良，而愈病为善"（刘完素）。如果一个医生不是这样去做，而是乘病人的危去发家致富，那么正如清代医家徐大椿所说，"天下之害人者，杀其身未必破其家，破其家未必杀其身，"而这样的医生对病人是"先破人之家而后杀其身"，"害人破家，其恶甚于盗贼。"这样的医生虽然是少数，但影响极坏：严重地破坏了医患关系，社会和国家必须进行干预。

在信托模型中，医疗决策过程涉及患者与医务人员的相互信任。患者出于对医生的信任而把自己的健康和生命托付给医生。患者一旦进入医患关系，便赋予医生诊治他的独特权力。医患关系的不对称性，病人的脆弱、无权地位决定了医生对病人的特殊责任和信托义务，照管他的健康、生命。信托模型也强调病人（非医务人员的）的目标、价值和愿望，但医生是利用自己的知识、经验和智慧，作为病人的指导者而积极参与并积极主动地指导医疗决策的。信托模型既承认患者的决策能力也承认患者的脆弱性，因此要提高病人的理解力，方法包括医务人员与患者公开的交换信息和富有价值的对话，医务人员个人对病人安康的承诺。这种模型中，病人与医务人员将共同承担结局的责任。

伦理学上胜任的医务人员能够值得患者信任并采取行动，以促进受托进行医疗的患者的最佳利益，为了维护患者的利益而工作。医务人员对病人的"他性"（与自己不同的地方）持开放态度，对他所遇到的种种"境遇"具有敏感性，而不仅仅是拥有医学专业知识。一个智慧的行医者能够认识并采用最好的方法来达到某个目的。医生应该使用他们的权力负责任地关怀他们的患者，对医疗工作中可能面临着的种种道德的不确定性给予合理的关注。这就是医生的诚信。美国医学专家委员会这样描述医生的能力："医生应该拥有医学知识、判断力、专业精神和临床与交流的技能，为病人提供优质的医疗。对病人的医疗包括促进健康，预防疾病，诊断、治疗和处理病情，对病人及其家属的同情尊重。医生应该通过毕生的学习和不断提高的实践来维持这种能力。"

随着医学的科学化、社会化和体制化，医学伦理学的范围也从医患关系扩展到其他方面。现代医学已经不再是纯粹的经验医学，它越来越依赖现代物理学、化学、生物学尤其是遗传学的进步。因此，医学伦理学必须去探讨生物医学、生物技术于医学中的应用提出的种种伦理问题。现代医学也不再仅是医患之间的互动，而是涉及更广泛的关系，包括建立医学的医疗、教学和研究体系，医疗保障体系，医疗卫生服务提供体系等，因此医学伦理学必须去探讨卫生资源公正分配、医疗卫生体制改革的伦理基准、医疗卫生研究的伦理和管治问题等。这样医学伦理学就逐渐越出纯粹的医患关系范围，从中进一步发展出生命伦理学。

三、生命伦理学及其基本原则

生命伦理学产生于 20 世纪 60、70 年代，这不是偶然的。第二次世界大战末期以及以后出现的三大事件：第一件事是 1945 年广岛原子弹爆炸，一个抽象的物质结构理论竟会在应用时造成数十万人的死亡，这令许多科学家震惊。第二件事是 1945 年在德国纽伦堡对纳粹战犯的审判。接受审判的战犯中有一部分是科学家和医生，他们利用集中营的受害者，在根本没有取得受害者本人同意的情况下对他们进行惨无人道的人体实验。这一审判也使国际科学界大为震惊。第三件事是人们突然发现春天人们看不到飞鸟在苍天游弋，鱼儿在江川腾越。1962 年 Rachel Carson《寂静的春天》一书向科学家和人类敲响了环境恶化的警钟，世界范围的环境污染威胁人类在地球生存以及地球本身的存在。这三大事件使得人们考虑到，对于科学技术成果的应用以及科学研究行动本身需要有所规范，从而推动了科学技术伦理学的发生和发展。生命伦理学就是在这个大背景下在医学伦理学基础上诞生和发展起来的。

生命伦理学是应用伦理学，将伦理学的理论、原则和方法用来解决生命科学和医疗卫生中的伦理问题，即应该做什么和应该如何做的问题。生命伦理学不谋求建立体系，而以问题为导向。但伦理学理论和原则的应用不是将这些理论和原则作为前提，通过演绎方法，推演出解决伦理问题的结论，而是要对伦理问题本身进行具体分析，考虑它发生的条件和情境，它所涉及的利益攸关者的价值，多方面进行权衡的结果。因为每个伦理问题都是"定域的"，即都是发生在一定的社会、人文、文化情境之中。

生命伦理学的基本原则为：尊重、不伤害/有益、公正。

（一）尊重

"仁者，必敬人"（荀子）。对人的尊重首先是尊重人的自主性。自主性是一个人按照她/他自己的价值决定行动的一种理性能力。尊重人的自主性就是在与自己有关问题上自己作出决定的权利。尊重自主性就要尊重人的知情同意或知情选择的权利，贯彻知情同意原则。对于无自主能力的人，则应寻求监护人或代理人的同意。尊重人就要对脆弱人群特殊保护，即由于自身或外部原因自己不能保护自身权力和利益的人群。尊重人还应尊重人的隐私，履行保密义务。总而言之，尊重人就要将人看做目的本身，不能将人仅仅当做手段。

（二）不伤害/有益

"无伤，仁术也。"（孟子）"己所不欲，勿施于人。"（孔子）不能有伤害人的动机，不应引致本可避免的伤害。伤害（风险是可能的伤害）类型：有身体伤害、精神伤害、社会和经济伤害。有益不是"行善"而是义务。一旦病人进入医患关系，医务人员有诊断、治疗、预防病人的义务，这不是可做可不做的"行善"。有益的主体是病人、病人家属、受试者、其他病人、目标人群、社会。我们在采取行动前必须进行风险/受益分析和评估，要考虑对谁有风险，谁受益，什么样的风险和受益，风险、受益有多大？风险、受益有何种意义？最后要看衡量后的风险/受益比是否可接受。

（三）公正

我们所要采取的行动可能带来的收益以及这个行动给人带来的负担应在人群之间公平分配，尤其是涉及资源的公平分配。资源分配包括资源的宏观分配，即分配多少资源给例如公共卫生、农民医疗保健、城乡基本医疗服务；资源的微观分配例如像可供移植的器官非常稀缺，在需要移植的病人之间如何公平分配。当一个人理应获得的利益被剥夺时，或者当不正当地将负担加于一个人时，不公正便产生了。

如何公正地分配受益和负担，根据不同情况可有如下的伦理学标准：①按每个人（人头）平均分配；②按个人的需要分配；③按个人的努力分配；④按个人对社会的贡献分配。按个人的经济能力分配的标准是不合伦理的。因为病人有钱，即使是肝癌晚期那样的移植禁忌证，也能分配到移植器官，结果病人死亡，器官浪费；而本可通过移植挽救生命的病人却因为没有钱得不到器官而死亡，这是不公平的。

生命伦理学的基本原则是全世界不同文化和国家普遍接受的原则，这些原则属于"中间"层次，比较不受不同文化的影响，也是不同文化都能接受的。比伦理原则层次更高的伦理学理论以及应用这些原则于实践时，所受的文化影响就较大。我们可以在基督教、犹太教、伊斯兰教、印度教以及儒家中找到与这些基本伦理原则相似的价值，因为实际上这些基本原则是维系人类社会的基本价值。这些伦理原则构成了一个评价我们行动的框架。根据这个框架评价我们行动的结局：①这个行动应该做（obligatory）；②这个行动禁止做（prohibitive）；③这个行动允许做（permissive）。在①~③的情况下我们采取这个行动就得到伦理学辩护。一旦在伦理学上确定应该做，它就形成一种道义上的命令，具有压倒一切的性质，不做就要受到谴责，这往往要通过制定条例或法律来实现。

生命伦理学的内容有5个层面：临床层面（临床伦理学）；研究层面（研究伦理学）；公共卫生层面（公共卫生伦理学）；政策、管理、法律层面；哲学文化层面。

第二节　公共卫生伦理学

公共卫生实践不同于临床和研究的实践，这就影响到公共卫生伦理学与在我国广为探讨的临床伦理学和研究伦理学的区别。下面将从探讨公共卫生实践的特点出发，进而讨论公共卫生伦理学的特点、原则及其在公共卫生实践应用。

公共卫生与临床医学不同。临床医学主要关注个体患者，医生诊断疾病，提供治疗减轻症状或治愈疾病。高质量的医疗是良好健康的许多必要条件之一。公共卫生则寻求了解群体不良健康和良好健康的条件和原因，寻求一种能够使人们保持健康的优良环境。其工作的目的是监测和评价群体的健康状况，制定战略和干预措施。公共卫生干预在统计学意义上挽救群体的生命，降低损伤、疾病和残疾发生率。虽然挽救的是真实的生命，但这个生命并不能与特定的某个体的生命联系在一起。

公共卫生是一个动态的领域，是随着时空变化而改变的，因此要随时对干预措施作出价值判断，即使是那些已经证明有效的长期干预项目也是如此。新型传染病的暴发流行，人口增长类型改变，经济发展和人们生活方式的新趋势，都会影响公共卫生，也同样需要公共卫生对此做出应有的反应。随着公共卫生实践和发展，随时需要对公共卫生领域科学的、伦理的、法律的和社会的基础进行再评价。这些评价包括定义公共卫生的含义和作用，阐明公共卫生与临床医疗、健康促进的区别。公共卫生的干预措施也必须有文化敏感性，要考虑诸如个人、自主、自由、尊严等问题。

在公共卫生实践过程中，由于人们的观念不同，对公共卫生的内涵有着不同的看法，如目前人们越来越趋向于把社会上所有影响公众健康的因素都包含在公共卫生的概念里，甚至包括战争、暴力、财富、经济发展、收入分配、自然资源、饮食和生活方式、医疗服务基础设施、人口过剩，以及公民权利等。这反映出，人们都认为健康的概念远丰富于没有疾病。人们日益倾向于把所有影响健康的社会因素都包含在公共卫生领域，因此有些学者使用人权来定义公共卫生。美国华盛顿大学公共卫生学院的 Morris Schaefer 这样定义公共卫生："世界上大多数人的健康更大程度上有赖于足够的土地，分配的公正，社会的安定；以及在更广泛的意义上，依赖于可持续发展的自然或被创建的环境，而不是得到医疗服务。"

我们很容易理解，卫生专业人员在改善个体和群体的健康状况时，需要关注导致疾病发生的根源。以科学的方式分析政治、经济以及社会问题，并提供基本的数据。这样也有助于专业人员所关注的目标更加准确，干预工作更有成效。不过，如果把所有政治、经济、社会活动都贴上公共卫生的标签，并不能解决健康问题。这与把个人的社会问题医学化相类似，是把需要解决的社会问题"公共卫生化"。这种定义不仅缺乏有效性，而且有碍于达到预期目标。第一，这种把影响公众健康的完全不同的领域都包括在内的公共卫生的人权定义缺乏精确性；第二，根据这样的定义，公共卫生领域应拥有的专业人员将远远超出其核心范围，他们中既要有能制止战争的政治家、军事家，又要有现代的农业专家、经济专家等；第三，该定义还涉及经济的再分配和社会的重建，这将使得公共卫生领域变得高度政治化。不仅如此，公共卫生的人权定义也存在实际操作方面的困难。

较人权公共卫生定义而言，传统的公共卫生定义就是，公共卫生关注的是群体的健康，而不是个体患者。被广泛引用的定义是：公共卫生就是我们作为社会，共同地确保人们健康所需要的条件（institute of medicine）。在这样的定义中，公共卫生是每一个人的责任。根据这样的模式，公共卫生既是公共机构也是私人机构的职责，因此，公共卫生包括了非营利机构、营利的商业实体以及公民对促进健康生活方式作出的所有努力。酒业公司"适度饮酒"活动，烟草公司"不鼓励未成年人吸烟"的活动，一般的预防伤害和疾病以及减少发病率和死亡率的措施，如使用防晒霜，食用健康食品，诸如此类的活动就都可以纳入公共卫生。

不过，如此宽泛的公共卫生概念存在一个危险：公共卫生的机构被稀释了，公众会越来越难以区分什么是公共卫生，什么是公共关系。这样的定义也难以划分什么是个人健康，什么是公众健康。如果将某种针对个人健康的非特异的措施用于很多人，比如，社区医生采用某种标准的新型的检测/筛查或治疗手段来改善大量个体的健康，那么，这种责任是否应该从社区医生身上转移到公共卫生人员那里？显然这样的群体健康的公共卫生模型的最大问题就是无法指出公共卫生的基本目标和范围，未能清楚地说明公共卫生所关注的是群体健康。

因此，虽然这种根据所有与公众健康有关的广泛的因素来定义的公共卫生的概念有其一定的价值，但是我们显然不能也没有必要把这个概念引入公共卫生的实际工作框架中来。一个具有操作性的狭义定义会更有助于对公共卫生框架，特别是对公共卫生伦理和法律问题的理解和讨论。

（一）公共卫生的定义

"政府干预的公共卫生"定义就是这样一个有助于公共卫生问题包括伦理问题讨论的定义，也是我们更倾向于接受的定义。公共卫生是从英文 public health 翻译而来，public 是"公共"、"公众"的意思，health 是"健康"、"卫生"的意思。在这样的"公共卫生"概念中，"公共"有三重含义。

1. 数量众多的公共　公共卫生的目标人群是全体人口。公共卫生的目标是群体的健康。数量上众多的意义必然反映了公共卫生会更加关注"效用原则"，目标是追求群体的健康利益（最大多数人的健康利益）。

2. 政治的公共　代表公共利益的政治体制就是政府。换句话说，政府就是公众选举出来代表公众保护公共利益的。政府或公共机构被赋予了职权要为代表公众的利益而行动。在这个意义上的公共，就是通过政府或公共机构而实现的集体的行动。政府是公众选出的，公众要求它采取行动以促进人们的健康。不过，政府不可以以公共利益的名义不适当地侵犯个人的权利。

3. 社区的公共　这个集体可以包括所有影响公共卫生行动的社会和社区。我们可以把在这个意义上公共称为社区的公共。这个层面上的伦理学分析超出了政治公共的范围，因为这个领域包括了私人机构和私人的资金，他们与公共健康干预有关的行动通常有更大的自由度，因为不必像政治的公共（政府为代表）那样必须证明他们干预行动的合理性。不过，他们的行动也仍然需要符合各种道德的要求，诸如：尊重个人的自主性，尊重隐私和保密，信息的透明，公开利益冲突，等等。

综上所述，公共卫生的定义为：**由政府、社会或社区采取的旨在通过改善社会条件来促进人群健康，预防和控制疾病在人群中流行的干预措施**。这个定义包含三个基本要素：①工作对象是人群不是个人；②这些干预措施是由政府以及政府以外的社会或社区采取的；③这些措施作用于社会条件。在这个定义中值得注意的是，公共卫生的工作不是直接去治疗疾病，而是去改善疾病或伤害在人群中流行的社会条件。这个定义也意味着，政府和社区等集体对公众的健康负有不可推脱的责任。

（二）公共卫生中的政府责任

公共卫生最重要的一个特征就是努力改善群体的机能和寿命。

从公共卫生的含义和特征来看，政府是公共卫生的核心。政府为公众健康而行使职权，提出了重要的伦理问题，特别是针对政府实施的强制性干预措施的合理性问题、公平对待公民的问题。因为一个开放的、多元的、民主的社会里，强制性的政策以及其他所有的政策都应该是基于一定的道德理由，应该得到伦理学辩护。理所当然地，人们期待这些以公众的名义而实施的政策应该能够被公众所接受。

在牛津大学出版社 2007 年出版的《公共卫生伦理》一书中，Mark A. Rothstein 提出了一个范围更为局限的公共卫生的定义。这个定义将"政府干预"作为公共卫生定义的核心。这个定义涉及公共卫生官员依据法律赋予的特殊职权，在权衡私人权利和公共利益之后，采取适当的措施以保护公众的健康。这样的措施可以是强制性的。如果存在某种对公众的威胁，需要公众对此有所反应，那么政府就被赋予职权代表公众的利益而行动。因此，在政府对公众健康的管理中，诸如检疫、隔离、免疫、接触者流行病学调查和追踪随访、环境治理等行动是义务的，可以是强制性的。政府在道德上和政治上的权威及义务来自这样一些情况：

1. 合理的公共卫生干预是公众健康受到了威胁　例如，有某种传染性疾病，它们对公众的威胁是通过水平传播传染。另外一种对公众健康威胁是由于它们涉及公共资源，以及因为未能从问题的源头上加以控制，导致对许多人健康产生不利的后果。如食品安全、卫生设施、碘盐、害虫和寄生虫控制，污染控制等，这都是应对这种公众健康威胁而采取的公共卫生措施的例子。

2. 合理的公共卫生干预发生于对公共卫生的某个方面只有政府拥有独一无二的能力和专业人员时　如疾病的上报、监测的描述和解释。按照法律的要求上报某种类型的疾病情况，如某些传染病、职业病、癌症、性传播性疾病、枪伤，儿童的意外死亡，等等，这些情况和信息对社区集体的健康都是重要的。这样的报告制度使数据得以收集和分析，也使得政府提供更为直接的预防干预措施成为可能。如果没有这样一种强制的报告制度，重要的资料就会丧失。当然，只有政府才能有这样的权威发布命令执行这样的报告制度，也只有政府的公立机构拥有这样一批训练有素的资料分析专业人员。

3. 合理的公共卫生干预是当政府的行动更为有效或者更为可能有效时　新生儿的筛查项目就是一个例子。在我国该项目是根据政府的相关规定而得以实施。在美国新生儿筛查项目是每个州的法律所要求的。又如公共卫生项目确认新陈代谢的先天缺陷和其他遗传失调筛查的标准和报告制度。此外，筛查项目也常常与公费的随访和治疗联系在一起。

不过，特别需要指出的是，公共卫生遗传学要与临床遗传学相区别。因为公共卫生涉及政府的行为，涉及强制性的权力和社会利益优先于个人权利的问题。而在遗传学中，自主性、生殖选择自由和隐私是占有统治地位的价值观，于是，公共卫生遗传学本身包含着个人与公共之间的张力。因此，对该领域任何涉及遗传学干预措施的采用都应该给予极大的注意，任何一种涉及遗传学应用的政府行为也都应该给予特别的关注。毕竟，曾经发生在20世纪30年代，政府进行的通过强制性的遗传学干预改善整个民族健康的做法，已经打上臭名昭著的"优生学"的标志。公共卫生的权力加上遗传学的方法来达到社会所希望的"优生学"的目标已经彻底失败，要谨防现代公共卫生遗传学在某种意义上复活"优生学"的倾向。我国关于是否恢复强制性婚检的争论，也是反映了在处理个人权益与公共干预之间价值权衡上的歧见。因此，凡是现有的和新增的公共卫生遗传学干预，诸如新生儿筛查，都应该证明政府的这种干预行为是必要的，并且要采取详细的和谨慎的措施保护个人的权利，诸如，遗传咨询的非指令性、知情选择的权利，等等。

公共卫生最为关键的因素是绝大部分公共卫生项目都属于公共产品。公共产品是相对于私人产品而言，是指具有消费或使用上的非竞争性和受益上的非排他性的产品。也就是说，公共产品具有这样的基本特征：一是非竞争性。一部分人对某一产品的消费不会影响到另一些人对该产品的消费，一些人从这一产品中受益不会影响其他人从这一产品中受益，受益对象之间不存在利益冲突。二是非排他性。是指产品在消费过程中所产生的利益不能为某个人或某些人所专有，要将一些人排斥在消费过程之外，不让他们享受这一产品的利益是不可能的。例如，消除空气中的污染是一项能为人们带来好处的服务，它使所有人能够生活在新鲜的空气中。不过，要让某些人不能享受到新鲜空气的好处是不可能的。由于公共卫生产品的这些特征，政府在公共卫生中的主导作用显然是不可被替代的。特别是政府的决策地位，对于公共卫生的责任，保护公共健康和福利的责任，政府起着独特的不可取代的作用，这些作用是不能依赖个体或私人机构提供的。因此，公共卫生最为关键的因素是政府的作用，政府通过命令性的或者强制性的干预措施以消除对公众健康的威胁。没有对公众健康的威胁存在，就不可能使用强制性力量；在不存在这样的法律权威的情况下，个人对健康促进活动的参与通常必须是自愿的。把这样一些基本的原则应用到以政府为中心的公共卫生活动中，对公共卫生活动的道德和政治的职权合理性证明是：①存在对群体广泛的健康威胁；②拥有独特的政府权力和公共卫生领域的专家队伍；③要求政府行为更充分更有效的保护公众健康。

不过，涉及政府行使的强制性干预行动，提出了最严重的和最复杂的伦理和法律问题。据我们所采用的狭义定义，公共卫生伦理问题总是与个人利益与集体利益的平衡、私人利益与公众利益的平衡相关。

一、公共卫生伦理学的特点

公共卫生伦理学是人类有关在人群中促进健康、预防疾病和伤害的行为规范，这些规范体现在一些原则之中，对我们在人群中促进健康、预防疾病和伤害的行动起指导作用。公共卫生伦理学与医学在许多方面是不同的。例如，公共卫生以人群为基础的视角与临床医学以病人为中心的视角有所不同，公共卫生伦理学也不仅仅是人群中每一个个人利益的集合，在公共卫生中必须赋予公共利益重要的伦理地位，在一定条件下个人的利益应该服从于人群的集体利益。

由于良好的健康是生活中其他幸福以及美好生活的前提条件，保健对所有人都至关重要，因此属于最基本的人权之一。同时，在一个公正和文明的社会中也是一项公民权利。公共卫生政策在捍卫和促进公民保健的权利方面的作用是毋庸置疑的。基本的人权除健康权外，还有未获得知情同意有权不参加医学试验、隐私权、不被任意剥夺行动自由的权利、不被歧视的权利、从科学中受益的权利等。不过需要注意的是，在追求这些公共卫生目标时违反个人的权利是否是公正的？是否是可以得到伦理学辩护的？根据著名的锡拉库扎（意大利）原则，发生以下情况，违反上述权利可以被认为是正当的，即可以得到伦理学辩护的：①有紧迫的社会需求；②公共卫生目标合理地服务于公众的利益；③对人权的限制在最低限度，而且没有其他可供选择的方法使对人权的限制更少；④采取的措施与公共健康问题的严重性是相称的；⑤采取的措施是法律所允许的。

公共卫生实践与临床医学实践有所不同，公共卫生实践的模式是了解在群体水平疾病和残疾的原因并加以改善，保护和改善公众的健康，促进公众健康；而临床医学实践的模式是着眼于解决个人健康问题以及关注对个体患者的治疗。公共卫生涉及与干预相关的发展、实施、评估等许多专业人员和社区成员，以及政府机构之间的互动和关系，而医患关系是临床医学医疗的核心；公共卫生实践强调预防，而临床医学实践强调医疗；公共卫生实践的决策是以集体决定，政府作为公共利益的代表决定，而临床医学实践是患者个人的选择；公共卫生实践具有强制性特点，而临床医学实践强调尊重个体患者的自主性和知情同意；公共卫生实践首先关注群体干预的后果，而临床医学首先关注个体干预后果；公共卫生实践中更具有效用性（强调群体/公众利益最大化），而临床医学实践并不特别强调群体利益最大化。由于公共卫生实践的这些特点，公共卫生的伦理学考量与临床医学的伦理考量并不完全一致。临床医学强调个体患者的自主性和知情同意，而公共卫生中政治上的公共强调了合理的家长主义的运用，强调公共卫生是公共产品，因此公共卫生伦理学的重点是政府的主导责任。最为敏感的伦理学问题也往往源于政府行使权力干预个人的选择，这就需要权衡，有充分证据证明这种权利的行使是合理的。

二、公共卫生伦理学的基本原则和价值

公共卫生伦理学是公共卫生机构和工作人员行动的规范，包括有关促进健康、预防疾病和伤害的政策、措施和办法等，这些行动规范体现了公共卫生伦理学的原则。

（一）公共卫生伦理学的基本原则

1. 效用（utility）原则　效用原则是指在公共卫生方面所采取的干预措施中，目标人群的受益必须超过可能给他们带来的伤害。这里指的效用是受益超过伤害那部分。换言之，风险/受益比必须是正值，效用越大那么这个干预措施就越应该采取。在公共卫生中效用必须置于第一位，在任何情况下公共卫生不能采取无效或效用很低、得不偿失的措施。公共卫生牵涉面大，涉及广大人群，社会成本大，绝不能采取徒劳无功的干预措施。这一点与临床有些类似，临床干预措施必须首先考虑对病人是否有利，病人利益永远置于首位。但不同于研究伦理，在研究伦理学中，虽然尊重和知情同意不是一切，但受试者的知情同意永远应该是首位的。在效用考虑中，应包括对目标人群、目标人群家庭、目标人群社区、非目标人群社会、邻国及有交通联系国家等的可能受益和可能伤害或风险的评价。根据公共卫生要"确保"人们维持健康的条件，这意味着公共卫生的日程不能仅仅关注个体对医学的需求，还要关注影响人们发病率和死亡率的社会条件。因此，在伦理学上公共卫生必定是目的论的，也是后果论的。公众的健康既是公共卫生追求的主要目的，也是公共卫生干预措施成功的主要结果。

2. 公正（justice）原则　公共卫生是国家采取措施，对象是广大人群，因此在考虑应该采取何种措施时，公正是非常重要的价值。公共卫生的公正，包括公共卫生资源分配的公正、受益和负担在人群之间分配的公正、公共卫生政策优先排序的公正和确保公众参与，包括受影响各方参与的公正。其中程序的公正非常重要，程序公正要求政策、规划、措施的透明，因为一些公共卫生干预措施很可能会限制个人的自主性和自由，通过增加决策透明度和吸引公众参与，这既是对他们的尊重，也是使他们自觉合作的有效措施。

3. 尊重（respect）原则　公共卫生的干预措施，有些带有家长主义性质。所谓家长主义，是为了当事人本身的利益而对他们的自主性进行干预。例如，驾驶员必须系安全带对于保证驾驶员的安全来说就是一项家长主义措施。公共卫生有些措施则带有非家长主义性质，即为了他人利益而限制当事人的自主性。例如，禁止在公共场所吸烟。在上述两种情况下公共卫生干预措施都带有强制性，即使如此，尊重目标人群或受影响个人的自主性仍然非常重要。通过这种尊重，有可能将这些本来限制性的措施变成受影响个人的自觉行动。尊重中必须使他们知情，了解采取这些措施的必要和可能，以及执行这些措施的程序。尊重的另一方面是保密和保护隐私，要采取一切措施坚持这一要求，如涉及敏感信息，要尽可能采取编码、匿名化或匿名的办法。

4. 互助（solidarity）原则　互助原则在临床伦理学和研究伦理学也是重要的，但一般没有将它上升至基本原则。例如，在临床中病人也应考虑尽可能避免浪费卫生资源，重要资源

留给有希望获救的其他病人。在研究伦理学中互助原则更为重要，受试者是为了他人能得到更好的药品而参加试验和研究的，正如前人参加试验和研究为了我们现在能得到更为有效的药品一样。大多数受试者参加研究并不是为了区区补偿，而是愿意为医学和社会作贡献。在公共卫生中互助更为重要，当疫病流行时我们不得不将疑似患者、接触者隔离限制起来，这是为了全社会的利益，被隔离者也是为了全社会的利益而暂时牺牲个人的自主和自由，这样做也有利于被隔离者的健康。在流感大流行期间每个人都有可能成为得病者和传病者，只有大家互助团结才能战胜疫病。

上述原则是从许多公共卫生工作的经验中概括出来的，当我们在公共卫生工作中遇到伦理问题时，就可以用这些原则作为指导来解决，但不同地点、不同时间、不同条件下的问题各有不同，必须具体问题具体分析。

（二）公共卫生伦理学的价值

公共卫生伦理学的基本原则可具体化为下列价值，可作为在公共卫生方面采取行动的规范。

1. 使目标人群受益。
2. 避免、预防和消除对人群的伤害。
3. 受益最大化。
4. 分配公正。
5. 尊重自主的选择和自主行动。
6. 保护隐私和保密。
7. 遵守诺言和承担义务。
8. 信息的透明和告知真相。
9. 建立和维持信任。

上述基本原则和价值提供一个评价公共卫生行动的框架，也是我们应尽的初始（prima facie）义务。初始义务，是指设情况不变时必须履行的义务。也就是说，如果情况有变，这个义务是允许不履行的。不履行初始义务必须有理由，这个理由就是要完成一项更重要的初始义务，而履行更重要的初始义务时，不可能同时履行这一初始义务。例如在 SARS 期间，为了保护公众和个人健康，不得不限制一些人的自主和自由，不执行尊重自主的初始义务是有充分理由的。但对防治艾滋病，就没有理由将艾滋病病人、感染者以及有高危行为的人群隔离起来，因为这是无效的，并不能因此而控制艾滋病。

三、公共卫生伦理学原则的应用

由于政府代表了公共的利益，与关注个体患者的临床医疗不同，个人权利与公共利益之间的冲突是普遍存在的。例如：疫苗免疫接种能够使公众受益，但是有时候会导致个别人的不良反应；在需要对怀疑传染病而死亡的病例进行流行病学调查和病理解剖的时候，家属不同意参加流调或者拒绝解剖死者尸体；收集个人信息的时候与知情同意，如果确保完全的知情同意，因为个人不愿意参与的选择偏好可能会危及监督工作；需要知情（为了公众的利益）与需要保护（为了个人的利益）之间的冲突。因此，在实践中伦理学价值判断的冲突普遍存在。

　　一般的伦理考量有两个主要的维度：一个是它们的意义和范围；另一个是它们的权重。最常见的例子就是，通过自愿、知情同意等规定来说明尊重自主性的伦理原则。不过，如果认为尊重自主性就是要求在公共卫生的所有情况下都必须知情同意，或者说只要在公共卫生的现场获得同意就可以充分说明是尊重了自主性，这种认识都是错误的。

　　在公共卫生伦理学中，伦理原则不是绝对的，伦理学的考虑也会发生冲突。在某些特定的情况下，有些原则可能会让位于另外的原则，任何处于公共卫生目的的行动、做法和政策可能会有这样的特征：可能会违背一些一般的伦理学判断，因此需要确定哪一个更应该优先考虑。优先排序的合理性仅仅依赖于能够减少冲突的行动和做法。符合伦理学的做法，应该是根据具体的发生冲突的情况，在道德判断上进行权衡。我们不可能事先做出权衡。伦理学的理论并不是自动就可以在实践中得到运用的或找到答案的，这种价值上的判断常常要基于一定的具体情况，也只有在具体的情景中才能权衡。

　　为了促进公共卫生，保护公众健康而不得不限制个人权利的干预措施，学界通常认为有5个可以证明其合理的条件。

　　1. 有效性　为了保护或促进公众健康，有时不得不忽略某些伦理学原则，但必须保证这样的公共卫生目的是可以实现的。如果很难实现这样的目标，这个政策就不能得到伦理学上的合理性辩护。

　　2. 相称性　满足下列条件，国家可以将负担加于个人或群体身上：①国家所追求的目标或结局是为了社会或社区所有成员的利益；②所加的负担必须不大于为有效达到这个目标所必要的，这一条件为协调个人与社会其他所有人的利益矛盾提供指南。与不得不忽略某些伦理学考虑的后果相比，公众健康的受益必须是明显的、是值得追求的。

　　3. 必要性　为实现公共卫生目标，并不是所有有效的、相称的政策都是必要的，只有那些证明是必要的政策和做法才是可以得到伦理学辩护的。

　　4. 侵害最小化　即对个人权力和利益的侵害最小化。当不得不对个人权利有所限制时，应该采取设法将这种限制减少到最低程度的政策。

　　5. 透明性　当某项公共卫生政策不得不违反某一原则，违反的必要理由应该是公开的和透明的。透明性也是为建立和维持公众的信任和树立责任心所不可缺少的。

　　但在伦理学上，对政府在维护和促进公众健康时采取的是家长主义还是非家长主义的干预有不同的考量。如果为了被干预者自身利益（例如吸烟对吸烟者自己身体有害）对其行为（吸烟）进行干预，就会侵犯对自主性的尊重和行动自由，这种干预能够得到伦理学上的辩护吗？19世纪英国哲学家密尔（Mill）会反对这样做，因为他说过："能够正当地行使权力于文明社会任何一位成员并违反他的意志的唯一目的是防止伤害他人，仅为他本身的利益不能成为充分理由。"

　　一个人的行动可有4个变量（表7-1）。一类行动是自愿的（有行为能力的、充分知情的、没有压力的），另一类是非自愿的（无行为能力的、不知情的、在压力之下的）；此外，有些行动是与自己有关的（行动的不良影响落在自己身上），另一些是与他人有关的（行动的不良影响落在他人身上）。

表7-1 个人行动的变量

	自愿的	非自愿的
与自己相关的	在孤立地方吸烟	未成年孩子在孤立地方吸烟
与他人相关的	经同意在家庭里吸烟	未经同意在办公室吸烟

有些与他人有关的行动不仅对他人有不良影响，而且也没有他人自由的、自愿的、不被欺骗的同意和参与。例如，未经同意在家庭或办公室吸烟。如果他人是成人，同意该人将风险加于其身上（如同意他当众吸烟），那就另当别论了。不管一个人的行动是自愿的还是非自愿的，社会可以某种方式干预，以减少或防止将严重风险加于他人身上。如果是非自愿的与他人有关的行动（例如一个未成年的孩子在公共场所吸烟），那么这种干预容易得到辩护。但强制干预一个自愿的仅与己有关的行动，会使个人受到伤害，因为这是为了他自己的利益而压制他自愿的行动，而这行动并未伤害他人，这种干预难以得到辩护。

由于这种困难，有些公共卫生工作人员认为，在大多数情况下当有风险的行动是与他人有关的或者非自愿的，或者两者兼有时，对这些行动的干预是必要的。但在界定"非自愿"或"影响他人"上仍然会有不同意见。例如，人们经常在麦当劳等快餐店用餐，影响了他们的营养和体重，结果他们有疾病和死亡的风险，那么他们去麦当劳用餐的行动是自愿还是非自愿的？有人在电视看补钙广告后经常补钙，结果出了问题，这个补钙的行动是自愿还是非自愿的？另一方面，仅表明一个人的行动对他人有不良影响是不够的，有必要表明对他人的不良影响严重到足以证明限制他个人的自由是必要的。例如，吸烟的人给他人造成的影响是否严重到必须禁止他们在公共场所、餐馆、办公室甚至有妻儿的家庭内吸烟。

因此，以公共卫生的名义来干预自主的、影响他人的行动，有时是可以得到辩护的，但必须经过仔细的检查。但也要注意政府机构以国家或社会利益的名义轻易地采取强制性措施，侵犯个人的自主性、隐私和自由，而没有得到伦理学的辩护。即使当我们为了公共卫生的利益而必须限制个人权利、利益或自由时，一方面要注意对他人影响的严重性质和程度，也要注意这种限制的性质、程度、规模和持续时间，尽可能地给有关个人带来最低程度的伤害和损失。

在应用公共卫生伦理学原则时，首先要鉴定存在哪些伦理问题。伦理问题是应该做什么和应该如何做的问题。伦理问题与科学问题、医学问题、公共卫生问题不同，前者是"该做什么"的问题，后者是"能做什么"的问题。公共卫生伦理学与生命伦理学一样，是实践伦理学，不是理论伦理学，应该以解决问题，而不是构建体系为取向。在探索解决问题的办法时，必然遇到相关方面（利益攸关者）种种不同甚至相争的价值的权衡。这时就要运用伦理学原则来衡量这些价值的轻重缓急，确定优先次序，作出相应决定。同时要注意两个问题：

（1）具体化。上述的伦理学原则应该也可以落实在我们的工作中。例如，原则要求我们尊重人，尊重当事人的知情同意权利和保护隐私、保密的权利，那么这些原则就应成为检查我们工作的要求。尤其在工作中工作对象是一些脆弱人群，他们的社会经济地位低下，他们在社会上受到凌辱、歧视，他们是文盲或半文盲，我们是否仍然能尊重他们，坚持知情同意原则，保护他们的隐私？伦理学原则告诉我们，即使是这样的脆弱人群，我们仍然应该尊重他们，与对待其他人一样对待他们。

（2）当原则之间或义务之间发生冲突时应该怎么办？公共卫生伦理学伦理原则往往涉及

两类义务：一类属于后果论性质的义务，要求我们的行动能产生效用，即能保护目标人群的健康，尽可能少地伤害他们，使他们尽可能地受益，受益要尽可能大大超过伤害；另一类属于道义论性质的义务，要求尊重人，尊重人们的自主性，坚持知情同意，保护人的隐私和保密，公平对待人，等等。在公共卫生工作中，这两类义务往往会发生冲突，最理想的情况是能够找出"两全其美"的办法，使我们在这种情况下都能履行着两类义务。在不能"两全"的情况下，我们往往不得不采取"两害相权取其轻"的策略，将可能的伤害最小化。

上述的 5 个条件就是实现这一策略的具体要求。下面以扩大艾滋病病毒检测和应对大流行性流感的伦理思考为例，介绍公共卫生伦理学原则的应用情况。

（一）扩大艾滋病病毒检测的伦理问题

据估计截至 2007 年底我国现存艾滋病病毒感染者和病人约 70 万，全人群感染率为 0.05％，其中艾滋病病人 8.5 万，在估计约 70 万艾滋病感染者和病人中约 47.65 万未经检测和诊断，约占 70 万的 68％，高出发达国家的平均 25％~35％很多。2005 年全球首脑会议要求，尽可能在 2010 年使预防、治疗和关怀普遍可及。为确保这一战略目标，世界卫生组织在 2006—2010 年的战略方向是：扩大检测和咨询，预防最大化，迅速扩大治疗，加强医疗系统，其中扩大检测和咨询是前提。检测是鉴定 HIV 感染者，使感染者有可能知道自己的感染状态的唯一途径。鉴定出感染者才可以向他们提供治疗、关怀和支持，才可以向他们提供咨询，使之避免感染别人，从而有效遏制艾滋病的蔓延。扩大检测可使更多的人在症状出现前就知道自己感染状态，而在这时治疗更为有效。有资料表明，绝大多数人知道了自己是阳性后会改变高危行为，而且现在已经有了可靠、有效、快速、使人更能接受的检测方法，与预期收益相比，其成本是合理的。因此，扩大艾滋病的检测和咨询，不但有必要而且有可能。

1. 扩大艾滋病检查的目的

艾滋病检测的目的是检出艾滋病病毒感染者，使他们早日和及时获得咨询、治疗、预防、关怀和支持等服务，有益于他们的生命健康，并通过他们的行为改变防止传播艾滋病，以遏制艾滋病的蔓延。因此，第一，检测本身不是目的，而是为了更好地促进感染者的生命健康；第二，检测以及随后的咨询、治疗、关怀和支持都应该以感染者和病人为中心，考虑他们的需要和关注。

如果保护医务人员而启动艾滋病检测。这种保护性检测的目的，不是为了感染者的生命健康和遏制艾滋病蔓延；无知情同意，受检人既不知情，也没有同意；无保密，检测结果和其他化验单在一起可以任人随便翻阅，结果检测结果本人不知晓，却已为他人所知；无咨询，即使查出是阳性也不咨询；无后续服务，没有与 HIV 相关的治疗、预防、关怀、支持服务；要缴费，为不明不白的检测付费；有歧视，将病人推出或转到传染病院进行治疗，如此等等。这种情况必须加以改变。有些地方出于管理需要对某些人群进行检测或筛查，虽然这类筛查达到了行政管理上的某些目的，但这类筛查没有提供咨询，没有后续服务，甚至也不告知，不必要地限制受检人知情同意的权利，容易增加对这些人群的歧视。这不可能成为常规检查艾滋病的可行办法。

2. 扩大艾滋病检测必须坚持知情同意原则

必须向潜在的受检人提供他们做出检测决定所需信息，关键是要使他们理解所提供的信息，在此基础上自由地做出检测或不检测的决定。知情同意原则的实施可以根据情况采取不同的形式："选择检测"（opt-in）和"选择不检测"（opt-out）。"选择检测"默认的前提条件是不检测，当事人主动提出要检测。"选择不检测"默认的前提条件是检测，当事人可以选择不要检测。

提出 opt-in 的背景是：相比过去对艾滋病没有有效的治疗办法，社会和国家对艾滋病感染者和病人的支持缺如，检测查出或者 HIV 阳性对患者本人有意义，确容易招致歧视。现在情况已经大为不同：已有有效的治疗方法，在越来越多的地方治疗的可能性已经大为增加，社会和国家对艾滋病的支持大大增加，对艾滋病的歧视也日益减少，因此鼓励和增加检测可为患者和 HIV 感染者带来的好处明显增加。当然，在那些治疗及其他后继服务无法保证的地区，或污辱和歧视仍然非常严重的地区，则表现不出来检测对感染者和患者的好处，因此仍应采取"选择检测"的办法为妥。但无论是"选择检测"方法还是"选择不检测"的方法，贯彻知情同意原则都应该是毫无例外的。

要卓有成效地扩大艾滋病病毒的检查工作，必须事先有效地做好教育工作，让广大公众了解扩大检测的必要、可能和途径。国家和各地的媒体，疾病控制和预防机构，医疗机构都要做这项工作。过去由于检测量少，可以有充分时间做知情同意工作，在能够成功扩大检测时，尤其如果艾滋病病毒检测有可能纳入常规医疗检查项目时，就有必要也有可能（在公众得到充分教育的条件下）简化知情同意的程序。例如：将艾滋病检测列入常规医疗检查表内，不必单列艾滋病检测的知情同意书，甚至不必签署书面的知情同意书，获得病人口头上表示不拒绝检测即可，在检测前也不必进行详尽的咨询，等等。这就是在扩大艾滋病检测时采取知情同意的"选择不检测"的含义。

但必须注意的一点是，不管采取"选择检测"还是"选择不检测"的办法，都是知情同意的不同形式，知情同意的原则是必须坚持的。正如许多人关注的，什么情况下能保证"选择不检测"不至于成为隐蔽的强制性检测呢？首先是要广泛地让公众知情，知道这个默认的前提。让到医院的所有病人知情，艾滋病要列入常规医疗检查的一个项目。为什么要这样做？如何做？可能会有什么问题？病人可以选择不检测，也不会因此受到歧视和不公平待遇。其次要给病人一个机会，让他们有机会表示，他们不选择检测。为了保证不至于将"选择不检测"变成隐蔽的强制性检测，需要对医院管理人员、医务人员进行培训，并且制定工作程序，以保证每个病人有机会表示"不检测"。

3．扩大艾滋病检测必须坚持保密原则

除了进行治疗的医生或相关公共卫生部门需要了解感染者的个人信息外，其余无关第三者都无权获得感染者的个人信息。为了更好地贯彻保密原则，艾滋病检测和咨询（VCT）门诊可考虑将实名制改为编码制，提供治疗服务不是实行实名制的理由，编码制同样可以为感染者提供各类服务。

4．扩大艾滋病检测必须与咨询服务相结合

无论采取何种形式扩大艾滋病检测，都必须将检测与咨询结合起来。但根据情况和需要，可以着重提供检测后的咨询，主要对检测结果阳性者提供咨询，检测前可以仅提供信息服务，不必对潜在受检者的全面情况进行评估，也不必对检测结果阴性者提供详尽的咨询服务。经验表明，对潜在受检者进行全面情况评估后，潜在受检者可能觉得自己风险不大而改变要检测的主意。而扩大检测的工作量会十分繁重，没有充分时间给检测结果阴性者进行咨询，可以将事先印好的图文并茂的书面资料发给阴性者即可。在任何情况下决不能单纯进行检测而不提供任何咨询。

5. 艾滋病检测是整个预防、治疗、关怀和支持链条中的一个环节

扩大艾滋病检测决不能孤立进行。检测本身不是目的，目的是实现预防、治疗、关怀和支持的普遍可及，从而控制艾滋病的流行。检测是普遍可及的必要前提，检测和咨询后必须有后续服务，包括治疗、预防、关怀和支持。这就必须在技术、财政上提供保证，并建立支持性的社会、政策、制度、法律环境，其中特别要注意继续加强反对污辱和歧视艾滋病病毒感染者和艾滋病病人的教育和措施，确保扩大艾滋病检测中坚持"3C"原则：知情同意（informed consent）、保密（confidentiality）和咨询（counseling）。

6. 采取多元形式扩大艾滋病病毒的检测

扩大艾滋病病毒检测，既要鼓励扩大多种形式的由病人启动的艾滋病检测和咨询，也要鼓励在医疗机构内由医务人员启动的艾滋病检测和咨询。

扩大由病人启动的艾滋病检测和咨询（VCT）：目前 VCT 的数量远远不能满足需要，应更为广泛地建立 VCT 门诊，包括在广泛流行或密集流行地区有条件的医院都应该建立 VCT 门诊；允许并鼓励社群组织（公民社会）建立 VCT 门诊，开展 VCT 服务，这将是扩大由病人启动艾滋病检测的有效途径；建议疾病预防控制中心制定准入标准，进行人员资格认定和培训，对 VCT 门诊的工作进行检查和评估；开展流动的 VCT 服务；对已有 VCT 门诊要进行检查、监督和评估，人员要培训，尤其是增加伦理培训。

鼓励在医疗机构由医务人员启动艾滋病检测和咨询：开展在医疗机构由医务人员启动的艾滋病检测和咨询（PITC）非常重要。如果不能将我国的医疗机构调动起来参与检测和咨询工作，那么扩大艾滋病检测就是一句空话。在全国范围内医疗机构是保卫人民健康生命的主力军。随着艾滋病病毒从核心人群向一般人群转移，发现艾滋病病毒阳性的场所更多会是在医院。医疗机构检测出阳性后也更易提供后续服务。因此，在医疗机构由医务人员启动艾滋病检测和咨询，既是政府的义务也是所有医疗机构和医务人员的义务。在医务人员启动的艾滋病检测中实施"选择不检测"（opt-out）办法。但这种办法**必须有条件才能不致成为隐蔽的强制检查，其条件有：**

（1）在实施前必须通过政府公告和媒体告知全体居民，今后去医疗机构或某些医疗机构看病增加一项艾滋病病毒检测。

（2）在医院一揽子同意检查的项目中，必须醒目地让病人知道其中有艾滋病病毒检测。

（3）在检测前应向病人提供信息服务，让病人有表示不参加检测的机会。

（4）在病人表示不参加后，对病人的治疗等服务不应受丝毫影响。

（5）"选择不检测"办法的实施过程，应制定规范程序。

（6）在医疗机构进行"选择不检测"的检测，应制定医务人员行为准则。

（7）对医务人员进行伦理培训。

在过去的公共卫生工作中筛查和常规化往往有隐性的强制。如果缺乏伦理意识和必要的培训，筛查和常规化确实也容易导致变相的强制。因此在使用这些词时应比较慎重，避免有人利用它们实施强制的检测。

在我国开展 PITC 的阻力非常之大。可能的阻力有：目前艾滋病防治的重担主要落在疾病预防控制中心和传染病院，因此为调动医疗机构和医务人员参与艾滋病检测工作，必须在政策和体制上改变这种在防治艾滋病任务上负担轻重不均的情况；相当的医疗机构不愿意承担这个任务，因为检测、治疗艾滋病，费用不高，影响医院收入；如果承担艾滋病检测和咨询工作，许多其他病人因为无知和恐慌就不来医院看病，进一步影响医院收入；公立医院方

向性错误的医疗体制改革尚未扭转，不可能很好完成检测和咨询任务；许多医疗机构的医务人员对艾滋病缺乏基本的知识，存在无知和恐慌；对艾滋病感染者和病人的歧视60%～70%发生在医疗机构，等等。

开展 PITC 的保证是，用法规或条例规定医疗机构承担检测、咨询、医疗、关怀艾滋病感染者和病人的义务；制定医务人员在医疗机构进行检测和咨询的工作流程和行为准则；对全体医务人员进行有关艾滋病科学和伦理学知识的培训。扭转医疗市场化、将医生收入与病人缴费挂钩的错误政策，政府恢复对公立医院的投入。

（二）大流行性流感应对中的伦理学问题

检疫和隔离中的伦理学问题、稀缺医疗资源分配中的伦理学问题、医护人员的救治义务问题，是大流行性流感应对中主要的伦理学问题。

1. 检疫和隔离中的伦理学问题[①]

检疫和隔离是控制大流行性流感传播的有效方法，其中的伦理学问题是：为了公众的利益而实施限制个人自由和自主性的公共卫生干预措施，是否可以得到伦理学辩护？为了公共卫生的目的，将公众利益置于个人权利之上的做法必须是合理的。可以证明其合理性的5个条件是：有效性、必要性、相称性、伤害最小性和透明性。

应该说，不是任何的检疫和隔离措施都能符合这5个条件，因此不是任何的检疫和隔离措施都是合理的；在 SARS 流行期间某些地方采取的检疫和隔离措施满足这5个条件，因而是合理的。例如，所采取的措施对于控制 SARS 的流行，防止 SARS 的进一步扩散是有效的，保护了公众的健康，也保护了被限制自由人的健康；在 SARS 大流行期间，采取这种检疫和隔离措施是必要的；与因限制个人自主和自由带来的伤害、损失相比，所获得的保护公众健康的巨大效用是相称的；所采取的措施中努力减少了因限制个人自由而造成的伤害，并且将这个检疫或隔离措施及时地有效地告知公众和当事人，得到大家的理解。如果发生大流行性流感不得不采取检疫和隔离措施时，应该在 SARS 经验基础上，在满足上述5个条件方面做得更好。

2. 稀缺医疗资源分配中的伦理学问题

医疗资源是成功应对大流行性流感的关键。然而，大流行性流感的暴发和流行，使得在短时间内求医问药人数激增，导致出现医疗资源匮乏的状况。最可能缺乏的医疗资源包括疫苗、抗病毒药物、医疗设备（如病床、呼吸机）。因此，如何确保分配的效用、公平和公正是需要考虑的伦理学问题。

有效而合理的稀缺医疗资源的分配既应当确保资源分配受益的最大化，又应当是公平的。其中，确保资源分配受益最大化是指，利用有限的医疗资源保护最大多数人的生命和健康。这是从分配的后果来考虑，遵从效用原则。这里的效用可以从两个方面理解：一个是挽救最大多数人生命和健康的医学效用，另一个是确保社会正常功能的社会效用。

另外，分配公平，要求给予符合优先分配标准的人同样的对待。这里主要强调的是重视社会底层人群，避免对他们的歧视。大流行性流感暴发时期，那些社会地位差、经济状况不好的社会底层人群更可能受到疫病的影响。因此，稀缺医疗资源分配的行动更需要考虑这一群体的健康利益。而分配程序的公正是实质性公正的保证。

---

① 参见中国医学科学院/北京协和医学院科技哲学研究生王春水学位论文和研究成果。

3. 医护人员的救治义务问题

医护人员是大流行性流感应对中重要的人力资源。随着病患就诊量的增加，医护人员会面对比平时更多的工作。而且由于救治工作，使得医护人员具有比其他人更大的感染疫病的机会。一些医护人员也会因为对疾病的恐惧，以及对自身和家人健康的担心而退出工作。这其中需要提出的伦理学问题是，在大流行性流感暴发的情况下，救治病人是否是医护人员的义务？这里所说的"义务"，是指在医患关系中医护人员在伦理上必须做的事情。

（1）是医学作为一种专业的要求。医学不仅是医护人员一种谋生的职业（occupation）手段，而且更是一门专业（profession）。因为在从事医学专业之前，医护人员需要进行长时间专门的学习、严格的专业训练，以及执业资格考试。国家要求只有在取得专业人员执业资格之后才能行医。因此，医生拥有两种特殊的权力：①从社会上取得的拥有行医资格的特殊权力；②从病人那里获得的特殊权力，即一旦进入医患关系，患者就把自己的健康、生命和隐私托付给了医生。因为医生所拥有的这两种特殊权力，所以医生负有治病救人的义务。

（2）是医学专业精神的要求。医学专业精神是在医学专业的形成和发展过程中逐渐积累的。中、西方的医学专业精神是一致的。将患者的利益放在首位的利他精神是医学专业精神最本质的体现。

（3）医学本身是一种具有风险的专业。即使在非疫病时期，医护人员在从事医疗救治工作的过程中，也具有感染各种传染病的几率。医护人员在自愿选择从事医疗工作的同时，也就选择了承担工作中的风险。这就如同消防员在面临火场、警察面对歹徒的时候，尽管可能面临自身的生命和安全的危险，但是他们必须要面对，因为这是其义务之所在。

（4）医护人员具备专业的治疗和防护知识，通过学习和培训，他们提供治疗的能力要比非医学专业人员的能力大。这就好比一名救生员救援正在溺水者比其他人具有更大的义务。

（5）医护人员也是社会中的一员。作为社会中的成员，应该互相关爱，团结互助。当大流行性流感来临之时，威胁的不仅是一个人的生命和健康，而是威胁到整个公众的生命和健康。医护人员以自己的专业知识和专业能力帮助那些需要提供医疗救护的患者，这也体现了互助原则。

然而，尽管面对风险为病人提供救治是医护人员的义务，但是面对大流行性流感这样的传染病，医护人员与其他人一样也是脆弱的。因此，政府和医疗机构也有义务为医护人员提供必要的保护，使得医护人员感染疫病的风险最小。另外，对从事救治工作的医护人员的家属给予关心和照顾，对那些因为从事救治工作而染病或者死亡的医护人员及其家人提供保险和抚恤金，这也是对医护人员付出的公正回报。

综上所述，有效而合理的决策是成功应对大流行性流感的关键。探讨大流行性流感应对中的伦理学问题，并寻求可以得到伦理学辩护的解决办法，不仅可以为决策者提供有效而合理的政策建议，同时也可以为制定相关法律提供依据，具有重大的现实意义。

第三节　公共卫生研究伦理

最近，公共卫生研究的伦理问题已成为公共卫生工作中最重要的问题之一。虽然公共卫生是有关保护群体健康的工作，包括流行病学调查、监测、项目评估、对人群的临床治疗，这些工作往往是收集和分析公共卫生部门可确认的健康资料，目的是保护某群体的健康。不过，公共卫生部门也设计并进行涉及人类受试者研究，目的是获得可以普遍化的知识，而且受益者常常超出了参与研究承担风险的社区。公共卫生专业人员从事研究的理由与其他研究人员从事研究的理由类似：验证假说、增进现有知识、对人类福利而不是研究本身的利益有所贡献。

一、公共卫生研究的类型和特点

（一）公共卫生研究的类型

（1）观察性研究　了解实际发生的事，要知道人们在干什么。大多数研究需要研究人员与受试者之间的互动，如问卷调查、访谈、获得生物学标本（如血样）。

（2）试验性或干预性研究　要求受试者同意按一定程序去做，如特定的膳食，受试者不参与在收集数据和在如何进行研究方面的讨论。

（3）流行病学研究　在公共卫生研究中占重要地位。流行病学是研究在特定人群内与健康相关状态或事件的分布和决定因素，以及这种研究产生的信息应用于控制健康问题。流行病学已经对20世纪改进人类健康作出重大贡献，并将通过依靠更好的科学方法来理解决定健康的许多物理、化学、生物、行为和社会因素而继续作出重大贡献。因此，更广泛地利用流行病学工具来改进公共卫生，是我们的伦理义务。反之，不能对人们现在接触的许多动因和条件进行流行病学研究将是错误的或不符合伦理的。流行病学研究使用两类研究：观察性的和干预或实验性的。观察性研究又可包括4种类型：描述性、群组性、对照性和横断面性。

（二）公共卫生研究的特点

公共卫生不同于临床医学在于注重群体而不是个体，注重预防而不是治疗，这两个特点使得公共卫生研究突显出一些伦理学关注。在许多情况下作为群体的最佳利益与社区成员的利益不一致，有时社区利益与个人权利相对立。当人们需要知道他们接触的人是否患有性传播疾病时，就可能要求这个人放弃隐私权。参加研究的风险必须与研究给社会带来的受益相权衡。这时人群是分析的单元。

流行病学研究与一般生物医学研究之间的区别之一是在于：大多数流行病学（描述性的、横断面的、群组或队列的）研究仅仅是观察性的，并无预防或治疗的干预。由于其仅仅是观察的性质，过去广泛认为没有什么重要的伦理问题，进行这种研究一般无需伦理审查委员会的批准。原因之一是过去对伤害的理解过于狭隘，以为伤害仅限于身体伤害，不了解精神伤害和社会伤害的重要。近年来对于研究行动要合乎伦理受到普遍而广泛的关注，对受试者的潜在伤害也有了更多的认识，如因泄露受试者的健康信息而引起的心理社会伤害，因此人们越来越注意保护受试者的隐私，所有这一切对观察性流行病学研究具有重要意义。研究人员和审查委员会在设计和审批观察性研究时，需要考虑干预性与观察性研究的区别。有时需简化伦理审查过程，有时则需要增加要求。另一个重要区别是，即使同样进行随机对照试验，研究单元是群体或社区而不是个人。

二、公共卫生研究伦理的基本问题

当今世界的研究伦理学，集中于权衡参与研究的风险和受益、知情同意、保密和对脆弱人群的特殊保护。

（一）研究的风险/受益比

对受试者的风险随研究类型而异。观察性流行病学研究与临床研究不大一样，后者产生直接的、与个人有关的受害和伤害，但要求受益/风险比应该是正值则是一样的。风险是可能的伤害，可以有身体的、精神的和社会的。"风险"一词包括不良后果及其发生的概率，为避免含混有人建议使用"伤害"或"潜在伤害"。衡量受益/伤害比时应该考虑的是：潜在的受益和潜在的伤害。虽然观察性研究一般不会引致身体伤害，但并非总是如此：与家庭暴力受害者访谈；对车间危害因子进行研究；研究儿童死亡原因；研究性行为与患性传播疾病关系等，都可能引起心理或情感以及社会的伤害。即使使用医疗记录也有伤害的可能。过去仅注意可能的身体伤害，不注意可能的心理和情感以及社会的伤害。因此，保密是研究人员最重要的伦理考虑之一，研究者知道谁提供信息，但他们不能告诉任何人。这与匿名数据不一样，在匿名数据情况下连研究者也不能鉴定信息，涉及什么人。与之相对照，研究者有义务发表他们的研究成果。但研究成果的发表是综合的数据，不揭示个体受试者的身份。与社会分享研究信息，因为这个信息对社会有用，即使结果是阴性的。越来越多的研究人员认为，与受试者分享成果也是他们的义务，因为受试者对研究也作出了贡献。

（二）知情同意

知情同意的主要思想是确保每一个受试者出于自愿和完全知道对他们的风险和受益而参加。这个原则首先应用于以个体为分析单元的研究，然而需要将尊重社区包括在内，以保护公共卫生研究受试者。有人建议增加一个社区原则。例如，在社区进行研究时应该获得部落酋长或村子长老的允许。但这不能代替每一个个人的知情同意。仅在三类例外情况下才允许免除同意：①在免除审查的研究中使用不能辨认身份的资料；②有特殊理由使用可辨认身份的资料，对受试者的风险不超过最低程度，仅使用公开的资料，或要求个人知情同意使研究"不可行"；③在特定管理部门范围内进行的研究。

（三）对脆弱人群的保护

脆弱人群是不能维护自己权力和利益的人群。对脆弱人群可以进行研究，但应该研究有益于脆弱人群自身。那么对儿童期的遗传和环境因素如何影响成年期健康的研究是否应该进行呢？这项研究仅有益于成年。如果其他伦理要求已经满足，这类观察性流行病学研究也应该允许进行，即使研究目的不是为了获得与儿童健康相关的知识。通常仅在风险极低时才允许进行潜在受益涉及成人而潜在伤害影响儿童的研究。这项研究对儿童的伤害极低，同时这些儿童长大成人也能受益。

过分的受益或不正当的引诱对脆弱人群是一种强迫，这也适用于特别穷的人。例如，在不发达国家，一个妇女每天靠1美元收入维持生活，很难拒绝20美元的补偿去参加研究。相对的高额金钱补偿，会使受试者同意参加他们本来不会同意的研究。对于脆弱人群参加研究要采取特殊的保护措施。脆弱类型有：认知或交流上的脆弱（儿童）、体制上的脆弱（犯人）、敬畏上的脆弱（认知上有能力同意，但服从其他人的权威）、医疗上的脆弱（有严重疾病，没有满意的疗法）、经济上的脆弱（收入极度低下）和社会上的脆弱（被贬低的社会集团成员）。

未成年儿童参加研究要求父母表示同意（consent），大一些的儿童则要求他们认可（assent），但有风险水平的限制，即风险不能超过最低程度。对于犯人，不要造成这样的印象，即参不参加研究会影响他们的刑期。在获得知情同意时主要关注的是真正知情，即真正理解研究、理解可能经受的风险和受益。当在非西方文化的发展中国家进行研究时，需要作出加倍努力来理解所在地的文化；受试者参加研究可能的动机；以及在知情同意过程中如何与他们进行最佳的沟通。

（四）研究的监管

保证研究者坚持这些伦理学原则的机制是机构审查委员会（IRB）。IRB的作用是：审查研究计划；当他们的研究方案不符合伦理标准时告知研究人员修改；批准伦理上合适的方案；在研究过程中进行监督，以确保整个研究过程中符合伦理标准。在送交杂志发表论文时，应出示证明IRB批准了该研究。IRB由本单位其他研究人员及单位外的社区或外行人代表组成。

（五）监测和研究

有时公共卫生监测活动也符合"旨在获得普遍性知识的系统研究"这个定义。但大多数研究人员和公共卫生机构不认为监测是研究，因此不是IRB审查对象。例如，美国疾病控制中心（CDC）要求医生报告某些疾病，如结核病和性传播疾病。医生诊断时需要填表，表上有病人信息，包括姓名、年龄、性别、种族和民族、家庭地址，所诊断的疾病及报告的医生。表或卡往往邮寄到当地卫生局，工作人员会利用这个信息随访，获知性伴的姓名和地址，然后告知他们有暴露的可能，有时带他们去医院治疗感染。当地卫生局会送一份已报告的感染给州卫生部。他们用此监测全州感染率，并分配资源用于疾病控制。同样，州卫生部报告给CDC，给CDC的报告通常不包括每个病例的个人标识符，仅仅按年龄、性别、种族或民族、所在县报告特定疾病的人数。这完全是被动的，由医生报告给当地卫生局，有时卫生局也将医生叫到办公室询问有无发现新病例，但这种主动监测比起被动监测来花费很高。主动监测仅仅用于重要的疾病如Kawasakii综合征，一种致命的未知原因疾病。这要求提供更为详尽的信息，以助于鉴定原因或风险因子。哨点监测是主动监测的一种。在公共卫生系统中系统收集数据的其他情况有：疾病登记，计划评价，应急反应。疾病登记（如癌症登记报告癌症的原发部位和形态）用于收集在某地理区域所发生的每一个病例的信息。法律不要求医生将诊断报告给登记处，而是由登记人员通过审查医院记录鉴定案例。登记的目的是收集信息，可推进对疾病的科学理解。当公共卫生计划实施时，例如佩带安全带或戒烟运动，往往要收集数据来评价3e，即效验（efficacy，该计划在这种情况下是否起作用）、有效（effectiveness，该计划在许多情况下更为普遍地起作用）、效率（efficiency，该计划是否经济）等。在突发性事件中，如急性疾病暴发，数据收集是为了指导应急反应。

监测、登记、评价和应急反应，都是系统收集数据，有时满足研究的标准。当满足这些标准时，而数据的收集是关于人的，数据收集需要由IRB审查。公共卫生机构作为日常工作的数据收集与研究的不同在于，数据收集的意图。研究的主要意图是产生普遍化知识，而CDC是为了控制或预防疾病，或改进某一干预计划。所谓普遍化，是从一时一地的数据分析的结果推论到其他情况其他人群。非研究是涉及一种特异的境况。标准的疾病报告不是研究，用于指导对公共卫生计划的管理，用于疾病控制和预防的资源分配。在这种系统内，标准的数据收集，限于特异性疾病的信息、人口学信息，以及已知风险因子。当收集的数据大大超过这些标准数据时，这些数据通常被用于研究疾病或损伤的病因学。因此疾病登记往往被认为是研究，接受 IRB 的审查。它们的目的可能是双重的：指导公共卫生实践和阐明病因学。不管其他意图如何，当涉及对人类受试者的研究时，数据收集就要由 IRB 批准。有时，监测的数据后来被用于研究目的。这种使用必须经 IRB 批准。国家发布疾病发展趋势，意图是告知卫生人员本国疾病发展动向，这是为了管理公共卫生不是阐明疾病流行原因。同理，当数据收集是为了作出应急反应时（例如对疫病暴发的调查），当公布一次疾病暴发时，这不是研究，除非收集超量数据以便进一步阐明感染的病因学或鉴定传播机制。计划评价一般也涉及特定计划的管理，特别是这个计划已被以前的研究证明是有效的。如果计划是新的，于是评价的目的是确定计划是否有效，按照 CDC 标准，这是研究。

（六）数据保密

一个人的信息可被有意或无意地用来使受试者受益或受伤害。有些信息特别有可能引起伤害。例如，在性传播疾病的研究中，研究人员可能问受试者上个月有过性关系的人数。如果这数目大于零，如果父母或性伴无意中得知，受试者可能受到身体虐待或断绝关系。其他信息可能导致失业或丧失健康保险。如果信息落在决策人手里，可能会造成社会凌辱、歧视，造成精神和社会上的伤害。

避免故意或无意泄露信息的第一步，是告知受试者如果信息没有被研究人员严加保护对他的可能风险。第二步，真正做到严加保护信息。防范措施的采取，取决于研究的类型和可能的受益。例如，有些流行病学研究中收集的数据要求有标识符，没有标识符会影响研究成果。人们不应认为参加研究的风险必定会消除。重要的是，不仅要评估在研究过程中获得或产生的可标识身份的、私人信息可被不适当泄露的可能性，也应评估如果信息泄露实际发生伤害的可能和规模如何。

有标识或匿名的样本或数据。直接标识数据：在一个数据集中，每一个参加者都有一个个人标识符，例如姓名或病人号码，以及这个人的其他信息。用编码代替标识符，可减少泄露受试者身份的风险。这就需要建立另一数据集，其中列出每一个受试者的编码和标识符。获得这个编码的数据集仅仅限于极少数人（也许仅就是研究负责人），并被一个密码保护，或把它锁在文件箱或保险箱内。

加强保密的下一步是去除编码与个人标识符之间的联系。这些数据被称为无联系的或"匿名化的"。数据或样本从未标识的，称为无标识或匿名的。使用匿名或匿名化数据，很难鉴定与信息相连的个人。遗传数据难以匿名化，因为至少在理论上可以把这些数据与另一有遗传信息和标识符的生物学样本联系起来。而且，虽然标识身份的信息，例如姓名可从数据或样本除去，留下的数据可指向某一个或一些人。这称推演鉴定（deductive identification）。例如，有一数据集涉及一特定城镇或城区的人，人们可从受试者的性别、年龄、种族、职业及所住街区的信息推演出这个人是谁。有些研究还不能用匿名数据做，特别是研究者需要标识符将一种记录与另一组记录联系起来。研究一旦结束数据可以匿名化。但在研究期间因不能保密产生的风险始终存在。受到伤害的可以是社区，匿名数据无法演绎鉴定，但报告研究结果也可以使社区受到凌辱。如 HapMap 研究，样本的个人标识虽然不存在，但知道它们来自中国北京，日本东京，还是尼日利亚。当研究单元是社区，如果研究成果发表人们能鉴定出是哪个社区，如果研究以负面的色彩描绘该城镇的话，工业家也许不愿投资于此城镇，使社区受到伤害。在我国就有因报道某村流行艾滋病，致使该村的农产品在集市上卖不出去的例子。

研究是公共卫生的不可分割的成分。我们有义务保护社会健康，也有义务进行研究，以获得预防和控制疾病的新知识。这包括收集信息以鉴定疾病原因；鉴定影响疾病传播的因素；以及评价保护或促进健康的种种办法。在《美国联邦条例法典》中界定研究（research）为系统的调查研究（investigation），包括为获得普遍性知识而进行研究设计、检验和评价。公共卫生研究包括研究无机物质（如水和空气）的质量，不涉及人的生物学过程（如疾病媒介的节肢动物），以及涉及人的问题。这些类型的研究中都有伦理问题，大多数伦理问题是关于人的研究。在有些研究中，研究问题涉及个体的健康、经验、行为或其他方面，在这些研究中个体是分析单元。其他的分析单元是成对的人（如夫妇）、家庭、社会网络、机构、社区或其他群体，伦理学的关注随所研究的人群而有不同。

三、公共卫生研究中的伦理审查委员会和伦理审查[①]

与公共卫生实践不同，公共卫生研究的主要目的同样是为了归纳知识，公共卫生中的监测主要是为了在特殊人群中使用知识。在公共卫生工作中，人们认识到在流行病学的监测中存在着许多伦理学问题，人们也常常感到在研究和监测之间做出很明确的区分是困难的。但是在这样的领域里又的确需要进一步的伦理讨论和咨询。

（一）伦理审查的标准

在世界卫生组织关于在公共卫生监测中伦理审查的作用为题的会议中[②]，与会专家同意，在监测的情况下，不必过多地关注一个行动是监测还是研究（由此确定是否需要接受伦理审查委员会的审查），正确的和关键的问题是监测的哪些方面会引起伦理学问题，由此哪些监测项目需要伦理审查委员会的伦理审查。根据专家们的建议，下列一些用于确定监测是否需要进行伦理审查的标准是合适的。

（1）对全新的领域进行监测（比如，耐多药结核病监测，四期临床试验的上市后监测），而不是对公共卫生体系中已经建立的那些领域进行监测。

（2）对特殊目标人群收集信息时进行的监测，而不是常规向所有人群收集信息时进行的监测。

（3）收集信息并不是必需的，比如，一个专门的监测行动并不是合法的。

（4）不能接受的风险-受益比，或者是潜在的风险并没有被充分的最小化。例如：

如果在规定目的和实际行动之间存在着潜在的不一致；

潜在的陈述疾病的监测；

对于弱势人群的监测；

认为是超过最小风险的监测过程中所涉及的程序；

监测行动中增加研究成分；

新监测方法学的试验项目等。

---

① 翟晓梅. 伦理审查委员会（IRB）的制度化及能力建设. 中华医学信息导报，2004 年 4 月 12 日，理论版。
② The Role of Ethical Review Committees（ERCs）in public health surveillance. WHO meeting, 2004.

虽然在流行病暴发过程中反应的时间应该更加紧急，但在研究是监测行动的主要部分的时候，需要由伦理审查委员会进行伦理审查。例如：

（1）为预期将要暴发的情况与紧急事件而完善临床草案。

（2）其他研究者要求使用 WHO 掌握的数据及标本，以回答额外的研究问题。

（3）在出现疾病或流行病暴发时对新药进行测试。

（4）发展和试验新的监测工具。

关于流行病暴发期间所作研究，当出现广泛传播的流行病事件时，要开始一些工作以采取一些快速有效的程序，以配合有计划的研究干预工作。例如，采用特别的方式专门选任一个审查委员会或者分委会，以保证在危机时期能够维持其效力的程序。建立一个标准，它既是基于监测的规章，也是基于这些疾病的流行病学、人权、法律、公众安全的伦理学考虑，基于大众健康利益和个人自由而制定的专门条例。

因此，更为实际的是考虑伦理审查委员会存在的理由——即当科学的任务超过公共卫生实践干预的任务时要对这样的程序进行审查。同样，对于与某种干预行动相关的监测，必须列出收集或者使用或误用收集的数据所带来的"伤害"（实际的或者无形的伤害），并且考虑是否应该对一个行动进行审查。审查的重点应该包括下列问题：

（1）在什么时候个人的健康可以服从于保护一个群体。

（2）尽管不允许伤害，但在一些特殊的时候允许其发生的理由。

（3）什么样的伤害。

（4）对监测中由个人所提供数据的误解所带来的伤害，应该由谁来负责。

（二）伦理审查委员会的制度化建设

对涉及人类受试者的生物医学研究的伦理和科学标准已在一些国际性的指南中指定和确立。例如，在《赫尔辛基宣言》、医学研究国际组织理事会（CIOMS）的《涉及人类受试者的生物医学研究的国际伦理指南》，以及 WHO 和人用药物登记技术要求国际协调会议（ICH）对良好临床实践的指南。遵循这些指南是为了确保参与研究的人类受试者的尊严、权利、安全和福利，以及确保研究结果的科学性。

WHO 关于《评审生物医学研究的伦理委员会工作指南》[①] 指出："国家、单位和社区应该努力建立伦理委员会和伦理审查系统，以保证能为未来的研究参与者提供尽可能广泛的保护，并为生物医学研究科学和伦理方面取得尽可能高的质量作出贡献。如果适当的话，政府应该促进在国家、单位和地方建立实际上是独立的、多学科的、多部门的和多元的伦理委员会。伦理委员会需要行政上和财政上的支持。"

1. 伦理审查委员会的职责

伦理审查委员会的职责是"为维护所有实际的或者未来的研究参与者的尊严、权利、安全和福利作出贡献。保证能为受试者提供尽可能广泛的保护，并为生物医学研究在科学和伦理方面取得尽可能高的质量作出贡献。""伦理审查委员会对可能的研究参与者（受试者）以及相关社区的一切利益负责，还要考虑研究者的利益和需要，并对相应的管理机构和法律有适当的尊重。"[②] "各级伦理审查委员会必须确保《赫尔辛基宣言》的规定在所有涉及人类

---

① 世界卫生组织 2000 年，日内瓦。
② 世界卫生组织 2000 年，日内瓦。

受试者的生物医学研究中得到贯彻实施。"[1]

除对受试者的保护外，伦理审查委员会所关注的还包括参与科学研究各利益相关者，如研究机构（institution）、研究人员（investigators）、资助者（sponsors）。伦理审查委员会平衡参与科学研究的利益相关者之间竞争性的利益（受试者、研究机构、研究人员、公众，等等），例如研究人员对渴望获得资料数据与受试者希望隐私受到保护的关系。平衡促进科学研究发展与约束指导研究者行为两个方面的要求，以保护志愿受试者的权利和福利。对受试者风险的考虑必须重于对科学/研究利益的考虑，重于对研究者希望从研究中获得科学/学术价值的考虑：科学的利益永远不应该凌驾于受试者的利益之上；"研究的目的虽然重要，但绝不允许超越研究参与者的健康、福利和保健。"

2．伦理审查委员会的组成

为了实现伦理审查委员会的职责和目的，伦理审查委员会的成员应该来自多学科专业背景、不同性别、科学家和非科学家、与研究所有关的人和无关的人。一般说至少1人是外部成员，至少1人是非科学家背景。审查研究时专家的意见也是必需的，必要时可以特设顾问。审查委员会的成员应该是由能够独立工作的，胜任的，在公共卫生领域中多学科的科学家、伦理学家、法律工作者、社会学家组成。其成员在研究领域或者研究方法方面具有广泛的专业背景。一般可12～15人，以能够有效地行使其职责人数为准。

3．伦理审查的内容

伦理审查的内容包括：①可能的范围内风险最小，受试者安全性最大化；②相对于参加研究的收益而言，风险是合理的；③研究设计适当，样本量是适当的；④受试者的选择是公平公正的，不能只为了研究者的便利或者仅仅因为更便宜。理想的研究，要适用于解决存在于受试者社区和阶层的重要健康问题。

4．伦理审查的方式

伦理审查的方式可以分为"快速审查"和"全体会议"审查。符合下列之一的可以使用"快速审查"：①最小限度风险的研究，"不大于日常生活的风险"；②对已经批准的研究项目有较小改动的研究。在快速审查时，一个人审查即可。可以由伦理审查委员会主席或委员代表审查。不过，不予批准的决定只能通过伦理审查委员会全体会议作出。快速审查的决定要通知伦理审查委员会。"全体会议审查"：召集法定大多数伦理审查委员会委员出席的会议审查。

5．伦理审查的结果

伦理审查的结果大致可有以下几种：

（1）批准（不作修改）　不作修改的同意，同意期一般不超过一年。伦理审查委员会要进行年度持续审查，再次批准。年审和持续的审查持续到不再产生数据为止。对研究方案中的任何改变需要做进一步审查，以履行其伦理监督职责。

（2）暂时批准　直到收到申请者对伦理审查委员会提出的问题、要求改动的细节作出适当的回应，伦理审查委员会才作最终同意决定，不需要召开另一次会议。

（3）延到下一次全会讨论　适用于伦理审查委员会需要研究者提交更详尽和更实质性的信息，在下一次会议上讨论。

（4）不予批准　比较少见，因为伦理审查委员会应该努力帮助研究者找出建设性的

---

① CIOMS（国际医学科学组织理事会）。

解决方案。不批准的决定必须通过全体会议才能做出。伦理审查委员会要给出不予批准的理由，并且给予研究者机会进行申述。伦理审查委员会不能够以"快速审查"的方式否决一项研究。否决一项研究，必须在一次全体会议上通过法定人数（大多数成员出席）进行多数表决做出，以避免某位"粗暴的"委员会主席滥用权力，损害与其竞争的同事的利益。

6. 不良事件的报告

下列事件需要报告：①凡预见到和未预见到的严重伤害或疾病，住院，死亡事件；②违背协议（审批的申请书）的做法，如泄密等问题。

（三）伦理审查委员会的能力建设

1. 伦理学培训

凡直接从事以人为受试对象的科研人员和从事可标识的受试者的组织标本的研究人员，均需要接受伦理学的培训。

2. 影响伦理委员会批准的必要条件

（1）该研究对受试者的风险是最小的。

（2）相对于参加研究的受益而言，受试者所承担的风险（如果有任何风险的话）在合理范围之内，并且预期产生的结果对科学知识而言可能是重要的。

（3）对受试者的选择是公正的。

（4）按照要求获得知情同意，最好得到适当的书面证明。

（5）对研究制定有适当的监督措施，以确保受试者的安全。

（6）当研究涉及弱势受试者时，附加适当的安全措施，以保护这些受试者的权益。

（7）知情同意应该由与该研究直接有关的人员获取，以保证受试者得到充分的教育，完全理解研究者所提供的有关信息。

（8）研究人员负有法律和伦理的义务，确保预期的受试者对知情同意的内容有充分的认识和全面的理解。

3. 关于知情同意书
知情同意书首先应该告诉受试者被邀请参加的是一项研究。告诉受试者研究的目的、过程/程序、持续时间、频率，将会有什么感觉，可能的风险、不适、不便（身体、心理精神和社会适应性上的风险），可能涉及个人的机密问题，可能的受益/好处。对可能的好处的描述，如："您可能会从该研究的参与中获益，也可能您无法从该项研究的参与中获益……"没有好处的描述，如："这项研究的设计并不能使您直接获益"或者"该研究不能使您获益，但我们的设计能使社会获益。"关于自愿参加的描述，如："您可以自由决定是否参加。即使您决定参加，您也可以在任何时候改变您的主意退出研究。无论是您的退出还是选择不参加，您都不会遭受任何处罚。您的医疗，您与医生/医院的关系也不会受到影响。"

另外，在知情同意书中还应该说明对参加研究的补偿和受到伤害可得到的赔偿如何。如果没有补偿，也应该明白指出。

知情同意书的书写应该使用简单、非医学研究、受试者能理解的语言，避免使用术语。避免使用误导或者欺骗性的语言，如："这个研究没有任何风险"；不要过分渲染研究的好处，如："这种研究法一定会有助于改善你的病情"；避免微妙的强迫性语言，如："我们相信您为了帮助我们找到治疗疾病的方法，一定会同意参加我们的研究。"除非在特定的、明确说明理由的情况下，不要在知情同意书中为配偶的签字留出空行。受试者的签字意味着受试者已经阅读并且理解了这些信息。受试者签署知情同意书并不意味着他们放弃任何法律权利。如果由于害怕、不信任、怀疑等原因，受试者同意参加研究但不愿意在知情同意书上签字（签署知情同意书可能会证实受试者参与了某种敏感的研究：HIV/AIDS，卖淫或者吸毒等非法行为），应该留有证明文件作为同意的证明。

总之，无论是公共卫生常规实践还是公共卫生研究，都应该更加关注那些提出来的伦理学问题。从历史观点上说，监测工作不应该照搬适合研究用的相同的伦理审查过程，因为它们的理念和理论是不同的，由于艾滋病病毒的广泛传播和对于艾滋病病毒感染者的歧视，使得监测工作中的伦理问题变得极为凸现，应该引起极大的关注。

（翟晓梅　邱仁宗）

参　考　文　献

1. Code of Federal Regulations, Title 45, Part 46. Accessible via the internet at http://www.access.gpo.gov/nara/cfr/cfr-table-search.html

2. Committee for the Study of the Future of Public Health. Institute of Medicine, The Future of Public Health (Washington, DC：National Academy Press, 1988), at 19

3. Gostin LO. Public Health Law：Power, Duty, Restraint, Berkeley：University of Califonia Press；New York：The Milbank Memorial Fund, 2000

4. National Bioethics Advisory Commission. Ethical and Policy Issues in Research Involving Human Participants. Volume I. Report and Recommendations of the National Bioethics Advisory Commission. Bethesda, Maryland；August 2001

5. Rothstein, MA：Rethinking the Meaning of Public Health, in Public Health Ethics：Theory, Policy, and Practice. Edited by Ron0ald Bayer, Lawrence O. Gostin, Bruce Jennings, Bonnie Steinbock. Oxford University Press, 2007

6. 邱仁宗. 公共卫生伦理学与传染病控制中的伦理问题. 见：曾光主编. 中国公共卫生与健康新思维. 北京：人民出版社, 2006：224-255

7. 邱仁宗. 公共卫生伦理学刍议. 中国医学伦理学, 2006

8. Schaef M. In University of Washington School of Public Health and Community Medicine, Department of Health Service, Public Health & Related Definition, at http://depts.washington.edu/hserv/research/phdefinitions.shtml(last revised 13 April 1998)

9. Snider D. Guidelines for defining public health research and public health non-research. Revised, October 4, 1999. http://www.cdc.gov/od/ads/opspolll.htm

10. United Nations, Economic and Social Council UN. Sub-Commission on Prevention of Discrimination and Protection of Minorities, Siracusa Principles on the Limitation and Derogation of Provisions in the International Covenant on Civil and Political Rights, Annex, UN Doc E/CN.4/1984/4 (1984). http://hei.unige.ch/~clapham/hrdoc/docs/siracusa.html

11. LO Gostin, Public Health Law：Power, Duty, Restraint (Berkeley：University of Califonia Press；New York：The Milbank Memorial Fund, 2000)：at 20

12. Mark A Rothstein. Rethinking the Meaning of Public Health. Public Health Ethics：Theory, Policy, and Practice. Edited by Ron0ald Bayer, Lawrence O. Gostin, Bruce Jennings, et al. Oxford University Press, 2007

13. Childress JF, Gaare RD, Gaare RD. Public Health Ethics：Mapping the Terrain. J Law, Med & Ethics, 2002, 30：170-178

14. 翟晓梅. 公共卫生伦理学. 见：伍天章主编. 国家级"十一五"规划教材医学伦理学. 北京：高等教育出版社, 2008

15. 翟晓梅. 公共卫生的特征及其伦理学问题. 医学与哲学. CSSCI, 2007, 28 (11)：20-23

16. 翟晓梅, 邱仁宗主编. 生命伦理学导论. 北京：清华大学出版社, 2005

17. 翟晓梅. 患者的保密权和隐私权. 基础医学与临床，2007，27（3）：358-360

18. 翟晓梅. 临床医疗和临床科研中的知情同意问题. 基础医学与临床，2007，27（1）：108-112

19. 翟晓梅. 知情同意若干问题. 中外医学哲学. 美国环球出版社，2002

20. 翟晓梅. 伦理审查委员会和伦理审查：IRB 的制度化建设及能力建设. 中华医学信息导报，2004 年 4 月 12 日，理论版

第八章 | 公共卫生相关法律

第一节 概 述

一、几个基本概念、公共卫生相关法律简史和中国公共卫生法的发展瞻望

（一）公共卫生

公共卫生的概念在本卷中另有章节详细讨论，这里只就它与法律相关的中文语义作简介。它是个翻译名词，其英文为——Public Health，既可翻译为公众健康，也可翻译为公共卫生。在我国卫生界已经习惯翻译为公共卫生了，但是在社会学界也常翻译为公众健康。"卫生"一词在汉语最初的含义为"护卫生命"，与人类文明同步产生，随着社会的发展，其含义不断变化，现代的核心含义是"护卫人的健康的行为（活动）"。"公共"与"公众"两词在汉语中常可互通运用，都有"人群"的含义，不过"公共"趋向于把人群视为一个"整体"，而"公众"趋向于把人群视为多个人的"集合"。本章则把公共卫生理解为，包含有公众健康的含意来用。

（二）法律

中国古代"法"与"刑"通用，"律"有"规范、规则"之义。当代我国法学界通常定义"法律"为：由国家机关制定或认可，并通过国家强制力保证实施的行为规范。由此可见，有"国家"才有法律，法律是人类用"理性"的态度，不断追求探索，努力创建正义的社会秩序的成果。在实践中，法律又是社会各种力量博弈的产物，是当代主流社会的"社会契约"。

从社会学的角度来看，最广泛的"法律"文件，包括各级政府制定的带有强制性执行力的一切文件，可以包括执政党和各级政府职能单位的政策性文件、甚至可能包括各级领导的讲话发言，只要此文件具有由政府强制性执行的性质。但是法学含义上的法律文本，却是有严格定义的：它必须是由立法机关或国家有造法权能的机关，依照法律程序而创制/认可的。

在中国，只有全国（地方）人民代表大会可以颁布全国性（地方性）法律，国务院（地方政府）可以颁布全国性（地方性）行政法规，加上国务院直属部委可以颁布相应的部门规章，才是具有法学含义上的法律文本。法律是宪法下的最高法学权威文件，其下位的政府行政法规和部门规章，只能是为了实施执行法律的行政规定。因为篇幅的限制，本章集中

讨论法学意义下的全国性的法律法规，不涉及地方性法律法规和部门规章，更不深入讨论公共卫生政策性问题（公共卫生政策在本卷中另有专门章节讨论）。

（三）（狭义的）公共卫生法和公共卫生相关法律

2007 年 Goodman 等人主编的《公共卫生实践中的法律》一书中提出公共卫生法的基本目标是：追求社会公正的同时，也追求社会群体最高可能的健康水平。书中还区分了狭义的公共卫生法（public health law）和广义的有关公众健康的法（law about public's health）两个不同的概念。把狭义的公共卫生法界定为"研究国家法律的权利和义务以确保人民健康的条件（即鉴定、预防和减轻群体风险因素），及限制国家权力为保护和促进社群健康而对个体的自主性、隐私、自由、行为规范和其他受法律保护的利益的约束。"

2007 年樊立华主编的（我国）全国高等学校教材（供预防医学类专业用）《公共卫生法律法规与监督学》一书中，对卫生法（health law）定义为"由国家制定或认可，并由国家强制力保证实施，旨在调整保护人体生命健康活动中形成的各种社会关系的法律规范的总和。"这个定义是一种广义的（公共）卫生法，它包括（狭义的）公共卫生法（public health laws），即在国家层次规定公共卫生机构使命、功能、权力和结构的法令，它也包括一切有关公众健康的法律（laws about public's health），即调整保护人体生命健康活动中各种法律规范全部在内，包括法律的种种分支学科，涉及宪法、行政法、民法、刑法、经济法、环境法和各种社会法在内。本章用的"公共卫生相关法律"就是广义上的公共卫生法，它包括但不限于（狭义的）公共卫生法。

（四）《公共卫生法》简史回顾

早在 1848 年英国通过了《公共卫生法》，公共卫生法也由此得以产生。德国设有社会健康保障部，下属类似我国疾病预防控制中心的德国联邦公共卫生研究所（Robert Koch Institute），各州、县都设健康卫生局，承担相应疾病控制与卫生监督工作，并在 2000 年 7 月颁布了《传染病管理法》。日本于 1999 年 4 月 1 日起实施的《传染病预防法》是在原有《传染病预防法》基础上做出的修正案。

美国联邦政府在 1796 年通过了第一国家检疫法（the first National Quarantine Act），1939 年建立了联邦公共卫生行政立法机构——Public Health Service（PHS），即现在"卫生与人类服务部"（Department of Health and Human Services-DHHS）的前身。1944 年，又通过了公共卫生服务法（the Public Health Service Act，PHSA），随后（1946 年）又建立了主要为公共卫生执行机构的"疾病控制中心"（Center for Diseases Control and Prevention，CDC），核心职能是：①通过公共卫生监测系统和其他有关的信息收集来源，不断地明确主要的公共卫生问题（assessment）；②提出应对主要的公共卫生问题的方法策略（policy development）；③保障应对策略的正确落实（assurance）。发生 2001 年 9 月 11 日（911）事件后，在 CDC 要求下，美国法学界起草了"模范州应急卫生权力法"（the Model State Emergency Health Powers Act，MSEHPA）。随后联邦与各州合作，起草了"转折时刻模范州公共卫生法"（the Turning Point Model State Public Health Act），以指导适应美国形势需要的公共卫生法改革。

中国建立有类似于美国的公共卫生行政机构——卫生部（Ministry of Health，MOH）和中国疾病控制中心（Chinese Center for Diseases Control and Prevention，China CDC），当前在开展探索实行职能有机统一的大部门体制改革。至 2007 年底为止，全国人大共通过了 10 部卫生法——食品卫生法、药品管理法、国境卫生检疫法、传染病防治法、红十字会法、母婴保健法、献血法、执业医师法、职业病防治法、人口与计划生育法。2004 年，十届全国人大常委会通过了"中华人民共和国传染病防治法"修订案，新修订的"食品卫生法"也对"食品安全"做出新的规范。2003 年，国务院通过了"突发公共卫生事件应急条例"，2007 年 8 月 30 日十届全国人大常委会又通过了"中华人民共和国突发事件应对法"，进而把必须采取应急处置措施的突发公共卫生事件纳入了全国性法律框架内。中国共产党第十七次代表大会上胡锦涛总书记在报告中提出"健康是人全面发展的基础"重要论断，阐述了医疗卫生工作在国家社会经济发展中的重要地位和作用。中国政府承诺：坚持社会公平正义原则，落实人人公平享有基本医疗卫生服务；"到 2010 年，初步建立覆盖城乡居民的基本医疗卫生制度框架，……到 2015 年，使我国医疗卫生服务和保健水平位于发展中国家的前列；到 2020 年，建立起比较完善、覆盖城乡居民的基本医疗卫生制度，全民健康水平接近中等发达国家。"为此，还要相应地建立完善"医疗保障"、"药品供应保障"和"卫生监督执法"体系。

（五）中国公共卫生法的发展瞻望

我国当前公共卫生立法是采用分领域分范围的单项立法（单行法），如何形成公共卫生法框架，国内学术界有不同意见。少数学者主张：在学理上可以有"公共卫生法"的概念和体系，它是我们认知、分析和做出解释的工具，而在实际中，"公共卫生法"的规范则只可能是渗透于各个不同法律部门中的"综合性"体系。此体系分见于不同的法律法规、规章、国际公约，以及政策等具体文本之中，用诸多单行法"堆积木"的方式实现"公共卫生法"的架构，并且适时更新。但是，更多的学者主张：我国应制定（公共）卫生基本法，以"母法"的形式，明确保障和提高公众健康的基本原理，协调规范分散的诸多单行法，从而形成一个纲举目张、互相支撑的（公共）卫生法律构架；同时，在司法审理中建立"公共卫生判例制度"，将典型案件司法要点总结成"判例"，以提高司法效率，必要时还可能引申出与时俱进的司法原则，弥补成文法的不足。

为了体现社会公平正义，我国覆盖城乡居民的基本医疗卫生制度应该是全体公民都均等无歧视可及的，例如，无城乡、职业、收入、身份、地位等差异性歧视均等可及。基本医疗卫生服务包括医疗和公共卫生，两种不同类型的服务。前者——基本医疗救治服务，是针对个体疾病的临床医疗救治，满足每个人健康权的刚性需求，尤其是有外部经济性的刚性需求的医疗服务，是国家最基本的职能之一。后者——基本公共卫生服务，是针对群体健康的保健（protection）、疾病预防（prevention）和促进（promotion）最基本的服务，是国家必须提供的公共产品（public goods），包括公共卫生监测、计划免疫、传染病控制和突发公共卫生事件应急处理、妇幼保健、健康教育、职业与环境卫生（包括饮水和食品安全）等。从服务性质来说，基本医疗卫生服务除了福利性和教育性服务之外，为了保障群体健康，还有许多强制性卫生服务，例如，儿童的计划免疫、对传染病可疑感染者的隔离和检疫、对传染性病人的强制性诊断治疗，以及在突发公共卫生事件应急处理中的强制性措施等等。

国家的医疗卫生制度，医疗保障、药品供应保障和卫生监督执法体系的建设，应体现社会公正、机会均等、符合最少受惠者的最大利益。其中医疗卫生服务是技术性很强的服务，供求之间有高度的信息不对称，存在较大的供方诱导性消费的可能性。所以，有关信息应该公开透明，效果和影响应该可以被公开评估，而且接受政府独立的准入监管。各种基本医疗卫生服务的内容和方式都应建立在科学证据基础上，应与国家社会经济水平相适应，不断改善、与时俱进。为了体现社会公平正义，医疗卫生服务的健康利益和负担都应公平分配。福利性和教育性服务应该机会平等地向全体公民开放，并且有自由选择权或知情同意权。强制性公共卫生服务应该是最小限制公民自由的、必不可少的措施，应符合公正的法律程序要求，并且有相应的法律救济手段。

二、法律与公共卫生的关系

（一）公共卫生依赖于法律建构的社会环境

公共卫生工作者，一方面依照/利用法律开展公共卫生干预，另一方面又要倡导建立有利于公共健康的法律支持性环境。

法律表明社会主流的价值取向，是为了追求维护社会正义和秩序，政府必须强制维护的伦理底线。法律规定了社会的基本结构框架和行为规范，它直接影响人们的行为、影响社区生活的环境、影响对医疗服务的利用，从而是公众健康的一个重要决定因素，是公共卫生干预的重要途径方法之一。

政府公共卫生机构本身应依法行政，狭义的公共卫生法本身就是对各级政府公共卫生机构明确的授权。公共卫生相关法律则在于协调其他政府各部门、医疗服务机构、社区、非政府组织、企业、媒体和科研单位，促进全社会参与公共健康的功能。所以，法律也限制和约束了可能的公共卫生干预。

（二）公共卫生相关法律的基本特征

法律工作者，应明了公众健康是保障基本人权的内容之一，公共卫生是维护社会秩序的必要条件，更应该掌握公共卫生相关法律的基本特征。

1. 根本宗旨是保障自然人的生命健康权　它的基础法理包括"人权法学"、"生命伦理"和"公共政策"等理念。

2. （狭义的）公共卫生法主要是属行政法的范畴　行政部门在立法机构授权下，明确公共卫生机构的组织、责任、权力和其界限、行使权力的程序、权力行使的原则和救济手段。

3. 突出群体健康的观念　公共卫生相关法律调整有关社会行为规范重点在于保障群体的健康，公共卫生机构主要关注公正、合法程序下无歧视地给社群分配健康的受益和负担，提供公共卫生服务这一公共产品。

4. 公共卫生相关法律是规范跨地域、多部门、多种关系、具有一定国际性的国内法　公共卫生系统，应协调其他政府各部门、医疗服务机构、社区、非政府组织、企业、媒体和科研单位，促进全社会的参与下的公共健康。

5. 科学技术性强的专门法律，它与科技的发展紧密相联、包括大量技术规范　公共卫生机构应跟踪科学技术的发展，与时俱进，收集必要的信息、提供以证据为基础的决策；起草预防性法律和条例，促成各项干预措施的落实，并且及时评估其效果和社会影响。

6. 强制性权力（规范）的必要和限制　为了公众健康，公共卫生机构应当拥有强制个体和企业的权力，但是，应接受宪法对个人自由、基本人权保护的约束，限制公共卫生机构的这种权力不能滥用。

三、公共卫生相关法律的法理基础

（一）人权法学

1. **人权简介**　人权是人作为人依其本性所应当享有的权利，不是任何外界的恩赐，也不以法律是否规定为转移，属于人类社会的道德性权利。作为"人"的"权利"，是人类社会中每个人所固有的人格、尊严和价值，否则，人在社会中不成其为人。但是，人权的实现，它的具体内容和范围，与社会的发展水平不可分，随时代的文明进步而不断扩展丰富。以自由、平等、人道为重要内容的现代意义上的人权要求：每一个人的生命不受任意剥夺、人身安全不受任意伤害、人身自由和合法财产不受任意侵犯、思想言论自由不受任意禁锢，最低生活得以保障，追求幸福得以实现。联合国 1948 年通过的"世界人权宣言"，以及 1966 年通过的"公民权利和政治权利国际公约"和"经济、社会、文化权利国际公约"，这三个主要人权文书被称为"国际人权宪章"，已得到了全世界范围内的共识。

2. **人权中的健康权**　2001 年 2 月 28 日中华人民共和国第九届全国人民代表人会常务委员会第二十次会议批准了《经济、社会及文化权利国际公约》。该《公约》第 12 条具体规定了健康权。人权含义上的健康权，指的是每个人有获得可达到的最高标准的身体和心理健康的权利。

健康权属于所谓的"积极人权"，即与人基本物质需求的满足密切相关的经济社会权利，它的实现取决于国家公正的分配制度和健全的社会保障体系，是对所谓"消极人权"的补充。消极权利，是要求国家或他人（义务人）避免无端干涉的权利。例如，人权中的生命权、人身和思想的自由权，以及追求幸福等公民和政治权利，都是人权中的消极权利，政府的职责是保护这些权利，国家权力受到限制，不能侵犯它们。积极权利，是要求国家或他人（义务人）有所作为的权利，例如，人权中的健康权、就业权，以及社会福利权等经济、社会和文化权利，都是人权中的积极权利，政府的职责是应当积极采取行动，保障并促进这些权利的实现。

国民健康水平是一个国家经济社会发展水平的综合反映，也是社会经济发展的基本条件之一。20 世纪 90 年代，联合国开发计划署提出了以健康为首要内容的"人类发展指数"，并发表了第一份"人类发展报告"。人权中的健康权，是"个人人权"的同时，又具有了"集体人权"的性质。如果政府不尊重人的自由和尊严等基本人权，不采取由人权价值指导下的公众健康政策，人们就不能健康。如果人们不健康，也就没有了人的基本权利和尊严。公共卫生与基本人权相互联系，又是相互促进。保障并实现人权中的健康权应作为公共卫生法的基础法理之一。

3. **保障人权的法治原则**

（1）**以人为本**　保障人权应是法治的根本目的，而不是手段，人的基本权利是立法不能剥夺的。主权在民，任何组织和个人都不具有任何不是明确地从国民方面取得的权力，道德性权利的人权通过法律手段，转化为法定权利，从而为每一个人通过自主选择去取得各种合法的利益、提供了正义而有秩序的社会法治环境。

（2）**有法可依**　立法、司法、行政程序正当，立法程序民主公开并具有最广泛的国民参与。一切法律决定必经预设的公开公正的程序做出，非经正当过程（due process）做出的决定法律上无效。法律体现的公平，首先是每一个公民都拥有的平等自由选择的公平，是法定程序的公平。法律体现的正义，应当是获取社会权力机会均等的正义，是社会财富分配符合最少受惠者最大利益的正义。

（3）法律平等　法律面前人人平等要求：所有自然人都享有做人的权利和资格，所有公民都具有平等的法律地位，在法律上平等地对待同样的行为，反对任何等级特权与歧视。

（4）法律至上　任何组织和个人都应当依法办事，不允许有任何超越法律的权力。在依法判定有罪（过错）之前，应视为无罪（过错）。依法行政，国家政府公职人员的公权力应受到制衡和监督。

（5）司法独立　一切法律上的纷争最终都可以获得独立、公正、中立的司法机关的裁判。司法机关应以事实为依据、不受任何其他机关、团体和个人的干涉，而只服从法律，依法律规定裁决受理的案件，不应为任何不当影响、怂恿、压力或威胁所左右，不论其来自何方或出于任何理由。

4. 保障并实现人权中健康权为宗旨的公共卫生法

（1）明确政府的职责应当包括积极采取行动，保障并促进全体公民获得可达到的最高标准的身体和心理健康的权利的实现，保障自然人的生命健康权的实现，达到人人享有健康的目标。

（2）从法律上明确政府有责任保障并促进社区人群获得有利于身心安全健康的良好环境，在合法程序下无歧视地给社群分配健康的受益和负担，提供公正的公共卫生服务，达到建立一个全体公民均等、无歧视、人人可及的基本医疗卫生制度的目标。

（3）从法律上明确公共权力和公民权利的合理平衡。明确规定个人权利在公众健康利益面前必须服从必要的限制，同时，规定政府行使公共卫生权力时应当遵守——公共卫生行动的必要性、公共卫生手段的合理性、公共卫生执法的相称性和公共卫生管理的非伤害性等原则，约束权力的滥用。

（4）人权是一个整体性权利，其中包括（健康权之外的）其他诸多的公民政治权利，经济、社会和文化的权利，在诸多的权利之间，也常常会发生冲突。研究平衡个体和群体、平衡健康权和其他权利的矛盾，构成了公共卫生法的基本法理原则。

（二）生命伦理

1. 生命伦理基本原则　生命伦理学，是应用伦理学原则去解决生命科学、医疗保健和公共卫生中提出的伦理问题为取向的一门应用规范伦理学。传统的生命伦理学长期集中于个体病人及其医生的关系及互动中的伦理问题，近年来才关注人类群体层次的伦理问题。生命伦理学应用的伦理学原则，除了传统的效用后果和道义动机伦理学理论之外，也包括德性论、关怀论和判例论，近年又扩展补充了政治哲学相关的伦理理论原则，例如，正义论、自由主义和共同体主义伦理原则。

人本质上是社会（文化）的生物，普适的人权伦理原则，在多元文化中呈现多种不同的表现形式。寻求建立公正而有秩序的人类社会，是生命伦理的根本目的，人类学的调查研究发现，不同文化中道德对错的标准是不同的，没有一个绝对的、普适的伦理道德标准，能被用来衡量所有的社会。人具有生物属性，人却是具有创造性和自由思维行为的生物，人创造了文化社会，人又是文化社会的产物，人类呈现多元化的文化和社会存在。但是，全人类总归还是同一种类生物，有着相同的生理解剖结构，生存于同一个地球自然环境中，不同的文化社会随着人类交往的深入和发展，多元文化和道德标准的人类可以建立共同一致的伦理基本原则。当然，在坚持伦理基本原则的同时，还应当有适合不同文化特色的各种表现形式，求同存异，从而为"公正而有秩序"地共存生活于同一个"联合共同体"之中，提供一致的伦理基础。

当前，比较一致的基本生命伦理原则包括：

（1）首先是尊重人的生命尊严 把维护人类生命尊严，敬畏一切生物生命做为最高价值原则。"人不能被无辜杀死、被伤害、被奴役、被剥削、被压迫、被凌辱、被歧视、被打骂、被利用、被当作工具、被买卖、被制造等等"。

（2）尊重人，还必须尊重作为自由人的自主性，自我决定权 生命伦理应当贯彻"允许原则"——涉及别人的行动只能从别人的允许得来。涉及每个人的生命价值、人身自由和个人私事等基本人权权利，应当贯彻知情同意、保护隐私和个人秘密。

（3）行善利他（有益）原则 首先是消极地"不伤害"他人，不行恶，"己所不欲，勿施于人"，这是生命伦理的底线。进而，还要积极地以己待人，为他人和社会权衡利害，选择对他人和社会利大于弊的行为，多行善，在知情同意前提下"己欲立而立人，己欲达而达人"。

（4）公正原则 要求行为的成本和收益，机会和风险，应公正平等分配。有关方面相同的人、相同的行为，要同样对待；不同的人、不同的行为，不同对待。

（5）生命科学工作者的尽职原则 要求医务和公共卫生等专业生命科学工作者要有职业伦理德性。要精通专业，尽到回报社会的契约责任。要克己利人，同情正直，互助互爱，尽到对顾客的信托责任。

2. 以生命伦理基本原则，补充人权原则建构公共卫生法体系

（1）公共卫生领域和临床医学一样，是信息高度不对称的领域。公共卫生法应强调职业伦理的尽职原则。公共卫生专业人员对公众的健康负有责任，为履行这一责任，他们必须具备专业精神，必须具备为公众福利服务的责任心。

（2）公共卫生的目标是建立一个健康的社区或社会。为了这个社会目标，必须服务于群体的利益，尤其是无权的、脆弱的人群的利益。公共卫生法应当确保：受益和负担公平分配（即分配公正）和公众参与，包括受影响各方的参与（程序公正）。

（3）科学知识和技术是公共卫生行为的基础，但是，公共卫生行为的绩效取决于公众的信任。为此，公共卫生法应当保障：信息的透明和告知真相，遵守诺言，从而建立和维持与公众的信任关系。

（4）尊重文化多样性、尊重社区/个人自主的选择和行动、保护不同文化含义的隐私和个人秘密。在依法行政中，应当可以有适合当地文化特点的具体表现方式，要有人性。执法者不是装有专业知识和法律条文软件的计算机，面对的也不是有"病"的机器，而都是有感情、有思想、在特定的社区文化环境中生活着的人。

（三）全球化中的公共政策

1. 政策、法律及公共政策的基本理念 "政策"是人类社会特定政治经济背景下，各利益相关集团互相作用，针对某社会事务产生的应对决策，表现在各种社会集团的文件中，尤其是执政党和各级政府的文件中，也表现在执行此决策的实际社会行为中。"政策"与"法律"密切相关，互相影响又有所不同。"法律"是由立法机构依照法定程序正式认可的，并

由政府强制执行的政策。同时，法律又是社会特定政治背景的重要部分，必然会对社会各利益相关集团的决策产生影响，从而影响政策的形成和发展变化。

"公共政策"的概念是伴随现代市民社会（civil society）而出现的。为了有效地管理社会公共事务，使大众的公共利益最大化，政府需要与民间组织、企业、媒体、社区和公众一起合作，协调互动，共同参与，共担责任，面对社会公共难题，形成与此相应的由社会利益相关者自我管理性的政策，称为公共政策。当我们说"公共卫生的核心是公共政策"时，就是意味着：应当用这样的一种理念来善治管理公众健康问题，从而形成一种全社会自我管理公共卫生的政策。

2. 用善治理念管理公众健康，实现公共卫生政策的法律化　公共卫生是社会上不同人群、组织共同面对的问题，需要多部门合作；公共卫生问题又是跨地区的，疾病的流行都可能超出社区、跨越行政区划或国界。应对公共卫生问题，政府有义不容辞的首要的责任，但是公共卫生问题性质使得其绝大部分，不可能由一个行政部门单独处理，也不可能只由政府来全面有效地管理，它需要全社会的参与。所以，公共卫生只有用善治理念管理公众健康，实行公共政策，才可能得到有效的管理。公共卫生法必须反映有效管理公共卫生问题的需求，体现内在的公共政策的特性，有利于促进并保障公共卫生政策的完善和落实。

2006 年 1 月 29 日国务院通过的《艾滋病防治条例》（本节以下简称《条例》）中许多内容，体现了善治管理下的公共卫生政策法律化的成果。《条例》第二条提出了"建立政府组织领导、部门各负其责、全社会共同参与的机制"，就是公共卫生政策法律化在艾滋病防治工作的体现，适应了艾滋病防治不仅是卫生问题，更是社会问题的公共特性。政府在艾滋病控制方面负有不可替代的责任，但是还必须有政府和社会各部门的通力合作，有媒体、企业、社区和公民团体的积极参与，才能有效地控制艾滋病。《条例》第四条明确了政府的领导监督职责。《条例》第六条规定了人民团体、组织的协助义务。《条例》第七条是鼓励和支持有关组织和个人参与防治工作的规定。《条例》第八条和第九条，还就有关科学研究、国际合作交流和表彰补助有贡献者进行了规定。这些条款进一步从法律上促进并保障艾滋病防治公共卫生政策的完善和落实。

在全球化的今天，国际贸易和旅游的速度和规模的扩大促使病原微生物跨国境传播，各国不可能单方面处理这些挑战，必须有国际合作。善治管理公众健康理念，也就相应地作为了在公共卫生领域国际合作的机制，本章选出简介的两个相关的国际法——国际卫生条例和国际烟草控制框架公约，就是善治管理公共卫生政策国际法律化的实例。这两个国际公共卫生单行法反映了国际范围内的公共政策法律化的趋势，既在加深横向战略的同时，又开展垂直战略。这种垂直体制包括：①软性法律体制，WHO 制定的有关公共卫生政策和实践规范、原则和准则（如 DOTS）；②环境体制，在二次大战后制定国际环境法，注意减少跨国境和国内问题；③人权体制，人权运动通过 HIV/AIDS 的流行进入公共卫生，保护公民和政治权利（如反对歧视），以及实现人的健康权利（如基本药品的可及）；④建立全球管治机制，有共同的战略目标，如产生"全球公共品"（信息、技术建议、新的健康技术），其中参加者有：国家、政府间组织，还有不代表国家的行动者——企业和民间组织（NGO）等。

3. 全球性公共政策的公共卫生相关法律具有高度技术专业化的特色

（1）要有利于建立和促进——政府组织领导、部门各负其责、全社会共同参与的公共卫生管理体系。既要有明确的责任分工，在法律上明确中央、地方（省/市）和县乡，分级属地管理为基础的规定，又要有明确而高效的多部门协调机制，有可操作性的落实公共卫生应急方案的法律保障；既要有保障统一的公共政策下，全民有序参与的具体规定，又要避免政治官僚式的单纯行政管理，实施在法律保证下的全社会自我管理。

（2）要适应高度技术专业要求，要区分"政务官员"和"技术官员"不同的责任和义务　既要明确授权专业技术官员有一定范围内的"自由裁决权"，避免把"科学技术性问题"政治化，又要有明确的监督制约机制，防止权力的滥用，避免"唯科学主义"的单纯技术管理，而实施有人性的善治。

（3）要从法律上保障全社会各阶层之间对话和交流的渠道通畅，尤其要有保障政府、专业人员和媒体之间良性有序的互动。

（4）要从法律上保障国内法与国际法的有效衔接，促进国际交流与合作。

第二节　中国公共卫生立法的基本原则

一、中国公共卫生法的原则性规定

中国作为社会主义国家，国家的一切权力属于人民，人民的福祉是国家、社会的最高福祉。个人的健康与公众的健康自然而然也是国家与政府必须要承担的根本性义务。《中华人民共和国宪法》（以下称《宪法》）对公民的健康与公共卫生作了专门的规定。《中华人民共和国宪法》第21条规定，"国家发展医疗卫生事业，发展现代医药和我国传统医药，鼓励和支持农村集体经济组织、国家级企业事业组织和街道主持举办各种医疗卫生设施，开展群众性的卫生活动，保护人民健康。"公共卫生和人民健康是国家与政府的最为基本的义务与责任之一。

正是基于我国的国家性质与宪法的基本法规定，对公共卫生的重视以及对人民健康是国家与政府的基本义务的认识，我国参与的一系列有关保障人民健康与加强公共卫生、保护人民基本权利和健康权的国际公约和国际组织，加强本国对于公共卫生的义务。《世界卫生组织法》开篇就规定："本组织法的签字国以联合国宪章为依据，宣告下列各项原则为各国人民幸福、和睦与安全的基础。健康是身体、精神与社会的全部的美满状态，不仅是免病或残弱。享受可能获得的最高健康标准是每个人的基本权利之一，不因种族、宗教政治信仰、经济及社会条件而有区别。全世界人民的健康为谋求和平与安全的基础是有赖于个人的与国家的充分合作。任何国家在增进和维护健康方面的成就都是对全人类有价值的。""各国政府对人民健康负有一定的责任，唯有采取充分的卫生。"

2001年2月28日中华人民共和国第九届全国人民代表大会常务委员会第二十次会议批准《经济、社会及文化权利国际公约》。该《公约》第12条规定了健康权："1. 本公约缔约各国承认人人有权享有能达到的最高的体质和心理健康的标准；2. 本公约缔约各国为充分实现这一权利而采取的步骤应包括为达到下列目标所需的步骤：（甲）减低死胎率和婴儿死亡率，并使儿童得到健康的发育；（乙）改善环境卫生和工业卫生的各个方面；（丙）预防、治疗和控制传染病、风土病、职业病以及其他的疾病；（丁）创造保证人人在患病时能得到医疗照顾的条件。"

也正是依据我国国家的性质与《宪法》的规定，我国的国内对公共卫生的各个领域有专门的立法。《中华人民共和国传染病防治法》（以下称《传染病防治法》）第 1 条规定："为了预防控制和消除传染病的发生与流行，保障人体健康与公共卫生。"《中华人民共和国食品卫生法》（以下称《食品卫生法》）第 1 条规定："为保障食品卫生防止食品污染和有害因素对人体的危害，保障人民身体健康增强人民体质。"《中华人民共和国职业病防治法》（以下称《职业病防治法》）第 1 条规定："为了预防控制和消除职业病危害、防治职业病、保护劳动者健康及其相关权利促进经济发展。根据宪法制定本法。"《公共场所卫生管理条例》中规定："为创造良好的公共场所卫生条件，预防疾病，保障人体健康，制定本条例。"从这些法律、法规的原则性规定看，国家与政府在疾病的预防、保障健康、增加人民体质上负有义务与责任。

公共健康是现代社会在现代化与城市化条件下维持人民身体健康、保障社会存续、促进社会发展的前提和基础。人民的健康也构成了现代社会人的基本权利、构成了政府基本职能。因此，对于社会，公共卫生与公民的健康是政府的基本职能，也是国家的基本职责。也正基于此，《世界卫生组织组织法》规定，"各国政府对人民健康负有一定的责任，唯有采取充分的卫生。"这就要求各国在法律上作最基本的规定。

我国在国家与政府履行公共卫生职责方面形成了以国家宪法与国际条约为基本原则，各个领域形成专门立法的公共卫生的法律，我国在公共场所有国务院的《公共场所卫生管理条例》，针对食品的有全国人大常委会通过的《食品卫生法》，针对传染病的有全国人大常委会通过的《传染病防治法》，针对职业病的有全国人大常委会通过的《职业病防治法》等。与此相关的是相应的技术标准和与公共卫生及健康相关的法律。

《宪法》对公共卫生作了专门的规定。在宪法之下存在各个专门领域的立法，而针对一些基本的事项则缺乏立法。现有的立法模式可能会出现问题，具体而言，主要有三个方面：

第一，公共卫生的职能部门在专门领域的立法中一般是卫生行政部门，而我国由于是行政条块管理，卫生部门并没有针对其他部门或是平级部门的权限，而公共卫生往往是要求多部门的合作，属政府的基本职责。这就在重大的公共卫生事件突发应急中就显现出来了，如在 2002 年底的 SARS 事件中，国家就委派副总理级的官员（吴仪）来兼任卫生部部长，负责和协调各部门的分工合作。但 SARS 过后，我国只是修改了《传染病防治法》，将 SARS 列入乙级传染病，对传染病防治体系作了根本性的变革，但并未在整个公共卫生体制上作相应调整。其实，对于公共卫生属政府基本职能的认识，在我国建国之后就充分地认识到了，我国专门成立的爱国卫生运动委员会其实就属于多部门的合作体制，全国爱委会主任一般都是由国家高级领导人担任，但建立之后，爱委会没有充分地发挥政府部门间的协调功能，在人员的配备、资源的享有上都没有达到政府协调、综合控制的作用，在实践上仅仅被视为是行政部门的一部分。

第二，将宪法所规定的政府的基本职能分解为政府卫生行政部门的职责，并实行分领域的管理，这使得作为政府基本职能的公共卫生问题的一些基本问题得不到解决。没有明确健康作为人的基本权利，是基本人权的一个重要组成部分；也没有明确这一基本权利与其他人权和公民的基本权利是否存在着相互冲突，以及如果相互冲突之后依据是什么样的原则，尤其是公共措施与个人人权之间的关系，这是我国公共卫生立法所存在的基本缺陷；也没有明确提高公众健康的基本原则；也没有对完成政府的基本职能所需要的政府政策与行为的整体规划，如资金的投入等，就有学者指出中国在公共卫生方面的投入其实比建国初期是下降，而且幅度不小。而这些问题集中到一点就是在宪法之下，政府的公共卫生职能的行使没有公共卫生基本法的支持，使得宪法条款与各分别立法之间存在着断层，许多基本问题得不到解决。

第三，也正是由于基本规范的缺乏，我国有关公共卫生的立法所采取分领域、分范围的立法模式就缺乏相应的协调机制。如果这些领域和范围的立法之间发生冲突，则没有一个相应的基本法对其进行调节和规范，这对于我国公共卫生立法是一个严峻的挑战和非常严重的不足点，尤其是在应对公共卫生危机和提高人民健康水平上，存在着严重的问题，亟待改进。

二、基本原则之一：公共卫生立法采取分领域、分范围模式

我国公共卫生的立法是分领域与分范围的。具体而言，主要由《传染病防治法》、《职业病防治法》、《食品卫生法》、《公共场所卫生管理条例》等构成。

我国的公共卫生管理是采取事前预防或是许可、事中监督、事后检查的方式。但在具体的领域又各有侧重。《职业病防治法》第 8 条规定，国家实行职业卫生监督制度。《食品卫生法》第 2 条规定，国家实行食品卫生监督制度。《公共场所卫生管理条例》第 4 条规定，国家对公共场所以及新建、改建、扩建的公共场所的选址和设计实行卫生许可证制度。食品领域、职业病防治是采取监督制度；而公共卫生管理采取许可制度。

未修改前的 1989 年《传染病防治法》也是采取同样的思路。该法第 2 条规定，国家对传染病实行预防为主的方针，防治结合，分类管理。但在 2002—2003 年应对 SARS 这一公共卫生突发事件中，《传染病防治法》（1989）就面临着制度上的危机，在管理未列入法律中的突如其来的疾病时，这样一种行政管理模式就面临着应对不力、措施不能到位、行政部门不配套、政府整体反应迟缓、单靠卫生行政管理部门根本无力承担等问题。2004 年《传染病防治法》的修改就反映了这一问题。《传染病防治法》第 2 条规定，国家对传染病防治时实现预防为主，防治结合、分类管理、依靠科学、依靠群众。

更为重要的是，《传染病防治法》（2004）同时改变原有仅仅依靠政府卫生行政管理部门负责实施的格局，成为整个政府的基本职能。这是该法最为明显的进步。具体而言有下列几点：

第一，明确传染病防治属政府的基本职责。《传染病防治法》（1989）第 4 条规定，各级政府领导传染病防治工作，制定传染病防治规划，并组织实施。第 5 条规定，各级政府卫生行政部门对传染病防治工作实施统一监督管理。而《中华人民共和国传染病防治法》（2004）则不同，直接规定为政府的直接责任和义务。第 4 条第 2 款规定，省、自治区、直辖市人民政府对本行政区域内常见、多发的其他地方性传染病，可以根据情况决定按照乙类或者丙类传染病管理并予以公布，报国务院卫生行政部门备案。第 5 条规定，各级人民政府领导传染病防治工作。第 6 条第 2 款规定，县级以上人民政府其他部门在各自的职责范围内负责传染病防治工作。

第二，将不能适用的法律条款变为有确定程序的条款。例如，《传染病防治法》（1989）第 3 条第 4 款规定，国务院可以根据情况，增加或者减少甲类传染病病种，并予公布；国务院卫生行政部门可以根据情况，增加或者减少乙类、丙类传染病病种，并予公布。而在实践中国务院本身没有特定的程序，没有办法实施相应的职能。这在 SARS 中就表现得非常明显。因此，《传染病防治法》（2004）就增加了明确可行的条款，第 3 条第 4 款更改成，上述规定

以外的其他传染病，根据其暴发、流行情况和危害程度，需要列入乙类、丙类传染病的，由国务院卫生行政部门决定并予以公布，并增加第4条，对乙类传染病中传染性非典型肺炎、炭疽中的肺炭疽和人感染高致病性禽流感，采取本法所称甲类传染病的预防、控制措施。其他乙类传染病和突发原因不明的传染病需要采取本法所称甲类传染病的预防、控制措施的，由国务院卫生行政部门及时报经国务院批准后予以公布、实施。这样，就将原来的第3条不能操作的条款具体化，成为可以依行政机关运作程序操作的事项了。

从《传染病防治法》的变迁可以看出公共卫生在现代社会的基础地位和作为政府基本职能与任务的属性。这一性质也适用与食品问题、公共场所管理、职业病防治等问题。这也是在理解其他各法律当中需要注重的问题。

三、基本原则之二：采用公共卫生行政管理机构监督模式

《食品卫生法》、《职业病防治法》、《公共场所卫生管理条例》采取的是公共卫生行政管理部门负责公共卫生法的实施。

《食品卫生法》规定，国务院卫生行政部门主管全国食品卫生监督管理工作。国务院有关部门在各自的职责范围内负责食品卫生管理工作。各级人民政府的食品生产经营管理部门应当加强食品卫生管理工作，并对执行本法情况进行检查。各级人民政府应当鼓励和支持改进食品加工工艺，促进提高食品卫生质量。县级以上地方人民政府卫生行政部门在管辖范围内行使食品卫生监督职责。铁道、交通行政主管部门设立的食品卫生监督机构，行使国务院卫生行政部门会同国务院有关部门规定的食品卫生监督职责。

《职业病防治法》规定国家实行职业卫生监督制度。国务院卫生行政部门统一负责全国职业病防治的监督管理工作。国务院有关部门在各自的职责范围内负责职业病防治的有关监督管理工作。县级以上地方人民政府卫生行政部门负责本行政区域内职业病防治的监督管理工作。县级以上地方人民政府有关部门在各自的职责范围内负责职业病防治的有关监督管理工作。

《公共场所卫生管理条例》规定，公共场所的主管部门应当建立卫生管理制度，配备专职或者兼职卫生管理人员，对所属经营单位（包括个体经营者）的卫生状况进行经常性检查，并提供必要的条件。各级卫生防疫机构，负责管辖范围内的公共场所卫生监督工作。民航、铁路、交通、厂（场）矿卫生防疫机构对管辖范围内的公共场所，施行卫生监督，并接受当地卫生防疫机构的业务指导。

上述三项法律采取的均是卫生行政管理部门负责公共卫生事务。1989年的《中华人民共和国传染病防治法》也是采取同样的思路：各级政府卫生行政部门对传染病防治工作实施统一监督管理。各级各类卫生防疫机构按照专业分工承担责任范围内的传染病监测管理工作。各级各类医疗保健机构承担责任范围内的传染病防治管理任务，并接受有关卫生防疫机构的业务指导。军队的传染病防治工作，由中国人民解放军管理。

但是，2004年的《传染病防治法》就彻底改变了这一管理体制，回归到政府的整体配合、统一管理的体制：各级人民政府领导传染病防治工作。县级以上人民政府制定传染病防治规划并组织实施，建立健全传染病防治的疾病预防控制、医疗救治和监督管理体系。第6条规定卫生行政部门的职责：国务院卫生行政部门主管全国传染病防治及其监督管理工作；县级以上地方人民政府卫生行政部门负责本行政区域内的传染病防治及其监督管理工作；县

级以上人民政府其他部门在各自的职责范围内负责传染病防治工作。军队的传染病防治工作，由中国人民解放军卫生主管部门实施监督管理。第 7 条规定疾病预防控制机构、医疗机构的职责：各级疾病预防控制机构承担传染病监测、预测、流行病学调查、疫情报告以及其他预防、控制工作；医疗机构承担与医疗救治有关的传染病防治工作和责任区域内的传染病预防工作；城市社区和农村基层医疗机构在疾病预防控制机构的指导下，承担城市社区、农村基层相应的传染病防治工作。这样就形成了各级人民政府、各级卫生行政部门、各级疾病预防控制机构、医疗机构等职能机构构成的立体的传染病防治体系。

四、基本原则之三：公共卫生行政管理机关需承担违法责任

我国公共卫生立法对于违法的处罚，主要责任形式分为行政主管部门的责任及主管者的行政责任与刑事责任、违法单位的责任、个人的民事与刑事责任。

行政管理部门的责任包括行政管理部门的责任与责任人的行政与刑事责任。其中《传染病防治法》是自 2002—2003 年 SARS 之后进行的修订，它规定的处罚方式是最完全的。相对于《传染病防治法》，其他各法的责任形式相对简单，违法责任显得单薄，以行政处罚与行政处分为主要模式。

（一）《职业病防治法》规定的责任形式有，责令改正，通报批评，给予警告，降级、撤职或者开除的行政处分

卫生行政部门不按照规定报告职业病和职业病危害事故的，由上一级卫生行政部门责令改正，通报批评，给予警告；虚报、瞒报的，对单位负责人、直接负责的主管人员和其他直接责任人员依法给予降级、撤职或者开除的行政处分。卫生行政部门及其职业卫生监督执法人员的行为，导致职业病危害事故发生，尚不构成犯罪的，对单位负责人、直接负责的主管人员和其他直接责任人员依法给予降级、撤职或者开除的行政处分。

（二）《食品卫生法》规定得较为简单，仅仅规定有行政处分和刑事责任，而《公共场所卫生管理条例》则只规定行政处分与损害赔偿

《食品卫生法》规定，卫生行政部门违反本法规定，对不符合条件的生产经营者发放卫生许可证的，对直接责任人员给予行政处分。食品卫生监督管理人员滥用职权、玩忽职守、营私舞弊，造成重大事故，构成犯罪的，依法追究刑事责任。

《公共场所卫生管理条例》规定，公共场所卫生监督机构和卫生监督员必须尽职尽责，依法办事。对玩忽职守，滥用职权，收取贿赂的，由上级主管部门给予直接责任人员行政处分。违反本条例的规定造成严重危害公民健康的事故或中毒事故的单位或者个人，应当对受害人赔偿损失。

（三）原有的《传染病防治法》（1989）也规定得相对简单

第 39 条规定，从事传染病的医疗保健、卫生防疫、监督管理的人员和政府有关主管人员玩忽职守，造成传染病传播或者流行的，给予行政处分；情节严重、构成犯罪的，追究刑事责任。

但是 2004 年《传染病防治法》采取综合政府全方位防治以来，它的对政府的责任形式也更为综合。

1．（针对各级人民政府、人民政府公共卫生行政部门）责令改正、通报批评。地方各级人民政府未依照本法的规定履行报告职责，或者隐瞒、谎报缓报传染病疫情，或者在传染病暴发、流行时，未及时组织救治、采取控制措施的，由上级人民政府责令改正，通报批评。县级以上人民政府公共卫生行政部门违反规定，由上级人民政府公共卫生行政部门责令改正，通报批评。

2．（针对与公共卫生相关的职能单位：医疗机构、采供血机构、国境卫生检疫机关、动物防疫机构、铁路、交通、民用航空经营单位、饮用水供水单位、涉及公共卫生产品生产单位、疾病预防控制机构、医疗机构和从事病原微生物实验的单位）责令改正、通报批评、给予警告。医疗机构违反本法规定，由县级以上人民政府卫生行政部门责令改正，通报批评，给予警告。采供血机构未按照规定报告传染病疫情，或者隐瞒、谎报、缓报传染病疫情，或者未执行国家有关规定，导致因输入血液引起经血液传播疾病发生的，由县级以上人民政府卫生行政部门责令改正，通报批评，给予警告。国境卫生检疫机关、动物防疫机构未依法履行传染病疫情通报职责的，由有关部门在各自职责范围内责令改正，通报批评。铁路、交通、民用航空经营单位未依照本法的规定优先运送处理传染病疫情的人员以及防治传染病的药品和医疗器械的，由有关部门责令限期改正，给予警告。饮用水供水单位、涉及饮用水卫生安全的产品、用于传染病防治的消毒产品、出售、运输疫区中被传染病病原体污染或者可能被传染病病原体污染的物品，未进行消毒处理，生产的血液制品的生物制品生产单位，违反本法规定，导致或者可能导致传染病传播、流行的，由县级以上人民政府卫生行政部门责令限期改正。疾病预防控制机构、医疗机构和从事病原微生物实验的单位违反本法规定，由县级以上地方人民政府卫生行政部门责令改正，通报批评，给予警告。

3．对于政府主管部门负责人的行政责任及视情节严重程度可以追究刑事责任。

（1）（行政管理机关相关责任人）行政处分　地方各级人民政府未依照本法的规定履行报告职责，或者隐瞒、谎报、缓报传染病疫情，或者在传染病暴发、流行时，未及时组织救治、采取控制措施的，造成传染病传播、流行或者其他严重后果的，对负有责任的主管人员，依法给予行政处分。县级以上人民政府卫生行政部门违反本法规定，造成传染病传播、流行或者其他严重后果的，对负有责任的主管人员和其他直接责任人员，依法给予行政处分。

（2）（对相关单位）降级、撤职、开除的处分，并依法吊销有关责任人员的执业证书医疗机构违反本法规定，造成传染病传播、流行或者其他严重后果的，对负有责任的主管人员和其他直接责任人员，依法给予降级、撤职、开除的处分，并可以依法吊销有关责任人员的执业证书。

采供血机构未按照规定报告传染病疫情，或者隐瞒、谎报、缓报传染病疫情，或者未执行国家有关规定，导致因输入血液引起经血液传播疾病发生的，造成传染病传播、流行或者其他严重后果的，对负有责任的主管人员和其他直接责任人员，依法给予降级、撤职、开除的处分，并可以依法吊销采供血机构的执业许可证。

国境卫生检疫机关、动物防疫机构未依法履行传染病疫情通报职责的，造成传染病传播、流行或者其他严重后果的，对负有责任的主管人员和其他直接责任人员，依法给予降级、撤职、开除的处分。铁路、交通、民用航空经营单位未依照本法的规定优先运送处理传染病疫情的人员以及防治传染病的药品和医疗器械的，造成严重后果的，对负有责任的主管人员和其他直接责任人员，依法给予降级、撤职、开除的处分。

疾病预防控制机构、医疗机构和从事病原微生物实验的单位违反本法规定，造成传染病传播、流行以及其他严重后果的，对负有责任的主管人员和其他直接责任人员，依法给予降级、撤职、开除的处分，并可以依法吊销有关责任人员的执业证书。

（四）对于政府主管部门负责人视情节严重程度可以追究刑事责任

《职业病防治法》规定，卫生行政部门及其职业卫生监督执法人员的行为，导致职业病危害事故发生，构成犯罪的，依法追究刑事责任。卫生行政部门违反本法规定，对不符合条件的生产经营者发放卫生许可证的，收受贿赂，构成犯罪的，依法追究刑事责任。

《食品卫生法》规定，食品卫生监督管理人员滥用职权、玩忽职守、营私舞弊，造成重大事故，构成犯罪的，依法追究刑事责任。

《公共场所卫生管理条例》规定，公共场所卫生监督机构和卫生监督员必须尽职尽责，依法办事。对玩忽职守，滥用职权，收取贿赂的，由上级主管部门给予直接责任人员行政处分。构成犯罪的，由司法机关依法追究直接责任人员的刑事责任。

《传染病防治法》（2004）则在各类政府职能部门的负责人都规定有刑事责任。

五、基本原则之四：违法单位需承担违法责任

中国公共卫生立法中对违法单位的处罚有：

（一）警告、责令限期改正、罚款，责令停止作业、责令停建、关闭，或并处罚款

1. 《职业病防治法》规定有下列几项
（1）给予警告，责令限期改正，罚款。
1）给予警告，责令限期改正；逾期不改正的罚款 建设单位、工作场所、用人单位违反《职业病防治法》规定，向用人单位提供可能产生职业病危害的设备、材料，未按照规定提供中文说明书或者设置警示标识和中文警示说明的，由卫生行政部门给予警告，责令限期改正；逾期不改正的，处罚款。
2）给予警告，责令限期改正；或并处罚款 用人单位和医疗卫生机构未按照规定报告职业病、疑似职业病的，由卫生行政部门责令限期改正，给予警告，可以并罚款；弄虚作假的，并处罚款。隐瞒产生的职业病危害的隐瞒技术、工艺、材料，隐瞒本单位职业卫生真实情况等，由卫生行政部门责令限期治理，并处罚款。从事职业卫生技术服务的机构和承担职业健康检查、职业病诊断的医疗卫生机构违反本法规定，由卫生行政部门责令立即停止违法行为，给予警告，没收违法所得；并处罚款。
（2）处罚 生产、经营或者进口国家明令禁止使用的可能产生职业病危害的设备或者材料的，依照有关法律、行政法规的规定给予处罚。
（3）责令停止作业、责令停建、关闭，或并处罚款 建设单位、工作场所、用人单位违反本法规定，情节严重的，责令停止产生职业病危害的作业，或者提请有关人民政府按照国务院规定的权限责令停建、关闭。用人单位违反本法规定，情节严重的，责令停止产生职业病危害的作业，或者提请有关人民政府按照国务院规定的权限责令关闭。隐瞒产生的职业病危害的隐瞒技术、工艺、材料，隐瞒本单位职业卫生真实情况等，违反本法规定，情节严重的，责令停止产生职业病危害的作业，或者提请有关人民政府按照国务院规定的权限责令关

闭。用人单位违反本法规定，已经对劳动者生命健康造成严重损害的，由卫生行政部门责令停止产生职业病危害的作业，或者提请有关人民政府按照国务院规定的权限责令关闭，并处罚款。饮用水供水单位、涉及饮用水卫生安全的产品、用于传染病防治的消毒产品、出售、运输疫区中被传染病病原体污染或者可能被传染病病原体污染的物品，未进行消毒处理，生产的血液制品的生物制品生产单位，违反本法规定，没收违法所得，可以并处罚款。

在国家确认的自然疫源地兴建水利、交通、旅游、能源等大型建设项目，未经卫生调查进行施工的，或者未按照疾病预防控制机构的意见采取必要的传染病预防、控制措施的，处罚款；逾期不改正的，处罚款。

未经检疫出售、运输与人畜共患传染病有关的野生动物、家畜家禽的，由县级以上地方人民政府畜牧兽医行政部门责令停止违法行为，并依法给予行政处罚。

（4）责令限期改正，给予警告；责令停建、关闭　在国家确认的自然疫源地兴建水利、交通、旅游、能源等大型建设项目，未经卫生调查进行施工的，或者未按照疾病预防控制机构的意见采取必要的传染病预防、控制措施的，由县级以上人民政府卫生行政部门责令限期改正，给予警告，并可以提请有关人民政府依据职责权限，责令停建、关闭。

2.《食品卫生法》则简单得多，将这些责任合并，规定了责令改正，给予警告，公告收回，责令停止生产经营、取缔、销毁、没收违法所得、罚款　生产经营不符合卫生标准的食品，造成食物中毒事故或者其他食源性疾患的，责令停止生产经营，销毁导致食物中毒或者其他食源性疾患的食品，没收违法所得，并处罚款；没有违法所得的，处罚款。未取得卫生许可证或者伪造卫生许可证从事食品生产经营活动的，予以取缔，并处罚款。涂改、出借卫生许可证的，收缴卫生许可证，并处罚款。食品生产经营过程不符合卫生要求的，责令改正，给予警告，可以处罚款；拒不改正或者有其他严重情节的，吊销卫生许可证。生产经营禁止生产经营的食品的，责令停止生产经营，立即公告收回已售出的食品，并销毁该食品，并处罚款。情节严重的，吊销卫生许可证。生产经营不符合营养、卫生标准的专供婴幼儿的主、辅食品的，责令停止生产经营，立即公告收回已售出的食品，并销毁该食品，并处罚款。情节严重的，吊销卫生许可证。生产经营或者使用不符合卫生标准和卫生管理办法规定的食品添加剂、食品容器、包装材料和食品用工具、设备以及洗涤剂、消毒剂的，责令停止生产或者使用，并处罚款。未经国务院卫生行政部门审查批准而生产经营表明具有特定保健功能的食品的，或者该食品的产品说明书内容虚假的，责令停止生产经营，没收违法所得，并处罚款。情节严重的，吊销卫生许可证。定型包装食品和食品添加剂的包装标识或者产品说明书上不标明或者虚假标注生产日期、保质期限等规定事项的，或者违反规定不标注中文标识的，责令改正，可以处罚款。食品生产经营人员未取得健康证明而从事食品生产经营的，或者对患有疾病不得接触直接入口食品的生产经营人员，不按规定调离的，责令改正，可以处罚款。

（二）吊销卫生许可证是在《职业病防治法》、《食品卫生法》与《公共场所卫生管理条例》中的处罚

1.《职业病防治法》中暂扣、吊销许可证　饮用水供水单位、涉及饮用水卫生安全的产品、用于传染病防治的消毒产品、出售、运输疫区中被传染病病原体污染或者可能被传染病病原体污染的物品，未进行消毒处理，生产的血液制品的生物制品生产单位，已取得许可证的，原发证部门可以依法暂扣或者吊销许可证。疾病预防控制机构、医疗机构和从事病原微

生物实验的单位违反本法规定，已取得许可证的，可以依法暂扣或者吊销许可证。

2. 《食品卫生法》中的处罚 生产经营不符合卫生标准的食品，造成食物中毒事故或者其他食源性疾患的，生产经营不符合卫生标准的食品，造成严重食物中毒事故或者其他严重食源性疾患，对人体健康造成严重危害的，或者在生产经营的食品中掺入有毒、有害的非食品原料的，吊销卫生许可证。食品生产经营过程不符合卫生要求的，责令改正，给予警告，拒不改正或者有其他严重情节的，吊销卫生许可证。生产经营禁止生产经营的食品的，情节严重的，吊销卫生许可证。生产经营不符合营养、卫生标准的专供婴幼儿的主、辅食品的，情节严重的，吊销卫生许可证。未经国务院卫生行政部门审查批准而生产经营表明具有特定保健功能的食品的，或者该食品的产品说明书内容虚假的，情节严重的，吊销卫生许可证。

3. 《公共场所卫生管理条例》则相对简单，将给予警告、罚款、停业整顿、吊销"卫生许可证"的行政处罚并列 卫生质量不符合国家卫生标准和要求，而继续营业的；未获得"健康合格证"，而从事直接为顾客服务的；拒绝卫生监督的；未取得"卫生许可证"，擅自营业的，卫生防疫机构可以根据情节轻重，吊销"卫生许可证"的行政处罚。

（三）民事赔偿责任

《职业病防治法》规定，单位和个人违反本法规定，导致传染病传播、流行，给他人人身、财产造成损害的，应当依法承担民事责任。

《食品卫生法》规定，造成食物中毒事故或者其他食源性疾患的，或者因其他违反本法行为给他人造成损害的，应当依法承担民事赔偿责任。

《公共场所卫生管理条例》规定，造成严重危害公民健康的事故或中毒事故的单位或者个人，应当对受害人赔偿损失。

六、基本原则之五：违法单位中的责任人需承担的违法责任

中国公共卫生立法中违法单位中的个人责任有：

（一）停止违法行为、警告、没收违法所得、罚款

《职业病防治法》规定，未取得职业卫生技术服务资质认证擅自从事职业卫生技术服务的，或者医疗卫生机构未经批准擅自从事职业健康检查、职业病诊断的，由卫生行政部门责令立即停止违法行为，没收违法所得；并处罚款。职业病诊断鉴定委员会组成人员收受职业病诊断争议当事人的财物或者其他好处的，给予警告，没收收受的财物，可以罚款。

（二）对直接负责的主管人员和其他直接责任人员降级或者撤职或者开除的处分

《职业病防治法》规定，用人单位和医疗卫生机构未按照规定报告职业病、疑似职业病的，对直接负责的主管人员和其他直接责任人员，可以依法给予降级或者撤职的处分。未取得职业卫生技术服务资质认证擅自从事职业卫生技术服务的，或者医疗卫生机构未经批准擅自从事职业健康检查、职业病诊断的，情节严重的，对直接负责的主管人员和其他直接责任人员，依法给予降级、撤职或者开除的处分。从事职业卫生技术服务的机构和承担职业健康检查、职业病诊断的医疗卫生机构违反本法规定，情节严重的，由原认证或者批准机关取消其相应的资格；对直接负责的主管人员和其他直接责任人员，依法给予降级、撤职或者开除

的处分；构成犯罪的，依法追究刑事责任。职业病诊断鉴定委员会组成人员收受职业病诊断争议当事人的财物或者其他好处的，取消其担任职业病诊断鉴定委员会组成人员的资格，并从省、自治区、直辖市人民政府卫生行政部门设立的专家库中予以除名。

（三）治安管理处罚

《食品卫生法》中治安管理处罚的规定，拒绝、阻碍食品卫生监督管理人员依法执行职务使用暴力、威胁方法的，由公安机关依照治安管理处罚条例的规定处罚。

（四）民事赔偿责任

《职业病防治法》规定，违反本法规定，导致传染病传播、流行，给他人人身、财产造成损害的，应当依法承担民事责任。

《公共场所卫生管理条例》规定个人的民事责任，违反本条例的规定造成严重危害公民健康的事故或中毒事故的单位或者个人，应当对受害人赔偿损失。

（五）个人的刑事责任

《职业病防治法》规定，医疗机构违反本法规定，对负有责任的主管人员和其他直接责任人员，构成犯罪的，依法追究刑事责任。采供血机构未按照规定报告传染病疫情，或者隐瞒、谎报、缓报传染病疫情，或者未执行国家有关规定，导致因输入血液引起经血液传播疾病发生的，构成犯罪的，依法追究刑事责任。非法采集血液或者组织他人出卖血液的，构成犯罪的，依法追究刑事责任。国境卫生检疫机关、动物防疫机构未依法履行传染病疫情通报职责的，构成犯罪的，依法追究刑事责任。饮用水供水单位、涉及饮用水卫生安全的产品、用于传染病防治的消毒产品、出售、运输疫区中被传染病病原体污染或者可能被传染病病原体污染的物品，未进行消毒处理，生产的血液制品的生物制品生产单位，违反本法规定，构成犯罪的，依法追究刑事责任。疾病预防控制机构、医疗机构和从事病原微生物实验的单位违反本法规定，已取得许可证的，可以依法暂扣或者吊销许可证，构成犯罪的，依法追究刑事责任。用人单位违反本法规定，造成重大职业病危害事故或者其他严重后果，构成犯罪的，对直接负责的主管人员和其他直接责任人员，依法追究刑事责任。从事职业卫生技术服务的机构和承担职业健康检查、职业病诊断的医疗卫生机构违反本法规定，构成犯罪的，依法追究刑事责任。

违反《食品卫生法》规定，生产经营不符合卫生标准的食品，造成严重食物中毒事故或者其他严重食源性疾患，对人体健康造成严重危害的，或者在生产经营的食品中掺入有毒、有害的非食品原料的，依法追究刑事责任。在《食品卫生法》中，以暴力、威胁方法阻碍食品卫生监督管理人员依法执行职务的，依法追究刑事责任。

违反《公共场所卫生管理条例》致人残疾或者死亡，构成犯罪的，应由司法机关依法追究直接责任人员的刑事责任。

七、《传染病防治法》修订后违法单位与个人法律责任的变迁

从《传染病防治法》（1989）到2002—2003年SARS之后的修订的变化可以看出公共卫生法中法律责任的特点及我国现有立法的欠缺。这也是其他公共卫生法在制定或是修订过程

中需要关注的问题。

《传染病防治法》从 1989 年到 2004 年的修订当中，可以看出违法单位与个人的法律责任从简单到严格，从原则到具体的发展过程，这是在以政府行政管理为主导的公共卫生法必须要遵循的原则。以行政管理和公共管理为基础的公共卫生法之所以需要严格、明确的法律的规定与法律的责任的理由：一是由于行政决策与行政行为需要有明确的规则可以遵循；二是明确的规定有利于严格规范行政机关的职责，防止越权与无权执法。

《传染病防治法》（1989）规定，有下列行为之一的，由县级以上政府卫生行政部门责令限期改正，可以处以罚款；有造成传染病流行危险的，由卫生行政部门报请同级政府采取强制措施：①供水单位供应的饮用水不符合国家规定的卫生标准的；②拒绝按照卫生防疫机构提出的卫生要求，对传染病病原体污染的污水、污物、粪便进行消毒处理的；③准许或者纵容传染病病人、病原携带者和疑似传染病病人从事国务院卫生行政部门规定禁止从事的易使该传染病扩散的工作的；④拒绝执行卫生防疫机构依照本法提出的其他预防、控制措施的。引起甲类传染病传播或者有传播严重危险的，追究刑事责任。

而在《传染病防治法》（2004）则对政府管理权限与方式作了详细的规定，明确而易于操作，充分吸取了 SARS 事件的教训与经验。完善和规定各级单位的权限与责任，同时规定各级责任人员的个人责任。

（一）医疗机构

医疗机构违反本法规定，有下列情形之一的，由县级以上人民政府卫生行政部门责令改正，通报批评，给予警告；造成传染病传播、流行或者其他严重后果的，对负有责任的主管人员和其他直接责任人员，依法给予降级、撤职、开除的处分，并可以依法吊销有关责任人员的执业证书；构成犯罪的，依法追究刑事责任：①未按照规定承担本单位的传染病预防、控制工作、医院感染控制任务和责任区域内的传染病预防工作的；②未按照规定报告传染病疫情，或者隐瞒、谎报、缓报传染病疫情的；③发现传染病疫情时，未按照规定对传染病病人、疑似传染病病人提供医疗救护、现场救援、接诊、转诊的，或者拒绝接受转诊的；④未按照规定对本单位内被传染病病原体污染的场所、物品以及医疗废物实施消毒或者无害化处置的；⑤未按照规定对医疗器械进行消毒，或者对按照规定一次使用的医疗器具未予销毁，再次使用的；⑥在医疗救治过程中未按照规定保管医学记录资料的；⑦故意泄露传染病病人、病原携带者、疑似传染病病人、密切接触者涉及个人隐私的有关信息、资料的。

（二）采供血机构

采供血机构未按照规定报告传染病疫情，或者隐瞒、谎报、缓报传染病疫情，或者未执行国家有关规定，导致因输入血液引起经血液传播疾病发生的，由县级以上人民政府卫生行政部门责令改正，通报批评，给予警告；造成传染病传播、流行或者其他严重后果的，对负有责任的主管人员和其他直接责任人员，依法给予降级、撤职、开除的处分，并可以依法吊销采供血机构的执业许可证；构成犯罪的，依法追究刑事责任。非法采集血液或者组织他人出卖血液的，由县级以上人民政府卫生行政部门予以取缔，没收违法所得，可以并处 10 万元以下的罚款；构成犯罪的，依法追究刑事责任。

（三）铁路、交通、民用航空经营单位

铁路、交通、民用航空经营单位未依照本法的规定优先运送处理传染病疫情的人员以及防治传染病的药品和医疗器械的，由有关部门责令限期改正，给予警告；造成严重后果的，对负有责任的主管人员和其他直接责任人员，依法给予降级、撤职、开除的处分。

（四）饮用水供水单位、相关卫生安全产品的生产单位

违反本法规定，有下列情形之一，导致或者可能导致传染病传播、流行的，由县级以上人民政府卫生行政部门责令限期改正，没收违法所得，可以并处 5 万元以下的罚款；已取得许可证的，原发证部门可以依法暂扣或者吊销许可证；构成犯罪的，依法追究刑事责任：①饮用水供水单位供应的饮用水不符合国家卫生标准和卫生规范的；②涉及饮用水卫生安全的产品不符合国家卫生标准和卫生规范的；③用于传染病防治的消毒产品不符合国家卫生标准和卫生规范的；④出售、运输疫区中被传染病病原体污染或者可能被传染病病原体污染的物品，未进行消毒处理的；⑤生物制品生产单位生产的血液制品不符合国家质量标准的。

（五）疾病预防控制机构、医疗机构和从事病原微生物实验的单位

违反本法规定，有下列情形之一的，由县级以上地方人民政府卫生行政部门责令改正，通报批评，给予警告，已取得许可证的，可以依法暂扣或者吊销许可证；造成传染病传播、流行以及其他严重后果的，对负有责任的主管人员和其他直接责任人员，依法给予降级、撤职、开除的处分，并可以依法吊销有关责任人员的执业证书；构成犯罪的，依法追究刑事责任：①疾病预防控制机构、医疗机构和从事病原微生物实验的单位，不符合国家规定的条件和技术标准，对传染病病原体样本未按照规定进行严格管理，造成实验室感染和病原微生物扩散的；②违反国家有关规定，采集、保藏、携带、运输和使用传染病菌种、毒种和传染病检测样本的；③疾病预防控制机构、医疗机构未执行国家有关规定，导致因输入血液、使用血液制品引起经血液传播疾病发生的。单位和个人违反本法规定，导致传染病传播、流行，给他人人身、财产造成损害的，应当依法承担民事责任。

八、中国公共卫生法亟待解决的几个基本问题

随着中国现代化与城市化步伐的加快，公共卫生问题也日益突出，2002—2003 年的 SARS 事件已经给我们敲响了警钟，没有健全的公共卫生法律与行动体系就难以应对日常的公共卫生问题与突发的公共卫生事件。SARS 事件后《传染病防治法》的迅速修订与卫生系统的整顿与重视，以及经费的增加就能非常好地说明这一问题。但由于我国现代化的时间短，国家幅员辽阔，人口占世界的 1/5，公共卫生也就面临着更为严峻的挑战，再加上目前我国法制建设本身存在的问题不可避免地会在公共卫生法中表现出来，需要引起我们高度的重视。

就目前而言，我国的公共卫生法亟待解决的有以下几个问题。

（一）公共卫生法主要是政府承担的保障社会成员的健康，是保证社会的稳定、健康发展的基础

政府在公共卫生法中的作用是非常巨大的，既表现在责任的重大，也表现在政府在公共卫生中的巨大权力，这种作用是怎么形容都不为过。在现代公共卫生中，政府既是组织者、领导者、制定者、执行者，是整个公共卫生与体系维护的支柱，包括资源分配、人员的配备、责任承担，这就产生了一个直接的问题，这么大的责任与权力在法律上如何进行规范与约束？具体而言，有下述方面。

第一，国家与政府对公共卫生缺乏整体规划。我国目前的公共卫生立法还停留在重应对：对可能出现或是已经出现问题的领域才制定相应的法律与规定，而没有依据宪法条款作基本的规定。这样，就有很多基本问题得不到解决。比如，①法律没有规定的情形就难以在行政体系内作有效地应对；②现代公共卫生不断地突破原有的疾病预防的层次，而加强人的健康的维护与推进，而在现有的分类立法中根本得不到体现；③公共卫生总体投入没有保障，没有长期的规划，反而常会受政府短期行为阻碍。这些基本问题得不到解决，公共卫生作为社会的基本问题与作为政府的基本职能就得不到充分地体现，有效的公共卫生法律就难以有效地建立。就目前中国的公共卫生法而言，规范、限制政府在公共卫生上的投入没有法律，政府设入多少、投入到什么方面都没有严格限制，这就导致公共卫生法大起大落的发展。

第二，政府管理公共卫生的随意性太大。从公共卫生法的发展上看，这是现代社会政府必须要承担的基本职责，是政府合理性和合法性的基本标准。现代政府如果不能保障人民的健康，就不能称为"人民政府"。公共卫生管理部门的改革也缺乏整体的思路，有一段时间曾出现政府对公共卫生管理部门不进行财政款项的全额放款，让防疫站自己创收，让应由国家、政府管理的事项却让市场来完成。在政府工作中，在发展目标、评价体系中，公共卫生往往是作为末尾的点缀，让位于经济发展，可有可无。

第三，政府管理公共卫生无法监督。这其实并不是公共卫生部门的问题，行政权限过大和无法监督在中国具有普遍性，是存在于整个法律制度中的普遍性问题。就以《传染病防治法》为例，传染病的相关信息不公开、地方政府官员不让民众知情成为了 2003—2004 中国 SARS 流行，直接导致了中央派副总理级官员兼任卫生部部长。但 2004 年的修改也没有最终确立严格的传染病信息的公开制度和地方政府隐瞒民众的严格责任，也没有确立民众由于政府未及时通报而通过民事诉讼的方式追究政府及其官员责任的制度。所以，2004 年立法的修改只是加强了行政管理，并没有建立全面的传染病防治的体系和制度。在其他公共卫生领域也是如此。

第四，在行政管理中尚未形成有效的上级政府管理下级政府、人大监督政府、法律约束政府的权力制衡机制。这也不仅仅是公共卫生法中的问题，也是我国整体法制建设中存在的普遍性问题。

（二）由于缺少公共卫生专门的基本法律规定，缺乏公共卫生管理的基本定位，再加上我国法制建设尚处于改革与发展之中，公共卫生法从制度到规则形成都缺乏准确定位、科学决策和有效的规则形成机制

目前有关公共卫生法的制定还是由政府主导，而不是由人大来主持，因此，公共卫生法

制定的动力来自于政府的内部，是以政府为立脚点和出发点，强调政府的作用，依靠这样的法律形成模式，要形成有效的对政府的监督体制、科学的公共卫生管理模式、尊重科学性，而较少受到其他政府经济利益驱动与影响的公共卫生法律与管理体制就存在相当大的困难。

其实，公共卫生监督部门与其他的行政管理部门存在着相当大的不同，其他的行政管理部门以遵循上级的指示与命令为其行动的指南，而公共卫生管理与监督部门则首先要遵循科学性，防止公共卫生事件和快速应对公共卫生突发事件。因此，这种机构应该具有相应的独立性和快速的反应能力。而20世纪90年代，政府为了加强自我监督与权力平衡进行了政府机构改革，作为政府机构一部分的公共卫生监督、管理系统也不例外，原有的卫生监督系统一分为二，分为卫生监督所与疾病预防控制中心，前者能执法而不能监测，而后者只能监测而不能执法，事实上往往是一套人马两次用，或是发生同一事件要进行两次监测、评估，原有有限的应对突发事件的能力也相应降低。

另外，过度行政执法的存在也是一个目前整体法制都尚未完全解决的问题。就公共卫生法领域而言，也存在这样的问题：一者过度泛滥的行政执法严重地削弱了法律的严格性；二者行政执法的大量存在其实使得公共卫生管理完全处于政府的意志之下；三者行政执法的大量应用使得执法具有相当的人为因素，导致在实践中执法的主体不再是机构，而是具体的某一个人；四者中国疆域广大，政府也相应庞大，过度的行政执法极大减弱了政府需要守法，而不是执法这样一个最为基本的观念；五者行政执法的大量存在也影响了司法的权威性与独立性。这一问题可行的解决方法还是回归到司法执法与有限的司法授权。以我国的澳门为例，公共卫生执法属于特殊领域和需要特殊人才的部门，因此，在作为一般原则的法院执法之外，还有专门的在公共卫生管理部门体系内的由7人组成的相应执法机构，任何的公共监督部门的执法必须要有这7人中的一个签字方才有效，而这7人都经过法律培训、有法律学位文凭、有法律与法院授予的监督资格。行政执法必须要有限度、经过法律严格限制与规定、必须授予明确的机构，而机构的人员必须要有最低的资质限定，而这一切在我国都是没有限制的。

（三）对政府权限限制的模糊直接导致了在公共卫生领域地方保护主义的盛行。基于经济发展的原因而忽视、轻视，甚至是漠视公共卫生的情形比比皆是

在我国的改革中，经国家中央电视台"焦点访谈"暴露出来的"地方保护主义"仅仅是冰山的一角，已经是让人们触目惊心了，像山西黑煤窑的"官商勾结"、河南"黑心肉"的"警商勾结"、沈阳黑帮的"黑白通吃"等。在公共卫生领域，以对政府的政绩造成影响为由而不愿公开疫情的有之；以经济发展为由遮掩疫情的有之；而不愿公开相关信息则成为了很多地方政府"家丑不外扬"的习惯性思维。疫情往往不在阳光下，"内紧外松"的政策往往演变成没有监督、没有压力、没有责任、漠视百姓健康与生命。比如，某地方有鼠疫疫情，而不公布的理由是接近旅游区，如果公布了会减少国内外游客，造成旅游收入的减少，而不是设立禁区、不进行定期评价。又比如，某些地方布氏杆菌病流行[①]，地方政府不愿公开疫情，并对泄露消息者予以严格的处罚。结果是工人被传染，这样的皮毛出口，中国整个的皮毛产业将会是毁灭性的打击。2004年修改后的《传染病防治法》对这方面的问题也没

---

① 布氏杆菌病在牧区较多，牛羊接生时易患，能由急性转变成慢性，对人伤害极大，导致丧失劳动力。通过有病的牲畜皮的流通，能波及皮革工业，进而成为皮鞋工业职工的职业病。相关的地方政府以皮毛工业为支柱产业为由拒绝公开疫情，抵制国家CDC的调查。

有规定。又比如，包括一些大城市在内的地方政府不支持国家 CDC 到当地去检查成为非常普遍的现象。这些都是我国《传染病防治法》与公共卫生法存在严重疏漏之处。

（四）人的健康权和社会成员获得公共卫生保障权利在法律权利中的序列

人的健康权和社会成员获得政府公共卫生保障作为基本的人权无论是在 WHO，还是在国内法中都得到了确认，成为了关于人的基本权利的一部分。人的健康权和享受公共卫生保障的权利与其他的人的基本权利（如我国《宪法》中第二部分：公民的基本权利）一起构成了国内法与国际法中人的基本权利。而在法律体系中，基本权利的序列就非常重要了。在法律中，一些权利是不可让与、不可剥夺、不可减损的，一些权利优先于另一些权利，这就需要在法律中得以明确。如果权利没有明确的序列规定，权利的行使在实践中就会出现问题。比如，个人的迁移自由会受制于公共安全，个人的基本人权受制于集体的发展权，很多个人的平等权利、自由权利让位于经济发展权。那么作为基本权利的健康权、公共健康与个人的基本权利的关系到底如何就必须要在法律中作出明确的回答：比如在什么时候可以基于公共卫生和公众健康而限制个人的自由甚至是损害个人的健康，在什么情况下可以基于公众的健康限制个体的权利（如隐私权等）等。如果没有权利序列的规定，个人的健康权和公众的健康权就得不到有效保障，其基本权利的地位在实践中也得不到真正的实现。

法律权利的序列的不明确也助长了行政权力与政府权限在公共卫生领域不尊重科学、不符合公共卫生规律、得不到限制，并经常滥用。政府往往可以以经济发展为由而不履行政府应有的公共卫生管理的义务；政府也可以以政府整体改革为由而将整个本应由政府来完全承担的公共卫生管理部门推向市场，进行市场化的改革，其结果是防疫站在创收的阴影下忽视了技术与技能的培训，忽视了本职工作的履行。

（五）由于上述原因，我国的公共卫生法还存在相当大的疏漏，急需要改进。否则，一些其他公共卫生法中的基本问题也得不到改善

比如，基于政府及相关责任人的过错而导致的公共卫生问题及由此而导致的个人与公众健康损害的国家赔偿问题。1989 年《传染病防治法》于 2004 年的修订明确了政府的职能与政府的责任，并对相应的责任人规定了个人责任，这在我国公共卫生法上是一个非常大的进步，明确了公共卫生是政府的基本职能，需要政府全方位的配合与协调。由此就产生了一个问题，政府或是负责（或行使）政府职责的人由于过错而导致公共卫生事件，影响甚至是损害个人或是公众的健康或是健康威胁，不但要对相应的政府职责部门进行处罚，或是相应的责任人进行行政处罚、经济赔偿或是刑事处罚，对于受损害的公众与个人而言，政府在该事件上就负有相应的责任，应该纳入《国家赔偿法》的范围。这也是需要在我国的公共卫生法中明确的。

（六）另外，必须要指出的是，对于媒体对公共卫生事件的报道也缺乏相应的规定

目前在媒体报道中，长官意识与政府的作用十分明显，媒体报道的标准尚处于没有规章可寻的阶段。应该鼓励媒体报道，让其愿意报道，同时，进行准确地报道，将其引入正确的轨道。能做到有法可依，有报道的标准，而不是依循长官意志和个人意志。

我国从强调"经济发展"到重视"科学的发展观"，以建立"和谐社会"为目标，强调"以人为本"，作为社会成员基本生存与健康保障的公共卫生必然会越来越受到重视，公共卫生的法律也会越来越完善，这些都是建立一个"可持续发展"的社会的必要保障。

第三节　中国公共卫生法及主要相关法律法规简介

一、医疗保障与弱势群体保护法律制度

（一）医疗保障法律制度

医疗保障制度是国家和政府强制建立起来的保障人们能够有效获得基本医疗服务与物质帮助及其健康维护的基本制度，是社会保障体系的子系统，是社会再分配的重要内容，对于中国社会和谐发展具有重要意义。

《中华人民共和国宪法》规定："中华人民共和国公民在年老、疾病或者丧失劳动能力的情况下，有从国家和社会获得物质帮助的权利。国家发展为公民享受这些权利所需要的社会保险、社会救济和医疗卫生事业。"可见，宪法确立了公众的"平等医疗保障权"，而对于国家而言则是对公众的"国家照顾义务"。在医疗保障方面，我国亟待解决的问题是在加大政府投入的同时，必须合理利用现有卫生资源。与政府卫生投入不足形成明显反差的是我国目前存在着大量的医疗资源闲置的现象。在老百姓高呼"看病难"的同时，一、二级医院的医疗卫生资源存在着大量的闲置，医疗卫生资源在全国的分布很不均衡。在立法过程中，一定要明确政府投入医疗服务的本质目的，除了保障公众健康之外，更为重要的是通过医疗服务资源的分配及实际使用达到"社会再分配"的作用，这才是我国构建和谐社会的基础和关键。

1. 城镇职工基本医疗保险制度　我国20世纪50年代初建立的公费医疗和劳保医疗统称为职工医疗保险。1998年12月，《国务院关于建立城镇职工基本医疗保险制度的决定》明确了中国医疗保险制度改革的目标任务、基本原则和政策框架，要求在全国范围内建立覆盖全体城镇职工的基本医疗保险制度。以这一文件的发布为标志，我国城镇职工医疗保险制度的建立进入了全面发展的阶段。到2002年底，一个适应社会主义市场经济体制的城镇职工基本医疗保险制度已经初步建立，与基本医疗保险制度相配套的各项医疗保障制度——公务员医疗补助、大额医疗费用补助、企业补充医疗保险和商业医疗保险，也在积极探索和建立中。

2. 城市医疗救助制度　2005年国务院办公厅转发民政部、卫生部、劳动和社会保障部、财政部《关于建立城市医疗救助制度试点工作的意见》，要求各地通过财政预算拨款、专项彩票公益金、社会捐助等渠道建立城市医疗救助基金。城市医疗救助的对象，主要是城市居民最低生活保障对象中未参加城镇职工基本医疗保险人员、已参加城镇职工基本医疗保险但个人负担仍然较重的人员和其他特殊困难群众。地方财政每年安排城市医疗救助资金并列入同级财政预算，中央和省级财政对困难地区给予适当补助。城市医疗救助基金纳入社会保障基金财政专户，专项管理，专款专用，不得从中提取管理费或列支其他任何费用。

3. 农村合作医疗制度　2003年，新型农村合作医疗试点工作在全国陆续展开，受到了广大农民群众的欢迎。新型农村合作医疗制度在总结试点经验的基础上，加大工作力度，加

快推进新型农村合作医疗制度建设步伐。2006 年将试点的县（市、区）由目前占全国的 21% 扩大到 40% 左右，中央财政对参加合作医疗农民的补助标准在原有每人每年 10 元的基础上再增加 10 元，同时将中西部地区农业人口占多数的市辖区和东部地区部分参加试点的困难县市，纳入中央财政补助范围。地方财政要相应增加补助。不提高农民的缴费标准，不增加农民负担。要进一步完善新型农村合作医疗管理运行机制，探索建立稳定的筹资机制，切实加强对合作医疗基金的监管。

4. 城镇居民基本医疗保险制度　我国城镇居民基本医疗保险制度的试点工作已经启动实施，并将在 2010 年全面推开，两亿多城镇非从业居民将从中受益。随着这项制度的建立，以及城镇职工基本医疗保险、新型农村合作医疗、城乡医疗救助制度的普及和完善，到"十一五"末期，覆盖我国城乡居民的基本医疗保障制度体系将基本形成。

建立城镇居民基本医疗保险制度，是完善我国医疗保障体系的又一重大举措。1998 年起在全国建立城镇职工基本医疗保险制度，2003 年开始新型农村合作医疗制度试点和逐步建立城乡医疗救助制度覆盖了我国大多数居民，对解决群众看病难、看病贵的问题起到积极作用，但包括中小学生在内的城镇非从业居民尚未被纳入社会医疗保险范围。城镇居民基本医疗保险制度通过家庭缴费和政府补助，建立基本医疗保险基金，帮助城镇非从业人员解决大病医疗费用问题，将逐步实现人人享有基本医疗保障的目标，维护社会公平，促进社会和谐。不属于城镇职工基本医疗保险制度覆盖范围的中小学阶段的学生（包括职业高中、中专、技校学生）、少年儿童和其他非从业城镇居民都可自愿参加城镇居民基本医疗保险。城镇居民基本医疗保险以家庭缴费为主，政府给予适当补助。

（二）弱势群体保护法律制度

1. 劳动者权利保护法律制度　1951 年 2 月 25 日，中央人民政府政务院颁布的《中华人民共和国劳动保险条例》，确立了我国企业职工的工伤与职业病保险制度。1996 年劳动部颁布了《企业工伤保险试行办法》，适用范围扩大到中华人民共和国境内的所有企业和职工，甚至包括到参加工伤保险企业实习的各类学生。

1994 年 7 月 5 日，第八届全国人民代表大会常务委员会第八次会议通过的《中华人民共和国劳动法》明确规定，社会保险基金按照保险类型确定资金来源，逐步实行社会统筹。用人单位和劳动者必须依法参加社会保险，缴纳社会保险费。劳动者在退休、患病、负伤、因工伤残或者患职业病、失业、生育的情形下，依法享受社会保险待遇。

2001 年 10 月 27 日，第九届全国人大常委会第二十四次会议批准通过的《中华人民共和国职业病防治法》规定，用人单位必须依法参加工伤社会保险，对患有职业病和可疑职业病的劳动者的有关医疗保障和其他合法权益都有一系列规定，并明确规定职业病病人的诊疗、康复费用，伤残以及丧失劳动能力的职业病病人的社会保障，按照国家有关工伤社会保险的规定执行。另外还规定职业病病人除依法享有工伤社会保险外，依照有关民事法律，尚有获得赔偿的权利的，有权向用人单位提出赔偿要求。国家的有关法律法规和规章，促使工伤、职业病社会保障，包括其医疗保障提高到新的水平。

《中华人民共和国劳动合同法》已由中华人民共和国第十届全国人民代表大会常务委员会第二十八次会议于 2007 年 6 月 29 日通过，自 2008 年 1 月 1 日起施行。《中华人民共和国劳动合同法》进一步明确规定了对劳动者权益的保护，规定劳动合同必须具有社会保险条款，用人单位如果未依法为劳动者缴纳社会保险费的，劳动者可随时解除劳动合同。

2. 母亲和婴儿权利保护法律制度 《中华人民共和国宪法》规定，婚姻、家庭、母亲和儿童受国家保护。因此，母婴保健既是我国保障母亲和婴儿健康、提高出生人口素质的一项法律制度，又是母亲和婴儿所享有的特殊权利。随着市场经济的建立和综合国力的加强，我国人民的生活水平、社会观念都发生了巨大的变化。为更好地保障妇女儿童健康，使我国的人口素质能够更加适应未来的要求，国家根据当前社会需要和母婴状况相继颁布和修改了与母婴保健相关的多部法律法规和规章。1988 年国务院发布《女职工劳动保护规定》。1992 年4 月，全国人大制定了《中华人民共和国妇女权益保障法》。1994 年《中华人民共和国母婴保健法》颁布并从 1995 年 6 月开始实施。2001 年 4 月，重新修订了《中华人民共和国婚姻法》，同年 6 月《母婴保健法实施办法》施行。2002 年 6 月，卫生部对原有规范性文件进行修订后，发布了新的《婚前保健工作规范》。2003 年 10 月起，新《婚姻登记条例》取代了原有的《婚姻登记管理条例》，使婚姻登记工作更加富有人性化。此外，2001 年 5 月，我国还发布了 2001—2010 年的《中国妇女发展纲要》、《中国儿童发展纲要》。通过上述法律法规的颁布施行，我国在保护妇女儿童健康领域已建立起比较完整的法律制度。

3. 残疾人权利保护法律制度 1990 年 12 月 28 日，第七届全国人民代表大会常务委员会第 17 次会议通过了《中华人民共和国残疾人保障法》。该法对残疾人的康复、教育、劳动就业、文化生活、福利、环境、法律责任作出了全面规定。此外，为支持残疾人康复工作，有利于残疾人专用品进口，1997 年 1 月 22 日，国务院批准了《残疾人专用品免征进口税暂行规定》。这些都为保障残疾人合法权益和发展残疾人事业提供了法律和政府保障。

4. 未成年人权利保护法律制度 未成年人健康保护法是指保护未满十八周岁公民的健康权益的法律规范的总和。卫生部先后发布了《全国计划免疫条例》（1982 年）、《托儿所、幼儿园卫生保健制度》（1985 年）、《城乡儿童保健工作要求》（1986 年）和《散居儿童卫生保健管理制度》（1987 年）。1989 年国家教委颁布了《幼儿园管理条例》、1990 年卫生部颁布了《城市托儿所工作条例》，1990 年 5 月国家教委、卫生部联合发布了《学校卫生工作条例》。这些法规规章从不同角度对儿童、青少年健康保护的目的、要求、标准、制度等做出了规定。1991 年 9 月 4 日，第七届全国人民代表大会常务委员会第 21 次会议通过的《中华人民共和国未成年人保护法》是专门规定未成年人权益保护的法律，其中对未成年人健康权益也作出了规定。1995 年 1 月 1 日实施的劳动部《未成年工特殊保护规定》，专门就未成年工的劳动保护问题作了规定。

5. 老年人权利保护法律制度 从 1954 年的第一部宪法，到后来的《中华人民共和国婚姻法》、《中华人民共和国继承法》、《中华人民共和国刑法》和《中华人民共和国民法通则》等法律法规都有关于保护老年人权益的条款。1996 年 8 月 29 日，第八届全国人民代表大会常务委员会第 21 次会议通过的《中华人民共和国老年人权益保障法》，更加为全面保障老年人权益提供了法律保障，提出的实现老年人"五个老有"中的"老有所医"是制定有关老年人保障法律的重要依据，是发展老年保健事业的法律保障。

6. 精神障碍者权利保护法律制度 我国自 1980 年以来在刑法、刑事诉讼法、民法通则、民事诉讼法等 20 多部法律法规中有涉及精神病病人管理、精神卫生的内容。专门的精神卫生法起草工作也早在 1985 年启动。但是至今尚未正式颁布。上海、北京、杭州等地方人大常委会均就精神卫生问题颁布了专门的地方性法规。

二、公共卫生相关法律制度

（一）传染病防治与突发公共卫生事件应急法律制度

《中华人民共和国传染病防治法》（以下简称《传染病防治法》）是我国建国以来第一部全面针对传染病防治管理工作，情系全国人民健康和生命的卫生大法。特别是 2003 年传染性非典型性肺炎疫情的暴发流行，促使各级人民政府、卫生行政部门、卫生监督机构、疾病预防控制机构对传染病防治工作有了进一步新的认识，全国人大也提议尽快对《传染病防治法》进行修订，以适应新形势下的传染病防治工作。2003 年传染性非典型性肺炎疫情暴发之后，《突发公共卫生事件应急条例》等与传染病防控相关的法律法规相继出台。2004 年亚洲10 个国家和地区先后暴发了禽流感疫情，在总结了 2003 年传染性非典型性肺炎疫情防控经验基础上，禽流感疫情丝毫没有对百姓的健康造成损失。

2004 年 8 月 28 日，第十届全国人民代表大会常务委员会第十一次会议审议通过了《传染病防治法》的修订，并于 2004 年 12 月 1 日起施行。修订后的《传染病防治法》规定了有关传染病预防，疫情报告、通报、公布、控制以及医疗救治和保障措施等四项法律制度，突出特点有：首先，突出对传染病的预防和预警。设定传染病监测制度，提高预防传染病的监测预警能力；加强对早期发现的散发传染病病人的隔离治疗，防止传染病扩散；强化医疗机构在传染病疫情监测、防止医院内感染等方面的责任，并在传染病防治的报告、治疗、控制等各个环节，贯穿"预防为主"这条主线，防止传染病疫情扩散蔓延。其次，完善传染病的疫情报告、通报和公布制度。规定医疗机构、疾病预防控制机构、卫生主管部门以及其他有关主管部门和机构进行传染病疫情报告的内容、程序和时限；增加了政府各部门、各有关机构之间的疫情通报制度。同时，对疫情公布的主体、渠道、形式和原则作了规定，做到传染病疫情报告、信息渠道多样化。第三，进一步完善传染病暴发、流行时的控制措施。针对不同传染病的特点，并根据各级各类专业机构、各级政府及其有关主管部门的职责分工，分别规定严格控制疫情扩散的各种措施。强调对行政权力的合理制约，以保护公民合法权利；强调政府在搭建防控传染病体系中的职责；强调疾病控制机构和医疗机构职责的法定化；强调防控传染病措施的法律救济。第四，设专章规定传染病的救治工作。通过对医疗机构接诊、分诊、救治、转诊、保存病历资料的规定，规范医疗机构的医疗行为，以防止在传染病救治过程中发生医院内交叉感染。第五，加强传染病防治的保障制度建设。为了解决目前一些疾病预防控制机构业务经费紧张的问题，设专章规定了传染病防治的保障措施，要求各级政府保障传染病防治工作的经费，做好与传染病防治相关的物资储备。第六，做到保护公民个人权利与维护社会公共利益的平衡。传染病防治一方面涉及对患者的救治和公民个人的权利，另一方面又涉及对传染病扩散的控制和对社会公共利益的维护。突出了"以人为本"的立法理念，明确规定了保护艾滋病等传染病患者权利的不歧视原则。

2003 年 5 月国务院颁布的《突发公共卫生事件应急条例》，将突然发生，造成或者可能造成社会公众健康严重损害的重大传染病疫情、群体性不明原因疾病、重大食物和职业中毒以及其他严重影响公众健康的事件，均纳入法律调整范畴。

2007 年 8 月 30 日，第十届全国人民代表大会常务委员会第二十九次会议通过的《中华人民共和国突发事件应对法》，将突然发生，造成或者可能造成严重社会危害，需要采取应急处置措施予以应对的公共卫生事件，纳入国家突发事件范畴，并按照社会危害程度、影响范围等因素分为特别重大、重大、较大和一般四级。明确了县级人民政府应当对本行政区域内容易引发公共卫生事件的危险源、危险区域进行调查、登记、风险评估，定期进行检查、监控，并责令有关单位采取安全防范措施。

基于近年大规模的传染病暴发流行，我国的传染病防治法律体系也趋向完善。除了上述的《中华人民共和国传染病防治法》、《中华人民共和国突发事件应对法》、《中华人民共和国国境卫生检疫法》、《突发公共卫生事件应急条例》和《病原微生物实验室生物安全管理条例》外，2004年3月4日，交通部、卫生部联合颁布了《突发公共卫生事件交通应急规定》；2004年4月5日，卫生部颁布了《艾滋病抗病毒治疗和自愿咨询监测办法》；2004年5月27日，环保总局与卫生部联合颁布了《医疗废物管理行政处罚办法》；2004年12月16日，卫生部颁布了《传染病病人或疑似传染病病人尸体解剖查验规定》等规章和规范性文件共同组成中国传染病防治与突发公共卫生事件应急法律制度。

（二）国境卫生检疫法律制度

国境卫生检疫法实际也是传染病防治法律制度的组成部分，因为其立法根本目的是防止传染病的传入或传出，只不过该法的实施场所比较特殊——国境口岸。广义的国境卫生检疫法是指通过对出入境检验检疫机关及其行政管理相对人规定权利义务来调整国境卫生检疫行政法律关系的法律规范的总称。主要包括1969年7月25日联合国通过的《国际卫生条例》（我国于1979年6月1日开始承担义务）、1986年12月12日由六届全国人大常委会第十八次会议通过并于1987年5月1日施行的《中华人民共和国国境卫生检疫法》、《中华人民共和国国境卫生检疫法实施细则》、《国境口岸卫生监督办法》、《出入境集装箱卫生管理规定》、《国境卫生检疫卫生处理办法》等。这些法律规范分别调整国境口岸卫生控制、进出口卫生监督检验和国际旅行卫生保健等各个不同行政法律活动中产生的行政法律关系，共同构成国境卫生检疫法的有机整体。

（三）公共场所卫生法律制度

1987年4月，国务院发布了《公共场所卫生管理条例》，提出了公共场所的卫生质量要求以及公共场所卫生管理和卫生监督的规定，同时卫生部1987年还制定了《公共场所卫生监督监测要点》，1991年修订了《公共场所卫生管理条例实施细则》。公共场所卫生的法律规定主要对预防传染病的传播、流行具有重要意义。

各类公共场所的下列项目应符合国家有关卫生标准，包括：空气、小气候（温度、湿度、风速）、水质、采光、照明、噪声、顾客用具和卫生措施。对于不同的公共场所，上述项目的具体规定各有不同，卫生部对此分别制定了相应的标准，例如《旅店业卫生标准（GB9663-88）》、《理发店、美容店卫生标准（GB9664-88）》、《公共浴室卫生标准（GB9665-88）》等。公共场所应建立卫生管理制度，进行卫生知识培训，并要求公共场所办理卫生许可证，从业人员持证方可上岗。公共场所因不符合卫生标准和要求造成危害健康事故的，经营单位应妥善处理，并及时报告卫生防疫机构。各级卫生防疫机构，负责管辖范围内的公共场所卫生监督工作，随着卫生监督体制的改革，现已规定由卫生行政部门设立的卫生监督所承担；民航、铁路、交通、厂（场）矿卫生防疫机构对管辖范围内的公共场所实行卫生监督，并接受当地卫生防疫机构的业务指导。

（四）艾滋病防控法律制度

艾滋病防治不仅是公共卫生问题，更是社会问题，涉及禁毒等社会环境综合整治、特殊人群不良行为的改变等多方面因素。2006年1月18日，国务院公布了《艾滋病防治条例》，并于2006年3月1日起施行。《艾滋病防治条例》的出台，表明中国政府充分认识到艾滋病防治的重要性和紧迫性，体现了政府在这一问题上的重大承诺。

保护艾滋病病毒感染者和艾滋病病人的人权，并实现其权利义务的平衡，是制定《艾滋病防治条例》过程中重点研究的问题。因此，《艾滋病防治条例》规定了艾滋病病毒感染者、艾滋病病人及其家属的权利和义务，在总则中规定其合法权益受法律保护。《艾滋病防治条例》规定，任何单位和个人不得歧视艾滋病病毒感染者、艾滋病病人及其家属。艾滋病病毒感染者、艾滋病病人及其家属享有的婚姻、就业、就医、入学等合法权益受法律保护。未经本人或者其监护人同意，任何单位和个人不得公开艾滋病病毒感染者、艾滋病病人及其家属的有关信息；医疗机构不得因就诊的病人是艾滋病病毒感染者或者艾滋病病人，推诿或者拒对其疾病进行治疗；国家实行艾滋病自愿咨询和检测制度。

艾滋病病毒感染者、艾滋病病人及其家属应当履行下列义务：接受疾病预防控制机构或者出入境检验检疫机构的流行病学调查和指导；将感染或者发病的事实及时告知接诊医生；采取必要的防护措施，防止感染他人。艾滋病病毒感染者和艾滋病病人不得以任何方式故意传播艾滋病。

《艾滋病防治条例》强调了鼓励和支持社会基层组织和公民团体在艾滋病防治中的重要作用。各级人民政府和政府有关部门应当采取措施，鼓励和支持有关组织和个人依照条例规定以及国家艾滋病防治规划和艾滋病防治行动计划的要求，参与艾滋病防治工作，对艾滋病防治工作提供捐赠，对有易感染艾滋病病毒危险行为的人群进行行为干预，对艾滋病病毒感染者、艾滋病病人及其家属提供关怀和救助。

省、自治区、直辖市人民政府确定的公共场所的经营者应当在公共场所内放置安全套或者设置安全套发售设施，如果未能做到，条例中明确规定将受到不同程度的处罚。县级以上人民政府卫生、人口和计划生育等部门应当组织推广使用安全套，建立和完善安全套供应网络。

为推动、规范和指导全国开展艾滋病高危行为干预工作，重点控制艾滋病经性途径传播，卫生部2005年印发了《高危行为干预工作指导方案（试行）》，要求各地应根据本地目标人群分布及特点，分类实施相应的干预措施。

（五）医疗废物管理法律制度

根据《中华人民共和国传染病防治法》、《中华人民共和国固体废物污染环境防治法》和《医疗废物管理条例》，卫生部、国家环境保护总局制定了《医疗废物管理行政处罚办法》（以下简称《办法》），自2004年6月1日起施行。《办法》规定，医疗卫生机构或医疗废物集中处置单位有《医疗废物管理条例》规定的下列情形的，都将由卫生行政主管部门或环境保护行政主管部门责令限期改正，给予警告；逾期不改正的，将被罚款。如未建立、健全医疗废物管理制度或者未设置监控部门或者专（兼）职人员的，未对有关人员进行相关法律和专业技术、安全防护以及紧急处理等知识培训的，未对医疗废物进行登记或者未保存登记资料的，对使用后的医疗废物运送工具或者运送车辆未在指定地点及时进行消毒和清洁的等。

《办法》还规定，未取得经营许可证从事医疗废物的收集、运送、贮存、处置等活动的，由县级以上地方人民政府环境保护行政主管部门责令停止违法行为，没收违法所得，可以并处违法所得1倍以下的罚款。《办法》提出，医疗卫生机构或医疗废物集中处置单位造成传染病传播的或造成环境污染事故的，也将被依法处罚，并由原发证的行政主管部门暂扣或者吊销执业许可证件（经营许可证件）。转让、买卖医疗废物，邮寄或者通过铁路、航空运输医疗废物，或者违反《医疗废物管理条例》规定通过水路运输医疗废物的，由县级以上地方人民政府环境保护行政主管部门责令转让、买卖双方、邮寄人、托运人立即停止违法行为，给予警告，没收违法所得，可并处罚款。

（六）疫苗管理法律制度

预防接种不仅可以为国家节约大量的卫生资源，而且可以提高整个人群的免疫水平。为了保障人体健康，促进我国公共卫生事业的发展，建立健全疫情应急机制，国务院颁布了《疫苗流通和预防接种管理条例》，指出"国家实行有计划的预防接种制度，推行扩大免疫规划"。我国在20世纪80年代参加了WHO扩大免疫规划活动（EPI），制定了国家免疫规划。

三、健康相关产品法律制度

（一）食品卫生管理法律制度

1982年11月19日，第五届全国人大常委会第二十五次会议批准通过的《中华人民共和国食品卫生法（试行）》是我国改革开放后颁布的第一部有关公共卫生的法律。《中华人民共和国食品安全法》已于2009年2月28日经第十一届全国人大常委会第七次会议通过，并将于同年6月1日起施行。《食品卫生法》到《食品安全法》，由"卫生"到"安全"，两个字的改变，折射的是我国食品安全从立法观念到监管模式的全方位巨大转变。

《食品安全法》第一个最大特点是明确了食品安全监管体制，从三个方面进一步明确了食品安全监管体制：一是对实行分段监管的各部门的具体职责进一步明确。二是在分段监管基础上，国务院设立食品安全委员会，作为高层次的议事协调机构，协调、指导食品安全监管工作。三是进一步加强地方政府及其有关部门的监管职责。此外，为了确保责任对口、政令畅通，地方政府还要依法确定本级卫生、农业、质检、工商和食品药品监管部门的监管职责。《食品安全法》确立了安全风险评估制度，确立了统一制定食品安全国家标准的原则，《食品安全法》强化经营者社会责任，从制度上保证食品生产经营者成为食品安全的第一责任人。《食品安全法》还除规定食品生产经营许可、食品生产经营者安全信用档案等制度外，还确立了不安全食品召回和停止经营等一系列法律制度，强化了经营者的社会责任。《食品安全法》规定食品添加剂应安全可靠。针对目前食品生产经营中存在的添加剂不规范使用甚至滥用，《食品安全法》进一步加强了对食品添加剂的监管，食品添加剂应当经过风险评估证明安全可靠，且技术上是确有必要方可列入允许使用的范围。对于近年来颇为流行的保健食品，《食品安全法》明确要求，国家对声称具有特定保健功能的食品应实行严格监管。有关监督管理部门应当依法履职，承担责任。《食品安全法》还突破性确立惩罚性赔偿制度，并有效处置食品安全事故。另外，吸取三鹿奶粉的教训，《食品安全法》取消食品"免检制度",不留监管空白。

随着改革开放的深入,我国社会经济状况不断发生变化,对此,国务院于 1983 年 2 月 5 日及时发布了《城乡集市贸易管理办法》,以规范自由市场秩序。同时卫生部也先后颁发了《扩大使用范围的食品添加剂及新增食品添加剂品种的通知》(1985 年 6 月 5 日)、《食品工具设备洗涤剂、消毒剂、洗涤消毒剂卫生管理办法》(1985 年 8 月 5 日)、《食品安全性毒理学评价程序(试行)》(1985 年 12 月 1 日)、《辐照食品卫生管理暂行规定》(1986)、《食品营养强化剂卫生管理办法》(1986 年 6 月 14 日)、《禁止食品加药卫生管理办法》(1987 年 10 月 22 日)及《食品卫生检验单位管理办法》(1987 年 12 月 2 日)等。进入 90 年代,卫生部又先后颁发了《新资源食品卫生管理办法》(1990 年 7 月 28 日),并对常用食品中的食盐、糖果、食用植物油、冷饮食品、粮食、酒类、食用氢化油、豆制品、酱腌菜、蜂蜜、水产品、调味品、蛋与蛋制品、茶叶、肉与肉制品等,规定了一系列卫生管理办法。同年又对食品用塑料制品及原料、食品包装用纸、食品用橡胶制品、防止黄曲毒素污染食品、食品容器内壁涂料、搪瓷食具容器、铝制食具容器及陶瓷食具容器的卫生,也制定了一系列管理办法。至 1995 年 10 月 30 日,第八届全国人大常委会第十六次会议,正式批准通过了《中华人民共和国食品卫生法》(以下简称《食品卫生法》),该法规定了我国食品卫生的基本原则和基本制度,其调整范围包括食品、食品添加剂、食品容器、包装材料和食品用工具、设备、洗涤剂、消毒剂,以及食品的生产经营场所、设施和环境等一切与食品卫生有关的事项,并对违反食品卫生的行为规定了行政、民事、刑事责任。为更好地贯彻执行《食品卫生法》,卫生部 90 年代后期又先后颁发了《保健食品卫生管理办法》(1996 年 3 月 15 日)、《辐照食品卫生管理办法》(1996 年 4 月 5 日)、《学生用集体餐卫生监督办法》(1996 年 8 月 27 日)、《食品卫生行政处罚办法》(1997 年 3 月 15 日)、《食品卫生监督程序》(1997 年 3 月 15 日)、《食物中毒事故处理办法》(1999 年 12 月 24 日)、《餐饮业食品卫生管理办法》(2000 年 1 月 16 日)、《食品添加剂管理办法》(2002 年 3 月 28 日)及《转基因食品卫生管理办法》。至此,形成了以《食品卫生法》为基本法,以国家卫生行政规章及地方卫生行政规章为主体的食品卫生法律体系。

(二) 药品管理法律制度

1950 年 11 月经当时的政务院批准,卫生部颁发了《麻醉药品管理暂行条例》,这是我国药品管理的第一个行政法规。1963 年经国务院批准,卫生部、化工部、商业部联合颁布了我国药品管理的第一个综合性法规《关于加强药政管理的若干规定(草案)》,对药品的生产、经营、使用和进出口管理起到了重要作用。

1984 年 9 月 20 日六届全国人大常委会第 7 次会议通过了《中华人民共和国药品管理法》,并于 1985 年 7 月 1 日起施行。这是建国以来我国第一部药品管理法律,它把党和国家有关药品监督的方针政策和原则用国家法律的形式确定下来,将药品质量与安全置于国家和广大人民群众的严格监督之下,为人民群众用药的合理有效提供了法律保证。药品管理法颁布施行 10 多年来,我国社会经济生活发生了深刻变化,科学技术有了很大发展,原有药品管理法已不能完全适应形势需要和人民用药日益多样化的要求,必须进行修订。为此,2001 年 2 月 28 日九届全国人大常委会第 20 次会议审议通过了经过修订的药品管理法,并自 2001 年 12 月 1 日起施行。

为了保证药品管理法的贯彻实施,经国务院批准颁布了《药品管理法实施办法》,而此前也已经颁布了《麻醉药品管理办法》、《医疗用毒性药品管理办法》、《精神药品管理办法》、《放射性药品管理办法》等行政法规,卫生部和原国家药品监督管理局先后制定了20多个配套规章。1998年根据国务院机构改革方案,重新组建的原药品监督管理局陆续制定颁布了《新药审批办法》、《新生物制品审批办法》、《新药保护和技术转让的规定》、《仿制药品审批办法》、《进口药品管理办法》、《药品生产质量管理规范(1998年修订)》、《戒毒药品管理办法》、《麻黄素管理办法》、《处方药与非处方药分类管理办法》、《药品流通监督管理办法(暂行)》等;各省、自治区、直辖市人民政府也相应制定了一系列地方法规,形成了具有中国特色的药品管理法律体系,使药品的监督管理进入了一个新的阶段。

上述尚在生效的法律、行政法规、部门规章以及《中华人民共和国产品质量法》、《中华人民共和国广告法》、《中华人民共和国价格法》、《中华人民共和国刑法》中涉及药品的法律条款都应当属于广义药品管理法的范畴。所以我们可以这样定义广义的药品管理法:调整药品监督管理,保证药品质量,保障人体用药安全,维护人民身体健康和用药合法权益活动中产生的各种社会关系的法律规范的总称。

(三)医疗器械管理法律制度

建国初期,医疗器械主要由地方卫生、商业或医药公司管理。从1953年开始由全国统一归口管理。曾经先后由轻工业部、化学工业部、一机部、卫生部、国家医药管理局管理。上述各部、局在主管期间对医疗器械工作都很重视,制订了一系列医疗器械管理的规范性文件和标准。1964年卫生部制订了《医疗器械标准实施办法》,1980年原国家医药管理局会同地方主管部门修订颁发了《医疗器械标准化工作实施办法》,1996年9月原国家医药管理局发布了《医疗器械产品注册管理办法》,1995年3月国家工商行政管理局发布了《医疗器械广告审查办法》,1997年12月国家经济贸易委员会、国家医药管理局、财政部、中国人民银行、卫生部联合发布了《国家药品医疗器械储备管理暂行办法》。1998年国务院机构改革后,医疗器械由国家药品监督管理局管理。

为了加强对医疗器械的监督管理,保证医疗器械的安全、有效,保障人体健康和生命安全,2000年1月4日国务院发布了《医疗器械监督管理条例》,同年4月1日起施行。这是我国第一个关于医疗器械监督管理的行政法规,适用于在中华人民共和国境内从事医疗器械的研制、生产、经营、使用、监督管理的单位或者个人,标志着我国医疗器械的监督管理进入依法行政的新阶段。此后,原国家药品监督管理局根据《医疗器械监督管理条例》相继发布了《医疗器械注册管理办法》、《医疗器械分类规则》、《医疗器械新产品审批规定》、《医疗器械生产企业监督管理办法》、《医疗器械经营企业监督管理办法》、《医疗器械生产企业质量体系考核办法》等规章,使医疗器械监督管理法律制度逐步完善。

(四)化妆品管理法律制度

为了加强化妆品的卫生监督,规范化妆品的生产经营,保障人民健康,1989年11月13日,经国务院批准,卫生部发布了《化妆品卫生监督条例》。1991年卫生部又颁布了《化妆品卫生监督条例实施细则》,以保证《化妆品卫生监督条例》的实施。1996年发布的《化妆品生产企业卫生规范》,2000年国家出入境检验检疫局颁布了《进出口化妆品监督检验管理办法》,再加之《化妆品卫生标准》等,构成了我国化妆品卫生的法律体系。国家实行化妆品卫生许可制度。

四、医疗服务相关法律制度

（一）医疗服务人员法律制度

1. 执业医师法律制度　新中国成立后，1951 年经当时的政务院批准，卫生部相继颁布了《医师暂行条例》、《中医师暂行条例》等。党的十一届三中全会以后，卫生部制定发布了一系列规范性文件，使医师执业管理法律法规逐步完善，如《卫生技术人员职称及晋升条例（试行）》（1979 年），《医院工作人员职责》（1982 年），《医师、中医师个体开业暂行管理办法》（1988 年），《外国医师来华短期行医管理办法》（1993 年）等。为了加强医师队伍的建设，提高医师的职业道德和业务素质，保障医师的合法权益，保护人民健康，1998 年 6 月 26 日九届全国人大常委会第 3 次会议通过了《中华人民共和国执业医师法》（以下简称执业医师法），自 1999 年 5 月 1 日起施行。为了贯彻实施执业医师法，1999 年卫生部成立了国家医师资格考试委员会，发布了《医师资格考试暂行办法》、《医师执业注册暂行办法》、《关于医师执业注册中执业范围的暂行规定》等配套规章。执业医师法的适用范围即调整对象是依法取得执业医师资格或者执业助理医师资格，经注册在医疗、预防、保健机构中执业的专业医务人员。对乡村医生、境外来华行医的医师、军队医师，由于其特殊性，则在遵循《中华人民共和国执业医师法》所确立的基本原则的基础上，依照相关具体法律规范文件进行管理。

2. 乡村医生法律制度　我国乡村医生的发展经历了"赤脚医生"与乡村医生阶段。限于当时的历史条件，"赤脚医生"的服务能力非常有限，也缺乏针对行医职责的专门管理规范。进入乡村医生的发展阶段以后，乡村医生从业管理经历了初级阶段、过渡阶段，并为进入执业注册阶段做准备。在先后出台的《医疗机构管理条例》、《执业医师法》等法律法规中，均明确了符合条件的乡村医生要按照《执业医师法》进行管理，为完善农村卫生服务体系提供了人力资源方面的立法保障。2004 年 1 月 1 日实施的《乡村医生从业管理条例》，使乡村医生从业管理正式进入到了执业注册阶段。《乡村医生从业管理条例》旨在提高乡村医生的职业道德和专业素质，加强乡村医生从业管理，保护乡村医生的合法权益，保障村民获得初级卫生保健。针对乡村医生管理存在的现实问题，《乡村医生从业管理条例》明确规定了医生资格准入机制；乡村医生的行医、用药规范；乡村医生应承担的社会公共卫生服务职能。《乡村医生从业管理条例》还鼓励取得执业医师资格或者执业助理医师资格的人员，开办乡村医疗卫生机构，或者在乡村医疗卫生机构向村民提供预防、保健和医疗服务。

（二）医疗服务机构管理法律制度

自 20 世纪 70 年代末以来，我国先后制定了多部规范性法律文件，如卫生部早在 1978 年就制定了《综合医院组织编制原则（试行草案）》，1982 年又制定了《全国医院工作条例》和《医院工作制度》等。继 1994 年国务院发布《医疗机构管理条例》后，卫生部又陆续颁布了《医疗机构管理条例实施细则》（1994.8.29）、《医疗机构基本标准（试行）》（1994.9.2）、《医疗机构设置规划指导原则》（1994.9.5）、等规范性法律文件。2000 年 5 月 15 日，卫生部、对外经济合作部还发布了《中外合资、合作医疗机构管理暂行办法》。

（三）医疗技术管理法律制度

1. 人类辅助生殖技术应用的法律制度 为保证我国人类辅助生殖技术安全、有效和健康发展，规范人类辅助生殖技术的应用和管理，保障人民健康，使辅助生殖技术真正应用在有适应证的患者身上，最大限度地降低多胎率和双胎率，避免实施这一特殊技术给社会伦理、道德、法律乃至妇女及子孙后代带来的负面影响和危害，彻底整顿目前较为混乱的辅助生殖技术服务市场，保障人民健康，卫生部发布了《人类辅助生殖技术管理办法》并自2001年8月1日起施行。

2003年10月1日，卫生部又颁布了《人类辅助生殖技术规范》、《人类精子库基本标准和技术规范》和《人类辅助生殖技术和人类精子库伦理原则》，原卫生部颁布的《人类生殖技术规范》、《人类精子库基本标准》、《人类精子库技术规范》和《实施人类辅助生殖技术的伦理原则》同时废止。

2. 基因技术法律制度 国家科委于1993年12月发布了《基因工程安全管理办法》，1998年9月经国务院批准，科学技术部、卫生部共同制定了《人类遗传资源管理暂行办法》，这是我国在遗传资源管理上的一个进步。1999年9月中国获准加入人类基因组计划，对有关问题进行研究，提出相应的伦理及法律对策。我国对克隆技术的发展采取一种谨慎的态度，对以任何形式开展克隆人研究的态度是：不赞成、不支持、不允许、不接受。

3. 器官移植法律制度 国务院制定了《人体器官移植条例》，并于2007年5月1日实施。在中华人民共和国境内从事人体器官移植，均适用《人体器官移植条例》，但从事人体细胞和角膜、骨髓等人体组织移植，不适用《人体器官移植条例》。

《人体器官移植条例》明确规定，任何组织或者个人不得以任何形式买卖人体器官，不得从事与买卖人体器官有关的活动。国家通过建立人体器官移植工作体系，开展人体器官捐献的宣传、推动工作，确定人体器官移植预约者名单，组织协调人体器官的使用。捐献人体器官的公民应当具有完全民事行为能力。任何组织或者个人不得摘取未满18周岁公民的活体器官用于移植。

4. 血液管理法律制度 无偿献血是医学进步的重要标志，是临床用血安全的根本保证。我国公民无偿献血活动开始于20世纪70年代后期。1987年6月8日，卫生部和中国红十字会总会联合发布的《无偿志愿献血奖励办法（试行）》，是我国无偿献血正式实施的标志。该办法指出："无偿志愿献血系献血者在献血单位和本人工作单位均不领取营养费、各种补助费和其他报酬者。"

1997年全国人民代表大会常务委员会颁布的《中华人民共和国献血法》，从法律上明确了我国目前实行的是无偿献血制度。我国提倡18～55周岁的健康公民自愿献血，国家机关、军队、社会团体、企业事业组织、居民委员会、村民委员会，应当动员和组织本单位或者本地区的适龄公民参加献血。除《中华人民共和国献血法》外，国务院《血液制品管理条例》，以及卫生部颁布的一系列部门规章，如《血站管理办法》、《医疗机构临床用血管理办法（试行）》、《临床输血技术规范》等。

第四节　《国际卫生条例》和《国际烟草控制框架公约》简介

一、《国际卫生条例》的产生与发展

在人类发展历史中，曾多次发生烈性传染病的世界性大流行。特别是 19 世纪以后，商品经济迅速发展，国际交通往来迅猛增加，同时，鼠疫、霍乱、天花、黄热等传染病广泛流行。为有效防止烈性传染病的传播蔓延，许多国家纷纷采取检疫措施，制订相关法规，并从地区性协调，逐渐发展到国际间的合作。1948 年第 1 届世界卫生大会起草了《国际公共卫生条例》（International Sanitary Regulations），1951 年第 4 届世界卫生大会通过了该条例，确定《国际公共卫生条例》的目的是最大限度地防止疾病在国际间的传播，同时又尽可能小地干扰世界交通运输。《国际公共卫生条例》后经多次修改、补充，1969 年 7 月 25 日，在日内瓦召开的第 22 届世界卫生大会将其更名为《国际卫生条例》（International Health Regulation，IHR）。《国际卫生条例》的制定，体现了国际卫生检疫从单纯的隔离留验到疾病监测、卫生监督和旅行者的卫生保健经历了多个发展阶段，检疫内容不断延伸，国际检疫法规条款不断修改补充的过程，开辟了人类通过国际卫生立法形式开展国际合作与疾病进行斗争的新纪元。

近 30 年来，国际疾病谱发生了巨大变化。新发传染病不断出现，旧传染病死灰复燃，食源性疾病、有毒化学物质和核放射意外事件、环境灾害以及意外的和蓄意制造的疾病爆发等威胁，使全球公共卫生安全面临着巨大的挑战。特别是随着全球化的不断深入，人员和物资的国际流动越来越快速、频繁，疾病跨境传播的风险大大增加。原《国际卫生条例》（简称旧条例）已不能适应全球公共卫生的需求和应对新的挑战。1995 年世界卫生组织第 48 届世界卫生大会通过了对《国际卫生条例》进行修订的决议，而 2003 年以来 SARS 和人禽流感疫情的暴发流行增加了修订《国际卫生条例》的紧迫性。2005 年 5 月，第 58 届世界卫生大会通过了新修订的《国际卫生条例》，将其定名为《国际卫生条例（2005）》（简称新条例）。2007 年 6 月 15 日新条例生效。

二、《国际卫生条例（2005）》的主要内容与特点

新条例共分 10 篇 66 条。其宗旨（即第 1 篇中的目的和范围）是针对公共卫生危害，为预防、抵御和控制疾病的国际传播，提供公共卫生应对措施，同时要避免对国际交通和贸易造成不必要的干扰。新条例还增加了执行条例的"尊重人权、尊重各国主权、遵守联合国宪章和普遍使用"四项原则。新条例第 1 篇中还要求各成员国指定或建立"国家归口单位"。

新条例第 2 篇主要是关于公共卫生事件的监测、风险评估、通报和报告、信息共享与核实、国际关注的突发公共卫生事件的确定、公共卫生应对措施及国际合作等内容。与旧条例不同的是，新条例的适用范围从鼠疫、黄热病和霍乱 3 种传染病的国境卫生检疫扩大为全球协调应对构成国际关注的所有突发公共卫生事件（包括各种起源和来源的生物、化学和核辐射等各种因素所致突发公共卫生事件）；新条例对各成员国国家级、地方各级包括基层的突发公共卫生事件监测和应对能力，以及机场、港口和陆路口岸的相关能力的建设都提出了明

确要求；新条例还规定了可能构成国际关注的突发公共卫生事件的评估和通报程序。同时，授权世界卫生组织考虑非官方来源的突发公共卫生事件信息，并要求成员国根据世界卫生组织的要求及时核实其他来源的信息。

新条例第3篇（建议）规定，世界卫生组织按照规定程序确认正发生可能构成国际关注的突发公共卫生事件，提出采取公共卫生应对措施的临时建议和长期建议。

此外，新条例还包括入境口岸、公共卫生措施、卫生文件、收费、一般条款、《国际卫生条例》专家名册、突发事件委员会和审查委员会、最终条款等。

根据条例，各成员国在履行条例规定的各项义务的基础上，可以根据本国立法和应对突发公共卫生事件的需要，采取条例规定之外的其他各项卫生措施，但应根据世界卫生组织要求，提供相关信息，并根据世界卫生组织要求考虑终止这些措施的执行。同时，所有应对措施的实施，都必须遵守对国际交通秩序"非妨碍"的原则。

除正文以外，新条例还包括9个附件：监测和应对、出入境口岸的核心能力要求；评估和通报可能构成国际关注的突发公共卫生事件的决策文件；船舶免予卫生控制证书/船舶卫生控制证书示范格式；对交通工具和交通工具运营者的技术要求；针对媒介传播疾病的具体措施；疫苗接种、预防措施和相关证书；对于特殊疾病的疫苗接种或预防措施要求；海事健康申报单示范格式；飞机总申报单的卫生部分。

《国际卫生条例（2005）》拓宽了其所取代的旧条例的内容并提出了更高的要求，重点强调所有国家有责任在2012年前建立其有效发现并控制公共卫生奉献的系统。新条例不仅突破了旧条例仅强调对边境地区控制的局限，而且未从源头控制突发公共卫生事件提供了必要的法律框架。

三、我国为执行《国际卫生条例》的努力

我国政府积极参与了《国际卫生条例》的修订并提出了许多建设性意见，为《国际卫生条例》的补充、完善做出了贡献。为确保我国在2007年6月新条例生效时能够全面、有效地实施新修订的《国际卫生条例（2005）》，我国政府组织卫生部、外交部、质检总局等相关部门做了大量的努力，主要包括以下几个方面：

（一）修订、完善我国相关法律法规以适用新条例

经对照审查，新修订的《国际卫生条例（2005）》条款与我国现行的卫生法律、法规和规章的规定原则上不相抵触。鉴于我国1988年颁布的《国境卫生检疫法》及其实施细则主要对鼠疫和霍乱两种传染病进行出入境检疫监测，为适应实施《国际卫生条例（2005）》的需要，我国适时对《国境卫生检疫法》进行了的修订。

（二）确定国家归口单位

《国际卫生条例（2005）》规定，各缔约国应该指定或建立一个《国际卫生条例》国家归口单位（focal point），国家归口单位和世界卫生组织《国际卫生条例》联络点可在条例实施中随时保持沟通与联络。国务院已确定卫生部为我国《国际卫生条例（2005）》国家归口单位；国家质检总局及各口岸检验检疫机关应为新条例第4篇第22条所指的入境口岸的主管当局；各地卫生行政部门为各自管辖范围内负责实施条例规定的卫生当局。《国际卫生条例

（2005）》适用于包括香港、澳门、台湾在内的中国全境。

（三）建立跨部门信息沟通与协调机制，制订实施细则和规范

根据《国际卫生条例》和我国有关卫生法律法规的规定，就国际关注突发公共卫生事件的评估和通报程序、与WHO关于实施《国际卫生条例》的信息沟通、落实WHO应对突发公共卫生事件的措施建议等制定具体的、可操作的实施细则和规范性文件，确保《国际卫生条例》的有效实施。按《国际卫生条例》规定，从国家突发公共卫生事件专家咨询委员会和专家库中选拔专家向WHO推荐加入《国际卫生条例》专家咨询团。

（四）评估我国各级卫生体系实施《国际卫生条例》的能力并加强能力建设

卫生部和质检总局将《国际卫生条例》中规定的国家监测和公共卫生应对的核心能力要求，纳入我国《"十一五"期间突发公共卫生事件应急体系建设规划》、《出入境口岸卫生检疫核心能力建设标准规范》和《国家突发公共卫生事件社区（乡镇）应急预案指导意见》之中；组织制定可能构成国际关注的突发公共卫生事件的评估、判定标准、国内确认和国际通报程序；有关部门共同开展我国实施《国际卫生条例（2005）》的能力评估，尤其是对地方基层卫生机构的监测和应对能力评估，提出加强能力建设的措施意见；广泛开展《国际卫生条例（2005）》的培训；进一步加强我国各级卫生体系疾病监测和应对的能力建设，以满足《国际卫生条例（2005）》的规定要求。

（五）与相关缔约国及国际组织开展《国际卫生条例（2005）》实施的合作与交流

我国是世界卫生组织成员国，认真实施《国际卫生条例（2005）》，开展国际合作与交流，有利于进一步完善我国卫生应急体制、机制和法制建设，有利于发挥我国在国际公共卫生领域的积极作用，有利于我国及时、有效应对国际突发公共卫生事件，维护我国卫生主权和国家利益，促进全球公共卫生安全。

四、《国际烟草控制框架公约》的宗旨

2005年2月生效的《国际烟草控制框架公约》（下称《公约》）是世界卫生组织第一个具有国际法约束力的全球性公约，也是第一个旨在限制全球烟草和烟草制品的公约。1969年，世界卫生组织开始推动世界性的控烟工作；在1996年5月，191个成员国达成了制定《公约》的共识。1999年5月，第52届世界卫生大会发起了拟议框架公约工作。2000年10月，WHO开始烟草控制框架公约政府间谈判，开始实质性工作。经过历时4年共6轮的谈判，《公约》的制定工作于2003年3月1日在最后一次政府间谈判结束时完成。该公约是在原世界卫生组织总干事布伦特兰女士（1998—2003）推动下完成的。2005年8月28日，中国十届全国人大常委会批准该公约，2006年1月9日生效。

《公约》的宗旨是"所有人民享有最高健康水平的权利。"在个人的基本权利和自由中，个人的健康权是最为基本的权利。联合国的《经济、社会、文化权利公约》第12条第一款规定"本公约缔约各国承认人人有权享有能达到的最高的体质和心理健康的标准。"1966年的《世界卫生组织组织法》也规定，"健康是身体、精神与社会的全部的美满状态，不仅是免病或残弱。享受可能获得的最高健康标准是每个人的基本权利之一，不因种族、宗教政治

信仰、经济及社会条件而有区别。""任何国家在维护健康方面的成就都是对全人类有价值的。"《组织法》第一条规定世界卫生组织的目的是"使全世界人民获得可能达到的最高的健康水平。"个人的健康是个人存续的基础。没有了个人的健康，个人的权利就无从谈起。健康的权利，并不是消极的自由，并不是国家不干涉和留给个人的自由空间，而是国家需要尽力达到的"最高的健康水平"。《公约》重申《经济、社会、文化权利公约》和《世界卫生组织组织法》中人的基本权利的目的所在，"享受最高而能获致之健康标准，为人人基本权利之一。""人人有权享有能达到最高的身心健康的标准。"

正如公约前言所言，"这部现已结束签署的条约有 168 个签署者，包括欧洲共同体，使之成为联合国历史上最广泛受到热诚接受的条约之一。签署公约的会员国表明他们将真诚地努力批准、接受或核准公约并显示不破坏公约所列目标的政治承诺。"《公约》在其序言中指出"决心优先考虑其保护公众健康的权利，认识到烟草的广泛流行是一个对公众健康具有严重后果的全球性问题，呼吁所有国家就有效、适宜和综合的国际应对措施开展尽可能广泛的国际合作，虑及国际社会关于烟草消费和接触烟草烟雾对全世界健康、社会、经济和环境造成的破坏性后果的关注，严重关注全世界，特别是发展中国家，卷烟和其他烟草制品消费和生产的增加，以及它对家庭、穷人和国家卫生系统造成的负担。"

《公约》保护两种权利：吸烟者了解烟草危害的权利（明明白白吸烟的权利）与一般人群（包括吸烟者与不吸烟者）远离二手烟危害的权利。防止二手烟的危害有第 8 条防止接触烟草烟雾的规定。在 2007 年 WHO 还出台了第 8 条的实施准则①。该准则的原则指出，按照世界卫生组织《框架公约》第 8 条的构想，采取有效措施防止接触烟草烟雾，需要在特定空间或环境完全消除吸烟和烟草烟雾，以建立 100% 的无烟环境。接触烟草烟雾没有安全程度可言，应当抛弃二手烟草烟雾毒性有一个临界点的概念，因为此概念与科学相抵触。100% 无烟环境之外的任何方针，包括通风、空气过滤和指定吸烟区（无论是否有专门的通风系统），都一再表明是无效的，有科学和其他方面的确凿证据显示，技术方法不能防止接触烟草烟雾。吸烟者有了解烟草危害的权利（明明白白吸烟的权利），包括第 9 条烟草制品成分管制，第 10 条烟草制品披露的规定，第 11 条烟草制品的包装和标签。对烟草制品的成分管制、信息披露与包括和标签的规定在很大程度上是让吸烟者与不吸烟者能得到准确的烟草危害的信息，从而对自己吸烟的行为方式有准确的判断。

五、《公约》规定的烟草控制的基本措施：国家义务

《公约》规定的烟草控制的基本措施有：减少烟草需求的价格和税收措施（第 6 条）、减少烟草需求的非价格措施（第 7 条）、防止接触烟草烟雾（第 8 条）、烟草制品成分管制（第 9 条）、烟草制品披露的规定（第 10 条）、烟草制品的包装和标签（第 11 条）、教育、交流、培训和公众意识（第 12 条）、烟草广告、促销和赞助（第 13 条）、与烟草依赖和戒烟有关的降低烟草需求的措施（第 14 条）、烟草制品非法贸易（第 15 条）、向未成年人销售和由未成年人销售（第 16 条）、对经济上切实可行的替代活动提供支持（第 17 条）、保护环境和人员健康（第 18 条）、研究、监测和信息交换（第 20 条）、报告和信息交换（第 21 条）、科学、技术和法律方面的合作及有关专业技术的提供（第 22 条）。

其中最为基本的有六项措施：①减少烟草需求的价格和税收措施；②防止接触烟草烟

---

① 世界卫生组织烟草控制框架公约缔约方会议第二届会议《为实施公约拟订准则（FCTC/COP1（15））》（2007 年 4 月 26 日）。

雾；③教育、交流、培训和公众意识；④广泛禁止烟草广告、促销和赞助；⑤烟草制品的包装和标签；⑥研究、监测和信息交换。

作为国际义务，《公约》主要目的是设立一个框架，设立谈判的起点和谈判议题、形式和平台。《公约》中规定的义务，由于没有监督机制和独立的强制性的争议解决机制，它依赖的是当事国协商，以及成员国的共识和协商一致。这种国际义务的施行在 GATT 的历史上曾经是相当成功的。《公约》考虑了发展中国家的具体情况，第三款规定，"依照第 22 和 26 条，缔约方会议应考虑作出安排，以便协助有此要求的发展中国家缔约方和经济转轨国家缔约方履行其在本条下的义务。"该条第 2 款规定，"各缔约方提供此类报告的频率和格式应由缔约方会议确定。各缔约方应在本公约对其生效后两年内提供第一次报告。"中国于 2006 年 1 月 9 日成为正式成员，因此，我国的第一份报告的递交日期是 2008 年 1 月 9 日之前。

（一）弹性的义务条款

第 6 条规定减少烟草需求的价格和税收措施，各缔约方只是"承认"价格和税收措施是减少各阶层人群特别是青少年烟草消费的有效和重要手段。同时，在"不损害"各缔约方决定和制定其税收政策的主权时，缔约方"宜"考虑其有关烟草控制的国家卫生目标，并"酌情"采取或维持可包括以下方面的措施。

第 12 条规定教育、交流、培训和公众意识。也是每一缔约方"应酌情"利用现有一切交流手段，促进和加强公众对烟草控制问题的认识。为此目的，每一缔约方应采取和实行有效的立法、实施、行政或其他措施以促进：……

第 19 条（责任）条款，也是弹性很大的条款。"为烟草控制的目的，必要时"，各缔约方"应"考虑采取立法行动或促进其现有法律，以处理刑事和民事责任，适当时包括赔偿。

（二）考虑国内法的义务条款

第 6 条（减少烟草需求的价格和税收措施）第 2 款，在不损害各缔约方决定和制定其税收政策的主权时，每一缔约方宜考虑其有关烟草控制的国家卫生目标，并酌情采取或维持可包括以下方面的措施：①对烟草制品实施税收政策并在适宜时实施价格政策，以促进旨在减少烟草消费的卫生目标；②酌情禁止或限制向国际旅行者销售和/或由其进口免除国内税和关税的烟草制品。

第 19 条第 3 款规定，各缔约方"在适当时"并经相互同意，"在其国家立法、政策、法律惯例和可适用的现有条约安排的限度内"，就本公约涉及的民事和刑事责任的诉讼相互提供协助。第 4 款规定，本公约"应不以任何方式影响或限制缔约方已有的、相互利用对方法院的任何权力。"

（三）有过渡期的义务，如具有三年、五年过渡期的义务

第 11 条（烟草制品的包装和标签）规定，每一缔约方应在本公约对该缔约方生效后 3 年内，根据其国家法律采取和实行有效措施以确保：……

第 13 条（烟草广告、促销和赞助）规定，每一缔约方应根据其宪法或宪法原则广泛禁止所有的烟草广告、促销和赞助。根据该缔约方现有的法律环境和技术手段，其中应包括广泛禁止源自本国领土的跨国广告、促销和赞助。就此，每一缔约方在公约对其生效后的五年内，应采取适宜的立法、实施、行政和/或其他措施，并应按第 21 条的规定相应地进行

报告。

（四）"应当"的义务

《公约》的所有义务都有"应当"字眼，而法律义务的有效性必须是建立在"必须"之上。如第 5 条（一般义务）：①每一缔约方应根据本公约及其作为缔约方的议定书，制定、实施、定期更新和审查国家多部门综合烟草控制战略、计划和规划；②为此目的，每一缔约方应根据其能力：（a）设立或加强并资助国家烟草控制协调机构或联络点；和（b）采取和实行有效的立法、实施、行政和/或其他措施并酌情与其他缔约方合作，以制定适当的政策，防止和减少烟草消费、尼古丁成瘾和接触烟草烟雾；③在制定和实施烟草控制方面的公共卫生政策时，各缔约方应根据国家法律采取行动，防止这些政策受烟草业的商业和其他既得利益的影响；④各缔约方应开展合作，为实施本公约及其作为缔约方的议定书制定提议的措施、程序和准则。各缔约方应酌情同有关国际和区域政府间组织及其他机构合作，以实现本公约及其作为缔约方的议定书的目标；⑤各缔约方应在其拥有的手段和资源范围内开展合作，通过双边和多边资助机制为本公约的有效实施筹集财政资源。

其中，第 8 条（防止接触烟草烟雾）、第 9 条（烟草制品成分管制）、第 10 条（烟草制品披露的规定）等作为公约相对有效的措施的规定上也是如此。

（五）也是最为核心的，报告与信息交换制度的建立

这是公约第 21 条规定的内容。这是公约的生命力所在。这将克服义务的弹性、不严格所带来的问题，同时，为完善烟草控制的国际制度奠定了有效的基础。

从《公约》的义务结构中，国家的权利被强调，整体的权利和发展的权利并没有因为强调个体权利而被否定。《公约》义务的划分充分体现了现代国际法的特点，国家的主权是国际法的基础，即使是保护个体权利也离不开国家的主权。但是，国家的主权作为多数人的权利，在行使时，尤其是在《公约》的约束下，不能不考虑个体的健康权，在烟草控制上需要尽到相应的义务，尽管这种义务有很多的例外，但国家在这种例外引用时需要有充足的理由。通过国家不断地的报告制度还弥补义务条款的不足，达到在国际范围内推进控烟的效果。这是在经济、社会、文化领域保护个体权利的共同使用的方法，也是卓有成效的方法。

（王若涛　李　楣　沈敏荣　王　岳　郭安凤）

参 考 文 献

1. 陈竺，高强（2008）. 走中国特色卫生改革发展道路，使人人享有基本医疗卫生服务. 健康报，2008 年 1 月 2 日
2. Richard A Goodman editor-in-chief. Law in Public Health Practice. second edition, Oxford University Press, 2007
3. 樊立华主编. 公共卫生法律法规与监督学. 2 版，北京：人民卫生出版社，2007
4. 李步云主编. 人权法学. 北京：高等教育出版社，2005
5. 邱仁宗，翟晓梅主编. 生命伦理学概论. 北京：中国协和医科大学出版社，2003
6. 海伦和斯蒂文（美）. 新公共政策——民主制度下的公共政策. 钟振明，朱涛译. 上海交通大学出版社，2005
7. 国务院. 艾滋病防治条例，2006
8. 国务院. 血吸虫病防治条例，2006
9. 宋文质. 卫生法学. 北京：北京大学医学出版社，2005
10. 赵同刚. 卫生法. 北京：人民卫生出版社，2008

第九章 公共卫生服务筹资

有一点广泛的共识是，向供方支付报酬的方式将会影响到他们服务时的行为，由此也会影响到有限资源的有效利用以及卫生系统的绩效（Gosden，et al. 2001；Jelovac 2001；世界卫生组织 2000）。然而，现有的研究侧重于提供医疗服务的医生以及医院的报酬方面，至于向公共卫生服务人员提供报酬会怎样影响到他们的服务行为，并由此影响到公共卫生资源的分配和利用，还很少有这方面的证据。本专题的主要目的是对一些国际上的经验进行文献方面的回顾，对提供和利用公共卫生服务的各种筹资机制的证据进行考察。

过去 20 年间，卫生保健付费改革得到了实践和研究，这场改革的导火索是成本攀升以及过度使用昂贵但高成本低效益的卫生服务。尽管如此，公共卫生服务一直面临着各种问题——资金不足以及利用不足。这方面的潜在问题是，如果医疗护理的根本问题不同于公共卫生服务的问题，那么医疗护理的筹资途径和偿付机制能否也应用在公共卫生服务中，从而解决公共卫生的这两个主要问题？如果不能，那么什么样的机制会奏效或者有可能奏效？

为回答上述问题，本章将做如下安排。在简短的概述之后，第二节对公共卫生服务进行定义，这样，我们可以对照定义范围内的服务，讨论筹资和付费机制。该节还对公共卫生服务进行了分类，为分析并推荐不同服务类型的公共卫生服务筹资和付费策略做出铺垫。第三节是一个分析性框架，据此研究筹资和付费机制。该节为总结文献资料提供了总体指导，并且也是本文其余部分的技术结构路线图。第四节研究的问题是由谁来付费，如何通过标准途径（即，理论上讨论谁来支付，如何向供方付费）和积极途径（即，呈现各国不同付费机制的实践做法，探索经验和证据）向供方付费。第五节是关于政策选择的探讨和建议。

一、公共卫生服务的定义

美国科学院医学研究所将公共卫生定义为预防疾病、延长寿命以及通过有组织的社区努力来促进健康和效率的科学及艺术；它是一项集体努力，实现保证人们健康条件的社会效益。

结合上述公共卫生定义，公共卫生服务被定义为由全社会集体完成、保证人们健康条件的活动。其中包括有组织的社区努力，以预防、识别、预先控制和抵抗对公众健康的威胁（Larsson，1997）。

公共卫生服务的概念类似于预防服务，预防服务的定义是，采取行动降低健康问题的感染性或暴露于健康问题的风险，对疾病早发现早治疗，减轻疾病和损伤的影响（三级预防）。预防服务的概念围绕着疾病的自然过程，而公共卫生服务概念侧重的则是信息、人口、政府政策以及经济有效的保健措施。虽然公共卫生服务以及预防服务的概念中都有预防疾病和促进健康的成分，但是后者以政策为出发点，而前者以临床为指导。

本章中的公共卫生服务概念有别于公有制的供方提供的卫生服务（Toan, et al, 2002），它有点类似于 Liu 和 Mills（2002）定义的概念，即公共卫生服务是为公众健康提供的卫生服务，这与公共卫生的一般概念是一致的。

二、公共卫生服务的分类法

似乎还没有普遍接受的分类法。公共卫生服务的分类是多样化的。它们可以根据预防级别、公共卫生职能、目标人群范围和时间的优先顺序进行分类。

（一）预防级别

根据预防级别，传统上预防被分为三种类型：初级、二级和三级预防。初级预防指的是避免出现不良健康结果（疾病和损伤），例如使用安全带、减少吸烟以及免疫接种。二级预防指的是对疾病做到早期发现，例如疾病筛查程序。三级预防指的是在发病或创伤发生后进行的治疗活动，从而最大程度降低并发症，减少伤残情况的出现（Dowd 1982, Davis, et al, 1990）。

这种广泛使用的框架和分类方法使预防的概念延伸到疾病发展变化的各个阶段，使大部分干预活动都被分类为预防性干预。这就使得健康干预在预防和治疗间的界线模糊不清（Gordon, 1983；Leaf, 1999）。无论在文献研究还是实践经验中，都似乎很少有哪种方法可以严格确定干预的界线，明确区分预防性和治疗性干预（Leaf, 1999）。然而，公共卫生服务的概念通常包括初级和二级预防干预，不包括三级预防干预。

（二）公共卫生职能

在美国的公共卫生私有化过程中，之前由地方卫生部门提供的一些公共卫生服务外包给管理式医疗组织（Keane, Marx 和 Ricci, 2002），伴随着私有化进程，公共卫生服务越来越多地按照医学研究所报告（1998）中规定的公共卫生三大职能进行分类：

1. 评估　①监督人口的健康状态；②疾病监测；③风险系数评估；④健康问题和确定优先顺序。

2. 保障　①健康教育；②临床预防服务；③为其他方式无法到达的人群提供必要的保健服务。

3. 政策制定　①制定政策；②解决已识别的健康问题；③执行政策和法规。

这种分类法的优点之一是，可以用它来确定政府的角色以及可以外包的服务类型。举例来说，近来在美国实行的公共卫生改革要加强政府在评估以及政策制定中的作用，将大部分同保障功能有关的服务外包给私营部门。

（三）目标人群的范围

公共卫生服务还根据目标人群的范围分类。尽管在各种出版物中的具体分类有所不同

（Leaf，1999；Schtchfield，et al，1998；Gordon，1983；Rundall 和 Schauffler，1997），但一般而言，公共卫生服务分成以下几组。

1. 面向个人的公共卫生服务 提供这些服务的往往是直接为个人服务的卫生工作者（医生或护士）。在文献中，这些服务通常称为临床预防服务。它们包括免疫接种/化学预防、咨询以及对疾病进行早期诊断的筛查服务。

2. 面向社区的公共卫生服务 这类服务的特征是，在规定的社区内，将服务同时提供给某组或者所有人，或者这些人同时享受服务。提供和使用这类服务的基础不是一对一的。这些服务的实例有：戒烟教育活动、健康行为宣教以及与降低空气、水、食品、消费品、工作场所以及娱乐风险造成的健康风险联系在一起的公共卫生努力。

3. 通用公共卫生服务 这类服务的特征是，一旦提供了这样的服务，那么社会上所有人都可以享受到，无论他们是谁，在哪里。这类服务的目标人群是全体公众，而不是特定的个人或者任何特定的社区。这些公共卫生服务包括信息生成、公共卫生政策、公共卫生法规、公共卫生标准以及公共卫生法规的执行。

（四）服务的经济性质

主流经济学认为，商品及服务消费的益处是对立性的（也就是说，商品及服务消费的益处只能由消费它们的人取得，没有溢出效应），而消费是排他性的（即，如果商品及服务被某人购取，那么其他没有付费的人是不能使用的）。有些商品及服务无法满足这些条件，其中要么消费是非排他性的，要么消费的益处是非对立性的（Stiglitz，1986）。根据谁能从所提供的服务中受益，公共卫生服务可以分为公共商品、准公共商品和私人商品。

1. 公共商品 这些公共卫生服务一经购买和提供，其消费属于非排他性的，原因或者是不可能将"免费搭车的人"排除在外，或者是这样做的话代价过高。公共商品类型的公共卫生服务实例有污水处理、空气污染预防、通过公众媒体开展卫生教育活动以及传染性疾病预防中的消除传染病媒介计划。所有与政策制定与执行有关的公共卫生服务，所有通用公共卫生服务，大部分面向社区的公共卫生服务，以及大部分与公共卫生的评估职能有关的服务，都属于公共商品。

2. 准公共商品 这些公共卫生服务的消费得益延伸到那些没有消费它们的人。也就是说，这些服务的得益是非对立性的。这些延伸到没有消费商品或服务的人的益处称为积极的外部效应（Reddy，2000）。有着积极外部效应的公共卫生服务被称为准公共商品。公共卫生服务中准公共商品的典型实例有免疫接种和传染性疾病的治疗。

3. 私人商品 在这类公共卫生服务中，消费过程是排他的，而消费得益是对立性的。公共卫生服务中属于私人商品的实例有，非传染性疾病的筛查、为促进健康和预防疾病而进行的临床会诊以及戒烟和减肥疗法等。

第二节 公共卫生服务筹资的理论依据

一、分析性框架

要探索公共卫生服务的适当付费方式，必须首先明确支付者、支付对象以及支付范围。

图 9-1 提供的框架可作为探讨付费机制的指南。这一框架明确了谁是支付者,谁是供方;有什么可供选择的付费机制,以及向供方付费的服务范围。它还明确了公共卫生系统的职能①、这些职能应该履行到什么程度以及各项职能间的关系。

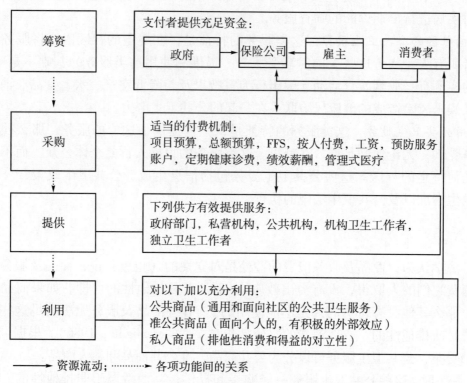

图9-1   公共卫生服务付费的分析性框架:支付者、机制、供方以及服务

(一) 支付者

提供公共卫生服务,必须有资金来源。虽然资金主要来自于家庭或消费者上缴政府的税收、保险公司的保费、向雇主付出的劳动,但是为公共卫生服务直接支付费用的,通常是以下一个或多个来源:政府、保险公司、雇主和消费者。

(二) 供方

一般包括政府部门、机构、机构卫生工作者以及独立卫生工作者。本文将政府部门包括在内,因为这里所说的是广义的公共卫生服务。一些负责卫生信息系统、政策制定、政策执行(例如,工厂和餐馆的公共卫生检查)的政府机关,也包括在供方范围内。机构包括公立和私立医院、保健中心、提供公共卫生服务的专门机构。机构卫生工作者是指由机构或政府部门聘用的提供公共卫生服务的工作人员。独立卫生工作者指的是不隶属于机构或政府部门的人,他们独立开展工作,以团体或个人执业的形式提供公共卫生服务。

---

① 鉴于本文的研究范围和目的,公共卫生系统的职能定义是狭义的。特别是世界卫生报告(2000)定义的管理职能没有包含在内。

（三）付费机制

这里所说的付费机制泛指由支付者向供方支付卫生服务费的资金交易方式。适用于公共卫生服务的支付机制包括项目预算、总额预算、按服务计酬（FFS）、按人计酬、工资、预防服务账户、定期健康诊费、总额预算合同、绩效薪酬。

（四）服务分类

如第一节中所探讨，分类法依据的基础不同，公共卫生服务分类也有所不同。为符合本分析框架以及筹资和付费的探讨，我们采用的是公共卫生服务的经济分类，并把其他分类合并为三组：①公共商品，包括通用以及面向社区的公共卫生服务；②准公共商品，面向个人、有积极的外部效应；③私人商品，指带有排他性消费和得益的对立性性质的公共卫生服务。

（五）职能

公共卫生体系至少有4种职能：筹资、采购、提供和利用。一个运作良好的公共卫生体系应具有如下特点：①资金充足，确保经济有效的公共卫生服务有资金支持；②适当的支付机制，支付者可以用特定的支付额购买最大量的理想产品（经济有效的服务和人群健康）；③供方有效提供服务，以最低成本提供服务，在正确的时间向正确的人提供正确的服务；④需要公共卫生服务的人充分利用之。

（六）关系

要做到资金充足，就需要每个支付者在政府的整体管理下，发挥他们为公共卫生服务提供资金的作用。此外，他们应逐渐形成适当的支付手段，来支付供方提供的公共卫生服务费。供方的行为受付费方式的影响。供方推荐的服务量和类型以及他们的士气都会受到支付机制影响。选择适当的支付机制，部分取决于产生理想结果的可能性，也部分取决于其可行性。供方能够对消费者对某项特定公共卫生服务的感知价值产生很大的影响，而消费者将根据感知价值决定是否使用服务，以及在服务点支付的金额。

二、付费责任

提供公共卫生服务是人口健康的最大决定性因素。通过改善供水和污水卫生、高标准的食品质量、更多人接受免疫接种和其他形式的感染控制（Davis，et al，1990），全球相当一部分人口的平均寿命和生活质量得到了改善。为预防新的公共卫生问题（如心脏病、意外事故、癌症、脑卒中、糖尿病和关节炎等）而提供的公共卫生服务，逐渐被证明是经济有效的干预措施。虽然各国决策者都认识到，公众卫生服务既经济有效，又是重中之重的卫生干预，并且卫生领域成本攀升已经成为许多国家公共政策所关注的问题，但是发达国家和发展中国家的公共卫生服务一直存在资金不足的问题。要解决公共卫生服务资金不足的问题，必须回答两个问题：①应该由谁来负责支付公共卫生费用；②他们以往是如何为公共卫生服务付费的？接下来，我们将进行付费责任的理论探讨，然后回顾有关付费的实践做法。

根据经济学理论，消费者追求的是效用最大化，并遵循以下消费模式。首先，他们总是想方设法在商品和服务之间做出正确选择，使特定金额的可用资金实现效用增益最大化。从个人角度看，他们的消费选择重点首先放在必需品上（即日常生活中所必须的商品和服务，或者对价格不敏感或较不敏感的东西，如食品、衣服以及亟需得到的医疗保健）。其次，消费者愿意为那些感知得益等于或者大于他们所花费金钱的商品和服务付费。第三，消费者愿意支付服务费用，要得到这些服务或者享受消费得益，只能通过付费实现。

虽然从社会角度看，公共卫生服务是经济有效的，但个人消费者由于缺乏一项或多项上述条件，通常不愿支付公共卫生服务费用。

根据公共卫生服务的经济分类，大多数面向社区的和通用的公共卫生服务都是公共商品，无论是否实际付费，所有人都可以享受或消费。这种"搭便车"现象，构成了公众卫生筹资的主要问题——尽管公共商品式的公共卫生服务合乎社会需求，但是没有个人愿意为其付费。这其中的含意是，理论上不可能依靠私人付费实现服务筹资，而且为了提供这些服务，政府应该在为这些服务的筹资中发挥积极作用（Hsiao，1995）。

准公共商品的消费具有排他性，所以个人在一定程度上愿意支付费用。然而，由于积极的外部效应，消费对象认定的效益要比社会认定效益少。例如，个人免疫接种消费的社会总效益，等于该免疫个人的得益加上因为别人免疫接种而降低了自身感染风险的人的得益之和。准公共商品在政策上意味着，如果需求只是由个人的支付意愿决定，那么人民的福利就不能最大化。个人总需求会少于能够产生最大化社会福利的最优需求。换言之，从理论上讲，除了个人愿意付费的部分以外，只有政府在服务筹资中承担一定角色，决策者才能期待准公共商品类型的卫生服务得到充分供应和利用。

除公共和准公共商品的概念外，还有三个支持公共卫生服务筹资的额外理由。第一，即使是纯私人商品类型的公共卫生服务（例如，癌症筛查和一对一的预防性咨询），个人消费者由于缺乏信息或对消费效益不确定，可能不会充分感知到其实际效益。第二，对支付能力不够的个人来说，消费的优先选择是救生商品和服务，如食品和一些治疗服务，而不是疾病预防。第三，一些观点认为，在公共筹资或健康保险普及的社会里，所有个人预防服务都具有积极的外部效应，因为疾病预防或早期诊断所产生的经济效益由用户、保险公司以及公众作为一个整体共同分享（Dowd，1982）。例如，为预防肺癌进行私人戒烟咨询，可以使用户在经济上受益，健康保险公司和社会也同样从中受益。

关于公共卫生服务支付者的讨论极少涉及到保险公司和雇主，尽管他们越来越多地扮演着为受益人和雇员的公共卫生服务付费的角色。在传统理论中，之所以存在保险，是因为它可以弥补不确定事件造成的经济损失（Black 和 Skipper，1999）。它尤其适用于发生概率小的事件，而一旦发生，则会造成重大经济损失（远远超过投保人的承受能力）。使用预防服务既非不确定事件，也不意味着重大经济损失，因此理论上讲，公共卫生服务费用并非旨在由保险计划负担。

但是，由于公共卫生服务（尤其是那些成本低的服务，如发放小册子和光盘、宣传海报以及集体预防性咨询）可以预防那些治疗费非常昂贵的疾病，所以随着越来越多的证据表明预防保健经济有效，保险公司受经济利益驱使，开始对预防保健进行承保。特别是当第三方和供方整合在一起时，提供预防保健的动机会更强。除此之外，经济理论表明，增加预防服务的承保范围不仅能刺激对它们的需求，而且从长远来看，还会增加公共卫生服务的供应（Schauffler 和 Rodriguez，1993）。

雇主有时候积极地或者应正式要求，为其雇员支付某些公共卫生服务费用。具体情况如下：①一些雇主直接向供方支付下述服务费用，作为雇员福利：免疫接种、为促进健康和预防疾病进行的集体咨询以及化学预防；②一些大型雇主提供个人保险，向签约供方偿付其提供的卫生保健费用，包括公共卫生服务；③在一些国家，政府要求雇主为政府或政府签约机构进行的公共卫生检查付费，并向供方支付与员工劳动卫生有关的服务费；④某些情况下，供方会主动支付一些公共卫生服务费用。例如，减少疾病，提高生产率；改变员工吸烟行为，降低火灾风险；开展预防活动，与健康保险公司协商制定更合理的保费。

总之，理论强烈支持对公共商品进行纯公共筹资，对准公共商品筹资实行公共和私人相结合的办法。甚至还有非常微弱的理论支持对私人商品类型的公共卫生服务进行完全私人筹资。私人筹资只适用于那些消费者能够充分感知到价值并且也有能力付费的私人商品（服务）。保险公司和雇主是公共卫生的潜在支付者。他们为一些公共卫生服务付费的责任，可以用财务激励和调控工具予以加强。

三、不同筹资方式的利弊

因为几乎没有文献论及雇主支付公共卫生服务费用（尽管实际上存在），所以在本小节中，我们不讨论雇主付费，而把重点放在政府的作用、保险公司的承保范围和消费者刺激措施上。

（一）政府的作用

任何卫生保健体系都不可能向其所有用户提供无限的卫生保健资源。卫生保健的可用资源与需求相比是有限的，所有卫生保健体系，不论其如何筹资、如何组织管理，都采用一些机制来分配有限的卫生保健资源（Petrou 和 Wolstenholme，2002）。虽然公共卫生服务乃是重中之重，但是，许多国家的公共卫生服务筹资都受到卫生领域里对个人/治疗性卫生服务的需求以及所有公共领域资金总额封顶的约束。由于缺乏恰当的预算政策或者政治方面的原因，或者缺乏符合成本效益的信息提供给决策者，有限的卫生资源往往较多地分配给医院和治疗服务，而分配给公共卫生服务的却较少。成本效益较少的卫生干预往往提供过量，而更为经济有效的卫生干预却供应不足（Mills，1997）。

在拥有公共筹资卫生体系的发达国家，保健和疾病预防的政府预算通常不到总卫生预算的2%，这一百分比在过去20年间几乎没有增长（OECD，1998）。

在美国，上万亿美元的卫生经费绝大部分用在医疗保健服务上，只有2%~5%划拨给全民健康改善事业（McGinnis，et al，2002；Wall，1998）。推测一下出现夭折的可能原因——遗传因素（30%），社会环境（15%），环境条件（5%），行为选择（40%）和医疗保健（10%）——就会发现，美国的资源分配显然有失平衡（McGinnis and Foege，1993）。

在澳大利亚和新西兰，政府拥有较大的权力来决定卫生资源的分配，但公共卫生服务资金在总卫生资金投入中所占的百分比也分别只有大约2%~3%和1.7%（Durham 和 Kill，1999）。

在发展中国家，公立医院可以吸纳60%~80%的政府卫生经费，其中绝大部分被城市的三级和二级医院占用，而初级和预防保健只占用了极少部分（Mills，1997）。虽然政府公共卫生经费的比例可能已高于发达国家——例如，中国10%（Liu and Mills，2002），老挝15%~20%（Kress，et al，2002）——但考虑到对公共卫生服务的更大需求以及有限的政府卫生经费总额，目前发展中国家的公共卫生资金投入更加落后。

至于一个国家应该在公共卫生服务上投入多少经费，尚没有一致认识。世界银行建议，发展中国家应该将 1/3 的卫生预算花在公共卫生服务上（World Bank，1993）。Flessa（2000）做过一个深入的分析，研究了发展中国家公共卫生服务的预算份额和旨在使卫生成果最大化的人均卫生支出之间的关系。研究发现，为优化资源分配，随着人均卫生支出的增加，公众卫生服务的预算份额也应随之增加，直至预防服务的人均支出达到约 60 美元，而此时的最佳份额约为 75%。而当人均卫生支出达到 250 美元时，该份额则下降到 25%（表 9-1）。

表 1   人均卫生支出和公共卫生服务支出份额的关系

人均卫生支出（美元）	公共卫生服务支出的最优份额（%）
20	50
40	55
60	75
100	55
200	30
250	25

注：资料来源：Flessa，2000

关于如何保证公共卫生服务得到足够政府拨款的经验很有限。加拿大有一个例子（Chambers，1997），安大略省于 1983 年颁布法令，规定地方卫生部门提供强制性和优先的公共卫生服务。按照法令，用于强制性公共卫生项目（如食品与水安全、免疫接种、传染病控制）的资金 75% 由省政府提供给 42 个卫生委员会，用于优先项目的资金 100% 由省政府提供，如 HIV/艾滋病预防。在这个省，公共卫生服务的拨款优先于其他部门的活动经费。因此，人们认为，这项立法改善了公共卫生服务的资金状况。

另一个成功的例子是新西兰（Durham 和 Kill，1999），为保证公共卫生服务资金，新西兰专设一项公共卫生特别预算。在实践中，公共卫生职能的资金与一般卫生预算分离开来。这个"围栏"提供了一套法律机制，保护公共卫生服务资金，从而避免了治疗服务与它形成资源竞争。这套机制使 1994 年至 1999 年间公共卫生资金实现了 10% 的年增长率，而其他卫生资金的增长只有 6%。

有限的经验表明，若要保证给予公共卫生服务足够的政府资金，必须单设一项公共卫生预算，该预算与一般卫生预算分离，并有立法保障执行。

（二）保险公司的承保范围

传统上，治疗性保健费用由保险公司或第三方（公共和私人）承保支付。但是，第三方在为受益人向供方支付公共卫生服务费上扮演着日益重要的角色，一方面是由于政府法规，另一方面，第三方的动力是希望通过预防疾病，降低成本。

在美国，大部分公共和私人健康保险计划中并不包括预防服务。即使预防服务在承保范围内，其赔付率通常也会低得多，所以几乎没有给医生财务激励，促使他们花时间提供综合性预防卫生服务。因此，有效预防疾病、伤害甚至死亡的服务，往往利用不足（Davis，et al，1990）。1965 年颁布的联邦医疗保险计划禁止支付任何预防服务费用。直到1980 年，第一批预防服务才加入到联邦医疗保险计划中。1993 年，美国预防服务工作小组（Preventive Services Task Force）推荐老年人进行的44 项预防服务中，只有4 项（肺炎和乙肝疫苗接种，子宫颈涂片检查和乳房 X 线检查）列入支付范围（Schauffler，1993）。1993 年以前，大多数商业健康保险计划并不承保预防保健，它们认为预防服务既非不可预知，也不大可能造成财务灾难（Schauffler 和 Rodriguez，1993）。

对于预防保健利用不足的情况，最常援引的一条理由是，它不在健康保险承保范围内。Faulkner 和 Schauffler（1997）调查了健康保险对预防服务承保的不同程度（未承保，承保一部分，大部分承保，承保所有）对研究到的53 981 名成年男性和女性的影响。调查中包含的服务有：定期体检、血压检查、胆固醇检查、子宫颈涂片检查、临床乳房检查和乳房 X 线筛查，以及所有为特定年龄和性别组推荐的服务。结果表明，健康保险对预防保健承保的不同程度和得到推荐的预防服务之间，存在着积极的、统计上显著的剂量-反应关系。接受推荐预防服务且预防保健已完全承保的男性，相比没有预防保健承保的男性，比值比（ORs）是1.8 ~ 2.8。女性的比值比为1.2 ~ 2.0。投保预防服务"最多"的男性，相比没有投保任何预防服务的男性，比值比为1.3 ~ 2.1，女性则是1.2 ~ 2.0。得到的结论是，对年龄在18 ~ 64 岁的成年男性和女性来说，健康保险对预防保健的承保程度是能否接受推荐预防服务的最重要决定性因素之一。这些结果表明，对临床预防保健提供全面的健康保险承保可能会大大促进该类人群接受推荐的预防服务。

虽然预防服务的投保范围已被证明能够促进这些服务得到使用，而且也有一些措施激励保险公司承保并为这些服务付费，但在大多数情况下，保险公司仍不愿付费。其原因主要有三点：①保险公司没有充分了解预防服务的成本效益，一是因为没有证据证明某些公共卫生干预措施的成本效益，二是因为学术界没有将可用信息有效地传递给保险公司。②预防服务的支付成本是即时的，而因为治疗性保健减少而预期的节约则是长期的。美国对175 家宇宙公益组织（MCOs）进行的调查表明，提供筛查服务（胆固醇筛查、乳房 X 线筛查、子宫颈涂片检查）的最大的障碍，是它们不能为 MCOs 产生短期节约（Amonkar，et al，1999），这不仅是利益长期性使之，而且还因为转换率太高，转换率高意味着一家保险公司在预防保健上的投资成果会成为另一家的囊中之物。③某些预防服务，如安全带使用的健康教育，车祸事故减少所带来的经济利益可以由多方享受——受益人、健康保险公司和汽车保险公司。因此，没有一方会心甘情愿为这些服务付费。

保险公司不愿支付预防服务费用，构成了利用经济有效的预防服务的主要障碍。近年来，特别是在美国，开发并试用了几个政策工具。这些政策工具之一是"向保险公司提供信息"，收集并分析预防服务经济有效性的证据，建议承保并提供这些服务；也制定了指导方针，说明每种推荐服务的目标人群、数量和提供频率（US Preventive Services Task Force，1989）。第二个政策工具是政府调控，通过政府调控，公有和私营保险公司需要按照法律规定，对特定的公共卫生服务进行承保，这自从20 世纪90 年代早期起在美国的所有州非常普遍（Davis K，1990）。第三种工具与经济奖励措施有关，如果保险公司提供明确的公共卫生服务则会得到奖励。一个例子是加利福尼亚太平洋健康集团，一个代表大型私营雇主的健康保险采购联盟（Schauffler 和 Rodriguez，1996）。该联盟基于双方共同采取的准则，与保险公司谈判承保全面预防服务组合，留出一定比例的保费，根据预防服务承保的表现决定支付与否，达到确定的绩效目标的保险公司会得到奖励。虽然我们没有发现对这些策略有效性的有力评价，但它们已被普遍认为是过去 10 年预防服务的承保范围增加的关键决定性因素。

（三）消费者刺激措施

经济刺激有两个方向，一个是降低需求的负刺激（成本分摊和使用费），另一个是正刺激（消费者使用预防服务即可得到付款）。

成本分摊是指卫生保健投保者向卫生保健供方支付的任何额外直接款项（Kutzin，1998）。成本分摊有三种主要形式（Rubin 和 Mendelson，1995）：免赔额（保险计划理赔钱的现金付款），个人自费部分（受益人必须为使用的卫生保健支付的固定金额）和共同保险（必须由受益人支付的卫生保健的总收费的百分比）。

成本分摊机制用于通过潜在减少使用来降低成本。文献表明，成本分摊会减少使用（Liu，2002），但减少是不可选择的。有大量证据表明，成本分摊可以降低治疗和预防保健的使用。RAND 的研究证据显示，预防服务的使用，和其他保健服务的使用一样，对成本分摊敏感（Lurie，et al，1987；Lillard，et al，1986；Lohr，et al，1986）。具体一点说，据发现，成本分摊计划中，妇女和儿童不太可能接受某些类型的预防服务（如免疫接种和子宫颈涂片检查），而穷人比非穷人更易受到影响。

另一项在美国进行的研究（Solanki，Schauffler 和 Miller，2000）测试了不同形式的成本分摊会使用推荐的预防服务的影响，研究分层抽取管理式医疗参加者 10 872 名，对四项临床预防服务上进行分析，这些服务包括：乳房 X 线筛查、宫颈癌筛查、血压检查和预防咨询。结果发现，HMOs 与 PPOs 中各种形式的成本分摊除血压筛查外，对其他预防服务都有显著的负面影响。

有证据表明，消除这些服务的成本分摊可能对增加其使用率至推荐的标准很重要。在发达国家，有种情况非常普遍——临床预防服务是通过保险付费的，预防服务的使用不需要任何形式的成本分摊。

使用费是指向公共领域的卫生服务用户征收的费用，旨在收回部分或全部提供服务的成本（Ayah，1997）。传统上，许多发展中国家为民众提供免费保健，公有卫生服务设施的资金都由政府直接提供。使用费是结构调整改革的一个组成部分，通过结构调整，各国弱化了政府在公共筹资中的作用，促进市场机制。

使用费的实施引起了大量担忧，没有支付能力的人使用必要且经济有效的保健可能性会降低。Gertler，Locay 和 Sanderson（1987）发表的一份研究报告表明，虽然使用费可能是筹集所需资金的好办法，但是最贫困的人却容易因此受到伤害，阻碍了他们享受这些服务。有人进行过若干经验研究，大多数是没有实验对照组而基于设施的纵向观察。研究在下列国家进行：加纳（Waddington 和 Enyimayew，1989），斯威士兰（Yoder，1989），扎伊尔（de Bethune，Alfani 和 Lahaye，1989），坦桑尼亚（Hussein 和 Mujinja，1997）和肯尼亚（Huber，1993）。所有这些研究都表明，收费后导致设施服务的利用率明显下降。在坦桑尼亚，征收公共设施使用费导致使用率降低了 50%，一部分转至私人医院，一部分则是望而却步。但是，望而却步的那部分是否属于不必要的，这一点尚不明确。肯尼亚在 1989 年引入了使用费，造成公共卫生设施使用率下降了 38%，后来使用费不得不取消，原因是，贫困人口无一能够免于交纳使用费，而对贫困人口收费导致必要和基本的卫生服务使用的减少（Huber，1993）。这些研究的结论几乎一致表明，对卫生设施收取使用费会造成其总体使用率大幅下降，包括治疗和预防保健，而贫困人口遭受的打击将会最大。

丹麦进行过一项有趣的实验研究（Christensen，1995），分析付费条件对参与预防性健康体检的影响。在丹麦奥尔胡斯的两个地区对 65 名全科医生进行了一项多科室研究。这些全科医生邀请了 2 452 名年龄在 40～49 岁间的男性进行冠心病的预防检查。一个地区检查是免费的，但另一个地区检查费是 40 美元。结果表明，需要交费的地区参与率是 37%，而免费的地区参与率则是 66%。因此可以得出结论，对健康体检收费会导致参检者减少。

根据研究结果显示，在多数情况下使用费会阻止人们使用预防卫生服务，世界银行、联合国和许多其他机构均不赞成对预防保健收取使用费。全球疫苗和免疫接种联盟（Global Alliance for Vaccine and Immunization）明确拒绝在免疫的筹资中加入使用费（World Bank，2002）。

有证据表明，在预防服务由保险公司完全承保并且不收取任何费用（成本分摊和使用费）的发达国家和发展中国家，这些服务仍未得到充分利用。在美国，尽管人们日益关注疾病预防，也有不断增加的证据显示出预防服务的成效，但是预防服务仍然利用不足。据调查文件记载，使用临床预防服务的频率要低于美国预防服务工作小组（1989 年）公布的指南，在服务点对使用者提供免费服务只能使利用率达到 30%～40%（Schauffler 和 Rodriguez，1993）。在许多发展中国家，免疫接种是免费的，但免疫接种率一直低于 60%。还有许多其他因素，也可能决定预防服务的使用，其中公认的一点是，某些服务本身虽然是免费的，但使用者会产生某些花费。例如，现行卫生保健体系能够提供良好的儿童保健，父母在预定的时间间隔带着孩子到卫生保健的供方体检。这些频繁的体检往往不方便，而且费时，因此，对许多父母来说，实际费用远远超过了现付的财务负担（Halfon，Inkelas 和 Wood，1995）。

基于以上理念，许多国家都向使用者提供积极的财务奖励手段，促进公众卫生服务的利用。例如，1975—1978 年，奥地利成功地使用现金奖励措施，促使妇女接受产前检查和婴儿体检（Leodolter，1978）；在德国，为改善产前保健状况，孕妇第一次做产前检查就可以得到 100 马克的财政奖励（Davis，et al，1990）；法国 40 年来一直实行适度的积极奖励政策，奖励产前检查（Buekens，et al，1993）；在芬兰，如果母亲在妊娠 5 个月前就到诊所接受保健检查，她们会收到一个婴儿保健礼包，里面有新衣服和一个婴儿浴盆（Davis，et al，1990）。

有关采用积极的财政奖励手段的出版物并不少见，但主要都是在免疫接种方面，只有少数是关于其他预防服务。据 Loevinsohn（1987）报道，尼加拉瓜采用小额物质奖励（面粉、牛奶、食用油、肉类罐头）策略，改善该国的初级保健状况。就 6 岁以下的总人口而言，免疫接种率最高的是提供食品的流动诊所（99.2%）和提供食品的固定诊所（94.1%），与其相比，大规模免疫接种活动的接种率为 77.1%，不提供食物的流动诊所为 63.3%。

Moran 等人（1996）试验了一种彩票类型的奖励措施，来鼓励美国马萨诸塞州收入较低的患者接种流感疫苗。接种疫苗的患者有资格进行抽奖，赢取单张金额的礼券，可以在三家杂货店中的任何一家消费。适度的金额可以确保这项奖励不会被人认为是强制措施。相比较没有任何奖励措施的个人，有资格获得奖励的个人去接种疫苗的可能性要高出很多（控制组接种率为 20%，而干预组接种率则为 29%）。

加利福尼亚使用了各种奖励措施，在学校开展免疫接种，目标是为 4928 名七年级学生接种乙肝疫苗（奖励学分、比萨饼、文具、社会活动），鼓励学生及时将父母同意表带回学校。有 71% 的学生接种了第一针疫苗，在这部分学生中，有 93% 接种了全部三针疫苗。采用奖励措施收取同意表证明是免疫接种成功的主要决定因素之一（Unti，et al，1997）。

Yokley and Glenwich（1984）进行的一项研究，将目标设定为某公共卫生诊所，年龄在 5 岁或 5 岁以下的所有儿童客户，旨在研究美国同一个城市不同程度的督促措施对免疫接种率的影响。该项研究提供了三种彩票型金钱奖励（100 美元、50 美元和 25 美元），并结合具体提示（例如，客户名字和逾期免疫接种）。结果发现，与没有任何干预的情况相比，金钱和具体提示相结合的奖励措施使免疫接种覆盖率增加了 17.7%，与只有具体提示的督促相比，也有 15.3% 的增幅。

在纽约，Birkhead 等人（1995）评估了不同干预措施对那些加入了妇女、婴儿和儿童食品特别补充计划的学龄前儿童麻疹免疫接种率所产生的效果。除免费接诊和被动免疫介绍人外，另外一项干预措施是要求年龄在 12～59 个月的婴儿的家庭，每月按计划领取食品券。提供食品券奖励的免疫接种点儿童免疫接种可能性是没有这项奖励措施的接种点儿童的 2.9 倍。

我们对含有上述研究结果的文献进行了总结回顾，得出的结论是：详细规划，精心组织，提供给用户的财政奖励措施能提高免疫接种覆盖率（Achat，McIntyre 和 Burgess，1999）

有两份见诸报道的研究，是关于采用奖励措施控制结核病。坚持按规定接受治疗仍然是世界范围内控制结核病的一个主要问题。印度的一项研究报道了一个简单办法，使患者坚持到医院接受治疗。82 名患者在治疗开始时交一笔押金，就可以享受低价药品，而且押金在规定疗程完成后退还本人。62% 的患者完成了整个疗程，而追溯性控制组只有 23%。研究发现，押金数额和完成率之间存在着直接关系（Hill 和 Ramachandran，1992）。

有一份研究对两项干预措施进行了测试，这些干预措施旨在改善无家可归者坚持肺结核评估的状况，在加利福尼亚旧金山市中心的收容所和食品供应点进行随机临床试验，确定坚持评估的预测值（Pilote, et al, 1996）。244 名合乎要求的肺结核感染受试者被分为 3 组：同级健康顾问组（n=83），货币奖励组（n=82，奖励 5 美元）和一般护理组（n=79）。结果表明，在分到货币奖励组的受试者中，有 69 名（84%）完成了他们的第一次随访，与此相比，分配到同级健康顾问组的受试者中有 62 名（75%）、分配到一般护理组的受访者中有 42 名（53%）完成了第一次随访。货币奖励组和同级健康顾问组的受试者比一般护理组受试者坚持率更高。由此得出结论：在感染肺结核的无家可归者中，货币奖励是改善提高首次随访坚持率的有效手段。

在美国进行的一项随机临床对照试验中，实行了奖励积极卫生行为的制度，加上有针对性的教育辅导会议（Morisky，1990）。205 名受访对象参加了这项研究，按照活动性肺结核患者（n=88）或无活动性疾病的预防性患者（n=117）对受试对象进行了分类。将这些组里的每个患者随机分配到一个特殊的干预组或常规护理对照组，并且在整个治疗计划中每月跟踪。结果发现，分配到实验组的患者，比常规护理患者更可能继续接受护理（64% 比 47%），而前者与对照组患者相比（68% 比 38%），更有可能坚持治疗。这些结果表明，财务奖励和健康教育计划对提高肺结核患者的护理连续性以及坚持治疗的行为，能够产生积极的效果。

第三节 向供方提供公共卫生服务费用的策略

因为消费者通常消息不灵通，所以，实际上供方决定着需要使用哪些服务。要解决公共卫生服务利用不足的问题，重要的是研究如何正确引导供方，使之推荐恰当的服务，按社会的期许履行职责。人们已经认识到，若要提高预防服务利用率，就应该减少消费者的财务障碍，因此应改进提供给医师的财务奖励措施，敦促其提供此类保健服务，如果要扭转当前预防保健利用不足的现状，一个关键的政策问题就是确定适当的付费办法（Davis K，et al，1990；McGinnis，Williams-Russo，Knickman，2002）。在本节中，我们将定义分析性框架中列出的各个付费办法，预测其对生产力和服务利用的影响，并综合整理所产生效果的证据。

一、项目预算

项目预算是指某个时期（通常为一年）内，就提供服务时的特定责任内容向供方支付报酬；总金额细分为几项，如工资、药品、设备、维护等等；除非资助单位批准，否则法规禁止供方在各个项目间转换资金。项目预算可以是可变的，也可以是定额的（Glaser，1991）。前者意味着预算只是预算期间的支出参考数额，若超支，支付者将提供额外资金，可以附带、也可以不附带惩罚措施（例如，削减来年预算）。固定预算也叫做封顶预算，意味着预算金额确定后，不再变化，一切损益均由服务供方承担。

项目预算通常由政府提供给其附属卫生机构，在过去的计划经济中较为常见，如前苏联和中国，以及非洲国家，这些国家的公共机构经费直接由政府划拨。

可变项目预算会造成资源浪费以及临近预算年底快速花钱，所以这种方式现在已越来越多地被世界所抛弃，因为它提供的是一张空白支票，让服务供方没有财务风险地去花钱。项目预算的支出模式非常呆板，预算项目间不允许转换，也无法在最昂贵和最廉价的投入组合间进行取舍，以生成特定的公共卫生服务。这种开放式项目预算遭到弃用的主要原因，可能是这些理论预测以及很多人都注意到（但是很少有人科学地调查和报告）使用政府预算时的效率低下问题。

随着公共所有制卫生机构被授予自主权，项目预算（无论可变还是固定）逐渐被弃用，尽管似乎还没有针对项目预算影响的严格研究，现有的文献中也未见相关证据报道（Barnum，Kutzin 和 Saxenian，1995）。

二、总额预算

总额预算是指在特定期间内，向供方就提供特定服务支付一笔固定金额，供方可自行斟酌使用预算。尽管概念上很简单，但是总额预算的类型却根据预算的灵活性、服务人员数量以及确定预算的基础而有所不同。

根据灵活程度，总额预算可分为两种类型——软性和硬性。软预算指的是如果超支，购买者承担部分财务责任；硬预算指的是预算为固定数额，如果超支，购买者不承担任何责任，所有财务责任均由供方承担。通常来说，总额预算指的是固定预算。总额预算可适用于个体供方（向每个供方提供一笔固定预算），也可适用于全部供方（单个供方的预算不固定，但是全部供方的总预算是固定金额）。总额预算的类型还根据预算的编制基础而有所不同，这些基础包括历史支出和活动、员工人数、所提供服务的数量以及供方的绩效。

现有的总额预算出版物都是关于医院护理（Wolfe，et al，1993；Frossard，1990；Hirdes，et al，1996）或者医师服务的（Stevens，1993；Schulenbury，1992；Hurley 和 Card，1996）。实施总额预算的主要目的不在于改善绩效，而是控制不断上涨的卫生保健成本。关生服务方面的总额预算，似乎很少有文献报道。

上，采用总额预算向公共卫生服务付费的做法，在很多国家都存在。特别是中亚国
府每年向结核病医院提供总额预算；在中国，各级政府向疾控中心提供总额预算
Mills，2002）；西欧各国提供总额预算，开展公共卫生活动；美国政府向各地卫生部
共总额预算，让其提供特定的公共卫生服务（Chapin 和 Fetter，2002）。

根据预算编制基础，向公共卫生服务付费的总额预算可分为三种类型[①]。第一种类型是
于成本的总额预算，根据历史成本（例如，前一年的成本）或者实际发生的成本，或者代
成本（例如，某公共卫生机构的员工人数）编制预算。基于成本编制预算的方法，其最大
端在于几乎没有奖励机制，敦促供方用特定的预算金额实现产出最大化。这就为有效使用
公共卫生资源以及恰当利用公共卫生服务造成了很大威胁。这种方法的主要优点是管理便
利，可能这也是发达国家和发展中国家长时间使用这种方法的原因，尽管由于其显见的弊
端，已经逐渐弃用。

第二种类型是基于活动的总额预算，按照供方在特定期限（通常是一年）内从事的明确
规定的活动支付报酬。这种类型对活动作出具体规定，或有或没有明确的数量衡量标准。非
常常见的做法是，采用接受服务的人数作为数量代理衡量标准。这种付款机制激励供方开展
特定的活动，将产量增加到指定水平，并且使活动到达特定的目标人群，但是它并没有设定
直接的奖励措施，提高公共卫生服务质量，以及被服务人群的健康成果。这种付费机制尽管
不完美，但是比基于成本的总额预算先进，是最常见的支付公共卫生服务费用的总额预算
形式。

第三种类型是基于绩效的总额预算，根据供方前一年或者目前预算期内的绩效提供预
算。在后一种情况下，支付者扣留总预算的一定比例，在支付期结束时评估供方对绩效衡量
标准的满足情况，视其结果决定该比例的预算金额支付与否。绩效衡量标准视特定活动的类
型而有所不同。总的来说，衡量绩效时，采用数量、质量和健康成果相结合的办法（Chapin
and Fetter，2002；Eichler，Auxila and Pollack，2000）。理论上讲，这种总额预算类型为供方
提供了强有力的激励机制，敦促其提高由支付者定义和衡量的绩效，有望既提高公共卫生服
务效率，又改善其恰当利用情况。但是，这种办法实施过程中要求建立信息记录体系，管理
成本较高。其主要挑战在于，如何衡量绩效，如何将绩效与付费挂钩。由于这种先进的总额
预算模型实际上演变成了按绩效付费模式，所以，将在绩效薪酬的标题下进行探讨。

三、按服务计酬（FFS）

在 FFS 模式下，供方的报酬按其提供的特定项目支付，比如，医生咨询、X 线检查、外
科手术等等。FFS 类似于传统的计件付款方式，因为付款的依据是特定类型的工作（服务或
产品）件数（项目数）。FFS 可进一步划分为三个小类，即，开放式收费、协商收费以及按
规定收费（Ron，Abel-Smith and Tamburi，1990）。

FFS 是由患者和第三方就治疗性和预防性保健服务向诊所的坐诊医生付费的一种传统办
法。它也可以用来向医院和医院的坐诊医生付费。例如，日本、中国和韩国的医院服务
（Ron，Abel-Smith 和 Tamburi，1990）细分为 2000 多项；如果患者已经投保保险，这些服务

---

① 几乎找不到有关支付公共卫生服务费用的总额预算的文献，尽管这种实践无处不在。这里的总额预算分类，部分是基于作者
的经验，部分基于与卫生领域改革专家的谈话，并且根据理论预测，分别对其利弊进行了陈述。

项目的规定收费由第三方支付，如果患者没有投保保险，则由其自己支付。在美国，由患者或者第三方向广大的工作在急诊医学、心脏病学、放射医学、病理学和麻醉学的诊所坐诊医生付费（Stainwald，1983；Glaser，1991）。

FFS 付费方式有其严重弊端，成为 20 世纪下叶讨论的焦点。第一个弊端是，它给医生提供了强烈的经济刺激，促其提供更多的服务，无论有否需求，尤其是在工作量少、服务选项含混不清并且费用有利可图时（Ron，Abel-Smith 和 Tamburi，1990；Pontes，1995）。第二个弊端在于，医生可能增加服务数量，减少花在每个患者身上的时间或者将工作分派给资历较浅的工作人员，尤其是工作量大的时候。供方的这些不当行为可能使服务质量受损。第三个弊端是，对于供方和保险公司而言，管理成本都相对比较高（Normand and Weber，1994）。总而言之，人们认为 FFS 有利于供方的内部效率，但是却妨碍社会效率。

尽管 FFS 由于鼓励过度提供服务以及催生费用上涨而被认为是最差的付费方式，但它仍有其优点。第一个也是最重要的一个优点是，FFS 付费方式反映了实际完成的工作以及实际作出的努力（Ron，Abel-Smith 和 Tamburi，1990）。因此，它鼓励供方更有效地工作，从而提高生产率。第二个优点是，规定价格收费可以将价格设定得高于成本，鼓励供方提供经济有效的服务，不鼓励将价格设定得相对较低，从而使提供的服务效率低下。

这方面的证据有很多，但大多是关于向医师支付一般服务费的影响，而不是特别关于预防服务的。经验表明，FFS 会导致提供过多服务，服务价格昂贵，以及成本较高（Broomberg and Price，1990；Evans，1974；Evans，1986；Eisenberg，1985；Rice，1983；Langwell and Nelson，1986；Greenfield，et al，1992）；经验还表明，FFS 存在的问题可以通过总额预算和单一支付者制度得以纠正，至少是部分纠正，例如加拿大和德国（Stevens，1993）。

尽管有观点认为，预防服务的 FFS 付费模式会导致过度利用这些服务（Schauffler 和 Rodriguez，1993），但却从未有文件记录显示，保险给付 FFS 医师费用会导致预防保健的过度使用（Davis K，et al，1990）。相反，许多国家的社会保险制度采用 FFS 支付预防服务费用，其依据是，相信 FFS 付费可以推动供方提供预防服务，并促进这些服务的利用。

在英国，医生收费按人计酬，传统上，一些核心的预防服务不在按人计酬之列。这些服务以 FFS 为基础付费，以鼓励供方提供这些服务，其中包括子宫颈涂片检查、产前护理、免疫接种以及计划生育（Fry and Stephen，1986；Hughes and Yule，1992；Donner-Banzhoff N，et al，1998）。

在加拿大，医师报酬按 FFS 支付，预防服务收费相对比较高，对预防服务的提供没有限制，不像治疗服务那样（Bass and Elford，1988）。

在德国，按 FFS 向医师付费，但是对可偿付金额有限制。为促进预防性保健的提供和利用，一些预防服务，如母婴健康服务，免受这种限制的约束（Davis K，et al，1990）。

在美国，联邦政府已经采用经济刺激措施，对供方提供的服务组合施加影响。联邦医疗保险所使用的医疗资源耗用相对价值表（RBRVS）被部分采用，鼓励医师提供初级保健，付费也相对较为丰厚（Wilensky，1997）。

最成功的做法来自日本，政府不仅对医疗服务价格进行严格管控，而且一直通过价格操控，促进提供某些服务（经济有效的预防服务）（Campbell and Ikegami，1998；Ikegami，1992）——用较高的费用推动初级保健，用较低的费用降低某些服务的金额。

到目前为止，关于 FFS 对于改善预防服务利用状况所起作用的证据还非常有限。如果不限制 FFS 对个人预防服务的偿付额度，就有望实现预防保健得到最高水平的利用，这一观念仍是一个假设，有待验证。

四、按人计酬

在按人计酬的情况下，定期为每个受益人向供方支付固定金额的费用，作为回报，供方负责提供明确界定的卫生服务，无论会员实际上已经接受这些服务与否。按人计酬支付的费用可包括服务和材料产品，或者只包括咨询服务。根据登记人群的相关风险，按人计酬可以是每个会员的固定费用，或是根据风险调整的费用。按人计酬大多用来向全科医师或初级医生付费，这种制度一直在英国、丹麦、荷兰和意大利实施，并引入到哥斯达黎加、印尼和美国的卫生维护组织（Ron，et al，1990）。

有两点需要明确。第一，按人计酬的传统观念是有关于向卫生保健供方付费，而不是向卫生保险计划付费。随着美国管理式医疗的发展，保险公司与供方的整合日益紧密，卫生保险购买联盟或大型雇主往往谈判一个按人收费的费率，从这些管理式医疗机构直接代表员工购买特定的卫生服务。这种安排有时候也称作按人计酬，但是本文中，我们将在管理式医疗标题下进行探讨，因为后者不仅仅只是按人计酬。第二，按人计酬主要用于支付捆绑在一起的初级保健费用，其中包括预防服务。按人计酬制度所涵盖的特定服务往往没有明确定义，给了供方很多灵活性，自行决定要提供什么。仅仅按人支付预防服务的费用被称为定期健康检查费，本文将另行讨论。

理论上讲，按人计酬制度会激励医师提供预防服务，因为预防疾病可以避免治疗费用；对疾病早发现早诊断可以降低病情发展造成的治疗费用，并且预防服务可以最大限度减少卫生保健服务的长期消费（Dowd，1982；Hornbrook，1983）。

但是，还有一种观点认为，提供预防保健以保持患者健康的激励措施级别视会员变更供方的频率而定。会员变更供方会增加这样的预期，即，一个供方在预防上"投资"的经济效益会落入另一个供方的囊中，因而会对提供预防保健造成阻碍。此外，预防服务虽然对社会具有成本效益，但是对第三方来说却未必如此，因为它必须承担治疗费的一定份额。例如，一项扫描检查，只有当它因预防疾病而节省的开支高于或者等于检查本身的费用时，第三方才会认为具有成本效益。按人计酬的另一个弊端在于，它妨碍着较为昂贵的外展预防性检查。

关于传统按人计酬制度对提供和利用预防服务的影响研究虽然非常有限，但是一般都支持这个结论，即，按人计酬制度相比 FFS 付费而言，更有可能提供预防服务。一项为期三年针对儿童牙科保健的按人计酬与 FFS 的平行、受控临床试验表明，按人计酬制度下的牙科医生提供的预防服务更多，尤其是向父母建议控制子女的牙科疾病。父母对其子女接受的预防服务感到满意，对控制子女的牙科疾病有信心（Lennon，et al，1990）。

为验证按人计酬向医师付费会提高预防服务的使用率这条假设，Balkrishnan 等人（2002）对 47 000 名门诊病人进行了一项有代表性的分析，数据资料来自全国流动医疗服务调查（National Ambulatory Medical Care Survey）的门诊医师及其办公室员工（1997 和 1998）。分析结果表明，按人计酬制度下的患者与非按人计酬相比，接受预防服务（乳腺、骨盆、直肠、皮肤、视力和听力检查、青光眼筛查、血压监测、胆固醇水平、子宫颈抹片检查、前列腺抗原水平检查以及乳房 X 线筛查）的可能性高出 3%，并且接受咨询服务的可能性要高 17%。

在美国，调查发现，年龄在 50 ~ 74 岁加入北加利福尼亚凯撒医疗机构医疗计划（Kaiser Permanente Plan）的妇女中，有 80% 接受了乳房 X 线筛查，根据这项计划，医师收费按人计酬，与此相比，全国这一年龄组的妇女平均接受乳房 X 线筛查率为 25%；在凯撒计划中，儿童免疫接种率超过 90%，与此相比，全国平均接种率为 37%（Barnum，Kutzin and Saxenian，1995）。

五、工资

根据工作时间，向卫生工作者支付工资。根据聘用模式，工资可以按兼职或专职支付。在计划卫生保健制度下，向卫生工作者支付工资非常普遍，大多数研究机构或政府部门都采用这种方式向雇员付费。工资是最常见的向专门提供公共卫生服务的卫生工作者付费的方式。

工资付费的主要优势在于：①它不鼓励过度提供服务，也不鼓励少提供服务；②管理监测成本低廉；以及③事先知道卫生工作者的工资后，卫生计划工作较容易些（Culyer，Donaldson and Gerard，1988）。它的主要弊端是，没有奖励措施提高生产率，工作人员士气不高一直是个问题，公共卫生工作者的工资低于其他学科工作人员的情况下尤为如此。

工资付费方面可以找到的文献，并没有特别关于公共卫生服务付费的。Gosden，Pedersen and Torgerson（1999）做过一次全面的文献回顾，研究以工资形式付费对全科医师提供服务行为的影响。这次文献中包括 23 份质量过关的论文。作者发现，工资付费制度下，对治疗安排和程序使用率最低，与 FFS 制度相比，预防性保健则提供得更多。但是，一项准实验性研究得出的结论却与此不同。1998 年，罗马尼亚（Vladescu and Radulescu，1999）根据 8 个区的试点经验，所有 40 个区均在原有的以工资形式向医生付费的基础上，引入了按人计酬和 FFS 相结合的付费方式。据报道，这种付费制度使预防服务（定期检查、免疫接种、孕期和儿童发展监测、肿瘤和结核病检测，以及其他公共卫生活动）的提供有所增加。

工资付费的支持者之一（Pontes，1995）指出，这是一种较为理想的模式，因为它对医生的行为提供了中立的动机，医生推荐什么、处方上写什么完全依赖于患者需要、其医疗知识以及资源的可用性。可以通过医生教育、提供科学证据以及建立服务提供指南来改善医生的服务提供行为。生产率低下和士气低下的问题可以通过适当设计并实施奖金制度以及采用各种非财务激励办法来克服。

六、预防服务账户（PSA）

在 PSA 制度下，每年有一笔固定金额的个人预防服务款项存入一个账户，允许供方按 FFS 从该账户中收取服务费。每个人账户上分配的金额取决于预防服务的需求以及提供该等服务的费用。例如，一个新生儿的账户金额可能等于产前产后保健、免疫接种、成长监测和营养咨询的费用；而年龄在 21 ~ 44 岁的男性的账户金额可能等于提供行为咨询、监测血压和胆固醇的费用。当年用不完的余额可结转到下一年使用。

这种付费制度的优势在于，它让患者自己决定希望接受什么服务（比如，接受吸烟方面的咨询而非反复化验胆固醇含量），在某种程度上说，它防止过度提供服务，因为每个人每年的支出总额是封顶的。主要的弊端是，没有刺激供方按给定的预算金额推荐最经济有效的预防服务，可能也确保不了有限的预防性保健预算能够得到有效利用，仍有过度提供的风险存在。

这种付费办法是由 Davis 等人（1990）在大约 10 年前提出，本报告的作者们没有找到这方面的实际实施资料，也没有找到有关其评估的出版物。

七、定期健康检查费（PHVF）

PHVF 制度下，供方定期（比如，每年）收到一笔向患者提供特定组合预防服务（类型和数量）的费用。PHVF 不同于传统的按人计酬制度，因为前者的服务类型和数量已经提前定义，而后者由供方决定实际提供什么服务。第二点不同在于，PHVF 排他性地只包括预防服务，而传统的按人计酬既涵盖治疗服务，又涵盖预防服务。Davis 建议将 PHVF 作为预防服务的付费手段，因为它平衡了不同付费方式的激励和障碍。它为医师提供了适当的激励机制，先提供特定的服务，并对照扣款申请单，上面载有向什么样的人提供什么样的服务，这样有助于教育医师，不同性格类型的患者应接受什么样的适当服务。它促进了资源的有效使用，因为它根据对预防服务成本效益的最佳了解，对预防服务套餐作出了定义。它奖励好的表现，提供激励措施，完成该服务套餐。此外，由初级保健医师负责管理事先确定的费用，会激励他们使用收费较为低廉的非医师提供这些服务。与此同时，保险公司不允许直接向非医师偿付报酬，对提供预防服务的卫生职业类型保留较大的控制权。

实施这种付款制度的难题在于管理成本高昂，因为它需要进行监测和评估，如果患者要求额外的预防服务，就必须单独进行偿付，而供方可能因为患者选择不接受服务套餐中包含的服务，就没有提供，因之受到惩罚。

像 PSA 一样，这种付费方式由（Davis, et al, 1990）建议，但是尚无有关其使用和评估报告的信息。

八、绩效薪酬（PRP）

PRP 意味着付费与卫生保健供方的绩效直接挂钩。PRP 可以用来向个人付费，或者组织机构向一群人付款，或者由一个机构向另一家机构付费。绩效指的是根据支付者的目标，一项特定任务相对比设定目标的完成情况。绩效的确切衡量标准根据绩效的定义方式有所不同。

PRP 历史较长，但是直到 20 世纪 80 年代末才正式引入医疗系统。它现在是非常普遍的向一般卫生服务付费的方式。在英国，PRP 被全国卫生服务部广泛采用，向医生付费（Davies，1988）。采用 PRP 向护士和护理人员付费在北美和英国有广泛报道（Buchan，1993；Castledine，1993；Buchan and Thompson，1993）。应用到医院医生的报道见于美国（Bledsoe，1995；Berwich，1995）。

PRP 越来越多地被引入公共卫生领域，尤其是在美国和其他工业化国家。在美国，卫生保健的大型购买方正努力使他们为之付费的卫生保健购买得"物有所值"，并开始将价值定义为疾病得到控制，健康状况得到改善。一个例子就是太平洋卫生商务集团（Pacific Business Group on Health，PBGH），这是一家代表公司为他们的员工购买健康保险计划的联盟。截止到 1995 年 12 月，PBGH 的会员增加到 30 家公司，代表 250 多万加利福尼亚人和 30 多亿的年度卫生保健支出。该联盟利用其购买力，购买的目标是那些高质、低价、提供更多预防保健的产品（Schauffler and Rodriguez，1996）。PBGH 作为大型雇主的代表，就绩效和付费问题，与加利福尼亚最大的 13 家健康维护机构（HMOs）谈判。1996 年，谈判将 800 多万美元（相当于其年保费的 2%）设定为风险费用，用于对照旨在提高所有健康计划的绩效目标完成情况。6 项绩效考核指标是剖宫产术、儿童免疫接种、宫颈癌筛查、糖尿病视网膜检查、乳房 X 线筛查以及产前保健，其中大多数是预防服务指标。另有其他关于会员满意度和客户服务的指标。总的来说，研究发现，PRP 是促进绩效的有效付费机制。大多数计划达到了对卫生计划和医师满意的目标，以及剖宫产术、乳房 X 线检查、子宫颈涂片检查以及产前保健提供率。但是，13 项计划中有 8 项没有完成儿童免疫接种的考核目标，报告中没有特别说明，免疫接种的进步是否是 PRP 的功劳。

2000 年，美国公共卫生协会威斯康星分会（Wisconsin Division of Public Health）改革了联邦和州的资金分配制度，一改原先按审计费用向地方卫生部门拨款的机制，将合同建立在绩效的基础上（Chapin and Fetter, 2002）。这就建立起一个准市场，其中州作为公共卫生服务买方，地方卫生部门是卖方。以成本为基础的偿付模式被认为存在三个问题：①州基于成本向地方公共卫生部门支付报酬没有促进绩效。它只是花掉州和联邦政府的拨款而已，没有详细说明购买的是什么；②资源分配不公。哪个区域方案写得好，公共卫生资源就分配得多一些，资源并没有分配给需求最多的区域（人均差异为 0.3 ~ 2.0 美元）；并且③管理起来效率低下。州立公共卫生部门和地方卫生部门都耗费大量资源来编制方案、订立合同、报告活动和过程、对每一个单独的公共卫生项目或合同进行审计。

认识到上述问题后，威斯康星的卫生管理部门采取了以下做法：①根据服务水平、一般人群、目标人群、风险因素和地理因素，向地方卫生部门划拨总资金；②将数不清的合同整合为总额预算合同；③建立一个准市场，买方（州立公共卫生部门）和作为卖方的地方卫生部门或其他非营利组织谈判价格和产品；④目标以及绩效衡量形式得到具体明确，合同的基础建立在实现一整套公共卫生指标之上。这场改革简化了管理，因为不需要写方案，不需要提交预算、定期进展和报告，奖惩的依据是对上述绩效指标完成情况的评估。

据报道，在实施的第一年（2001 年），该项目更为有效地定义了公共卫生绩效指标，将财务责任更紧密地与指标完成情况挂钩。但是，绩效指标是什么，该制度效果如何，以及是否提高了公共卫生绩效，均未见报道。

Kouides 等人（1993 年）在纽约州进行了一项研究，调研针对初级保健医师的一项面向社区的财务奖励措施，这些医师参与了医疗保障方案赞助的一项干预项目。该项目规定，对于免疫接种率超过 70% 的医师，在常规费用之外再奖励 10%；接种率达到或超过 85% 的，额外奖励 20%。与控制组只有 55.6% 相比，激励组医师的平均免疫接种率为 73.1%。

在罗彻斯特、纽约和邻近的门罗县，采用随机受控试验方式，对联邦医疗保险的流感疫苗示范项目进行了评估，目的是调查基于绩效的财务奖励制度对初级保健医师流感疫苗接种率所产生的效果（Kouides, et al, 1998）。共有 54 名参加了 1990 年联邦医疗保险示范项目的独立或者小组执业医师参与了评估。所有参与医师被随机分配到实验组（接种率达到 70% 后，每针疫苗额外奖励 0.80 美元；达到 85% 后，额外奖励 1.60 美元）和控制组（只付常规费用）。结果表明，尽管免疫接种率已经比较高，这种适度的财务奖励措施仍使老年流动人口的免疫接种率提高了将近 7%。

1990 年，英国的国民卫生服务部（National Health Services）引入了一种基于绩效的合同，向全科医生支付免疫接种服务费。根据这份合同，免疫接种率达到较高目标水平（90%）或较低目标水平（70% ~ 89%）的全科医生，分别可以获得 1800 英镑和 600 英镑。

在苏格兰，Ritchie 等人（1992 年）进行了一项研究，研究对象为自 1990 年引入新合同后前三个季度免疫接种率的变化情况。在初级免疫方面，达到 95% 或更高免疫接种率的执业医生人数由 31% 上升到 81%，在学前儿童免疫接种方面，则从 23% 上升至 81%。初级免疫方面，接种率达到 90% 的诊所数量从 73% 涨至 93%，学前儿童免疫接种方面，该比例则从 39% 涨至 80%（Lynch，1994）。在英格兰，Leese and Bosanquet（1996）报道称，1993 年，在 1990 年合同引入后第三年，有 260 组执业机构存在免疫接种率差异。88% 的执业服务机构都达到或超过了 70% 的接种率，市中心的执业服务机构免疫覆盖率较低，而农村和外部郊区的覆盖率较高。

1997 年，澳大利亚的多家国民卫生和家庭服务部门引入了根据绩效定工资的激励制度，旨在提高免疫接种覆盖率（Leese and Bosanquet，1996）。一种方式是根据结果，即完全接受免疫的儿童百分比，向执业医师发放奖金；另一种方式是若儿童年满 19 个月并接受了自出生至 18 个月的所有应接种疫苗，会得到免疫补贴，据报道，这两种方式在提高免疫接种覆盖率方面均卓有成效。

发展中国家的卫生保健服务支付者一般都没有要求供方机构保证绩效。这种缺乏责任约束的体制造成公共卫生项目绩效低下。出资人的做法往往是，由国家政府部门或提供一次性资金或者向公共卫生供方和非政府组织偿付有据可查的费用支出。结果是，供方机构往往把精力用在确保资金到位上，而不是用在提高效率或者保健质量上面。海地进行了一次由美国国际开发署 USAID 支持的 PRP 示范（Eichler，Auxila and Pollack，2000）。在 USAID 项目最初的 4 年内，公共卫生机构的资金来源以成本为基础：公共卫生机构提交一份工作计划和预算，经批准后，资金将划拨给这些机构；随后各个期间的资金划拨基础是按实际发生费用。1999 年，认识到这样做的弊端（对提高绩效几乎没有激励）后，项目从按成本付费转为与绩效挂钩的付费方式，建立绩效指标并在年底进行衡量，月付费之外的绩效奖金根据供方的绩效发放。绩效指标包括如下几个：①使用 ORT 治疗儿童腹泻的妇女的百分比；②12～23 个月儿童的免疫接种覆盖率；③至少接受三次产前咨询的孕妇百分比；④避孕的普及率；⑤掌握至少 4 种避孕方法的服务岗位百分比；⑥儿童保健等待时间降低的百分比。

这些指标经过加权，形成一个综合指标，可以作为总体绩效衡量指标标准。

结果表明，综合绩效得到提高，与预防服务（免疫接种和避孕）有关的绩效指标改善得更多。但是，试点区的数量非常少（3 个），许多可能影响到绩效指标的其他因素没有受控和分析。

九、管理式医疗

管理式医疗是一种医疗保健系统，在美国发展得比较典型，并由其他一些国家采用，如印尼（Thabrany，1999）、瑞士和德国（Zweifel，1998）。管理式医疗没有一个普遍接受的定义（Miller 和 Luft，1994）。一些作者称，管理式医疗意味着保险计划或收到一笔固定预算，为指定人群提供保健，或收到打折后的费用（Terris，1998）；一些作者将管理式医疗定义为筹资和提供卫生服务的结合（Lyles and Palumbo，1999）；还有一些人将其定义为在第三方控制下提供的保健服务（Zusman，1990）。

为抓住管理式医疗的所有特征，可以将其定义为第三方使用的机制、组织形式和技巧，对提供卫生保健施加影响，通过合算的方式提供合适的卫生保健服务，从而抑制费用或者提高保健质量，或者二者兼而有之（Lyles and Palumbo，1999；Steiner and Robinson，1998）。传统做法中，保健服务是患者-医师间的协议安排，第三方参与影响医疗费用支付的情况很少，与此相对照，管理式医疗允许第三方详细说明，需要提供什么样的保健服务，如何进行，在哪里提供，花费多少钱，等等。在管理式医疗模式下，第三方成为了积极的采购者，而非被动的支付者（Zusman，1990）。这种制度的内容包括：将筹资和提供服务相结合；将经济风险由保险公司转移给供方；促使供方提供经济有效的保健服务；约束供方在医疗决策方面的自主权；以及限制患者的选择。其组织形式包括健康维护机构（HMO）——员工模式、团体模式或者预付费的团体执业（PGP）、网络模式、独立执业医师协会（IPA）；优选供方机构（PPO）；服务点计划（POS）以及政府支持的模式，如初级保健病例管理（PCCM）等。技巧包括激励付费（对医院实行按病例按人计酬，对医师服务按人计酬，预提付费，医师奖惩、与医师签订费用打折的合同）；使用回顾（预先授权，同时回顾、追溯性回顾和反馈）；建立医师档案、病例管理、疾病管理、药典、学名药物取代，以及使用医疗实践指导原则。

　　因为管理式医疗对保险公司和供方都提供了奖励措施，促使其提供经济有效的预防保健，所以，管理式医疗对提供预防服务的影响一直是讨论的焦点话题之一。而且最有特点的是，研究关注的问题是，相比传统的按开放式 FFS 偿付供方的健康保险计划，管理式医疗的受益人是否更有可能接受预防服务。对其影响的结论却不一致。有些研究发现有效果，而有的则没有发现有效果。

　　为总结美国管理式医疗的证据并发掘它对英国的国民健康服务（NHS）所产生的影响，Steiner 和 Robinson（1998 年）就管理式医疗对提供预防服务的影响评估进行了一次文献研究。研究发现，在有关癌症筛查、免疫接种、儿童体检等等 44 项观察意见中，有 32 项说明在管理式医疗（MCO）制度下，接受预防服务的患者数量比 FFS 制度下多得多。在剩余 12 项观察意见中，10 项没有观察到差异。平均来说，MCO 模式下使用预防服务的比率比 FFS 模式高出 48%。

　　后来，Phillips 等人（2000 年）又进行了一项文献回顾，查阅了 1990—1998 年间新出版的研究资料（总共 18 项研究），对其综合整理，研究管理式医疗计划的参加者是否比非管理式医疗计划参加者接受的预防服务更多。他们发现，37% 的对比项表明，管理式医疗参加者接受预防服务的可能性要大得多；3% 的对比项表明这种可能性要小得多；60% 没有发现统计差异。他强调，大多数研究都是关于 Medicaid 的管理式医疗，几乎没有 Medicaid 以外的证据。他的结论是，大部分证据都模棱两可，在提供预防服务方面，管理式医疗计划既不比非管理式做得好，也不比它做得差。由于不同类型的健康计划间的区别含混不清，所以他建议开展更多研究，来确定哪种计划的哪些特点最有可能鼓励人们恰当利用预防服务。

　　上述文献回顾中没有涵盖一些最近研究，其中一项采用医疗费用小组调查（Medical Expenditure Panel Survey）（DeLaet，Shea，Carrasquillo，2002）的数据，分析了自我报告接受预防服务的情况。研究的预防服务包括：体检、量血压、胆固醇评估、子宫颈涂片检查、乳房 X 线筛查，以及乳房和前列腺检查。结果表明，私营 MCO 的参与者相比较 FFS 参与者而言，更有可能报告接受过预防服务，校正后差异从 5% 到 10% 不等。

　　另有两份研究，分析了管理式医疗模式下的预防保健问题。一项关于联邦医疗保险参加者的研究发现，管理式医疗与 FFS 相比，提高了联邦医疗保险受益人的流感疫苗接种率（Schneider，et al，2001）。另一项研究分析了 1996 年联邦医疗保险目前受益人调查的数据后发现，与传统的 Medicare FFS 相比，Medicare MCOS 参与者中，非西班牙裔白人接受子宫颈涂片检查和乳房 X 线筛查的比率更高些（Wallace，et al，2001）。

第四节 探索更好的筹资机制和付款政策

一、确保资金充足

在理论和实践方面有一点广泛的共识，即公共商品类型的公共卫生服务应完全以公共方式筹资。通用的公共卫生服务，例如政策制定和执行、公共卫生信息系统、污水处理、空气污染的预防、通过媒体进行卫生宣传教育以及传染性疾病预防中的消除传病媒介计划，不仅以公共方式筹资，而且通过公立提供系统进行提供，尽管这里面有些服务对外承包给私人。

准公共商品方面存在着争论。理论上说，这些服务，如免疫接种以及传染病治疗，可以由政府和消费者联合出资；但是，不知道政府应该支付总筹资额的多大比例。从实践上看，这些服务的筹资根据国家的经济水平、卫生保健制度以及提供该等服务的成本情况而有所不同。

（1）具有公共卫生意义的价格低廉的服务，如免疫接种，几乎所有国家都实施的是公共筹资的方式，国家免疫计划内没有包括的疫苗以及免疫接种由私营保险支付的国家除外。这些服务应由政府出资，这一点鲜有疑问，而且鼓励所有国家都这样做。

（2）对于费用中等的服务，如结核病和疟疾的治疗，情况往往是，如果疾病没有流行，就可能得不到公共卫生的注意；如果疾病已经流行，完全公共出资并免费治疗可能超出了政府的承受能力。为确保妥当提供和利用这些服务，适当的政策路径是，决策者应首先研究政府出资的可能性，确保政府尽最大努力，为这些服务出资；其次，在社会保险和私营保险比较普及的国家，应调节第三方的力量来为这些服务付费（尽管部分或全部保费是由消费者支付）；第三，在对这些服务的需求比较高但是这些服务筹资能力却有限的国家，往往选择出资人的支持。应禁止出现在服务点现付的情况。

（3）对于费用高的服务，例如 HIV/艾滋病的抗病毒治疗，也许只有一些高收入国家才支付得起。在收入低但是这种疾病又比较普遍的国家（例如撒哈拉以南国家的 HIV/艾滋病），让政府付费提供免费保健行不通，让保险公司承保也不可能。这种情况下，必须做出艰难的决定，根据支付能力来配给这些服务（药品），有国际资金支持的情况除外。

根据传统经济学理论，私有商品筹资应通过私有途径进行，也就是说，谁用谁付费。但是，传统经济学理论的基础建立在这样的假设上：消费者信息灵通，对私有商品的真正价值能够做到一目了然。尽管如此，私有商品类型的公共卫生服务（如筛查、产前保健以及为了预防疾病进行私人咨询）却与传统的公共商品不同，其真正价值往往被低估，如果根据个人意愿和支付能力对其加以利用，往往导致这些社会所需要的经济有效而且费用低廉的服务利用不足。因此，要鼓励决策者采用一些政策，保证这些服务或者由政府出资，或者通过第三方筹资。不鼓励为这些服务直接付费的做法。

大多数国家面临的一个问题是，公共卫生服务筹资不足以及卫生资源分配不合理，治疗性以及相对而言成本效益低的保健服务提供得更多一些。对这种情况最常见的主要有两种解释。首先，决策者经常难以根据技术分析做出决定——卫生部门缺乏健康干预的成本和有效性的信息，政府划拨的预算往往也是不同政府部门政治考量的结果（Mills，1997）。第二，公共选择理论对分配不合理解释得很好：有影响力的消费者和生产者集团能够将资源导向过度提供费用高昂的服务，而这些服务主要受益人却是高收入人群，损害了服务不足人群接受基本服务的利益，社会回报率低得多（Birdsall 和 James，1993）。改善资源分配，实现公共卫生资金充足，需要长期不懈的努力，具体推荐做法如下：

第一，信息和优先顺序——决策者应熟知不同的公共卫生服务的成本效益，不仅是彼此相比较而言，而且也与治疗服务相比较。卫生服务应根据各项健康干预项目的经济有效性，在国家层面排好优先顺序。需要持续不断进行研究，检查对照实际资源分配情况是否与和优先顺序的卫生服务相匹配。

第二，优先服务的费用——建议明确界定应该充分筹资的基础服务是哪些，并提供筹资需求信息，以便进一步搜索其他筹资可能。常见的做法是，制定确保公共卫生服务的政策原则，但是若要保证提供这些服务，有哪些融资需求，这一点却是未知的。缺乏成本信息可能弱化对公共卫生筹资的提倡，并且为不充分的资金支持提供了借口。

第三，融资立法——政治意志和决心是主要的决定因素，法规和立法已经得到证明，是确保资金到位的有效途径。有两种类型的法规会对公共卫生服务筹资产生直接影响：调节公共和私营保险公司力量，支付特定公共卫生服务的费用；政府至少可以在宏观层面改善资源分配，调节应分配给公共卫生的卫生预算金额，并建立一套与总体卫生预算相分离的预算，为公共卫生服务筹集资金。

二、设计妥当的付费机制

妥当的付费机制应该有正确的激励模式，促进供方提供正确数量的公共卫生服务，达到社会满意的绩效。无论使用哪种付费模式，公共卫生供方都应得到公平合理的报酬，即付费应该反映供方的绩效，提供公共卫生服务的卫生工作者的收入不应劣于其他同等职业的收入。

公共卫生服务付费的做法，根据国家传统、支付者类型以及供方类型而有所不同。目前有关公共卫生服务付费制度所产生影响的证据，多见于发达国家，可能不适用于发展中国家。由于证据有限，所以仍然难以找到一种完美的付费制度。但是，以下付费模式却有大量证据支持。

（一）根据绩效付费

尽管有越来越多的人关心如何用特定的有限资源将卫生系统的绩效最大化，并且也认识到供方行为对这些资源的分配和利用起到重要作用，但供方却很少因为良好的绩效得到奖励。这就形成了卫生保健系统的一大缺点。由于发达国家和发展中国家的证据都表明，将绩效和付费挂钩会促成更好的绩效，所以建议实行某种形式的绩效付费。

PRP 的概念尽管简单，但是 PRP 应该如何设计和实施，却并没有统一的、通用的方法。它要求根据国家的社会经济状况、公共卫生项目的目标以及绩效的可测性，付出创新性努力。一般来说，在设计 PRP 制度时，以下几点尤其重要。

首先，PRP 可以用来向政府部门、公共卫生机构以及个体卫生工作者（独立工作，或者是公共卫生机构的雇员）付费。PRP 的精髓在于，对于从一方转到另一方的任何资源来说，无论谁从谁哪里购买，都必须要对照支付者的采购目标，实施监测和评估。

第二，根据公共卫生项目的具体目标，绩效衡量标准可能有所不同，但是一般都包括数量、质量和健康成果这些衡量指标。要指出的是，由于公共卫生服务的数量和健康成果之间的联系比治疗保健和健康成果之间的联系更为紧密，因此，相比较治疗保健服务的数量而言，公共卫生服务的数量能够更好地衡量绩效。例如，接受全部免疫接种的儿童数量，处理的污水量，都可以作为重要的绩效衡量标准，而治疗保健的患者就诊量和进行的外科手术数量却可能有误导性，因为有可能提供不必要的保健服务。

第三，任何绩效衡量标准都应该是社会所需要的，并且与卫生系统的绩效衡量标准相一致。误用 PRP 会产生社会所不想看到的结果，例如，供方按结核病患者住院治疗的天数取酬（这样会有更多的患者入院，无论他们是否需要住院）。

第四，为提供强有力的激励措施，促使供方的行为向可取的绩效努力，根据绩效支付的费用应该占很大比例，PRP 要能够做到奖好罚坏。

第五，PRP 的公平性、可持续性和有效性很大程度上取决于监测系统的存在以及是否有衡量供方绩效的及时准确的数据。如果没有监测和评估，会导致绩效衡量指标出现偏差，付费不公平。其结果是，实施 PRP 可能会造成冲突，而非提高供方绩效。

（二）总体预算与 PRP

可能总体预算是最常见的上级政府部门向下级部门以及政府向公共卫生机构付费的制度。就前者而言，政府资金自上而下要层层转手才能到达公共卫生供方的手里，这是很常见的；如果公共卫生项目是垂直集中的，上述情况就更常见。公共卫生机构往往是公有的，直接由政府出资，提供公共卫生服务。就抑制费用而言，总体预算一直是一种行之有效的付费方式，向供方支付治疗性保健费。在支付公共卫生费用时，它的问题就显现出来了，因为付费往往基于需求（服务人群数量，有的进行过风险校正，有的没有进行）、前一年度的预算和实际发生的费用，而非根据绩效付费。在任何一种这些类型的预算实践中，收款人都被视为是钱款转移机器（下级政府部门）或者花钱机器，很少设定激励措施，促使他们最大程度上提高绩效。

认识到总体预算向公共卫生付费的缺点以及完全由总体预算转为 PRP（如威斯康星州实施的）制度的难度后，二者结合可能更为可行，产生令人满意的效果。实际上，前文引述的大多数 PRP 制度都是这种混合形式。实施这种组合制度时，可以预先扣留一部分总体预算，根据监测结果对其重新分配。

（三）按人计酬与 FFS

尽管美国有很多人感兴趣测试一种假设，即在按人计酬制度下，供方（主要是医师）比 FFS 制度下的医师更有可能提供预防服务，并且证据非常有说服力（尽管不是最终结论）；但是仍有大量证据表明，在其他国家（如，加拿大和德国）采用 FFS 模式向医师付费可以使服务的提供和利用达到很高程度。此外，像英国的实践做法那样，将按人计酬和 FFS 相结合，可以改善特定的预防服务的利用情况，在这种制度下，医师提供的一般卫生保健按人计酬，预防服务按 FFS 偿付报酬。

这种不一致性的原因尚未有文件记录。美国通过 FFS 推动提供预防服务时遭遇失败，最有可能的原因是，相比较治疗服务而言，医师提供预防服务的报酬过低。重要的是费用结构，其定义是各种服务之间的相关费用水平，即一种健康干预项目与其他干预项目相比，成本回收率是多少。这是各种健康干预项目间有关价格/成本比的比较；它关注的不仅是干预项目与成本有关的规范价格水平，还有不同干预项目的相对成本回收水平。这就有可能导致一种干预项目与其他项目相比较，费用/成本比率与对供方提供的促使其推荐各种类型干预的激励力度有关。在各种健康干预项目中，供方更有可能提供费用/成本比较高的。因此，只有预防服务酬劳更高时，FFS 才可以作为一种支付手段，促进供方提供此类服务。

鉴于最新的资料中几乎没有因为 FFS 制度而过度提供公共卫生服务的文件记录证据，采用 FFS 制度也有成功的经验，而且按人计酬制度本身无法确保提供恰当的公共卫生服务，所以，建议采用按人计酬方式支付一般健康保健费用，用 FFS 作为一种补充，偿付预防服务费用。这样，提供不必要治疗服务的情况就可能得到遏制，并保证提供妥当的预防性保健。在 FFS 占主导地位而且没有按人计酬制度的国家，预防服务的费用水平应该高于治疗服务的价格/成本比，为医师提供足够的激励，推动他们提供预防服务。为防止过度提供预防服务，应该给供方一套提供预防服务指导原则，其中说明特定性别年龄组的服务类型和数量。应监督供方对这些指导原则的执行情况。

（四）工资与 PRP

对于机构聘用的卫生工作者，工资是常见的付费方式。有证据表明，卫生工作者提供治疗性和预防服务时，工资是一种中立的激励，使他们避免过度提供治疗服务而疏于提供预防服务。但是，这并不意味着工资付费方式对提供社会所喜闻乐见的预防服务提供了足够的激励。为促进提供预防服务，在基本工资之外，还应向卫生工作者支付绩效奖金，奖金发放依据是预防服务提供得好不好。应该指出，医疗机构可能不大情愿对照提供预防服务的绩效指标，向员工发放绩效薪酬，除非这些机构本身就是按该等绩效指标收费。

用工资向专门从事公共卫生服务的卫生工作者付费时，问题不在于治疗和预防保健之间的资源分配，而是一个士气和生产率问题，比如，可以按单位时间内提供的预防服务单位数量作为衡量标准。为提高士气，增加生产率，应该在基本工资以外，设计和实施某种形式的 PRP。例如，对于工作在某个区的卫生工作者而言，每个人要负责直接为几个村庄免疫接种，单单支付工资不能提供足够的激励，根据免疫接种覆盖率来额外付费可能会达到更好的效果。

（五）其他形式的付费机制

有人曾建议建立 PSA 和 PHVF 预防服务账户，但是却很少有关其实践和证据的信息。既然理论上会产生积极效果，就应鼓励各国开展试点，测试效果，积累经验，以供修改或采用实施。

管理式医疗是美国的卫生保健体系，已由许多国家采用。实际上，管理式医疗不只是一项特定的付费制度。它对提供预防服务所起的作用只在美国进行过广泛研究，到目前为止还没有结论性意见。必须有额外证据后，才能做具体推荐。

三、促进恰当利用

利用是一种供求功能。供方可以对患者的预防服务需求施加影响，通过实施恰当的付费机制，可以促使供方这样做。但是，目前最新的证据却支持这样一个结论，即若要妥当利用，需要的不仅仅是向供方提供合理的付费制度那么简单。应从需方角度采取一些措施。

首先，在服务点应最大程度降低用户的财务责任。最新证据支持这样一个结论，即就预防服务而言，对其恰当利用乃是公共卫生的政策目标，应杜绝各种形式的成本分摊和使用费。

第二，应尽量降低因利用预防服务而产生的其他费用（间接费用，如时间、差旅费等），可以增加供方可得性、改进提供预防服务的地理位置，增加提供服务的便利时机（例如，工作时间之外也可获得服务）。

第三，可以运用财务激励手段，使用具体的优先预防服务。其利用既有实践也有积极的证据支持，尤其是在免疫接种和产前保健领域。

第四，即便预防服务是免费的，这些服务仍有使用不足的情况；恰当利用还有赖于提高需求。消费者通过咨询供方和参加面向社区的卫生宣教项目，应熟知预防服务的价值所在。

（刘兴柱）

参 考 文 献

1. Achat H, McIntyre P, Burgess M. Health care incentives in immunisation. Aust N Z J Public Health, 1999, 23 (3): 285-288

2. Amonkar MM, et al. Barriers and facilitators to providing common preventive screening services in managed care settings. J Community Health, 1999, 24 (3): 229-247

3. Ayah RT. Impact of user fees in health. East Africa Medical Journal, 1997, 74: 749-750

4. Balkrishnan R, et al. Capitation payment, length of visit, and preventive services: evidence from a national sample of outpatient physicians. Am J Manag Care, 2002, 8 (4): 332-340

5. Barnum H, Kutzin J and Saxenian H. Incentives and provider payment methods. Int J Health Plann Manage, 1995, 10 (1): 23-45

6. Barnum H, Kutzin, J and Saxenian H. Incentive and provider payment methods. International Journal of Health Planning and Management, 1995, 10: 23-45

7. Bass MJ and Elford RW. Preventive practice patterns of Canadian primary care physicians. Am J Prev Med, 1988, 4 (4 Suppl): 17-23

8. Berwich DM. The toxicity of pay for performance. Quality Management in Health Care, 1995, 4 (1): 27-33

9. Birdsall N and James E. Health government and the poor: the case for the private sector. In: JN Gribble and SH Preston (eds). The epidemiological Transition: Policy and Planning Implications for Developing Countries. National Academy Press, Washington DC, 1993

10. Birkhead GS, et al. The immunization of children enrolled in the special supplemental food program for women, infants, and children (WIC): The impact of different strategies. JAMA, 1995, 274 (4): 312-316

11. Black K and Skipper H. Life and Health Insurance (13th edition), Prentice Hall, 1999

12. Bledsoe DR, et al. Tying physician incentive pay to performance. Healthcare Finance and Management, 1995, 49 (12): 40-44

13. Broomberg J and Price M. The impact of the fee-for-service reimbursement system on the utilization of health services. South Africa Medical Journal, 1990, 78 (4): 130-132

14. Buchan J. Performance-related pay and NHS nursing. Nurs, Stand, 1993, 7 (25): 30

15. Buchan J and Thompson M. Pay and nursing performance. Health Manpower Management, 1993, 19 (2): 29-31

16. Buekens P, et al. A comparison Oof prenatal care use in the United States and Europe. American Journal of Public Health, 1993, 83: 31-36

17. Campbell JC and Ikegami N. The Art of Balance in Health Policy: Maintaining Japan's Low-cost, Egalitarian System. Now York: Cambridge University Press, 1998

18. Castledine G. Can performance-related pay be adapted for nursing? British Journal of Nursing, 1993, 2 (22): 1120-1121

19. Chambers LW. Ontario's proposal to end provincial funding for public health: what is at stake? CMAJ, 1997, 156 (7): 1001-1003

20. Chapin J, Fetter B. Performance-based contracting in Wisconsin public health: transforming state-local relations. Milbank Q, 2002, 80 (1): 97-124

21. Chapin J, Fetter B. Performance-based contracting in Wisconsin public health: transforming state-local relations. Milbank Q, 2002, 80 (1): 97-124

22. Christensen B. Payment and attendance at general practice preventive health examinations. Fam Med, 1995, 27 (8): 531-534

23. Culyer AJ, Donaldson C and Gerard K. Financial aspects of health services: Drawing on experience. Working Paper No. 3, University of York, UK, 1998

24. Davies P. Extending the flexible spine of pay. The Health Service Journal, 1988, 1442

25. Davis K, et al. Paying for preventive care: moving the debate forward. Am J Prev Med, 1990, 6 (4 Suppl): 7-30

26. Davis K, et al. Reimbursement for preventive services: can we construct an equitable system? J Gen Intern Med, 1990, 5 (5 Suppl): S93-98

27. De Bethune X, Alfani S and Lahaye J. The influence of an abrupt price increase on health service utilisation: evidence from Zaire. Health Policy and Planning, 1989, 4: 76-81

28. DeLaet DE, Shea S, Carrasquillo O. Receipt of Preventive Services Among Privately Insured Minorities in Managed Care versus Fee-for-service Insurance Plans. J Gen Intern Med, 2002, 17 (6): 451-457

29. Donner-Banzhoff N, et al. Family practitioners' remuneration and patterns of care-does social class matter? Soz Praventivmed, 1998, 43 (2): 73-79

30. Dowd BE. Financing preventive care in HMOs: A theoretical analysis. Inquiry, 1982, 19 (1): 68-78

31. Durham G and Kill B. Public health funding mechanisms in New Zealand. Aust Health Rev, 1999, 22 (4): 100-112

32. Eichler R, Auxila P and Pollack J. Performance-based reimbursement to improve impact: Evidence from Haiti. Health Sector Reform Initiative Funded by USAID, 2000

33. Eisenberg J. Physician utilization. Medical Care, 1985, 23: 461-483

34. Evans RG. Supplier induced demand: some evidence and implications. In: Perlman Med. The Economics of Health and Medical Care. London: Mamillan, 1974

35. Evans RG. Finding the levers, finding the courage: lessons from cost containment in North America. Journal of Health Policy and Law, 1986, 111: 585-615

36. Faulkner and Schauffler. The effect of health insurance coverage on the appropriate use of recommended clinical preventive services. Am J Prev Med, 1997, 13 (6): 453-458

37. Flessa S. Where efficiency saves lives: A linear programme for the optimal allocation of health care resources in developing countries. Health Care Manag Sci, 2000, 3 (3): 249-267

38. Frossard M. Hospital strategy and regional planning in France. International Journal of Health and Management, 1990, 5: 59-63

39. Fry J and Stephen WJ. Primary health care in the United Kingdom. Int J Health, 1986, 16 (4): 485-495

40. Gertler P, Locay L and Sanderson W. Are user fees regressive. Journal of Econometrics, 1987, 36: 67-88

41. Glaser WA. Health Insurance in Practice: International Variations in Financing, Benefit, and Problems. Jossey-Bass Publishers, San Francisco, 1991, 223-383

42. Gordon R. An operational classification of disease prevention. Public Health Report, 1983, 98: 107-109

43. Gosden T, et al. Impact of payment method on behaviour of primary care physicians: A systematic review. Journal of Health Service Research and Policy, 2001, 6 (1): 44-55

44. Gosden T, Pedersen L and Torgerson D. How should we pay doctors? A systematic review of salary payments and their effect on doctor behaviour. QJM, 1999, 92 (1): 47-55

45. Greenfield S, et al. Variations in resource utilisation among medical specialities and systems of care: results from the medical outcome study. JAMA, 1992, 267 (12): 1624-1630

46. Halfon N, Inkelas M and Wood D. Nonfinancial barriers to care for children and youth. Annu Rev Public Health, 1995, 16: 447-472

47. Hill JP, Ramachandran G. A simple scheme to improve compliance in patients taking tuberculosis medication. Trop Doct, 1992, 22 (4): 161-163

48. Hirdes JP, et al. Identifying an appropriate case mix measure for chronic care: evidence from an Ontario pilot study. Healthcare Management Forum, 1996, 9 (1): 40-46

49. Hornbrook M. Allocative medicine: Efficiency, disease severity, and the payment mechanism. The Annals of the American Academy, 1983, 468: 12-29

50. Hsiao WC. Abnormal economics in the health sector. Health Policy, 1995, 32 (1-3): 125-139

51. Huber JH. Ensuring access to health care with the introduction of user fees: A Kenyan example. Social Science and Medicine, 1993, 36 (4): 485-494

52. Hughes D and Yule B. The effect of per-item fees on the behaviour of general practitioners. Journal of Health Economics, 1992, 11 (4): 413-437

53. Hurley JH and Card R. Global physician budget as common-property resources: some implications for physicians and medical associations. Canadian Medical Association Journal, 1996, 154 (8): 1161-1168

54. Hussein AK and Mujinja PG. Impact of user charges on government health facilities in Tanzania. East Africa Medical Journal, 1997, 74 (12): 751-757

55. Ikegami N. Japan: Maintaining equity through regulated fees. Journal of Health Politics, Policy and Law, 1992, 17 (4): 689-713

56. Institute of Medicine, Committee for the Study of the Future of Public Health, Division of Health Care Services. The Future of Public Health. National Academy Press, Washington DC, 1998

57. Jelovac I. Physicians' payment contracts, treatment decisions and diagnosis accuracy. Health Economics, 2001, 10 (1): 9-25

58. Keane C, Marx J, Ricci E. Public health privatization: Proponents, registers, and decision-makers. J Public Health Policy, 2002, 23 (2): 133-152

59. Kouides RW, et al. A performance-based incentive program for influenza immunization in the elderly. Am J Prev Med, 1993, 9 (4): 250-255

60. Kouides RW, et al. Performance-based physician reimbursement and influenza immunization rates in the elderly. The Primary-Care Physicians of Monroe County. Am J Prev Med, 1998, 14 (2): 89-95

61. Kress D, et al. Cost and Financing of Immunization Services in the Lao People's Democratic Republic. A Report Submitted to Children's Vaccine Program at PATH, 2002

62. Kutzin J. The appropriate role for patient cost sharing. In: Saltman R. Critical Challenges for Health Care Reform in Europe. Buckingham: Open University Press, 1998

63. Langwell KM and Nelson LM. Physician payment systems: A review of history, alternatives and evidence. Medical Care Review, 1986, 43: 5-58

64. Larsson L. Glossary of Health Care and Health Care Management Terms University of Washington, School of Public Health and Community Medicine, 1997

65. Leaf PJ. A system of care perspective on prevention. Clin Psychol Rev, 1999, 19 (4): 403-413

66. Leese B and Bosanquet N. Changes in general practice organization: Survey of general practitioners' views on the 1990 contract and fundholding. Br J Gen Pract, 1996, 46 (403): 95-99

67. Lennon MA, et al. The Capitation Study 2. Does capitation encourage more prevention? British Dental Journal, 1990,

168（5）：213-215

68. Leodolter I. Short report: The mother-child health passport: Austria's successful weapon against infant mortality. Preventive Medicine, 1978, 7：561-563

69. Lillard LA, et al. Preventive Medical Care: Standards, Usage and Efficiency. Publication No. R-3266-HHS. Santa Monica, CA: The RAND Corporation, 1986

70. Liu X Policy Tools for Improving Allocative Efficiency of Health Resources. World Health Organizations Publications（forthcoming）, 2002

71. Liu X and Mills A. Financing reforms of public health services in China: Lessons for other nations. Soc Sci Med, 2002, 54（11）：1691-1698

72. Loevinsohn BP and Loevinsohn ME. Well child clinics and mass vaccination campaigns: an evaluation of strategies for improving the coverage of primary health care in a developing country. Am J Public Health, 1987, 77（11）：1407-1411

73. Lohr KN, et al. Use of medical care in the Rand Health Insurance Experiment. Diagnosis-and service-specific analyses in a randomized controlled trial. Med Care, 1986, 24（9 Suppl）：S1-87

74. Lurie N, et al. Preventive care: do we practice what we preach? Am J Public Health, 1987, 77（7）：801-804

75. Lyles A and Palumbo FB. The effect of managed care on prescription drug costs and benefits. Pharmocoeconomics, 1999, 15（2）：129-140

76. Lynch ML. The uptake of childhood immunization and financial incentives to general practitioners. Health Econ, 1994, 3（2）：117-125

77. McGinnis JM and Foege WH. Actual causes of death in the United States. JAMA, 1993, 270（18）：2207-2212

78. McGinnis MJ, Williams-Russo P, Knickman JR. The case for more active policy attention to health promotion. To succeed, we need leadership that informs and motivates, economic incentives that encourage change, and science that moves the frontiers. Health Aff（Millwood）, 2002, 21（2）：78-93

79. Miller RH and Luft HS. Managed care plan performance since 1980. JAMA, 1994, 271（19）：1512-1519

80. Mills A. Improving the efficiency of public sector health services in developing countries: Bureaucratic versus market approaches. In: Colclough C（ed）. Marketing Education and Health in Developing Countries: Miracle or Mirage. Oxford: Clarendon Press, 1997

81. Mills A. Improving the efficiency of public sector health services in developing countries: Bureaucratic versus market approaches. In: Colclough C（ed）. Marketing Education and Health in Developing Countries: Miracle or Mirage. Oxford: Clarendon Press, 1997

82. Moran WP, et al. Increasing influenza immunization among high-risk patients: education or financial incentive? Am J Med, 1996, 101（6）：612-620

83. Morisky DE. A patient education program to improve adherence rates with antituberculosis drug regimens. Health Educ Q, 1990, 17（3）：253-267

84. Nettleman MD and Jones RB. Proportional payment for pelvic inflammatory disease: who should pay for chlamydial screening? Sex Transm Dis, 1989, 16（1）：36-40

85. Normand C and Weber A. Social Health Insurance: A Guidebook for Planning, World Health Organization, Geneva, 1994, 57-78

86. Petrou S and Wolstenholme J. A review of alternative approaches to healthcare resource allocation. Pharmacoeconomics, 2002, 18（1）：33-43

87. Phillips KA, et al. Use of preventive services by managed care enrollees: an updated perspective. Health Aff（Millwood）, 2000, 19（1）：102-116

88. Pilote L, et al. Tuberculosis prophylaxis in the homeless. A trial to improve adherence to referral. Arch Intern Med, 1996, 156（2）：161-165

89. Pontes MC. Agency theory: a framework for analyzing physician services. Health Care Management Review, 1995, 20（4）：57-67

90. Reddy SD. Examining hazard mitigation within the context of public goods. Environ Manage, 2000, 25（2）：129-141

91. Rice T. The impact of changing Medicare reimbursement rates on physician induced demand. Medical Care, 1983, 21: 803–815

92. Ritchie LD. et al. Primary and preschool immunisation in Grampian: Progress and the 1990 contract. BMJ, 1992, 304 (6830): 816–819

93. Ron A, Abel-Smith B and Tamburi G. Health Insurance in Developing Countries: The Social Security Approach. International Labour Organization, Geneva, 1990, 53–71

94. Rubin RI and Mendelson DN. A framework for cost-sharing policy analysis. In Mattison N. (ed.), Sharing the Costs of Health: A Multicounty Perspective. Basle: Pharmaceutical Partner for Better Health Care, 1995

95. Rundall TG and Schauffler HH. Health promotion and disease prevention in integrated delivery systems: the role of market forces. Am J Prev Med, 1997, 13 (4): 244–250

96. Schauffler HH. Disease prevention policy under Medicare: a historical and political analysis. Am J Prev Med, 1993, 9 (2): 71–77

97. Schauffler HH and Rodriguez T. Managed care for preventive services: a review of policy options. Med Care Rev, 1993, 50 (2): 153–198

98. Schauffler HH and Rodriguez T. Exercising purchasing power for preventive care. Health Aff (Millwood), 1996, 15 (1): 73–85

99. Schauffler HH, Brown C and Milstein A. Raising the bar: the use of performance guarantees by the Pacific Business Group on Health. Health Aff (Millwood), 1999, 18 (2): 134–142

100. Schneider EC, et al. Racial disparity in influenza vaccination: does managed care narrow the gap between African Americans and whites? JAMA, 2001, 286 (12): 1455–1460

101. Schulenbury JM. Germany: solidarity at a price. Journal of Health Politics, Policy and Law, 1992, 17 (4): 715–729

102. Scutchfield FD, et al. Managed care and public health. J Public Health Manag Pract, 1998, 4 (1): 1–11

103. Solanki G, Schauffler HH and Miller LS. The direct and indirect effects of cost-sharing on the use of preventive Services. Health Serv Res, 2000, 34 (6): 1331–1350

104. Stainwald B. Compensation of hospital-based physicians. Health Service Research, 1983, 18 (1): 17–47

105. Steiner A and Robinson R. Managed care: US research evidence and its lessons for the NHS. J Health Serv Res Policy, 1998, 3 (3): 173–184

106. Stevens CM. Health care cost containment: some implications of global budgets. Science, 1993, 259: 16–17, 105

107. Stiglitz JE. Economics of the Public Sector. New York: WW. Northon and Company, 1986

108. Terris M. Lean and mean: the quality of care in the era of managed care. Journal of Pubic Health policy, 1998, 19 (1): 5–14

109. Thabrany H. Prepaid health care in Indonesia. The second World Conference of the International Health Economics Association, Rotterdam, 1999

110. Toan NV, et al. Public health services use in a mountainous area, Vietnam: implications for health for policy. Scand J Public Health, 2002, 30 (2): 86–93

111. Unti LM, et al. Incentives and motivators in school-based hepatitis B vaccination programs. J Sch Health, 1997, 67 (7): 265–268

112. US Preventive Services Task Force. Guidelines to Clinical Preventive Services: An Assessment of the Effectiveness of 169 Interventions. Baltimore: MD Willims & Wilkins, 1989

113. Vladescu C and Radulescu S. Improving primary health care: Output-based contracting in Romania. World Bank Documents, 1999

114. Waddington CJ and Enyimayew KA. A price to pay: the impact of user changes in Ashanti-Akim District, Ghana. International Journal of Health Planning and Management, 1989, 4: 17–74

115. Wall S. Transformations in public health systems. Health Aff (Millwood), 1998, 17 (3): 64–80

116. Wallace SP, et al. Access is better for racial/ethnic elderly in Medicare HMOs//but disparities persist. Policy Brief UCLA Center for Health Policy Research, PB2001, 2: 1–4

117. Wolfe PR, et al. Global budgeting in the OECD countries. Health Care Financing Review, 1993, 14 (3)：5576

118. World Bank. World Development Report 1993：Investing in Health, Washington DC, 1993

119. World Bank. Immunization Financing Options：A Tool Kit, Document of Global Alliance for Vaccine and Immunization, 2002

120. World Health Organization. The World Health Report 2000：Health Systems：Improving Performance. Geneva：The World Health Organization, 2000

121. Yoder R. Are people willing and able to pay for health services? Social Science and Medicine, 1989, 29：35-42

122. Yokley JM and Glenwick DS. Increasing the immunization of preschool children；an evaluation of applied community interventions. J Appl Behav Anal, 1984, 17 (3)：313-325

123. Zusman J. Utilisation review：Theory, practice, and issues. Hospital and Community Psychiatry, 1990, 41 (5)：531-536

124. Zweifel P. Managed care in Germany and Switzerland：two approaches to a common problem. Pharmocoeconomics, 1998, 14 (Suppl 1)：1-8

索　引